全国高等医药院校医学检验技术专业第五轮规划教材

临床免疫学检验

第 5 版

（供医学检验技术专业用）

主　编　李会强　崔丽艳

副主编　蒋红梅　李士军　陈　捷　彭奕冰　郭晓兰

编　者（以姓氏笔画为序）

于　洋（天津医科大学）
皮　江（广东医科大学）
阳大庆（湖南医药学院）
李士军（大连医科大学）
李继霞（佛山大学医学部）
张　冉（湖南师范大学医学部）
陈　捷（四川大学华西临床医学院）
武其文（皖南医学院）
周建伟（济宁医学院）
莫　非（上海健康医学院）
黄俊琼（遵义医科大学）
彭奕冰（上海交通大学医学院）
车昌燕（山西医科大学汾阳学院）
刘靳波（西南医科大学）
杜晶春（广州医科大学）
李会强（天津医科大学）
沈富兵（成都医学院）
陈　爽（吉林医药学院）
陈娟娟（南昌大学第二临床医学院）
金梅花（大连大学医学院）
周剑锁（北京大学第三临床医学院）
郭晓兰（川北医学院）
崔丽艳（北京大学第三临床医学院）
蒋红梅（贵州医科大学）

中国健康传媒集团
中国医药科技出版社

内 容 提 要

本教材为“全国高等医药院校医学检验技术专业第五轮规划教材”之一，依据本轮教材编写指导思想和原则要求，结合专业培养目标和本课程的教学目标、内容与任务要求编写而成。全书分为上篇和下篇。上篇主要介绍临床免疫学检验技术（共18章），包括抗原制备技术、抗体制备技术、经典免疫技术和标记免疫技术等，包含本学科发展的新技术和新方法，如免疫微流控、流式悬浮芯片技术，并介绍临床常见免疫检验程序的性能验证。下篇主要介绍临床常见免疫性疾病及检验（共8章），阐述免疫相关疾病发生机制，重点介绍免疫学检验的检测项目及其临床应用。本教材为书网融合教材，数字资源包括知识结构思维导图、教学PPT、视频微课、线上效果测试和知识拓展等。

本教材主要供医学检验技术及相关专业本科或专科师生教学使用，或作为临床检验工作者日常工作、继续教育和职称考试的工具书，同时也可作为临床医学专业本科生、研究生和医学研究人员的参考书。

图书在版编目（CIP）数据

临床免疫学检验／李会强，崔丽艳主编. -- 5版.
北京：中国医药科技出版社，2024. 9(2025.1重印).
--（全国高等医药院校医学检验技术专业第五轮规划教材）.
-- ISBN 978-7-5214-4842-9

Ⅰ. R446.6

中国国家版本馆CIP数据核字第2024U8N250号

美术编辑 陈君杞
版式设计 友全图文

出版 **中国健康传媒集团** | 中国医药科技出版社
地址 北京市海淀区文慧园北路甲22号
邮编 100082
电话 发行：010－62227427 邮购：010－62236938
网址 www. cmstp. com
规格 889mm×1194mm $^{1}/_{16}$
印张 23
字数 676千字
初版 2004年8月第1版
版次 2024年9月第5版
印次 2025年1月第2次印刷
印刷 天津市银博印刷集团有限公司
经销 全国各地新华书店
书号 ISBN 978－7－5214－4842－9
定价 95.00元

出版说明

全国高等医药院校医学检验技术专业本科规划教材自2004年出版至今已有20多年的历史。国内众多知名的有丰富临床和教学经验、有高度责任感和敬业精神的专家、学者参与了本套教材的创建和历轮教材的修订工作，使教材不断丰富、完善与创新，形成了课程门类齐全、学科系统优化、内容衔接合理、结构体系科学的格局。因课程引领性强、教学适用性好、应用范围广泛、读者认可度高，本套教材深受各高校师生、同行及业界专家的高度好评。

为深入贯彻落实党的二十大精神和全国教育大会精神，中国医药科技出版社通过走访院校，在对前几轮教材特别是第四轮教材进行广泛调研和充分论证基础上，组织全国20多所高等医药院校及部分医疗单位领导和专家成立了全国高等医药院校医学检验技术专业第五轮规划教材编审委员会，共同规划，正式启动了第五轮教材修订。

第五轮教材共18个品种，主要供全国高等医药院校医学检验技术专业用。本轮规划教材具有以下特点。

1. 立德树人，融入课程思政 深度挖掘提炼医学检验技术专业知识体系中所蕴含的思想价值和精神内涵，把立德树人贯穿、落实到教材建设全过程的各方面、各环节。

2. 适应发展，培养应用人才 教材内容构建以医疗卫生事业需求为导向，以岗位胜任力为核心，注重吸收行业发展的新知识、新技术、新方法，以培养基础医学、临床医学、医学检验交叉融合的高素质、强能力、精专业、重实践的应用型医学检验人才。

3. 遵循规律，坚持“三基”“五性” 进一步优化、精炼和充实教材内容，坚持“三基”“五性”，教材内容成熟、术语规范、文字精炼、逻辑清晰、图文并茂、易教易学、适用性强，可满足多数院校的教学需要。

4. 创新模式，便于学生学习 在不影响教材主体内容的基础上设置“学习目标”“知识拓展”“重点小结”“思考题”模块，培养学生理论联系实践的实际操作能力、创新思维能力和综合分析能力，同时增强教材的可读性及学生学习的主动性，提升学习效率。

5. 丰富资源，优化增值服务 建设与教材配套的中国医药科技出版社在线学习平台“医药大学堂”教学资源（数字教材、教学课件、图片、微课/视频及练习题等），邀请多家医学检验相关机构丰富优化教学视频，使教学资源更加多样化、立体化，满足信息化教学需求，丰富学生学习体验。

本轮教材的修订工作得到了全国高等医药院校、部分医院科研机构以及部分医药企业的领导、专家与教师们的积极参与和支持，谨此表示衷心的感谢！希望本教材对创新型、应用型、技能型医学人才培养和教育教学改革产生积极的推动作用。同时，精品教材的建设工作漫长而艰巨，希望广大读者在使用过程中，及时提出宝贵意见，以便不断修订完善。

中国医药科技出版社

2025年1月

全国高等医药院校医学检验技术专业第五轮规划教材

编审委员会

数字化教材编委会

主　　编　崔丽艳　李会强

副 主 编　李士军　彭奕冰　周剑锁　郭晓兰　金梅花

编　　者　（以姓氏笔画为序）

于　洋（天津医科大学）　车昌燕（山西医科大学汾阳学院）

刘靳波（西南医科大学）　阳大庆（湖南医药学院）

杜文胜（遵义医科大学）　李　可（深圳迈瑞生物医疗电子股份有限公司）

李士军（大连医科大学）　李会强（天津医科大学）

李桂林（郑州安图生物工程股份有限公司）　李继霞（佛山大学医学部）

陈　捷（四川大学华西临床医学院）　陈　爽（吉林医药学院）

陈建林（成都医学院）　林曦阳［科美博阳诊断技术（上海）有限公司］

金梅花（大连大学医学院）　周之炜（上海昆涞生物科技有限公司）

周剑锁（北京大学第三临床医学院）　袁　锐（贵州医科大学）

莫　非（上海健康医学院）　徐　雨（迈克生物股份有限公司）

郭晓兰（川北医学院）　唐前成（四川沃文特生物工程股份有限公司）

崔丽艳（北京大学第三临床医学院）　彭奕冰（上海交通大学医学院）

编写秘书　刘靳波（西南医科大学）　于　洋（天津医科大学）

编写人员　（以姓氏笔画为序）

万秀方　卫倍文　尹茉莉　邓念华　占少华　皮　江　杜晶春　李　雪　李　壹

李秀平　沈　娟　沈富兵　张　冉　陈祥雨　陈娟娟　武其文　周建伟　赵黛娜

黄俊琼　曹盛吉　蒋红梅

前言 PREFACE

临床免疫学检验作为医学检验的专业课程和核心课程，具有理论体系完整、技术应用广、实用性强，与基础医学、临床医学等学科交叉渗透的特点。由于临床免疫学检验具有免疫学独特理论和技术，在未来的医学发展中必将成为医学和生命科学发展的关键性技术平台。基于临床免疫学检验在临床医学领域中的重要性及其学科本身迅猛发展的现状，同时考虑到我国高等医药院校医学检验技术专业快速发展的需求，决定编写本版教材，力求编写一本简明扼要、内容新颖、精益求精的《临床免疫学检验》教材。

本版教材编写坚持“立德树人、精准定位、适应发展、遵循规律、创新模式和丰富资源”六项总体编写思路。在教材编写过程中，强化课程思政，着力培养爱国主义情怀、科学创新精神和医学检验职业精神；坚持以国家卫生事业需求为导向，以医学检验工作的胜任力为核心；适当增加临床免疫学检验的新进展、新技术，体现学科发展前沿，增加知识拓展，培养整体意识和临床服务理念。同时，在继续遵循“三基”（基本知识、基本理论、基本技能）、“五性”（思想性、科学性、启发性、先进性、适应性）的教材编写规律的基础上，强化以提升学生“学习力、思考力、创新力”为目的的教材编写模式，完善学习目标，设置知识思维导图、案例或病例综合训练等内容；本版教材继续保持图文并茂的特色，形象逼真地阐释复杂抽象的免疫学技术原理和临床免疫性疾病的发病机制。此外，数字教材包括 PPT 课件、微课视频、考核测评等教学资源。

本版教材邀请全国多所高等医药院在临床或教学一线具有很深造诣及丰富教学经验的临床免疫学检验专家、教授参加编写工作，使本版教材的编写具有更广泛的权威性和科学性。同时，本教材以“书网融合”的形式拓宽知识内容并丰富数字资源，内容阐述深入浅出，适于教师讲授，更利于学生和临床工作者的学习，具有很强的实用性和适用性。本教材还可作为临床医学专业本科生、研究生和医学研究人员的参考书。同时，本教材内容覆盖了职称晋级考试中临床免疫学检验专业的全部内容，因此，也非常适合作为继续教育、自学和职称晋级考试复习的工具书。

本版教材是在前四版教材基础上修订而来，包含前四版编写团队的辛勤劳动（特别是首版教材的主编吕世静教授），同时，也是本版教材全体编者共同努力、精诚合作的结晶，并由于洋提供全书的插图，在此向所有编者及其单位表示衷心的感谢。临床免疫学检验发展迅速，在编写过程中虽经多方努力，但受编者能力所限，书中难免有遗漏或不足之处，我们衷心希望广大师生、临床工作者和同行提出宝贵意见，使今后教材的修订更趋完善。

编　者

2024 年 8 月

CONTENTS 目录

上篇 临床免疫学检验技术

下篇　临床常见免疫性疾病及检验

上篇　临床免疫学检验技术

第一章　绪　论

PPT

学习目标

1. 通过本章学习，掌握临床免疫学检验的概念、技术类型、临床应用；熟悉标记免疫分析技术的特点，临床免疫学检验的特点；了解临床免疫学检验发展简史及其重要事件。

2. 提升对临床免疫学检验课程教学内容和重要价值的认知能力，以及学习能力和思考能力。

3. 回顾临床免疫学检验的发展简史，树立崇高理想和奋斗精神，培养科技报国的爱国情怀；感知临床免疫学检验理论和技能的重要价值，提升职业荣誉感和自豪感，筑牢专业思想，培养爱岗敬业精神。

临床免疫学检验（clinical laboratory immunology）是研究和应用免疫学理论和技术对疾病进行诊断或辅助诊断的一门临床检验医学学科。现代免疫学理论和技术与生命科学、生物学技术的交叉融合，迅速推动了临床免疫学检验技术的发展，使之在医学检验领域中得到非常广泛的应用。

微课/视频 1

第一节　临床免疫学检验的发展简史

医学免疫学起源于抗感染免疫，临床免疫学检验同样源于感染免疫的血清学检测。抗体的发现及对其结构和功能的认识，抗原特异性、抗原表位的理论，奠定了抗原 - 抗体相互作用的理论基础，从而建立了一系列基于抗原 - 抗体特异性反应，以及用标记技术放大或指示抗原抗体反应的临床免疫学检验技术，并形成一门完整的学科体系。临床免疫学检验百余年的发展历程，经历的发展阶段包括经典免疫学技术的诞生、标记免疫技术的发展、自动化免疫分析的兴起，以及现代临床免疫技术不断更新迭代、检测项目不断丰富快速发展的时期。

微课/视频 2　微课/视频 3

一、经典免疫技术的诞生

临床免疫学检验的诞生已有一百多年的历史。19 世纪 80 年代后期，许多学者从免疫动物或传染病患者血清中发现了能特异性结合病原体或其产物的物质，统称为抗体（antibody，Ab）。同时，将能诱导机体发生免疫应答进而产生抗体的物质定义为抗原（antigen，Ag）。抗原、抗体及相互特异性结合反应的发现，促使人们开始对人体外的抗原抗体反应进行系统研究。1896 年 Widal 利用标准伤寒沙门菌作为已知抗原，与伤寒患者的血清标本（未知抗体）一同温育出现特异性凝集的现象，建立了肥达试验（Widal test），从而为伤寒诊断提供了有效方法（图1－1）。肥达试验是首个用于医学检验的免疫学检测方法，同时，根据抗体产生规律而提出的检测双份血清样本，出现抗体效价增高4倍以上可作为重要感染证据的理论，一直沿用至今。1897年，Kraus发现细菌培养物滤液与相应抗血清混合时可出现沉淀现象（沉淀试验）；同年，Ehrlich在实验中发现外毒素和免疫血清（抗毒素）结合后失去毒性作用，据此建立了中和试验。1898年Bordet在研究补体溶血机制的基础上建立了补体结合试验（complement fixation test，CFT），随后1906年Wassermann等将该技术用于诊断梅毒。1900年，Landsteiner借助红细胞凝集试验发现了人类ABO血型，并荣获诺贝尔生理学或医学奖（1930年），此后血型鉴定成为临床检验中的重要项目。1945年，Coombs等建立抗球蛋白试验应用于溶血性贫血时红细胞不完全抗体的检测。抗人球蛋白试验作为检测不完全抗体的重要方法，同样沿用至今。

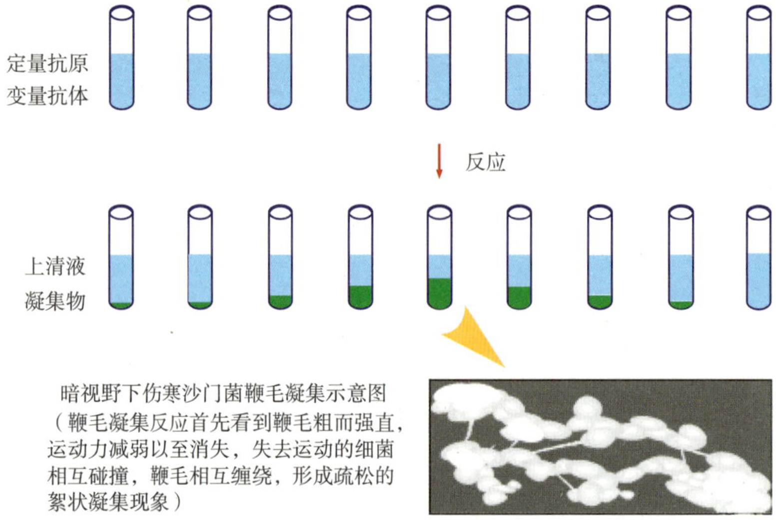

图1－1　伤寒沙门菌与抗体凝集反应示意图

由于当时制备的特异性抗体全部来源于免疫动物，且多采用血清作为待检样本，因此，将这种体外的抗原抗体反应称为血清学反应，主要包括凝集反应、沉淀反应、补体参与的反应（溶血试验和补体结合试验）、中和反应等类型。这些经典的血清学方法为鉴定病原菌抗原或抗体提供了可靠方法，并被广泛应用于感染性疾病的诊断和流行病学调查，以及输血的血型鉴定和某些免疫溶血性疾病的检测。

二、标记免疫技术的发展

1941年，Albert Coons，Hugh J. Creech和R. Norman Jones用荧光素偶联抗体，获得肺炎双球菌感染小鼠肝脏的荧光抗体染色图片。此后，相继建立放射免疫技术、酶免疫技术等一系列标记免疫检测技术，显著提升了临床免疫学检验技术的分析特异性和分析敏感性，促进了临床免疫学检验技术快速发展。

（一）荧光免疫技术

早期荧光免疫技术是将荧光素标记在抗体分子上，制备荧光素标记抗体，用于检测组织切片或细胞涂片中的抗原，故习惯称之为荧光抗体技术（fluorescent antibody technique）。随着人工合成荧光素和标记方法不断成熟，如今此项技术已广泛应用于自身抗体类的检测项目，如抗核抗体、抗ds－DNA抗体的检测。在此基础上，随着光学技术的出现、计算机技术的快速发展，以及单克隆抗体制备技术的成熟和对白细胞分化抗原的认识，1968年Wolfgang Göhde制造出一台基于荧光检测的流式细胞仪，用于荧光抗体染色后细胞的荧光观察和分类计数。随后，Partec 公司将流式细胞仪商品化，促进此项技术迅速推广，用于外周血淋巴细胞的分类计数。随着纳米材料技术的出现，人们可制备双色荧光编码微球，同时包被有捕获探针，结合抗原抗体反应和流式细胞术，建立了一种流式悬浮芯片技术（xMAP®），实现多种相关参数联合检测，如细胞因子联合检测、多项过敏原联合检测等。此外，荧光免疫技术同样可应用于体液物质的定量分析，如荧光偏振免疫分析、时间分辨荧光免疫分析等。

（二）放射免疫技术

1959 年，美国学者 R. Yalow 和 S. Berson 率先用放射性核素标记胰岛素，建立了一种双抗原竞争抗体的免疫分析方法，实现了胰岛素精准定量分析，此项技术定义为放射免疫分析（radioimmuno assay，RIA）。放射免疫分析开启了体内微量物质精准定量分析的新模式，极大地促进了内分泌学的快速发展，使免疫分析从定性分析和半定量分析走向精准定量分析，敏感度水平从常量分析走向微量或超微量分析。随后，放射免疫分析迅速渗透到医学科学以外的其他领域，通过放射免疫分析进行检测的物质也由激素扩展到几乎一切免疫活性物质。为此，此项技术的发明者之一 R. Yalow 荣获 1977 年度诺贝尔生理学或医学奖（图 1 –2）。

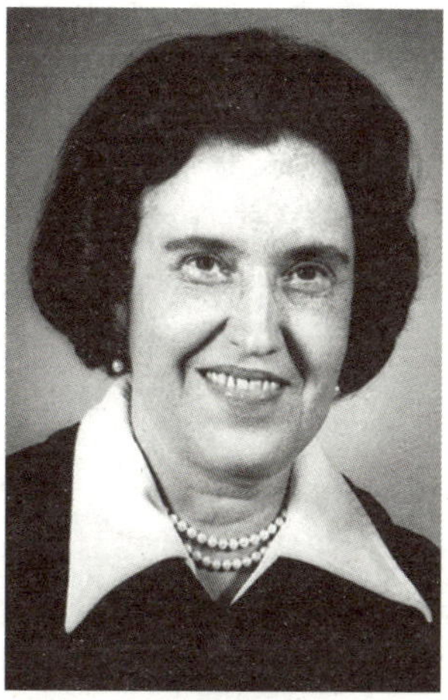

图 1 –2　放射免疫分析创立者 R. Yalow

1968 年 Miles 和 Hale 将放射性物质标记于抗体，建立了一种双抗体夹心模式的非竞争性免疫分析，适合定量分析大分子抗原。此项技术采用固相吸附分离的方式，分离结合标记物和游离标记物，命名为免疫放射分析（immunoradiometric assay，IRMA），以此与经典的放射免疫分析区别。我国改革开放前后，国产化 RIA 和 IRMA 诊断产品作为临床检验的主流体外诊断（in vitro diagnosis，IVD）试剂，广泛应用于临床实验室，为医学检验的快速发展奠定了基础。如今，考虑到放射免疫技术伴有不同程度的放射性污染，再加上化学发光免疫分析技术的普及，放射免疫技术基本淡出临床医学检验实验室。

（三）酶免疫技术

1966 年，法国学者（Avrameas 和 Uriel）和美国学者（Nakane 和 Pierce）采用酶代替荧光素用于免疫组织化学染色，利用酶催化底物的高效性放大抗原 – 抗体结合信号，标志着酶免疫技术的诞生。1971 年 Engvail 和 Perlman 将抗原固化（包被）于塑料微孔板，成功以碱性磷酸酶（AP）作为示踪物定量检测血清中抗体物质，建立了酶联免疫吸附试验（enzyme linked immunosorbent assay，ELISA）。与放射免疫技术相比，ELISA 为非放射性标记免疫技术，无放射性污染且试剂较为稳定，特别是 96 – T 微孔板提供一种批量检测模式，以微孔板为单位洗涤，方便快速，实用性强。在我国改革开放之后，国内体外诊断产业快速发展，国产化 ELISA 产品成为临床实验室的主流产品，特别是感染免疫标志物的检测。

1972 年，Rubenstein 建立一种无须洗涤分离的均相酶免疫分析，称之为酶放大免疫试验技术（enzyme multiplied immunoassay technique，EMIT）。1986 年，Henderson 采用分子生物学技术，成功表达半乳糖苷酶的配体和受体，建立另一种克隆酶供体免疫分析方法（cloning enzyme donor immunoassay，CEDIA）。这些技术为后续新型均相免疫分析的建立奠定了基础。1977 年，H. Arakawe 等采用发光底物代替色源底物，建立了发光酶免疫分析。此外，人们采用硝酸纤维素膜（nitrocellulose membrane，NC）

为固相载体，相继建立了斑点酶免疫吸附试验（dot - ELISA）、免疫印迹试验（Western blot，WB）等。

（四）杂交瘤技术

杂交瘤技术是一种单克隆抗体（monoclonal antibody，McAb）制备技术，此项技术促进临床检验技术的快速发展和商品化免疫诊断试剂的出现。荧光、放射和酶三大标记免疫技术的相继建立和成熟，在对抗体需求量增加的同时，也提高了对抗体质量的要求，而免疫血清（多克隆抗体）存在的特异性差、批间差异大等问题，进一步加速了抗体制备技术的更新。克隆选择学说的提出和细胞融合技术的发展，催生出一种新的抗体制备技术，即杂交瘤技术诞生。1975 年，德国学者 G. kohler 和美国学者 C. Milstein 建立杂交瘤技术，成功制备一种具有高度特异性（只针对单一表位），且理化性质高度均一的单克隆抗体（图 1 - 3）。杂交瘤技术的成功不仅证实了克隆选择学说，同时也为标记免疫诊断试剂的工业化生产奠定了坚实基础。同时，单克隆抗体技术提升了对 T 细胞亚群的认识，促进了医学免疫学的发展。基于上述贡献，两位杂交瘤技术发明者荣获 1984 年的诺贝尔生理学或医学奖（图 1 - 4）。

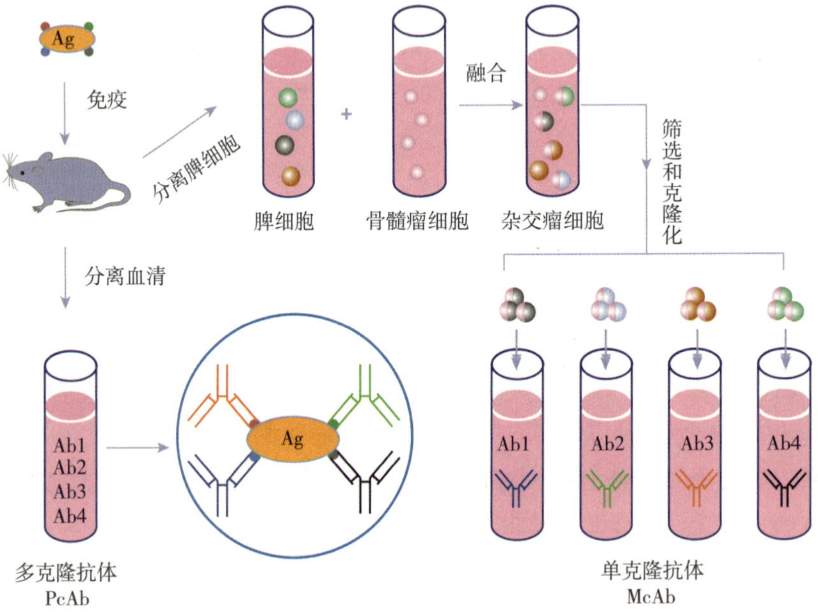

图 1 - 3　多克隆抗体和单克隆抗体制备示意图

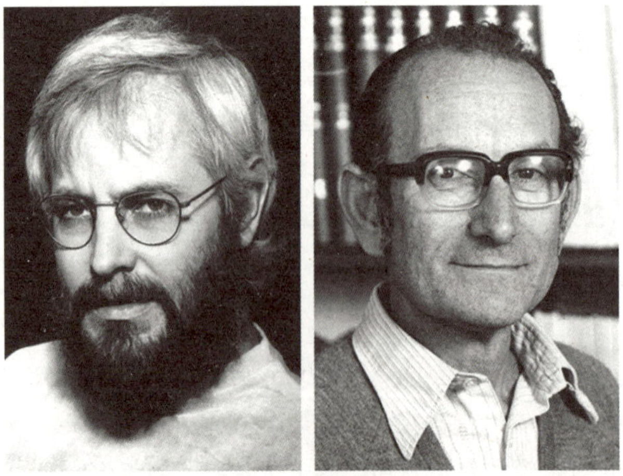

图 1 - 4　杂交瘤技术发明者 G. kohler（左）C. Milstein（右）

三、自动化免疫分析系统的兴起

伴随医学检验学科的快速发展，临床医学对检验医学的依赖性越来越高，对检测方法的分析性能提出了更高的要求。传统标记免疫技术和手工操作方式，已不能适应医学检验学科快速发展的要求，自动免疫分析系统逐渐兴起并快速普及。

（一）免疫比浊分析

早期，对于免疫球蛋白、单一补体成分或急性期反应蛋白等的定量分析通常采用单向免疫扩散方法。1959 年，Schultze 和 Schwik 建立免疫比浊试验（immunoassay turbidity test），随后结合自动化生化分析仪，实现了特种蛋白检测的自动化。同时，乳胶增强比浊试验（latex enhanced turbidity test）的建立，显著提升了分析敏感性，实现了一些微量物质（肾损伤早期蛋白）的快速检测。无论是传统免疫比浊分析，还是乳胶增强免疫比浊分析，均隶属均相免疫分析，与全自动生化分析仪结合，开启了自动化免疫分析的新时代。

（二）化学发光免疫分析

化学发光免疫分析自诞生就以自动分析的方式进入临床实验室，通过一系列机械臂操作将免疫学检测过程中的加样、加试剂、混合温育、分离洗涤，与激发检测、信号收集、数据处理和结果报告等环节整合，全面提升检测程序的标准化操作水平。化学发光免疫分析诞生于 1977 年，是 Halman 等基于放射免疫分析的基本原理，将高灵敏的化学发光技术与高特异性的免疫反应相结合而建立的一种免疫分析方法。1982 年，O. Meurman 等建立时间分辨荧光免疫分析，1983 年，I. Weeks 建立吖啶酯直接化学发光免疫分析，1990 年，T. lelandm 建立电化学发光免疫分析。光信号具有很高的检测敏感度，融合了抗原抗体反应的特异性，自动化分析提供了良好的分析精密度，促进了化学发光免疫分析技术普及，临床上广泛用于体内激素（肽类激素、类固醇激素）、维生素、肿瘤标志物、感染免疫血清标志物检测。1994 年，E. Ullman 报道一种免分离洗涤的均相发光免疫分析技术，随后开发出发光氧通道免疫分析（luminescent oxygen channel immunoassay，LOCI）。我国学者同样致力于均相化学发光分析的研究，开发出一种光激化学发光免疫分析（light initiated chemiluminescence assay，LiCA），LiCA 是一种均相发光免疫分析，无须洗涤分离，在免除洗涤误差的同时，具有操作简单、易于自动化等众多优点，已在国内临床实验室广泛使用。

（三）免疫相关的即时检测

临床免疫学检验技术在自动化免疫分析的同时，还有另一种非常重要的操作模式：即时检测（point of care test，POCT）。免疫相关的 POCT 是预先设计检测程序，将相关试剂按照检测原理预先放置或包被于相应区域，加入待检样本之后，标本溶解试剂，并通过渗滤、薄膜层析运动等方式驱动样本与试剂按顺序混匀并结合，同时分离去除游离标记物，待产生信号后再通过肉眼观察或小型仪器检测输出结果。POCT 的特点是试剂单人份包装，操作简单，非常适合床旁、居家、急诊环境使用，此种模式也非常适合地域广阔且发展不平衡、不充分的国家。免疫相关的 POCT 主要包括胶体金免疫渗滤试验、胶体金免疫层析试验、乳胶颗粒免疫层析试验和荧光免疫层析试验等。此外，免疫微流控技术同样是 POCT 的重要技术类型，具有定量精准、多指标联合检测和分析敏感性好等众多优势，尤其是自驱动方式的侧向流免疫微流控制造成本较低，有可能成为最具发展潜力的定量 POCT 的方式。

回顾临床免疫学检验技术的发展历程（图 1－5），标记免疫的技术创新为医学检验学科的发展提供重要的技术手段。此外，从细胞生物学方面，基于抗原诱导免疫细胞活化，反映免疫细胞功能的试验同样不容忽视，如非特异性T细胞活化或增殖试验（淋巴细胞转化试验、T细胞增殖试验）、特异性抗原诱导T细胞活化试验（结核抗原诱导干扰素释放试验）、B细胞抗体生成试验（溶血空斑试验）等。

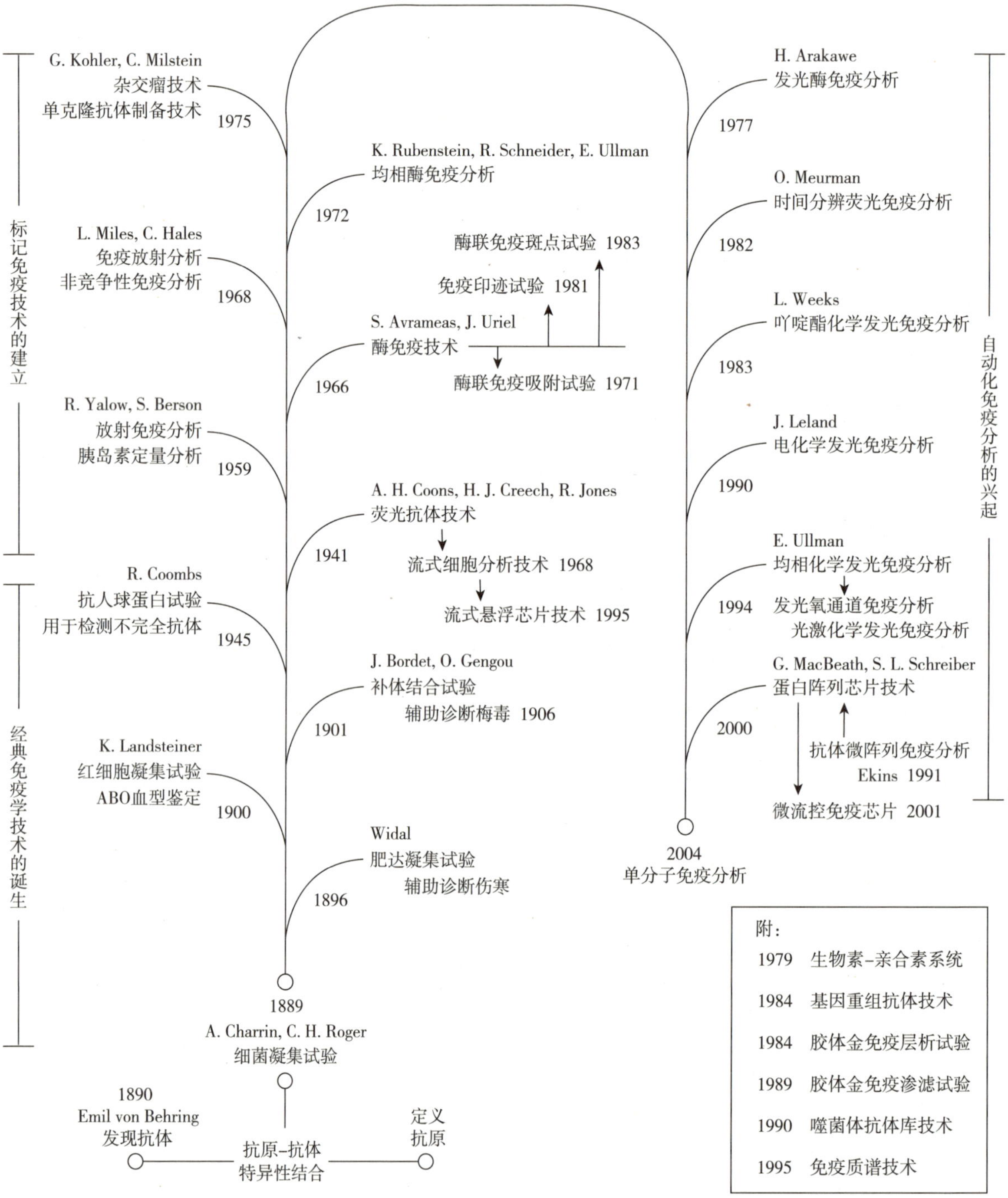

图1-5 临床免疫学检验技术发展历程简介

第二节 临床免疫学检验技术的基础知识

临床免疫学检验技术是指以抗原抗体反应为基础的实验技术，抗原结合抗体具有特异性，二者已知其一可检测其二；同时，也包括基于抗原刺激之后免疫细胞的活化增殖或分泌特定的细胞因子为基础的实验技术。依据是否通过信号放大系统对抗原－抗体结合强度放大，临床免疫学检验技术分为标记免疫技术和非标记免疫技术。其中，标记免疫技术是医学检验的核心技术之一，具有很高的特异性和敏感性。

一、临床免疫学检验技术的基本原理

（一）抗原－抗体特异性结合

在抗原分子中决定抗原特异性的结构，称为抗原表位，是抗原结合抗体分子的最小功能单位。在抗体分子中可变区（超变区）组成特殊结构，与抗原表位结构互补，是结合抗原的分子基础。抗原表位和抗体超变区空间互补是二者特异性结合的物质基础。彼此之间的作用力包括疏水键、氢键、静电引力和范德华力。抗原－抗体结合最重要的特点是特异性，特异性也作为临床免疫学检测的基础。用已知抗原可检测未知抗体（如红细胞血型反定型试验），用已知抗体也可检测未知抗原（如红细胞血型正定型试验）。胆固醇类激素结构简单，隶属半抗原，具有单一表位；蛋白质类抗原结构复杂，常含有多种抗原表位，如抗体识别位点不同，结合强度不同，造成不同检测系统之间结果出现差异。

（二）标记物和信号放大

经典的抗原抗体反应直接观察免疫复合物的形成，颗粒性抗原与抗体结合出现凝集现象，可溶性抗原与抗体结合出现沉淀现象。引入乳胶颗粒，将抗原或抗体与乳胶颗粒偶联，同样可指示并放大抗原－抗体结合产生的现象，如间接凝集试验、乳胶增强比浊试验。结合红细胞－溶血素－活化补体造成溶血现象，用溶血现象指示抗原－抗体结合强度，所建立的检测系统称为“补体结合试验”。标记免疫技术则是引入标记物并指示抗原－抗体结合强度，所谓标记物，必须具有很高的检测敏感性，同时，与抗原或抗体偶联形成稳定性较好的标记复合物，且不影响标记物的信号产生，也不影响抗原或抗体的生物活性。常用的标记物包括放射性核素（^{125}I）、荧光素（铕，Eu）、蛋白酶（碱性磷酸酶，AP）、化学发光物质（吖啶酯，AE）等。因此，按标记物的不同，可将标记免疫技术分为荧光免疫技术、放射免疫技术、酶免疫技术等。

（三）定性试验和定量分析

依据检验结果的性质，将临床免疫学检验分为定性试验和定量分析，定性试验以阴性结果和阳性结果出具报告，定量分析要求具体量值或浓度水平。在定性试验中，阴性结果表示不存在目标物质，阳性结果表示存在目标物质，但不关心具体量值的多少。如 HIV 抗体项目，阴性结果说明未检测到 HIV 抗体（因潜伏期和检测敏感性，并不能排除 HIV 感染的可能性）；阳性结果说明已检测到 HIV 抗体，目前 HIV 感染尚无根治措施，感染持续存在，阳性结果说明此患者可能存在 HIV 感染。还有部分定性试验以量值表示，如 S/Co、S/N 等，量值只反映抗原抗体反应的强度，但不能改变定性试验的本质。在某些情况下，抗体检测以“效价”表示，是一种半定量试验，表示抗体的含量，动态监测抗体效价，对感染免疫判断感染阶段具有临床价值。在定量分析中，只有正常和异常之分，没有阳性和阴性之别，如甲状腺功能检测项目 TSH，含有正常参考区间，据此可辅助诊断甲亢状态和甲减状态，同时动态监测量值变化可反映疾病状态和评估治疗效果。免疫定量分析需建立校准曲线并经过完整的量值溯源，在保证良好的重复性和中间精密度的前提下，才能保障结果的准确性。

二、临床免疫学检验技术的基本类型 微课/视频4 微课/视频5

依据抗原抗体结合强度是否借助标记物放大，将临床免疫学检验技术分为非标记免疫技术和标记免疫技术。依据观察或检测对象的物理性质、观察或检测方式不同，标记免疫技术分为免疫组化技术和免疫分析技术，前者通过常规显微镜或荧光显微镜观察组织或细胞，大多数为定性或半定量结果；免疫分析技术是临床实验室的常用技术，用于体液标本检测，标本与相关试剂混合温育，通过特定信号分析仪器收集信号，再通过校准函数给出未知标本的结果，多数为定量分析。临床免疫学检验技术的基本类型如图1－6所示。

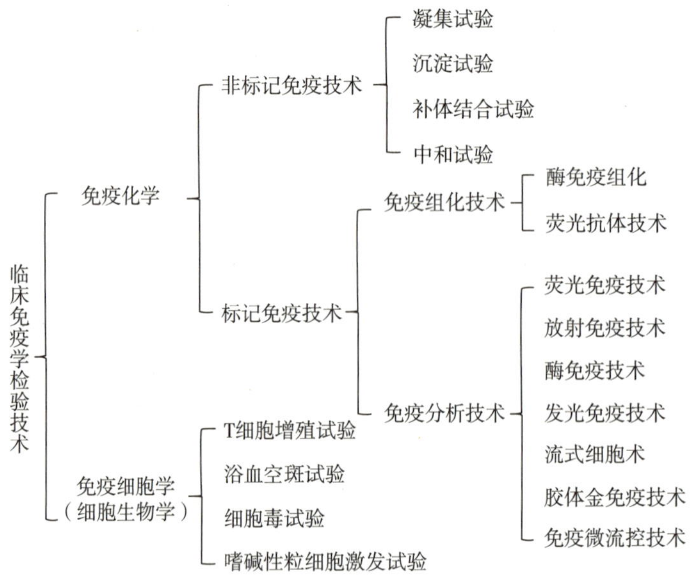

图1－6 临床免疫学检验技术的基本类型

通过图1－6能够清晰归类临床免疫学检验技术，但是，有必要解释均相免疫分析和非均相免疫分析。在标记免疫分析技术中，有些标记物经过抗原－抗体结合会改变标记物的性质（如酶活性消失），但大多数情况下，即使发生抗原抗体结合，也不会改变标记物的性质，此时必须分离去除未参加抗原抗体结合的标记物质（游离标记物），信号强度才能指示抗原抗体反应的强度。为此，依据在抗原抗体反应之后和信号检测之前，是否需要分离结合标记物和游离标记物，可将标记免疫分析技术分为均相免疫分析和非均相免疫分析。如不需要分离，称为均相免疫分析，如光激化学发光分析；相反，需要分离结合标记物和游离标记物，称为非均相免疫分析技术，如酶联免疫吸附试验。

此外，临床免疫学检验还包括一类细胞生物学检测方法，如T细胞接受抗原刺激，发生形态变化，即淋巴细胞转化试验，随后再发生分裂表现为细胞增殖，即T细胞增殖试验。当致敏T细胞接受特异性抗原刺激，活化并分泌干扰素，通过干扰素分泌情况可以判断T细胞的致敏状态，如结核抗原激活的干扰素释放试验等。同样，致敏B细胞在体外受抗原刺激会分泌抗体，如溶血空斑试验等。同时，细胞学试验同样用于临床免疫疾病的检验，如混合淋巴细胞培养用于评估器官移植时供者和受者彼此HLA抗原的相容程度，再如，T细胞介导细胞毒试验用于评估T淋巴细胞对肿瘤细胞的杀伤程度等。

三、临床免疫学检验技术的基本特征

基于免疫化学原理的临床免疫学检验技术具有较好的分析特异性和分析敏感性，同时也有一些不利因素，钩状效应和基质效应有时对检测结果产生一定影响。基于免疫细胞激活的检测方法具有很高的敏感性，但操作过程比较复杂且需要新鲜细胞样本。

（一）特异性

前文所述，抗原－抗体反应具有特异性，在此基础上建立的临床免疫技术具有很高的特异性，这是最重要的技术特征。在检测抗原方面，单克隆抗体的应用有效规避共同表位造成的交叉反应，显著提升了检测结果的特异性。在检测小分子半抗原方面，结构类似物会造成交叉反应，故选择高特异性抗体至关重要。此外，如标本中存在干扰物质，会干扰抗原－抗体结合，增强或减弱信号强度，同样会导致错误结果。

（二）敏感性

标记免疫技术具有很高的分析敏感性。不同的标记物信号放大强度各异，化学发光免疫分析的水平已达到 pg/mL，甚至更高。定性免疫检测分析敏感度一般采用最低检测限表示，而定量免疫分析的检出能力则用空白限、检测限和定量限表示。不同检测项目，因待检物质的含量不同，需依据临床需求来选择合适的标记技术平台。

知识拓展

钩状效应和基质效应

高特异性和高敏感性是临床免疫学检验技术的鲜明特征，但是，在考核免疫检测试剂的分析性能或在进行检测结果分析时，仍需要关注钩状效应和基质效应。

抗原－抗体结合具有比例性，无论定性试验还是定量分析，待检物质超过一定含量，即抗原和抗体比例超过最适比例时，定性试验会出现假阴性结果，定量分析会出现检测结果低于真实结果的情况，此为钩状效应。通过选择具有适当亲和力的抗体，或使用纳米微球增大抗体包被总面积等措施，均可提升定量免疫分析的线性区间和抗钩状效应能力。

同样，基质效应是指检测系统中非目标物质对抗原抗体反应产生的影响。抗原抗体结合以非共价键为基础，是蛋白质之间的相互作用，酸碱度、表面活性剂、离子强度等众多因素会影响蛋白解离和抗原表位分布，最终影响实验结果。

在抗原检测方面，基于抗原抗体反应的检测结果不一定反映待检物质在人体内的生物活性，即免疫学检测不同于细胞生物学检测（活性检测）。在抗体检测方面，抗体具有一定程度的个体差异性，或不同感染时期的抗体，在抗体亲和力方面具有一定的差异性，不同检测方法之间进行量值比对、诊断敏感度评估等方面时需考虑这些因素。此外，免疫细胞学检测同样具有很高的敏感度，但需严格执行操作程序，并注意外周血的新鲜程度，以确保免疫细胞的活力。

第三节 临床免疫学检验的应用

临床免疫学检验的临床应用主要是利用免疫学技术对疾病进行实验室诊断。随着临床免疫学检验理论和技术的不断发展，以及人类对疾病发生发展过程认识的不断深入，其应用已经从早期主要侧重于感染性疾病的诊断，扩展到许多非感染性疾病诊断领域，如变态反应性疾病、自身免疫性疾病等。

一、感染免疫的血清学检测

人类的发展史也是人类与传染病做斗争的历史，随着抗感染防御和治疗措施的不断发展和完善，卫生条件持续改善，经济和生活水平不断提高，大规模烈性传染病的发生已基本控制，甚至消灭。但是，防治传染病的形势依然严峻，新的烈性感染性疾病不断出现（如新型冠状病毒感染、埃博拉病、中东呼吸综合征、艾滋病和禽流感等），旧的感染性疾病又卷土重来（如结核病、白喉、登革热、霍乱、鼠疫、疟疾和狂犬病等），故对感染性疾病的预防、诊断和治疗仍然是预防医学和临床医学面临的永恒主题之一。

感染性疾病由侵入易感者机体中的病原体引起，病原体在宿主体内生长、繁殖、扩散或释放毒素导致炎症等病理反应。不同的病原体都可能是激发机体免疫应答的抗原物质，病原体感染机体后，这些抗原能诱导宿主产生体液免疫/细胞免疫应答。感染性疾病在不同个体及各种条件下，病原体与机体免疫系统相互作用的结果，取决于病原体致病力和免疫力的抗衡，从而产生各种疾病的不同转归。

免疫学检验作为发现感染性疾病最快捷的检测方法，从建立之初就用于感染性疾病的诊断，在感染性疾病的防治中起着极重要的作用。感染性疾病的诊断除了病原学检测外，临床常对患者体内病原体抗原或特异性抗体进行定性或定量检测，检测抗原和特异性 IgM 抗体有早期诊断价值。动态监测特异性 IgG 抗体量值变化，或 IgG 抗体亲和力的变化，同样有助于确定患者的感染阶段，或有助于流行病学的研究。综合分析感染性疾病的病原学检测、免疫血清学检测和分子生物学的核酸检测，三种方式各具优势，而免疫血清学检测具有操作简单、结果快速等优势。

二、免疫相关疾病的免疫学检测

（一）变态反应性疾病

超敏反应（hypersensitivity）或变态反应（allergy）是机体受到抗原持续刺激或再次受到相同抗原刺激后产生的以组织损伤或功能紊乱为特征的病理性免疫应答。根据发生机制和临床特点，超敏反应分为Ⅰ型（速发型）、Ⅱ型（溶细胞型）、Ⅲ型（免疫复合物型）和Ⅳ型（迟发型）。

多数Ⅰ型超敏反应由免疫球蛋白 E（IgE）介导，肥大细胞和嗜碱性粒细胞参与，通过释放生物活性介质导致临床症状。Ⅰ型超敏反应所致的疾病包括过敏性休克、呼吸道过敏（哮喘和鼻炎）、消化道过敏（呕吐、腹泻）和皮肤过敏（湿疹）等，常涉及临床多个科室，如儿科、耳鼻喉科、皮科、消化科等。此类变态反应疾病的实验诊断包括体内试验和体外试验，医学检验主要负责体外试验，包括血清总 IgE（tIgE）水平和过敏原特异性 IgE（sIgE）抗体的测定，以及外周血嗜碱性粒细胞激活试验等。Ⅳ型超敏反应由 T 细胞介导，T 细胞和巨噬细胞浸润、活化及产生的细胞因子引起炎症反应和组织损伤，其代表性疾病是感染性迟发型变态反应性疾病和接触性皮炎等，相关免疫学检测主要是皮肤试验（如旧结核菌素试验）。

此外，在本教材超敏反应性疾病及免疫学检测一章中，同样介绍Ⅲ型超敏反应的复合物和补体活性检测的内容，但其他的检测（如自身抗体检测）则归类自身免疫性疾病一章中介绍。

（二）自身免疫性疾病

自身免疫性疾病（autoimmune disease，AID）是指机体对自身抗原发生免疫反应而导致自身细胞或组织器官损害引起的疾病；自身免疫性疾病的发病机制尚不清晰，是在某些内因和外因诱发下，自身免疫耐受被打破，持续的自身免疫对自身抗原产生异常的免疫应答，引起自身细胞或组织器官产生病理损伤和功能障碍，并出现临床病症，如系统性红斑狼疮、类风湿性关节炎等。罹患自身免疫性疾病的患者在发病过程中可致机体产生自身抗体，产生细胞毒作用/迟发性细胞免疫反应等病理改变。自身免疫性疾病患者体内可存在多种自身抗体，并有交叉重叠现象。临床常检测患者的各种自身抗体，作为诊断与鉴别诊断的重要筛查试验。

（三）免疫缺陷病

免疫缺陷病（immunodeficiency disease，IDD）是由于遗传因素或其他因素造成免疫系统先天发育障碍或后天损伤引起的各种临床综合征。免疫缺陷病按其发病原因可分为原发性免疫缺陷病和继发性免疫缺陷病两大类。原发性免疫缺陷病是免疫系统的遗传缺陷或先天发育不全所致的临床综合征。可分为原发性 B 细胞/ T 细胞免疫缺陷病、原发性联合 T 细胞和 B 细胞缺陷、补体缺陷、吞噬细胞缺陷。继发性免疫缺陷病是免疫系统受到后天因素作用引起免疫功能低下所致的临床综合病症。免疫缺陷病均具有易感染、易伴发恶性肿瘤、易伴发自身免疫病等共同临床特征。原发性免疫缺陷病的免疫学检测主要包括：B 细胞数量和功能的检测、体内 Ig 水平的检测、T 细胞数量和功能的检测、吞噬细胞数量及功能的检测、总补体活性和补体单个成分的测定等。

本教材将获得性免疫缺陷病综合征（acquired immunodeficiency syndrome，AIDS）作为重要的继发性免疫缺陷病归入此章介绍。AIDS 由人类免疫缺陷病毒（human immunodeficiency virus，HIV）感染所致。HIV 主要侵袭人体 $CD4^{+}$ T 细胞，造成免疫功能严重受损，发生继发性感染和肿瘤。此类疾病的免疫学检验包括：HIV 感染筛查和确证试验，$CD4^{+}$ T 细胞数量的检测。其中，HIV 感染筛查试验包括 HIV 抗体检测和 HIV P24 抗原检测，确证试验为 HIV 重要抗原的抗体谱（HIV 抗体谱）检测。

（四）免疫增殖病

免疫增殖病（immunoproliferative disease，IPD）是指免疫器官、免疫组织或免疫细胞异常增生引起机体病理损伤的一组疾病。其中，B 淋巴细胞增殖表现为免疫球蛋白质和量的变化，临床分为免疫球蛋白的多克隆增殖和单克隆增殖，前者多为良性，后者多呈恶性。由于单克隆细胞异常增生、产生大量无正常功能及完整结构的异常免疫球蛋白，导致相应器官的功能障碍。这些单克隆蛋白的轻链由于分子小，可通过肾小球从尿中排出，在尿中可检出的免疫球蛋白轻链称本 - 周蛋白，异常增高的免疫球蛋白具有重要免疫病理意义。免疫增殖病的免疫学检测有：血清免疫球蛋白的轻链定量、血清蛋白电泳、免疫固定电泳等方法。

（五）肿瘤免疫

肿瘤的发生和免疫监视功能异常相关。肿瘤免疫学研究肿瘤抗原及机体抗肿瘤免疫机制，以及肿瘤细胞的逃逸机制。检测肿瘤标志物是目前最常用的肿瘤免疫学检测方法，肿瘤标志物（tumor marker）是指在肿瘤发生或增殖过程中，由肿瘤细胞合成释放，或机体对肿瘤反应而产生的一类物质，这些物质可存在于肿瘤细胞和组织中，也可进入血液或其他体液，此类物质可反映肿瘤的发生或存在。例如，检测甲胎蛋白（alpha - fetoprotein，AFP）有助于诊断原发性肝癌，癌胚抗原（carcinoembryonic antigen，CEA）的检测有助于诊断直肠癌，检测 CA19 - 9 有助于诊断胰腺癌，检测前列腺癌特异性抗原（prostate cancer specific antigen，PSA）有助于诊断前列腺癌，检测 CA125 有助于诊断卵巢癌。除了血清或其他体液中的肿瘤标志物外，目前对于细胞表面肿瘤标志物的检测愈来愈重视，可采用的检测手段有荧光免疫组化技术、酶免疫组化技术或流式细胞技术等。

（六）移植免疫

移植免疫学（transplantation immunology）是研究移植物与宿主相互关系从而选择移植物和延长移植物存活时间的学科。目前，由于人类白细胞抗原（human leukocyte antigen，HLA）配型和高效免疫抑制药物的应用，移植成功率显著提高，移植已成为治疗多种器官和造血系统功能衰竭不可替代的治疗手段。移植成败主要取决于移植排斥反应的防治，主要措施是严格选择供者、抑制受者免疫应答、诱导免疫耐受、加强移植后免疫监测等。因此，移植前进行 HLA 配型、受者体内预存 HLA 抗体交叉配型、移植后加强排斥反应的免疫学监测，是移植免疫学检验的重要内容。移植后免疫监测极为重要，对于排斥反应的早期发现、及时采取防治措施具有极重要的指导意义。监测排斥反应的指标包括群体反应性抗体、细胞免疫、细胞因子、可溶性 HLA、细胞表面黏附分子及细胞因子受体水平等检测项目。临床为提高移植成功率或移植物的存活时间，需应用免疫抑制剂，鉴于免疫抑制剂的毒副作用，应用酶免疫分析法、RIA 等技术进行血药浓度监测，以随时调整给药剂量。

三、其他领域的应用

临床免疫学检验方法的应用范围不仅遍及临床医学和基础医学的各个学科，而且还涉及药物、毒品、农业及食品安全等领域。

（一）免疫分子的检测

免疫分子包括与细胞膜结合的分子和分布于体液中的分子，前者包括 MHC 分子、黏附分子、细胞表面受体等，后者包括免疫球蛋白、细胞因子和补体系统。膜结合分子也可脱落分布于人体体液中，并作为重要的生物学标志物，如 ICAM－1、VCAM－1、sIL－2R 等；细胞因子包括白介素（IL）－1、IL－6、IL－8 和肿瘤坏死因子（TNF）－α 等炎症因子。免疫球蛋白（IgG、IgA、IgM）和补体单一组分（C3、C4、B 因子）同样作为免疫学检测的常规项目。

（二）血药浓度及药物毒性的检测

临床医学中常应用免疫学技术进行血药浓度及药物毒性的监测，从而指导临床医生准确控制用药剂量。临床中经常使用药物进行治疗，但是部分药物会引发不良反应，因此全面掌握患者体内药物情况是非常有必要的。药物血浓度数值比较小且化学反应不明显，使用化学分析检测方式效果不理想，而这两个特征又非常契合免疫学检验技术的特异性及微量要求。临床用于治疗心力衰竭的洋地黄类首选药——地高辛，由于其安全范围窄、有效治疗量难以掌握、药物动力学和耐受剂量个体差异大，因此，通过酶免疫技术（均相酶标放大免疫分析）进行药物监测，对指导临床合理用药起到关键作用。免疫学技术也常用于抗心律不齐药物（奎尼丁、利多卡因、普鲁卡因酰胺）、庆大霉素和氨茶碱等药物的体内含量检测等。

（三）农业产品及食品安全检测

免疫分析法是应用于农药残留分析领域的一门新技术，是基于抗原和抗体之间的特异性识别和结合反应为基础的一种微量分析方法。采用非同位素免疫分析法（cMIA）、以傅里叶变换红外光谱（FTIR）作为检测器、测定氯麦隆杀虫剂，极大地提高了对农药检出的灵敏度。目前，食品安全部门应用免疫学技术监测食品安全的应用范围非常之广，农产品中农药的残留、食品中重金属的含量超标等，检测范围包括豆类、谷物、蔬菜、水果、饮料、啤酒、葡萄酒、乳及乳制品、肉、动植物油、蜂蜜等。近年来，免疫分析法作为农药残留快速筛选检测方法受到重视，一些商品化的试剂盒也相继开发应用。另外，国外还推出了多种免疫试剂应用于常规分析及田间农作物检测的快速筛选，作为仪器分析的辅助方法发挥了一定的作用。

第四节 临床免疫学检验的展望

目前，临床医学和基础研究对免疫学检测方法的需求日益增加，随着人工智能和数字科学的广泛应用，多学科的交叉融合以及生物材料的不断更新，临床免疫学检验将步入一个新的阶段。

一、分析性能提升

当今学科交叉融合发挥各自优势，促使临床免疫检测方法的分析性能不断提升，为临床医学提供更好的服务。例如，甲状腺功能亢进症（甲亢）患者需要监测促甲状腺激素（thyroid - stimulating hormone，TSH）变化，对于重度甲亢患者而言，还需要超敏感的检测方法，方能观察到积极治疗带来的TSH轻度提升，给予患者和医生治愈的信心。为此，TSH定量限的需求不断提升，定量限（LoQ）已从第3代的0.01～0.02mIU/L提升至第4代的0.001～0.002mIU/L。再比如，人绒毛膜促性腺激素（human chorionic gonadotropin，hCG）检测，当用于妊娠检查时，需要较高的分析敏感性，而用于胚胎发育监测时，则需要较高的检测上限。研究人员通过筛选具有不同亲和力的捕获抗体，将高亲和力抗体和低亲和力抗体混合使用，同时满足分析敏感性和检测上限的要求。此外，在循环增强免疫荧光技术中，通过多次循环（温育时间）满足低浓度和高浓度标本的检测需求。再如，阿尔茨海默病患者一些脑损伤标志物，因存在血 - 脑屏障使得其在外周血中的浓度极低，常规化学发光免疫分析很难满足分析敏感性的需求，而单分子免疫分析技术的出现满足了临床检测需求。

二、自动化和智能化

改革开放四十多年，是国内医学检验学科快速发展的时期。纵观临床实验室现状，三级甲等医院特别是中东部地区，检验科室的仪器设备等硬件水平已与发达国家接近或持平，生化 - 免疫检测流水线已基本普及，显著提升了检测结果的准确性和检测效率。当前，我国实施分级诊疗制度，在三级甲等综合医院、区域医学检验中心及第三方独立实验室中，全自动免疫分析仪和生化 - 免疫流水线仍然是重要的发展趋势。此外，通过智能化分析或回顾患者历史检测结果，完善检验结果报告方式，以及通过大数据智能化分析数据，实施室内质量控制和室间质量评价工作，更好地服务于临床和患者。此外，人工智能在医学检验形态学的应用，荧光抗体技术中荧光核型智能判读等方面的进展也值得期待。

三、小型化和即时检测

基于国家分级诊疗考虑，面对基层医疗单位实验室的需求，以及急诊实验室对报告时间的要求，小型化学发光和POCT检测模式应运而生且快速发展。胶体金免疫层析或荧光层析分析是一种重要的免疫相关POCT方式，能够满足临床分析敏感性和分析精密度的要求，尤其是对于一些生物学变异或病理学变异较大的检测指标，由于单位时间内指标的变化较大，对检测方法的精密度要求不高。同时，小型化学发光分析仪完美整合发光免疫的检测流程，适当牺牲每小时总体标本检测数量，同时选配急诊实验室的检测单组合，缩小分析仪器所用空间，缩短检测报告等待时间，实现早鉴别、早诊断，以赢得抢救时间。此外，免疫微流控技术利用微米级通道，控制或驱动微小流体，达到高度集成、精准定量和相关指标联合检测的目的，降低检测成本并缩短检测时间。

四、关键原材料的制备

临床免疫学检验技术的基础是抗原－抗体特异性结合反应，抗原和抗体作为诊断试剂研制的关键生物材料，其性能决定检测试剂的分析性能。针对抗原（小分子半抗原或蛋白类抗原）检测而言，抗体作为重要的原材料，引入单克隆抗体显著提升检测试剂的特异性并减低批间差异。针对抗体检测而言，抗原制备同样发挥重要作用。生物信息学发展、抗原表位谱的识别等，显著提升抗原制备效率。利用质谱技术对抗原或抗体进行氨基酸测序，结合基因工程抗体技术，噬菌体抗体库技术，显著提升抗原或抗体关键原材料的质量，通过标签设计实现抗体定向包被等，加快国内 IVD 产业的高质量发展。

（李会强）

书网融合……

重点小结　题库　微课/视频 1　微课/视频 2

微课/视频 3　微课/视频 4　微课/视频 5

第二章　抗原抗体反应

PPT

学习目标

1. 通过本章学习，掌握抗原抗体反应的基本特点、带现象及其形成机制；熟悉抗原抗体反应的定义，抗原表位及抗体可变区和抗原抗体反应的空间互补关系；了解抗原抗体反应的相互作用力，抗原抗体的亲和力与亲合力。

2. 具备应用抗原抗体反应的基本原理和基本特点理论，综合分析并解决标记免疫分析方法学相关问题的能力。

3. 树立理论联系实际、实事求是的工作作风，强化理论指导实践，并从实践中提升对理论知识的认识，更好地服务于临床工作。

抗原抗体反应（antigen - antibody reaction）是指抗原与相应抗体在体内或体外发生的特异性结合反应。在生物体内发生的抗原抗体反应发挥体液免疫应答的效应作用，通常可介导吞噬、溶解与杀伤病原体、中和毒素与病毒等，有时也可引起免疫病理损伤。在体外一定条件下，抗原与相应抗体结合可出现肉眼可见或仪器可检测到的反应产物。据此设计合适方法，在体外可实现用已知的抗原/抗体来检测相应未知的抗体/抗原。发生在体外的抗原抗体反应，因抗原的物理性状（颗粒性抗原或可溶性抗原）、抗体类型和参加反应成分（如电解质、补体、固相载体和标记物）的不同，可出现凝集反应、沉淀反应、溶菌与溶血反应、中和反应以及各种标记技术等。

第一节　基础知识

抗原和抗体是抗原抗体反应的主体，抗原的理化性质、抗原表位的种类和数目可影响抗原抗体反应的结果。抗体是抗原抗体反应中的另一个关键因素，不同来源、不同类型的抗体，其反应性存在差异。

一、抗原和抗原表位

抗原（antigen，Ag）是指能激活和诱导特异性免疫应答的物质。理论上可为自然界中所有的物质，通常指蛋白质，也包括多糖、脂类和核酸等。免疫原性（immunogenicity）和免疫反应性（antigenicity）是抗原的两个重要特性，同时具有免疫原性和免疫反应性的抗原被称为完全抗原，仅有免疫反应性的抗原被称为半抗原。

抗原表位（antigenic epitope，AE）又称抗原决定基（antigenic determinant，AD），是指抗原分子中决定其免疫应答特异性的化学基团。根据蛋白质抗原表位中氨基酸残基的空间结构特点，可将其分为顺序表位（sequential epitope）和构象表位（conformational epitope）。根据能否被 T 淋巴细胞和 B 淋巴细胞识别，可将其分为 T 细胞表位和 B 细胞表位，T 细胞表位需与主要组织相容性复合体（MHC）分子结合后才能被 T 细胞识别，B 细胞表位能够被 B 细胞直接识别。抗原通过其抗原表位与相应抗原受体结合，激活淋巴细胞，引起免疫应答。抗体或致敏 T 淋巴细胞亦通过抗原表位与抗原特异性结合从而发挥免疫效应。一个抗原可能包含多个相同或不同的抗原表位，不同的抗原可能包含相同或相似的抗原表位。

二、抗体和抗体互补决定区

天然抗体分子的基本结构是由两条相同的分子量较小的轻链（light chain，L 链）和两条相同的分子量较大的重链（heavy chain，H 链）通过二硫键连接形成的"Y"形单体。抗体可变区（variable region，V 区）是指分别由抗体重链和轻链靠近 N 端的约 110 个氨基酸残基形成的结构域，其特点是序列组成变化大。在 H 链和 L 链的可变区中，各有 3 个区域的氨基酸组成和排列顺序高度可变，称为高变区（hypervariable region，HVR）或互补决定区（complementarity determining region，CDR），这 6 个互补决定区共同组成了与抗原表位互补的空间构象，负责识别和结合抗原，决定着抗体的特异性。抗体可变区内的非高变区序列变化相对较小，为骨架区域，其结构稳定，用于维持互补决定区的空间构型。另外，基因工程技术的发展使得人工抗体的组成形式和特异性日趋多样化，如新出现的单链抗体和双特异性抗体。

知识拓展

线性表位和构象表位与抗体的识别

抗体既可以识别构象表位又可以识别线性表位。一般情况下，对抗原分子进行变性处理如甲醛固定、加热，表面活性剂等可以破坏抗原分子的构象表位，却不影响其线性表位。因此，如果某个单克隆抗体识别的是抗原分子上的构象表位，则该抗体就不能与经过变性处理的抗原分子结合，但是如果某个单克隆抗体识别的是抗原分子上的线性表位，则该抗体既可以与保持天然构象的抗原分子结合，又可以与经过变性处理的抗原分子结合。抗体识别不同类型抗原表位的特点决定了有些抗体只能用于蛋白质免疫印迹分析，有些抗体既可以用于蛋白质免疫印迹，也可以用于酶联免疫吸附试验和免疫共沉淀。

第二节　基本原理

抗原与抗体特异性结合的基础是抗原表位与抗体可变区，尤其互补决定区之间形成的非共价结合，这种结合并不引起抗原或抗体发生不可逆的化学变化。二者的非共价结合需要抗原表位与抗体互补决定区之间的空间结构高度互补，二者才能紧密接触和形成足够的结合力。

一、空间结构互补

抗原与抗体的空间结构互补是指抗原表位和抗体可变区，尤其抗体互补决定区之间的空间结构互补，是抗原与抗体特异性结合的基础。这种特异性结合是由抗原与抗体分子空间构型所决定的，抗原表位与抗体互补决定区必须高度互补，抗原与抗体分子才能密切接触，进而形成足够的结合力，在此过程中抗原/抗体由亲水形式的单体状态转变为疏水形式的抗原－抗体复合物状态。

二、相互作用力

（一）抗原抗体结合力

抗原抗体结合力由抗原与抗体分子之间的非共价键形式的相互作用提供，主要包括静电引力、范德华引力、氢键和疏水作用力（图 2－1），在溶液中抗原与抗体之间如果缺乏紧密的空间互补性，二者的相互作用力将变得极为微弱。

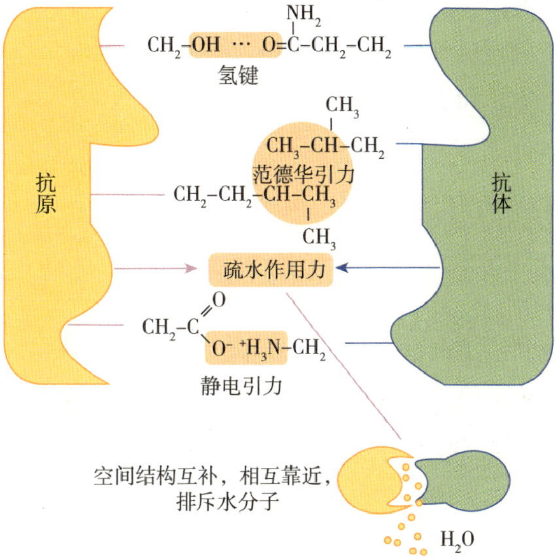

图 2－1　抗原抗体结合力示意图

1. 静电引力（electrostatic forces）　又称库伦引力（Coulombic forces），是指抗原与抗体分子上带有相反电荷的化学基团之间相互吸引的作用力。抗原/抗体一方分子上的游离氨基（$—NH_3^+$）或游离羧基（—COO—）可与另一方上带相反电荷的对应基团相互吸引，促进抗原抗体的结合。这种引力的大小与两个基团所带电量的乘积成正比，与二者之间距离的平方成反比，因此两个基团所带电荷越大，距离越近，静电引力就越大。

2. 范德华引力（van der Waals forces）　是指中性分子或化学基团之间微弱的相互作用，包括引力和斥力，其中引力的大小和距离的 6 次方成反比，排斥力的大小与距离的 12 次方成反比。范德华引力的作用强度小于静电引力。

3. 氢键（hydrogen bonding forces）　是供氢体上的氢原子与受氢体上的原子间的相互作用力。如抗原抗体分子中的氢原子与电负性大的氮、氧等原子相互作用所形成的力。当具有亲水基团（如—OH、$—NH_2$、—COOH）的抗体与相对应的抗原彼此接近时，相互间即可形成氢键而使抗原与抗体结合。氢键结合力强于范德华引力。

4. 疏水作用力（hydrophobic forces）　是指水溶液中抗原抗体分子的两个疏水基团相互接触，由于对水分子的排斥而趋向聚集所产生的力。当抗原表位与抗体高变区靠近时，相互间正、负极性中和，引起周围亲水层随之消失，从而排斥两者间的水分子，促进抗原与抗体进一步相互吸引和结合。疏水作用力是这些相互作用力中最强的，因而对维持抗原与抗体结合的作用最大。

（二）抗原抗体的亲和力与亲合力

1. 亲和力（affinity）　是指抗体分子上的单个抗原结合位点与抗原分子上的单个相应抗原表位之间的非共价相互作用的强度，反映抗原与抗体之间单个结合位点的强度，其大小取决于两者空间构型互补的程度，是抗原抗体之间固有的结合力。由于抗原抗体的结合反应是非共价性可逆的相互作用，它们空间构象的互补程度不同，其结合力也不同。抗体高变区与抗原表位的互补程度越高，亲和力越高，与抗原表位结合的就越牢固而不易解离；反之就容易解离。亲和力大小可用平衡常数 K 来表示：$K=K_1/K_2$，K_1 表示结合常数；K_2 表示解离常数。K 值越大，亲和力越高，抗体与抗原结合越牢固。

2. 亲合力（avidity） 是指一个完整抗体分子的抗原结合部位与抗原分子表面数个相应抗原表位之间的结合强度，反映抗原与抗体之间的整体结合强度。亲合力的大小与亲和力强弱、抗原和抗体的结合价（即抗原上的抗原表位和抗体上的抗原结合位点的数量）以及抗原表位－抗体结合位点的空间位置有关。所谓多价优势，是指亲和力低的抗原抗体之间的相互作用，由于二者之间存在多个效价而表现出相对高的结合强度，多价优势可以分为抗体多价优势和抗原多价优势。如 IgG 抗体为二价，其亲合力为单价的 10^3 倍，IgM 抗体为五至十价，其亲合力为单价的 10^7 倍。

三、亲水性的变化

所有的抗体和大多数抗原同为蛋白质，在通常的抗原抗体反应条件（pH 6～8）下，它们均带有负电荷，使极化的水分子在其周围形成水化层，成为亲水胶体。因此，抗原与抗体各自溶解在反应溶剂中成为胶体溶液，不会相互聚集发生自然凝集或沉淀。而当抗原与抗体特异性结合后分子间作用力变大，使表面电荷减少或消失，水化层变薄，抗原－抗体复合物由亲水胶体状态转化为疏水胶体状态。此时，如果向反应体系中加入适量的电解质（如 NaCl 溶液），则可以中和胶体粒子表面的电荷，进一步使疏水胶体相互靠拢，形成分子量更大的抗原－抗体复合物。

第三节　基本特点

抗原抗体反应的基本特点包括特异性、比例性、可逆性和阶段性。

一、特异性

特异性（specificity）是指一种抗原通常只能与其刺激机体产生的相应抗体结合，即抗原与抗体结合反应的专一特性。抗原抗体的结合本质上是抗原分子表面的抗原表位与抗体分子上的互补决定区之间，在化学结构和空间构型上的互补结合，二者之间的互补程度越高，抗原与抗体形成的亲和力就越强。不同抗体的互补决定区其沟槽形状不同，只有与其结构互补的抗原表位才能如楔状嵌入，所以抗原与抗体的结合具有高度的特异性。这种特异性如同钥匙和锁的关系，例如白喉抗毒素只能与白喉外毒素结合，而不能与破伤风外毒素结合。由于抗原抗体反应具有高度特异性，故可用已知的抗原（或抗体）来检测相应未知的抗体（或抗原）。

蛋白质抗原分子通常具有多个相同或者不同的抗原表位，可刺激机体产生针对不同抗原表位的特异性抗体。不同抗原之间由于存在相同或相似的抗原表位而被同一种抗体识别的现象称为交叉反应（cross reaction）。比如抗原 Q 可与抗原 Q 的抗体（多克隆抗体）发生特异性反应；同时由于抗原 X 与抗原 Q 具有相同抗原表位，抗原 X 可与针对抗原 Q 的抗体（多克隆抗体）发生交叉反应。此时，如采用抗原 X 制备亲和层析柱吸附导致交叉反应的抗体，即可去除与抗原 X 的交叉反应（图 2－2）。交叉反应仍属于抗原抗体之间的特异性结合，对临床诊断可能产生干扰，目前采用单克隆抗体进行检测可有效避免交叉反应的发生。但在临床上有时也会利用交叉反应的原理进行鉴别诊断，如外－斐试验（Weil－Felix test）。

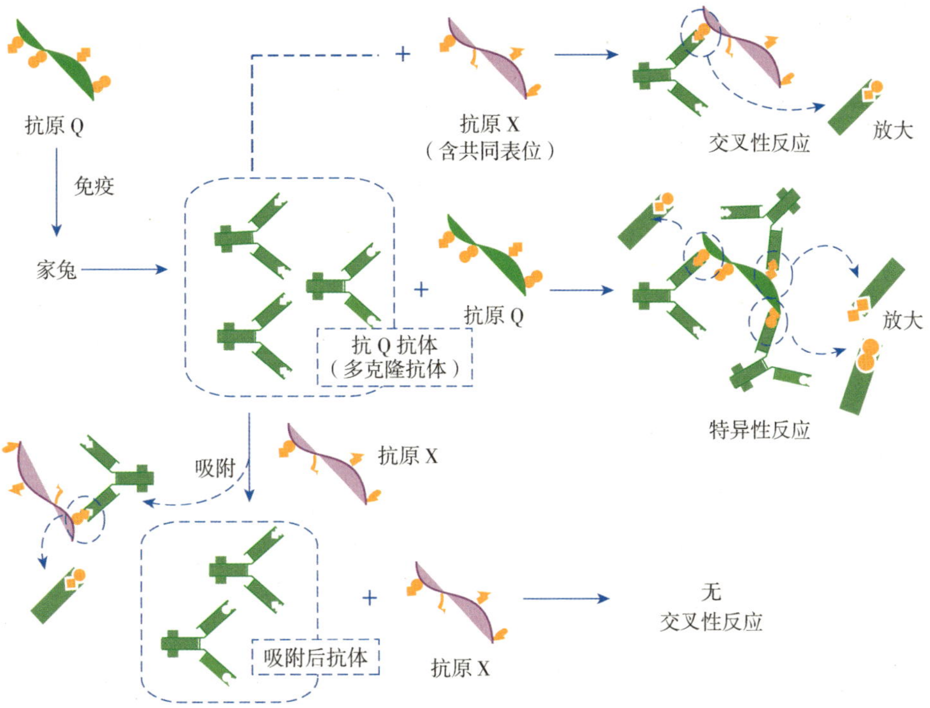

图 2－2　特异性反应与交叉反应示意图

二、比例性 微课/视频

比例性（proportionality）是指抗原与抗体特异性结合，形成复合物出现可检测信号时二者间的定量比关系。以沉淀反应为例，依次向预先加入了相同数量抗体溶液的一组试管中分别加入数量递增的相应可溶性抗原，可以发现随着抗原数量的增加，其沉淀物很快大量出现，但是当抗原数量增加到一定程度后，沉淀物出现的速度和数量反而随着抗原数量的增加逐渐降低。这说明在一定浓度范围内，抗原－抗体复合物的数量与加入的抗原数量呈正比例关系；当抗原过少或过多时，都不利于抗原－抗体复合物的形成。根据生成的沉淀物数量和加入的抗原数量之间的关系可绘制出反应曲线（图 2－3）。图 2－3 中，曲线的高峰部分对应的抗原抗体分子比例范围，称为抗原抗体反应的等价带（equivalence zone）。在此范围内，抗原抗体结合充分，沉淀物形成快而多，其中某一比例下，形成的沉淀物最多，溶液中几乎无游离的抗原与抗体存在，此时称为抗原与抗体浓度的最适比（optimal ratio）。在等价带前后分别由于抗体或抗原过剩，导致形成的沉淀物少，溶液中可测出游离的抗体或抗原，这种现象称为带现象（zone phenomenon）。当抗体过量时称为前带（prezone）现象，抗原过剩时称为后带（postzone）现象。以检测抗原为例，当出现后带现象时，可能出现假阴性结果，这种由于抗原抗体比例不合适而导致假阴性的现象又称为钩状效应（hook effect）。

Marrack J. R. 博士于 1934 年首先用网格学说（lattice theory）解释了抗原抗体反应比例性的形成机制，后来的电子显微照片结果进一步为该学说提供了有力依据。因为天然抗原大多数是多价的，而抗体大多为二价，当抗原与抗体在等价带结合时，抗体分子的 2 个可变区段可分别与 2 个不同抗原分子表面的抗原表位结合，相互交叉连接成立体的巨大网格状聚集体，形成肉眼可见的沉淀物。当抗原或抗体过量时，由于过量一方的结合价不能得到饱和，只能形成较小的沉淀物或可溶性抗原－抗体复合物。因此，在检测抗原或抗体时，应注意调整反应体系中抗原与抗体的比例，以避免由于带现象的干扰而导致假阴性结果。

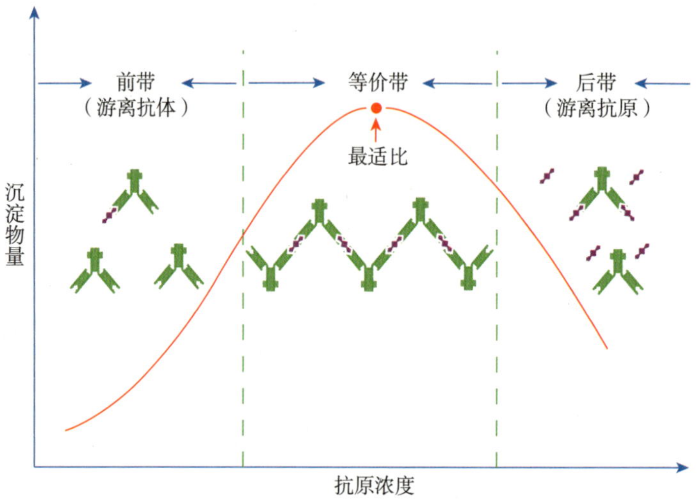

图 2－3　沉淀反应中抗原－抗体复合物的数量与抗原、抗体的比例关系示意图

三、可逆性

可逆性（reversibility）是指抗原与相应抗体结合成复合物后，在一定条件下又可解离为游离的抗原与抗体的特性。抗原抗体的结合是分子表面的非共价键结合，所以形成的抗原－抗体复合物不牢固，在一定条件下，又可解离为游离的抗原与抗体分子。因此抗原抗体结合形成复合物的过程是一个动态平衡过程。根据质量作用定律，复合物形成的速度与反应物的浓度成正比；平衡时，结合与解离的速度相等。

抗原－抗体复合物解离取决于两方面的因素，一是抗体对相应抗原的亲合力；二是环境因素对复合物的影响。高亲和力抗体与抗原在化学结构和空间构型上非常契合，两者结合牢固，不容易解离。反之，低亲和力抗体与抗原形成的复合物较易解离。在抗原抗体反应的环境因素中，凡是减弱或消除抗原抗体亲和力的因素都会使逆向反应加快，复合物解离增加。如 pH 过高或过低、增加离子强度等均可导致抗原与抗体间的静电引力降低或消失，降低抗原抗体的结合力，促使其解离。免疫学技术中常用于纯化抗原或抗体的亲和层析法，就需要通过改变反应液的 pH 和离子强度促使抗原－抗体复合物解离，从而使抗原或抗体得到纯化。经上述方法解离处理后得到的抗原和抗体仍能保持原有的理化特性和生物学活性。

四、阶段性

抗原抗体反应分为两个阶段：第一阶段是抗原与抗体特异性结合阶段，其特点是反应快，可在数秒至数分钟内完成，一般不能为肉眼所见；第二阶段为可见反应阶段，根据参加反应的抗原物理性状的不同，抗体类型和反应体系的差异等，可出现凝集、细胞溶解和沉淀等可见现象。反应阶段所需时间较长，数分钟、数小时到数日不等，且常受电解质、pH 和温度的影响。

第四节 影响因素

影响抗原抗体反应的因素较多，一方面是参与反应的抗原、抗体的自身因素，另一方面是进行反应的环境因素。体外的抗原抗体反应需在适宜的环境条件下进行，如电解质、酸碱度、温度等能影响抗原抗体分子的紧密接触，分子间的相互作用力，从而影响抗原抗体的结合与解离。此外，适当的振荡或搅拌也可促进抗原抗体分子的接触，加速反应。

一、电解质

电解质是抗原与抗体结合出现可见反应不可缺少的成分。抗原与抗体发生特异性结合后，由亲水胶体转变为疏水胶体的过程中，需要有适量的电解质参与才能中和抗原－抗体复合物表面的电荷，降低电势，破坏水化层，使抗原－抗体复合物相互靠拢聚集，形成大块的凝集或沉淀。为促成沉淀物或凝集物的形成，常用0.85% NaCl 或其他缓冲液作为抗原及抗体的稀释液及反应液，以提供适当浓度的电解质。如 NaCl 可在水溶液中解离成 Na^+ 和 Cl^-，分别中和抗原－抗体复合物表面的负或正电荷，有利于抗原－抗体复合物的聚集。但参与反应的电解质浓度不宜过高，否则会使蛋白质（抗原或抗体）发生非特异性沉淀，出现盐析现象（salting－out）。

二、酸碱度

抗原抗体反应必须在合适的 pH 环境中进行。抗原抗体反应一般在 pH 6～8 为宜。由于蛋白质具有两性电离性质，每种蛋白质都有固定的等电点，pH 过高或过低，即过碱或过酸，均可影响抗原或抗体的理化性状。例如，当反应液中的 pH 接近抗原的等电点时，可因抗原自沉而出现非特异性凝集（自凝），出现假阳性反应。

三、温度

体外抗原抗体反应需在合适的温度中进行。一般为 15～40℃，常用的抗原抗体反应温度为 37℃，在一定范围内，温度升高可加速分子运动，抗原与抗体碰撞机会增多，使反应加速。温度如高于56℃，可导致已结合的抗原抗体再解离，甚至变性或破坏。温度越低，结合的速度越慢，但结合牢固，更易于观察。某些特殊的抗原抗体反应，对温度有一些特殊的要求，如冷凝集素在 4℃左右与红细胞结合最好，20℃以上时反而解离。

四、其他

抗原和抗体作为抗原抗体反应的主体，它们的理化性质、生物学活性及浓度等均直接影响二者的结合反应。

1. 抗原 抗原的理化性状、分子量、抗原表位的种类及数目均可影响抗原抗体反应的结果。例如，颗粒性抗原与相应的抗体发生结合后可出现凝集现象，而可溶性抗原与相应的抗体发生结合后出现沉淀现象。单价抗原与相应抗体结合后不会出现沉淀现象，粗糙型细菌在生理盐水中易发生自凝现象。

2. 抗体 抗体的来源、浓度和亲和力等均会影响抗原抗体反应。如来源于家兔、羊等大多数动物的R型免疫血清，由于具有较宽的等价带，有较大的抗原抗体结合的合适比例范围，与相应抗原结合易出现可见的抗原-抗体复合物，仅在抗原过量时，才会出现小分子的可溶性抗原-抗体复合物。而来源于马、人等的免疫血清属H型，等价带较窄，其抗体与抗原结合的合适比例范围较窄，抗原或抗体过量，均可形成可溶性免疫复合物。单克隆抗体一般不用于沉淀或凝集反应。人工制备抗体多为IgG类抗体，与IgM相比，具有更好的亲和力。

抗体的浓度是相对于抗原而言的，只有抗体的浓度与抗原的浓度合适时，才易于二者结合和出现可见的反应结果。因此，在进行抗原抗体反应前应先进行预试验，滴定出抗原抗体最佳反应浓度。抗体的特异性和亲和力是影响抗原抗体反应的关键因素，特异性高、亲和力强的抗体与相应抗原发生结合时，反应结果出现得就迅速、准确。因此，在制备各种免疫检测试剂时应尽可能选择高特异性、高亲和力的抗体，以保证结果的可靠性。

思考题

答案解析

案例 乙肝表面抗原定量分析一般采用双抗体夹心分析模式，在试剂盒研发过程中，首先，需要进行抗体配对实验，选择一对抗体分别用于标记和包被；其次，需要优化包被抗体和标记抗体的最佳工作浓度，满足性能要求和成本要求；再次，需要优化缓冲液离子强度、酸碱度等。

问题

（1）基于本章知识，解释为何需要抗体配对实验。

（2）基于本章知识，解释为何需要选择工作浓度。

（3）基于本章知识，解释为何需要优化缓冲体系。

（杜晶春）

书网融合……

重点小结　　题库　　微课/视频

第三章　抗原制备技术

PPT

学习目标

1. 通过本章学习，掌握天然蛋白质抗原、重组蛋白质抗原的制备纯化技术；熟悉抗原表位的筛选技术，抗原鉴定方法，免疫佐剂的分类；了解抗原的常见应用，免疫佐剂的应用原则。

2. 具备抗原制备和鉴定能力，能解决实际应用中出现的抗原纯化和抗原应用问题。

3. 树立坚持不懈、实事求是、勇于创新的科学精神，培养对免疫诊断试剂研发的热情。

临床免疫学检测技术是基于抗原抗体特异性结合的原理，对待检物质进行检测，故抗原是建立免疫检测方法的核心生物原料。抗原的主要用途包括：①作为已知抗原来检测未知抗体；②作为标准品或校准品用于获得定量分析函数；③作为免疫原参与制备抗体。抗原根据理化性质分为颗粒性抗原（完整的细菌、细胞或寄生虫等）和可溶性抗原（多糖抗原、蛋白质抗原等）；根据生产方式分为天然抗原和人工抗原（重组抗原、合成抗原和小分子抗原等）。本章重点介绍蛋白质抗原的制备、鉴定和评价技术。

第一节　天然蛋白质抗原纯化技术

天然抗原（natural antigen）是指动物组织、微生物、植物等自然界生命体内存在的，未经修饰的抗原。抗原在生命体内的含量较高时，可以通过提取纯化的方式直接获取，主要过程包括原材料的前期处理、选择性沉淀（初步纯化）和层析技术（精细纯化）等关键环节（图3－1）。

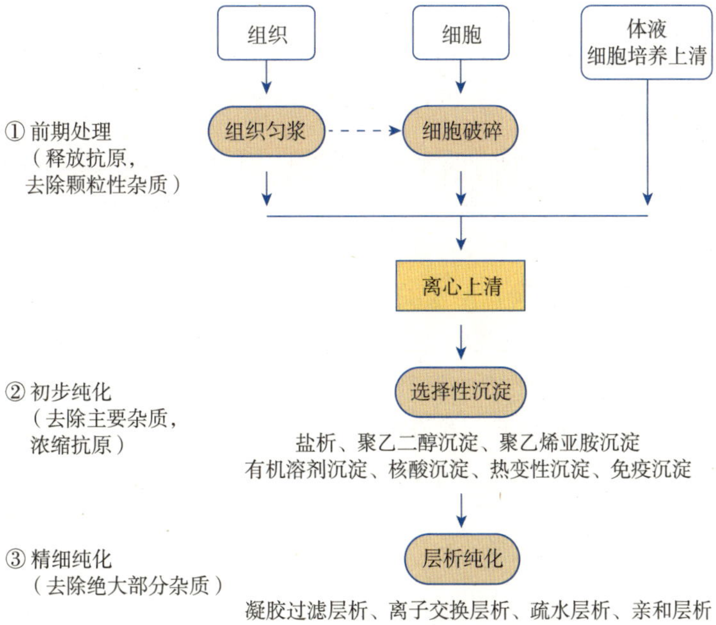

图3－1　天然蛋白抗原制备流程

一、前期处理

天然蛋白质抗原提取的原材料如果是动植物组织、动植物细胞或微生物细胞等，则需要进行适当的前期处理，将目标抗原释放出来形成溶液状态，便于后续步骤的分离纯化。

（一）组织前处理

动物或植物选取目标蛋白含量较高、体积较大、易获取的组织。其前处理过程如下。①清洗：动物组织去除包膜、结缔组织及大血管等周围组织后，用生理盐水灌洗血管内残留物质；植物组织可直接清洗。②匀浆：洗净的组织剪成小块（0.3～0.5cm^3）放入匀浆器，加入适量冷生理盐水或匀浆介质，进行匀浆（homogenate）。③离心与过滤：经离心、过滤去除组织碎片、微小的不溶性杂质，获得含有目标蛋白的澄清溶液。为了减少目标蛋白的水解或变性，需要在组织均质缓冲液中加入蛋白酶抑制剂，缩短匀浆时间，并将温度尽量控制在4℃以下。

（二）细胞破碎

细胞破碎或破裂方法可使目标蛋白从胞内、细胞膜或细胞壁上释放到溶液中，通过离心或过滤获得含有目标蛋白的澄清溶液。①超声破碎法：利用超声波的机械振动使流体形成局部减压，引发内部发生液体流动、旋涡形成和消失，由此产生强大的压力使细胞破碎。此方法简单、省时，细胞破碎效果好。②冻融法：反复冻融可破坏细胞膜和细胞内颗粒。③酶处理法：多种水解酶在一定条件下能消化微生物的细胞壁和细胞膜，从而实现细胞的裂解。④表面活性剂法：在合适的pH、温度以及较低离子强度的条件下，表面活性剂（surfactant）能与脂、脂蛋白等形成微泡，使细胞膜通透性改变或溶解细胞膜，从而释放出目标蛋白到溶液中。

二、选择性沉淀 微课/视频1

前处理后的蛋白溶液以及液态的原始材料，需去除溶液中的大量杂质，同时浓缩目标蛋白。选择性沉淀（selective precipitation）是利用理化特性或免疫性质上的差异，采用不同的沉淀剂或改变某些条件促使液态样品中特定成分选择性沉淀，从而去除杂质，完成初步纯化的方法。①盐析法：是指加入到蛋白质溶液中的高浓度中性盐溶解后，产生的高浓度带正、负电荷的离子破坏蛋白质表面水化层、中和蛋白质表面电荷，使蛋白质凝集、沉淀而析出，即蛋白质的盐析（salting out）。由于蛋白质大小、亲水程度不同，水化层的形成能力不同，可缓慢改变溶液中的盐浓度，使不同的蛋白分级沉淀析出，达到分离纯化目的。②聚乙二醇法（polyethylene glycol，PEG）、聚乙烯亚胺沉淀法（polyethyleneimine，PEI）、核酸沉淀法：是基于材料表面表达的电荷与目的蛋白表面电荷互补，相吸的原理沉淀蛋白。③有机溶剂沉淀法：由于有机溶剂可降低溶液的介电常数，从而增加蛋白质分子间的静电引力，破坏蛋白质表面水化层，使蛋白质聚集而沉淀。④热变性沉淀法：是基于蛋白质溶液加热到一定程度后，会使杂蛋白变性沉淀，保留目的蛋白的方法，但仅适用于耐热蛋白。⑤免疫沉淀（immunoprecipitation，IP）：是利用抗原抗体特异性结合的特性，纯化富集目的蛋白的一种方法。此法使用抗体的亲和力越高、目标抗原在溶液中的丰度越高，纯化效果越好。

三、常规层析技术 微课/视频2

经过初步纯化的抗原，采用层析技术（chromatography）精炼纯化。层析技术根据分离原理，可分为凝胶过滤层析、离子交换层析、疏水层析和亲和层析等。一般而言，单种层析技术即可获得较好的纯化效果。若一种层析法效果不佳，或需要获得更高纯度的抗原时，可以组合使用不同的层析技术。

（一）凝胶过滤层析

凝胶过滤层析（gel filtration chromatography，GFC）又称凝胶排阻层析或分子筛层析。凝胶是具有三维空间多孔网状结构的物质，蛋白质的分子量越大，其体积越大，越不易进入凝胶网孔，更易分配在流动相中，从而最先被洗脱下来。这种方式可将样品中的蛋白质分子由大到小分段收集，达到纯化目的。

（二）离子交换层析

离子交换层析（ion exchange chromatography，IEC）是利用带有离子基团的纤维素、树脂、凝胶等介质作为交换剂，吸附和交换带有相反电荷的蛋白质抗原。蛋白所带表面电荷或 pH 影响蛋白吸附能力。当洗脱时，逐步增加离子强度，使溶液中的离子与蛋白质竞争介质上的电荷位点，从而将溶液中不同结合能力的蛋白质分段洗脱分离。

（三）疏水层析

疏水层析（hydrophobic chromatography）基于蛋白质表面疏水氨基酸与介质的疏水性配基之间的可逆性相互作用，从而实现蛋白质的分离纯化。疏水相互作用的强弱受溶液离子强度的影响。因此，可以用高离子强度的缓冲液上样，蛋白质分子与介质可通过较强的疏水相互作用结合；而不同低离子强度的缓冲液将不同表面疏水性的蛋白质洗脱下来，从而达到分离纯化的目的。在使用疏水层析纯化时，应避免高离子强度溶液中出现蛋白质盐析作用而出现沉淀。

（四）亲和层析 微课/视频 3

亲和层析（affinity chromatography）是选择性纯化方法，以生物分子间高度特异性结合反应为基础的层析技术，如酶与底物或抑制剂、激素与受体、抗原与抗体、凝集素与糖基等。在一定条件下，将特异性结合的两个分子中的一种偶联于固相介质上，就可以特异性结合溶液中对应的分子，再通过洗脱后即可获得纯化的目标分子。此方法具有特异性高、过程简单快速、分辨率高等特点。常用的亲和层析介质包括金属螯合介质、抗体亲和介质、小配体亲和介质、染料亲和介质、凝集素亲和介质、核酸亲和介质等。凝集素与蛋白上特定的糖残基结合，并用特定糖或其类似物进行竞争性洗脱，洗脱条件较为温和（表 3－1）。

表 3－1 亲和层析中常用的凝集素

凝集素	特异性结合的糖残基	洗脱糖类
伴刀豆球蛋白 A	α－D－甘露糖；α－D－葡萄糖	α－甲基甘露糖；α－甲基葡萄糖
扁豆凝集素	α－D－甘露糖；α－D－葡萄糖	α－甲基甘露糖；α－甲基葡萄糖
豌豆凝集素	α－D－甘露糖	α－甲基甘露糖
麦芽凝集素	*N*－乙酰葡糖胺	*N*－乙酰葡糖胺
大豆凝集素	α－D－*N*－乙酰半乳糖胺	α－D－*N*－乙酰半乳糖胺；半乳糖
植物血球凝集素	α－D－*N*－乙酰半乳糖胺	α－D－*N*－乙酰半乳糖胺

第二节 重组蛋白质抗原制备技术

当天然材料中蛋白质抗原丰度过低、天然材料获取储存困难或者天然抗原难以满足使用要求时，可以采用基因工程技术（genetic engineering technology）制备重组蛋白质（recombinant protein）抗原。

重组蛋白具有蛋白丰度高、来源稳定、可根据需求进行改造等优势，故成为免疫学检测技术中最常用的抗原类型。重组蛋白质抗原的制备大致包括目的基因获得、重组质粒构建、抗原诱导表达和蛋白纯化鉴定等环节（图3-2）。

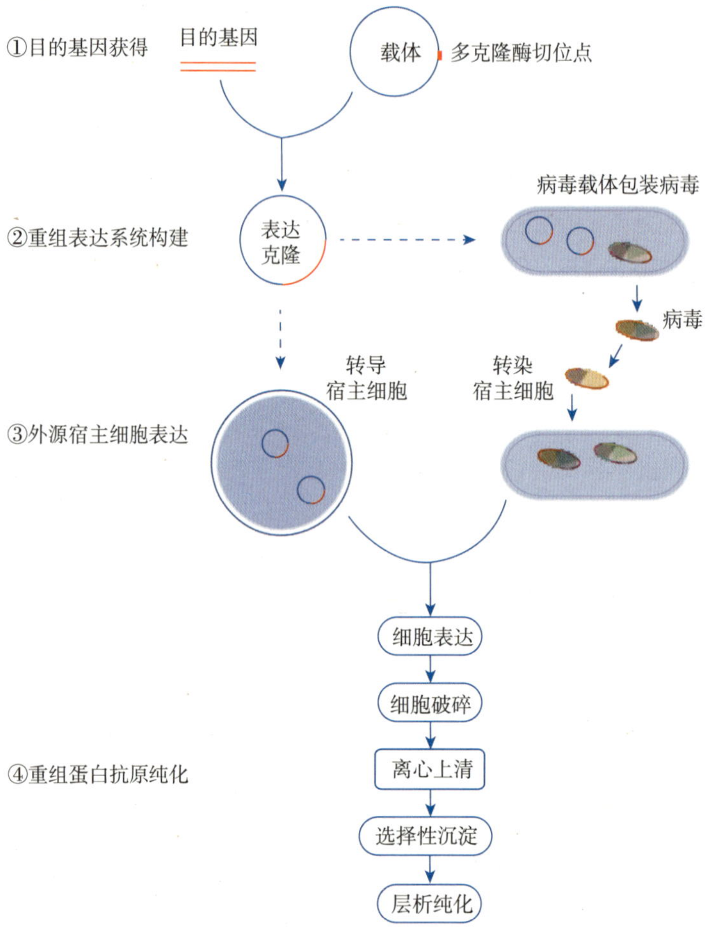

图3-2 重组蛋白抗原制备流程

一、目的基因获得

获得足量目的基因是基因工程技术中最重要的一步，方法不一。①对于已知全部或部分氨基酸序列的蛋白质抗原，可根据基因数据库获得的编码基因的核酸序列合成目的DNA分子，或者通过PCR方法从基因组或cDNA文库中扩增出目的基因片段。②对于序列信息完全未知的高纯度蛋白质抗原（>95%），可通过蛋白质氨基酸测序的方式获得目标序列，再按上述方法获得目的DNA分子。③也可以制备其特异性单克隆抗体后，结合cDNA的核糖体展示文库通过免疫识别捕获其编码基因序列。

二、重组质粒构建

在获得目标蛋白质抗原的基因序列之后，应选择合适的外源基因表达系统（expression system），并将目的基因构建到表达载体（expression vector）中获得表达克隆（expression clone），然后将表达克隆导入宿主细胞（host cell）中完成基因工程细胞株或菌株的构建。外源基因表达系统由表达宿主和相应的表达载体构成，在构建目的基因的重组表达载体时，应选择宿主对应的表达载体。

（一）常用外源基因表达系统

常用的表达系统包括原核细胞表达系统（大肠埃希菌）和真核细胞表达系统（酿酒/毕赤酵母、昆虫细胞和哺乳动物等），其特点如表 3－2 所示。由于不同宿主细胞对密码子有偏嗜性，重组抗原的编码 DNA 序列往往需要进行密码子优化（codon optimization），以期获得较高的表达量。

表 3－2　常用外源基因表达系统的特点

表达系统	优势	劣势
大肠埃希菌表达系统	最常用；遗传背景清晰；表达水平高；培养条件简单，生长速度快，易于放大，生产成本低	易形成包涵体；翻译后修饰能力有限；内毒素含量高
酿酒酵母表达系统	表达水平较高；培养条件简单，生产成本低；拥有大多数真核生物的翻译后修饰，真核来源的蛋白能有效折叠；无内毒素	产乙醇，较难高密度发酵；分泌能力可能低于毕赤酵母；糖基化与哺乳动物细胞不同，易过度糖基化
毕赤酵母表达系统	表达水平高；培养条件简单，生长速度快，生产成本低；蛋白分泌效率高；拥有广泛的翻译后修饰，N－糖基化能力优于酿酒酵母；无内毒素	诱导剂为甲醇，具有一定的危险性，大规模生产需加强安全措施；糖基化方式仍然不同于哺乳动物细胞
昆虫细胞表达系统	表达水平高；能实现大部分翻译后修饰，真核来源的蛋白正确折叠效率高；糖基化容易通过酶促去除；无内毒素	培养基昂贵，不易放大生产；分泌表达能力较低；糖基化仍然不同于哺乳动物细胞；病毒侵染会导致细胞裂解
哺乳动物细胞表达系统（HEK293 细胞、CHO 细胞）	表达水平较高；细胞悬浮培养，可大规模生产；充分的翻译后修饰，真核来源的蛋白正确折叠效率最高；分泌表达效率高；无内毒素	培养基昂贵，生长条件复杂，不易放大

（二）表达载体

表达载体是一种具有特定功能元件的环状或线性 DNA 链，既可接受外源编码序列的插入，也能在导入宿主细胞后主动或诱导表达目标蛋白质抗原。理想的表达载体应有以下特征：①稳定的自主复制能力；②具有显性的转化筛选标记；③启动子的转录可以调控；④具有适用于外源基因插入的多克隆位点区；⑤易导入受体细胞。根据进入宿主细胞的方式，可分为质粒（plasmid）、噬菌体和病毒等。大肠埃希菌表达体系主要使用质粒，如采用 T7 启动子的 pET 系列质粒；酵母表达系统常用穿梭质粒作为表达载体，既可在大肠埃希菌中构建、复制和扩增，又可在酵母细胞中驱动外源基因的表达；昆虫细胞表达系统主要采用杆状病毒载体；哺乳动物细胞一般采用慢病毒、腺病毒、单纯疱疹病毒和反转录病毒等病毒载体，或直接转导真核表达质粒进行瞬时表达。

（三）融合表达标签

当重组蛋白质抗原在宿主细胞中表达量低、不溶，或后续纯化困难时，往往会在其 N 端或 C 端融合合适的蛋白标签（tag）或短肽标签，以提升重组抗原的可溶性表达量或提供亲和层析的纯化标签（purification tag）。大分子可溶性蛋白质标签，多融合在目标抗原的 N 端，提升表达量的同时可作为纯化标签，如谷胱甘肽－S－转移酶（glutathione－S－transferase，GST）、麦芽糖结合蛋白（maltose－binding protein，MBP）等。短肽标签一般只作为纯化标签，可以融合 N 端或 C 端，如多聚组氨酸标签（His－Tag）、Flag 标签和 Strep－Ⅱ标签等。不同的融合标签可以串联使用提升抗原的表达量和纯化效果。常用的纯化标签列于表 3－3 中。

表 3－3　常用纯化标签

标签	氨基酸数量	特异性配体
多聚组氨酸（His－Tag）	6～10 个组氨酸残基	固相金属离子：镍、钴、铜、锌
谷胱甘肽－S－转移酶（GST）	211 个氨基酸残基	谷胱甘肽

续表

标签	氨基酸数量	特异性配体
Flag	8 个氨基酸残基（DYKDDDDK）	抗 Flag 的单抗
Strep - Ⅱ	8 个氨基酸残基（WSHPQFEK）	链酶亲合素
麦芽糖结合蛋白（MBP）	396 个氨基酸残基	交联直链淀粉
钙调素结合肽（CBP）	26 个氨基酸残基	固相钙调蛋白
几丁质结合结构域（CBD）	51 个氨基酸	几丁质

（四）表达克隆构建

在获得目的基因序列和确定表达载体后，将目的基因克隆到表达载体中，构建表达克隆。

最常用的方法是内切酶 - 连接酶技术，将目的基因和线性化表达载体的两端产生互补的黏性末端或平端，分别回收后再通过连接酶（ligase）将目的基因与线性化表达载体的互补末端或平端连接成完整的环状载体。Gateway 克隆技术、Gibson 组装技术、Golden Gate 克隆技术等克隆技术不受限制性内外切酶位点的限制，简化了克隆构建的流程。TOPO 克隆技术是目前最快的克隆构建技术，将末端连接有牛痘病毒 DNA 拓扑异构酶 I 的线性载体与目的基因片段混合后，在室温 5 分钟内即可完成连接。

（五）重组表达载体导入宿主细胞

目的基因的重组表达载体构建成功后，导入相应的宿主细胞，经筛选鉴定后获得能够表达重组蛋白质抗原的工程细胞株或菌株。当表达载体为质粒载体时，一般采用转化感染态细胞的方式导入大肠埃希菌，采用磷酸钙共沉淀法、脂质体转染法和电穿孔法导入哺乳动物细胞；当表达载体为病毒载体时，直接感染宿主细胞。

三、诱导表达条件

重组蛋白质抗原的工程细胞株或菌株构建好后，在合适的生长环境或诱导剂存在的条件下，宿主细胞的基因转录和翻译系统能够有效启动该重组抗原的表达。大肠埃希菌或酵母一般采用诱导表达（induced expression），在恒温摇床或发酵罐中培养到对数生长后期时加入诱导剂，外源基因开始转录和翻译成目标蛋白，当重组抗原的表达量达到峰值不再升高时，即可收获培养上清（分泌性表达）或宿主细胞用于后续的抗原纯化。

四、蛋白纯化和鉴定

（一）重组蛋白质抗原纯化

获得的重组蛋白溶液经过选择性沉淀法进行初步纯化，再采用层析方法进行精炼纯化（参考天然蛋白质纯化过程）。

（二）抗原性质鉴定

纯化后的抗原均需进行理化性质和免疫活性的鉴定。抗原的理化性质主要包括外观、浓度、分子量、纯度、翻译后修饰等。

1. 外观 抗原溶液一般要求澄清透明，无浑浊或絮状沉淀出现。

2. 浓度测定 抗原溶液的蛋白质浓度可采用紫外吸收法、双缩脲法、酚试剂法等进行测定。常用的是紫外吸收法，测定待检样品溶液 280nm 和 260nm 的吸光度（A）值，或通过蛋白摩尔消光系数（ε）来计算蛋白浓度。

3. 分子量测定　常用十二烷基硫酸钠 - 聚丙烯酰胺凝胶电泳（sodium dodecyl sulfate - polyacrylamide gel electrophoresis，SDS - PAGE）法或分析性凝胶过滤层析法测定。

4. 纯度鉴定　蛋白质纯度常用 SDS - PAGE、毛细管电泳、等电聚焦、沉降速率法、高效液相色谱法等方法进行测定。

5. 蛋白翻译后修饰鉴定　蛋白质化学修饰会潜在地改变蛋白质的物理或化学性质、活性或稳定性，包括糖基化、泛素化等，可通过质谱进行鉴定。

6. 免疫活性鉴定　常采用酶联免疫吸附法（enzyme linked immunosorbent assay，ELISA）、免疫印迹（Western blot，WB）等方法进行免疫活性测定。

知识拓展

重组致敏蛋白的制备

过敏原特异性 IgE 抗体是过敏性疾病的重要实验诊断项目之一。无论采用何种标记免疫技术，检测特异性 IgE 抗体基于已知特定抗原（致敏蛋白）作为"探针"，来捕获待检血清中的目标抗体。然而，从天然过敏食物或过敏植物中提取致敏蛋白，是一个非常复杂的过程，很难保证制备蛋白的批间一致性，且丰度较低的致敏蛋白获取非常困难。随着过敏组分研究不断深入，过敏原的检测已达分子诊断水平，基于分子生物学制备的重组致敏蛋白显得非常重要。

制备重组致敏蛋白，首先在生物信息数据库（如 NCBI）获取致敏成分的基因序列后，构建表达目的基因的载体，并导入到宿主细胞。细胞在增殖过程中合成致敏蛋白，可通过细胞裂解、蛋白纯化等过程收集高纯度致敏蛋白。随后，鉴定蛋白分子量、免疫活性、收获率、特异性和敏感性。

第三节　抗原表位筛选技术简介

天然蛋白质抗原或重组蛋白质抗原中往往含有多种不同的表位（epitope），在实际应用中需要对抗原的表位进行筛选鉴定，主要用于：①指导重组抗原的设计，如去除引起交叉反应的抗原表位；②用于变异程度较大病原体的抗体检测，如保守的免疫反应优势表位；③用于抗体检测以区分不同型别的病原体感染，如型特异性的免疫反应优势表位；④作为免疫原制备特定表位的抗体用于抗原的检测，如保守表位或型特异性表位等。当表位多肽用于抗体检测时，可直接或偶联载体蛋白后用于包被到固相载体或标记示踪物；当表位多肽用于制备抗体时，与载体蛋白偶联形成完全抗原才能作为免疫原。抗原表位的筛选鉴定主要依赖于与特异性抗体的反应性。

一、常规筛选技术

通过对抗原蛋白或其一级序列进行操作，并分析特定抗体与其反应性的差异，从而对特定表位进行确定，是常用的表位筛选鉴定技术。

（一）抗原片段分析法

利用化学裂解或蛋白酶限制性水解，将抗原蛋白裂解成不同的片段并分离纯化，或者重组表达抗原的不同区段，并研究这些片段与特定抗体的反应活性，确定抗体识别表位的大致区段，并将应用于免疫检测或抗体制备。

（二）抗原-抗体复合物水解法

利用蛋白酶进行水解抗原-抗体复合物时，其结合部位能在一定程度上抵御水解，然后利用质谱技术分析溶液中残留的多肽片段，可以直接鉴定该单克隆抗体所识别的抗原表位。该方法又称为蛋白质足迹分析（protein foot printing），已成功应用于细胞色素C、胃泌素释放肽、脂碱性磷酸酶等抗原的表位鉴定。

（三）重叠肽库法

从N端逐步向C端截取设计合成，覆盖抗原全部序列的重叠肽库，并检测与特定抗体的反应活性，从而确定其表位。合成肽的长度一般为10~15个氨基酸，步长为5~10个氨基酸，多肽之间重叠的氨基酸一般在5个左右。重叠肽库法常用于抗原线性表位的鉴定。

（四）生物信息学分析法

利用生物信息学（bioinformatics）数据研究方法预测抗原的二级结构、不同区段的亲疏水性和表面可及性，以及可能的细胞表位。另外，通过同源性分析获取保守表位、型特异性表位或交叉表位的潜在位点后续设计实验进行验证。

二、噬菌体展示技术

将随机肽或外源蛋白的DNA片段插入噬菌体外壳蛋白结构基因的适当位置，构建成噬菌体展示文库（phage display library），与特定抗体混合温育，吸附到固相表面的抗体，并将清洗未结合的噬菌体。吸附到固相表面的噬菌体经过洗脱从抗体分离出来，并使其重新感染细菌进行扩增，进入新一轮的吸附和扩增。经过3~5次“吸附-扩增”过程，即可将与该抗体特异性结合的噬菌体从文库中筛选富集出来，通过测定所获得的多肽序列，即为该抗体所识别的表位（图3-3）。噬菌体展示技术无须从抗原蛋白质或其氨基酸序列起始，而是依赖抗体的反应性直接从噬菌体展示的随机肽库中筛选出其识别的表位。

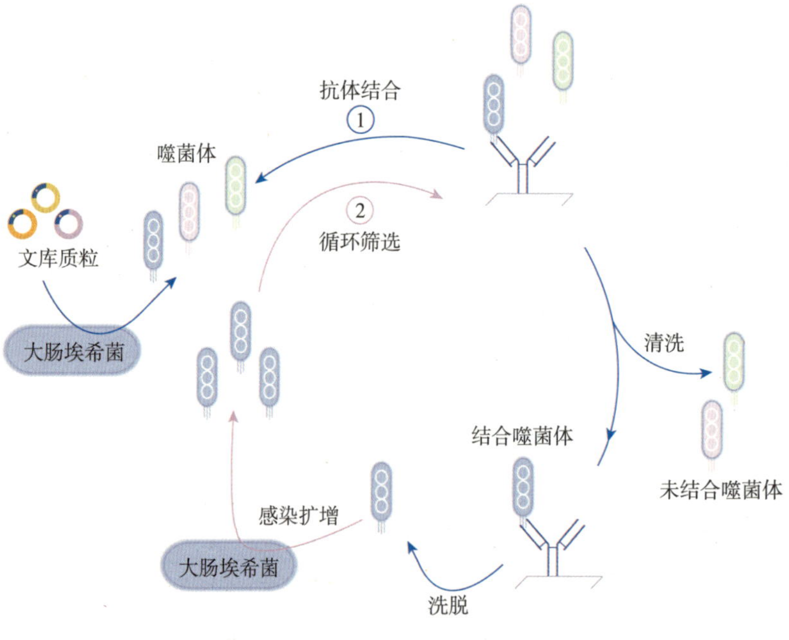

图3-3 噬菌体肽库筛选流程

（一）噬菌体展示系统

噬菌体展示系统包括 M13 噬菌体展示系统、λ 噬菌体展示系统、T4 噬菌体展示系统、T7 噬菌体展示系统等，其特点如表 3－4 所示。

表 3－4 常用噬菌体展示系统

类型	作用特点
M13 噬菌体展示系统	含有 5 个衣壳蛋白，最常见的 PⅢ蛋白（次要衣壳蛋白），容纳较长肽段，而 PⅧ蛋白（主要衣壳蛋白），容纳较短肽段
λ 噬菌体展示系统	PV 蛋白（尾部管状部分）：可以展示难以分泌的肽或蛋白质 D 蛋白（头部的装配）：外源序列融合的载体
T4 噬菌体展示系统	外壳蛋白 SOC 和 HOC 可用于多肽或蛋白质的展示，且对于外源多肽或蛋白质大小的限制较小
T7 噬菌体展示系统	含有双链丝状 DNA 的烈性噬菌体，可展示 50～1200 个氨基酸残基的蛋白，具有在高盐、高 pH、变性剂等条件下十分稳定

（二）噬菌体展示文库的筛选方法

噬菌体展示文库的筛选法包括固相筛选法和液相筛选法。固相筛选法是将抗体偶联或包被到固相载体上，噬菌体文库作为流体相，结合到固相载体上的抗体。液相筛选法是直接将抗体或偶联生物素的抗体加入到噬菌体文库，完成抗体与噬菌体的结合，随后加入蛋白 A/蛋白 G（protein A/G）偶联的凝胶微球或亲合素偶联的顺磁微球，将抗体及其结合的展示噬菌体进行分离收集，从而获得针对某种特定抗体的最佳筛选条件。

第四节 抗原评价和实际应用

在实际应用中，选择合适的抗原是免疫学检测的关键环节。故根据应用目的，选择、鉴定已制备的抗原性能，并从多种备选抗原中筛选符合要求的高性能抗原尤为重要。

一、选择原则

因抗原的用途不同，其选择的侧重点有所不同。

1. 用作检测抗体的抗原选择原则 ①免疫反应性好，待检抗体结合时具有高灵敏度；②易于标记，并维持较好的抗原反应性；③特异性高；④稳定性好，不随环境或反应体系而变性。

2. 用作标准品的抗原选择原则 ①互换性好，即该抗原与样本中天然目标抗原具有一致的构象、功能以及相同的基质效应；②稳定性好，不随环境或反应体系而变性。

3. 用作免疫原的抗原选择原则 ①免疫原性好，免疫动物能产生较高滴度的抗体；②维持较好的天然构象；③确保表位充分暴露于抗原表面。

二、抗原评价

纯化后的抗原在应用之前需进一步鉴定理化性质和免疫活性。抗原的理化性质鉴定方法参考本章第二节中“抗原鉴定”内容。免疫活性评价方法是判断抗原性能的重要评价标准，常采用酶联免疫吸附法（ELISA）、免疫印迹（WB）等方法进行。根据抗原的用途，其侧重点有所不同。

1. 使用浓度 将抗原稀释成不同的浓度，检测特定的、含有目标抗体的样本时，该份样本反应强度维持在一定水平之上的最低抗原浓度为使用浓度。优选使用浓度较低的抗原，其抗原反应性较高。

2. 灵敏度 包括分析灵敏度和检测灵敏度。分析灵敏度指用抗原检测系列稀释的特定抗体样本，其能检出的样本最高稀释倍数；检测灵敏度指检测临床阳性样本时，检测为阳性的样本比例，常用百分比表示。分析灵敏度高说明抗原与高亲和力的优势表位抗体反应性好。对早期低亲和力抗体的检测，采用抗体阳转血清盘进行评价。应优选分析灵敏度高、检测灵敏度高和早期抗体检测好的抗原。

3. 特异性 优选特异性较好的抗原，利用不含待检抗体的阴性标本评估抗原的非特异性反应。若排除不同病原体之间共同表位产生的抗体引起的交叉反应，或同一病原体不同亚型感染时产生的抗体引起的交叉反应，应重点鉴定抗原与这些病原体感染样本的交叉反应，优选交叉反应较小的抗原。

4. 广谱性 因病原体易发生变异，应鉴定新制备的抗原与抗体反应是否受到变异影响。优选与不同变异株感染产生抗体的反应性均较好的抗原。

5. 稳定性 鉴定在合适的保存条件（如冷藏或冷冻保存）下，是否易发生降解、聚集、变性等变化；以及在制备成试剂后，是否影响抗原的反应活性。优选稳定性较好的抗原。

6. 互换性 作为校准品，应与真实样本一同采用不同的方法及试剂进行平行检测，并进行相关性分析和离群值检查，若两种抗原具有良好的相关性，则提示新抗原与样本中的待测抗原具有良好的互换性。

7. 免疫原性 可采用半数有效剂量（ED_{50}）的方法评估抗原的免疫原性，也可以通过免疫动物后产生抗体滴度的高低评估其免疫原性。ED_{50}越低，或者抗体滴度越高，表明抗原的免疫原性越高。

8. 天然构象 用于制备抗体的免疫原的构象尽量与样本中抗原的天然构象相近。可用识别天然抗原的抗体与制备抗原进行反应，反应性越好，则抗原的天然构象保留程度越高。

9. 特定表位的暴露情况 可将新免疫原与识别该表位的抗体反应，反应性越好，该表位在抗原表面的暴露越充分。

三、实际应用

1. 目标抗体检测 可将抗原包被或偶联固相载体后，捕获样本中的目标抗体。另外，抗原可用不同标记示踪物（如荧光、放射性核素等），或偶联胶乳颗粒后，可与样品中的待检抗体结合，并通过仪器观察和分析其结果。

2. 标准品 将抗原用稀释液或基质样本制备成具有特定浓度的校准品，在抗原定量检测试剂中生成校准曲线和拟合函数从而实现对待检样本的赋值（系列校准品），或在抗原定性检测试剂中作为阳性对照使用（单个校准品）。

3. 免疫原 ①免疫动物：抗原与佐剂混合后，免疫动物制备抗体。②免疫血清检测/阳性克隆筛选：检测免疫血清中抗体的效价或滴度，也可在单克隆抗体制备过程中筛选阳性克隆。③亲和层析：将抗原偶联到层析介质上，用于采用亲和层析的方法纯化多克隆抗体或单克隆抗体。

第五节 免疫佐剂

免疫佐剂（adjuvant）又称免疫调节剂（immunomodulator），是指先于抗原或与抗原混合或同时注入动物体内，能非特异性地增强或改变机体特异性免疫应答的物质。佐剂本身可有或可无免疫原性。其主要作用是：①增强抗原的免疫原性、免疫应答速度及耐受性；②调节抗体对抗原的亲和性与专一性；③刺激细胞介导的免疫，促进免疫细胞对抗原的识别及吞噬；④可促进肠胃黏膜对疫苗的吸收等。

一、基本类型

佐剂的种类丰富，分类的方式也多。以下介绍几种常见的佐剂类型。

（一）铝盐佐剂

铝盐佐剂是通过运用氢氧化铝或磷酸铝，使抗原结合到不溶的凝胶样沉淀剂上，形成凝胶颗粒，是目前唯一被FDA批准的人、动物均可应用的佐剂，主要包含氢氧化铝胶、磷酸铝和明矾等。优点：①对抗原具有良好的吸附作用；②良好的沉淀剂，可以浓缩抗原，减少注射剂量；③成本较低，使用方便，安全无毒性。缺点：①铝盐佐剂仅能诱导体液免疫；②通过皮下或皮肤内注射易引起肉芽肿；③促进IgE的合成、可能出现变态反应和神经毒性。

（二）弗氏佐剂

弗氏佐剂（Freund's adjuvant，FA）是一种油乳佐剂（由矿物油、乳化剂及稳定剂按一定比例混合制备而成），包括弗氏完全佐剂（complete Freund's adjuvant，CFA）和弗氏不完全佐剂（incomplete Freund's adjuvant，IFA）两种。IFA中含有低黏度的矿物油和乳化剂，而CFA则是在IFA基础上再加入一定量的结核分枝杆菌。因FA的佐剂活性的优势，广泛应用于科学研究工作中，但矿物油不能被代谢，毒性太大，因此会产生一系列副作用，如炎症反应、肉芽肿、溃疡和发热等。

（三）微生物及其代谢产物佐剂

1. 革兰阴性菌外膜脂多糖（LPS） 在酸性条件下，LPS的类脂A可以被水解，得到单磷脂A（MPL），可增强Th1细胞作用。目前MPL已经用于HPV疫苗佐剂。

2. CpG寡核苷酸（CpG ODN） CpG序列可激活T细胞、B细胞、NK细胞等免疫细胞，产生大量的细胞因子，增强机体的特异性和非特异性免疫效应。其特点为：①与氢氧化铝佐剂协同作用；②与一些疫苗单独结合（CpG-DNA），增强其免疫原性。

（四）微粒抗原提呈体系

1. 脂质体（LIP） 是磷脂分子在水中形成的双分子层结构的封闭囊泡，既是抗原载体，又是免疫佐剂，能将抗原长久、有效地传递给免疫细胞，增强机体的体液免疫应答和细胞免疫应答。LIP具有无毒性、无免疫原性、在体内可降解、损伤小等优点。但有稳定性较差、制备过程复杂、费用高等缺点。

2. 免疫刺激复合物（ISCOM） 由抗原物质与皂树皮提取物Quil A及胆固醇按1∶1∶1混合后自发形成，具有较高免疫活性的脂质小泡，使可溶性抗原变为颗粒性抗原，加强抗原的黏附性和机体的吞噬作用。目前多用于制备各种兽用的细菌、病毒和寄生虫疫苗。

（五）中药免疫佐剂

随着对中药的深入研究发现，补益类中药多糖多具有增强机体免疫功能的作用，且对正常细胞无毒副作用，是良好的生物反应调节剂。目前已发现200余种动、植物类中药明显增强动物机体免疫应答。此外，部分中药作为佐剂与疫苗联合使用，能显著提高疫苗保护力和机体免疫力，有很大的应用推广价值。

二、应用原则

临床或研究中使用的免疫佐剂应符合以下条件。①安全性：佐剂本身不应引起自身免疫反应；若引起中等强度以上的全身反应和严重的局部反应，在局部贮留的硬结必须逐渐被吸收。②有效性：能协助弱抗原产生强免疫应答；有潜在激活疫苗的能力；能够更好地提呈抗原；可产生免疫记忆或长期免疫。③稳定性：化学组成应明确，物理和化学性质稳定；耐受特定范围温度和 pH 的变化；在保存期内应性质稳定有效。④代谢性：用生物可吸收、可降解、安全、无菌、低价，并且易于处理和储存的物质。

答案解析

思考题

案例 为了检测近几年流行的某类病毒感染，一生物公司研发病毒检测试剂盒。病毒抗体检测是感染免疫的重要血清标志物，而建立抗体检测方法，需要制备病毒抗原。项目组在重复解读病毒蛋白结构，以及诱导抗体产生规律的基础上，精选特定抗原作为捕获分子，再经构建重组质粒、诱导表达等方法获得重组蛋白抗原，获得病毒抗原。随后，在硝酸纤维素膜上包被病毒抗原，用胶体金免疫层析间接法检测感染机体体液中的抗病毒 IgM 型抗体。

问题

（1）重组蛋白质抗原的特点是什么？

（2）重组蛋白质抗原蛋白鉴定标准是什么？

（3）若免疫活性较弱，用什么方式提高？

（金梅花）

书网融合……

重点小结　题库　微课/视频 1　微课/视频 2　微课/视频 3

第四章　抗体制备技术

PPT

学习目标

1. 通过本章学习，掌握多克隆抗体和单克隆抗体制备的原理、基本流程及技术要点；熟悉多克隆抗体和单克隆抗体的纯化和鉴定的常用方法；了解基因工程抗体的种类及制备技术。

2. 提升抗体制备的基本技术能力和发现、处理抗体制备过程中常见问题的能力。

3. 培养严谨、求实的科学思维；感知抗体制备技术的发展潜力和广阔应用，激发学习兴趣。

抗体作为免疫学技术中的重要原料，其质量好坏是保证免疫测定特异性和敏感性的重要前提。抗体制备技术的发展经历了三个阶段：第一代抗体是采用传统的免疫动物途径制备的多克隆抗体（polyclonal antibody，PcAb），第二代抗体是采用B细胞杂交瘤技术制备的单克隆抗体（monoclonal antibody，McAb），第三代抗体是采用基因工程技术制备的基因工程抗体（genetic engineering antibody）。这些抗体的制备方法、特点和适用范围各不相同，本章将予以逐一介绍。

第一节　多克隆抗体的制备技术

多克隆抗体主要通过以特异性抗原按一定程序免疫动物，经过一定时间后，采集动物血液，再分离含有抗体的血清并加以提纯的方法获得，也可以通过采集恢复期感染患者或免疫接种人群的血清而获得。多克隆抗体的结合位点多，能与抗原多种表位结合，而且制备方法相对简单，周期较短，因此在临床和科研中具有一定的应用价值。

一、制备原理

抗体主要由活化的B淋巴细胞即浆细胞合成。每个B细胞表面均表达一种特异性的抗原识别受体（B cell receptor，BCR），又称为膜型免疫球蛋白。当抗原初次进入动物机体后，抗原分子上不同的表位（epitope）可选择性地激活带有相应BCR的B细胞克隆，其中，一部分B细胞直接转化为产生不同类型抗体的浆细胞，另一部分B细胞经历抗体亲和力成熟及类别转换后，最终分化为记忆B细胞。当同一抗原再次进入机体后，由记忆B细胞迅速启动再次免疫应答，产生高亲和力的IgG类抗体。因此，将抗原按一定的程序免疫动物后，所获得的抗体实际上是不同的B细胞克隆被激活后产生的针对同一抗原多个表位的混合抗体，故称为多克隆抗体。由于这些多克隆抗体存在于免疫动物血清中，故又称为免疫血清（immunoserum）或抗血清（antiserum）。

二、技术要点

多克隆抗体的质量主要取决于免疫原的纯度和免疫原性，以及动物应答的能力。此外，尚需考虑免疫途径、免疫原的剂量、注射次数、时间间隔等因素。

（一）免疫动物的选择

用于多克隆抗体制备的动物主要有哺乳类和禽类。常用的有家兔、绵羊、大鼠、小鼠、鸡等。选择动物时应考虑如下因素。

1. 抗原与免疫动物的种属关系 一般认为，抗原的来源与免疫动物种属差异越远，免疫原性越强，免疫效果也越好。反之，亲缘关系越近，免疫效果越差，甚至不产生抗体（如鸡与鸭、小鼠与大鼠）。

2. 动物的个体状况 用于制备多克隆抗体的动物必须适龄、健康、体重合适，年龄太小容易产生免疫耐受，年龄太大免疫应答能力低下，不易产生高效价的抗体。

3. 抗原的性质 不同性质的抗原，适用的免疫动物也有所不同。蛋白质抗原通常适用于大部分动物，但某些动物体内因为有类似的物质或其他原因，对某些蛋白质反应极差，如绵羊对IgE、家兔对胰岛素、山羊对多种酶类（如胃蛋白酶原）等均不易产生抗体。因此，要根据免疫原的性质选择合适的动物，如酶类宜选用豚鼠，甾体激素宜选用家兔作为免疫动物。

4. 多克隆抗体的用途 多克隆抗体可分为R型和H型。R型是以家兔为代表的动物免疫后产生的抗体，具有较宽的抗原抗体反应等价带，适用于作为诊断试剂；H型是以马为代表的动物免疫后产生的抗体，抗原抗体反应等价带较窄，一般用于免疫治疗，如制备大量的抗毒素血清。此外，还应结合免疫血清的需求量，若需求量大，可选用马、驴和绵羊等大动物；需求量少则选用家兔、豚鼠和鸡等小动物。

（二）免疫方案

应根据抗原的性质综合考虑抗原的接种剂量、免疫途径、免疫次数及免疫间隔时间等因素。

1. 抗原的剂量 抗原的接种剂量应根据抗原本身免疫原性的强弱、动物的种类和个体状态及免疫周期来确定。剂量过低或过高都有可能引起免疫耐受。在一定的范围内，抗体的效价随抗原注射剂量和免疫次数的增加而增高。

2. 免疫途径 抗原进入机体的途径与抗原的吸收、代谢速度有很大关系。免疫途径的选择取决于抗原特性和免疫动物的种类。主要途径有皮内、皮下、肌内、静脉、腹腔、淋巴结等，颗粒性抗原通常采用不加佐剂直接静脉注射的途径，可溶性抗原通常采用与佐剂混合后皮下、皮内注射的途径（最后一次加强免疫常采用静脉注射途径）。免疫家兔较常用的注射途径是背部皮下或皮内多点注射，多点注射可减轻佐剂的副作用。免疫小鼠常使用腹腔注射途径。当抗原难以获得或免疫原性较弱时，可考虑先注射福氏完全佐剂引起淋巴结肿大，然后将抗原注射至肿大的淋巴结内。一般没有适用于所有抗原和动物的通用免疫途径，在一种免疫方案中不同途径可穿插使用。

3. 免疫间隔时间 免疫间隔时间是影响抗体产生的重要因素，尤其是首次与第二次免疫接种的间隔时间更应注意。初次免疫后，因动物机体正处于识别抗原和B细胞活化增殖阶段，若很快进行第二次免疫，易造成免疫耐受，故应间隔2周再进行第二次免疫。两次以后每次免疫的间隔一般为7～10天，不能太长，以防刺激变弱，影响抗体效价。整个免疫过程一般接种4～8次。

（三）免疫血清的获得方式

动物免疫3～5次后，应采血测试抗血清的效价。若效价未达要求，可追加免疫1～2次，直到效价合格。效价合格后，应在末次免疫后一周内及时采血，以防抗体效价下降。常用的动物采血方法有以下几种。

1. 动脉采血法 包括颈动脉放血和耳动脉放血两种：①颈动脉放血，适用于家兔、绵羊、山羊等动物。通常在动物颈部外侧做皮肤切口，分离颈总动脉，插入动脉插管，将血液导入无菌的玻璃器皿。操作时应注意控制放血速度，以免动物中途死亡影响放血量。该法放血量较多，体重 2.5kg 的家兔一般可取血约 80ml；②耳动脉放血，适用于家兔。操作时剪去兔耳缘的毛，用二甲苯涂抹耳廓，使耳缘血管充分扩张、充血，用肝素浸泡的 16 号无菌针头插入扩张的耳动脉，每次可收集 30～40ml，此法可反复多次采血。

2. 静脉采血法 静脉采血可隔日间歇进行，可采集较多血液。绵羊从颈静脉采血，一次可采血 200～300ml，而后立即回输 10% 葡萄糖盐溶液，三天后可再次采血。动物休息一周后，再加强免疫一次，又可采血 2 次。小鼠通常用断尾或摘眼球法采血，每只小鼠可获全血 1～1.5ml。

3. 心脏采血法 适用于家兔、豚鼠、大鼠和鸡等小动物。但操作不当时，容易引起动物中途死亡。通常将动物仰卧固定，于胸壁心脏搏动最明显处进针，针头刺中心脏时有明显的搏动感，待针筒回血后，固定注射器位置取血。

采集血液后，应尽快分离出血清。通常采用室温自然凝血，再置于 37℃ 温箱 1 小时，然后放 4℃ 冰箱待血块收缩后，收集血清。

三、纯化与鉴定

从免疫动物的血清中获得的多克隆抗体是成分复杂的混合物，除含有针对目标抗原的特异性抗体外，还含有非特异性抗体和其他血清成分；从培养液或动物腹水中获得的单克隆抗体，含有来自培养基、宿主或克隆细胞本身的一些无关蛋白，因此，多克隆抗体和单克隆抗体在应用前均需进一步纯化。

在纯化抗体的过程中往往会造成抗体绝对含量和活性的损失。为保证抗体的质量，每批纯化的多克隆抗体或单克隆抗体在应用或贮存前还必须进行效价、特异性、纯度和亲和力等鉴定。抗体的保存要根据其需存放时间的长短决定其存放的环境温度，通常保存时间长的抗体要在 -20℃ 下保存才能保证抗体的质量。

（一）多克隆抗体的纯化

纯化的目的是尽量去除与目标抗体不相关的成分。

免疫血清和腹水中含有大量的非抗体类蛋白，如白蛋白及其他球蛋白等，它们可能干扰特异性抗原抗体反应，而且在标记免疫分析等免疫技术中多使用 IgG 类抗体。因此，抗体的纯化主要是对免疫血清和腹水中的 IgG 类抗体进行纯化。

1. 盐析法 多采用硫酸铵盐析法，通常先用 50% 饱和度的硫酸铵沉淀去除白蛋白，再经过两次 33% 饱和度的硫酸铵沉淀即可获取大部分 γ-球蛋白。该法因盐析能力强，溶解度高且受温度影响小，不易引起蛋白质变性、简便快捷而最常用于免疫血清和腹水的第一步处理，但该法仅是一种粗提技术，产物仍需进一步纯化。

2. 离子交换层析法 提取 IgG 常用的离子交换剂为 DEAE 纤维素或 QAE-葡聚糖凝胶（Sephadex），以 QAE-葡聚糖凝胶更为适用。在 pH 7.2～7.4 的环境中，QAE-Sephadex 带正电荷，能吸附血清中的多种蛋白质（均属酸性蛋白，带负电荷），而 IgG 此时带正电荷，不被吸附，可直接通过层析柱得以纯化。该法可获得纯度较高的 IgG，且不影响抗体活性，方法简便，既适合少量提取，也可大量制备。

3. 亲和层析法 采用亲和层析法提取 IgG 时，可将葡萄球菌 A 蛋白（Staphylococcal Protein A，SPA）或纯化抗原交联于琼脂糖（Sepharose）4B 制成亲和层析柱。免疫血清、腹水或粗提物通过层析柱时，IgG 可通过 Fc 段与柱上的 SPA 结合或通过 Fab 段与柱上的纯化抗原结合，而血清中其他蛋白不能与之结合而被洗脱除去。然后改变洗脱液的离子强度或 pH，使已结合到层析柱上的 IgG 解离，即可达到纯化的目的。

（二）多克隆抗体的鉴定

免疫血清经纯化后、在保存或使用前应进行抗体效价、特异性和纯度等鉴定。

1. 效价测定 根据不同的免疫原性质，选用不同的抗体效价测定方法。颗粒性免疫原可选用凝集试验，可溶性免疫原可选用琼脂扩散试验或 ELISA。测定抗体的效价有两种稀释方法：一种是将经过系列稀释的多克隆抗体分别与一个浓度的抗原反应，另一种是同时稀释抗原和多克隆抗体，采用棋盘滴定法来测定。

2. 特异性鉴定 抗体的特异性是指抗体对相应抗原及结构相似抗原的识别能力。通常用特异性抗原和结构相似的抗原与待鉴定的多克隆抗体进行双向免疫扩散试验或免疫印迹试验（WB），以排除是否有交叉反应性抗体存在。

3. 纯度鉴定 常用十二烷（基）硫酸钠 - 聚丙烯酰胺凝胶电泳（SDS - PAGE）、双向免疫扩散、免疫电泳等来鉴定抗体的纯度。以 SDS - PAGE 为例，分子量不同的蛋白质其迁移率不同。在非还原的 SDS - PAGE 中，纯化的 IgG 电泳条带约出现在分子质量为 150kDa 位置；在还原的 SDS - PAGE 中，纯化的 IgG 应该有两条不同的电泳条带：重链约在分子质量为 50kDa 处，轻链约在 25kDa 处。若出现多条电泳条带则表明制备的抗体混有杂蛋白，需进一步纯化。

第二节　单克隆抗体的制备技术

多克隆抗体是免疫动物体内多个 B 淋巴细胞克隆被激活，产生针对同一抗原不同表位的抗体，故抗体质地混杂、不均一，特异性不高，易引起交叉反应；同一批次或不同批次制备的抗体，其特异性和亲和力都有一定差异，且抗体制备量有限。基于以上原因，多克隆抗体的应用受到了一定限制。1975 年 Kohler 和 Milstein 首先报道运用杂交瘤技术，将经绵羊红细胞（sheep red blood cell，SRBC）免疫的小鼠脾细胞与小鼠骨髓瘤细胞融合，建立了第一个 B 细胞杂交瘤细胞株，并成功制备了抗 SRBC 的单克隆抗体。为此，两位学者于 1984 年荣获诺贝尔生理或医学奖。迄今为止，全世界已研制出数以万计的单克隆抗体，广泛应用于生命科学的各个领域，特别是在疾病的诊断和治疗方面显示出极大的应用价值。

目前用于免疫诊断的单克隆抗体（monoclonal antibody，McAb）多为鼠源性单克隆抗体。是采用杂交瘤技术，将抗原致敏的 B 淋巴细胞和骨髓瘤细胞融合而成杂交瘤细胞，经克隆化培养、增殖，形成单个细胞克隆后所获得的只识别单一抗原表位、理化性质高度均一、具有高度特异性的同源抗体。

一、制备原理 微课/视频 1

杂交瘤技术是在细胞融合技术的基础上，将能够产生抗体，但在体外不能无限增殖的 B 淋巴细胞与能在体外无限增殖，但不能产生抗体的骨髓瘤细胞融合成杂交瘤细胞。这种杂交瘤细胞具有两种亲本细胞的特性：既能够分泌特异性的抗体，又能够在体外长期增殖。杂交瘤细胞经过筛选、克隆化培养后成为单个细胞克隆，分泌的抗体即为针对抗原分子上单一表位的单克隆抗体。具体过程包括两种亲本细胞的选择与制备、细胞融合、杂交瘤细胞的筛选与克隆化等（图 4 - 1）。

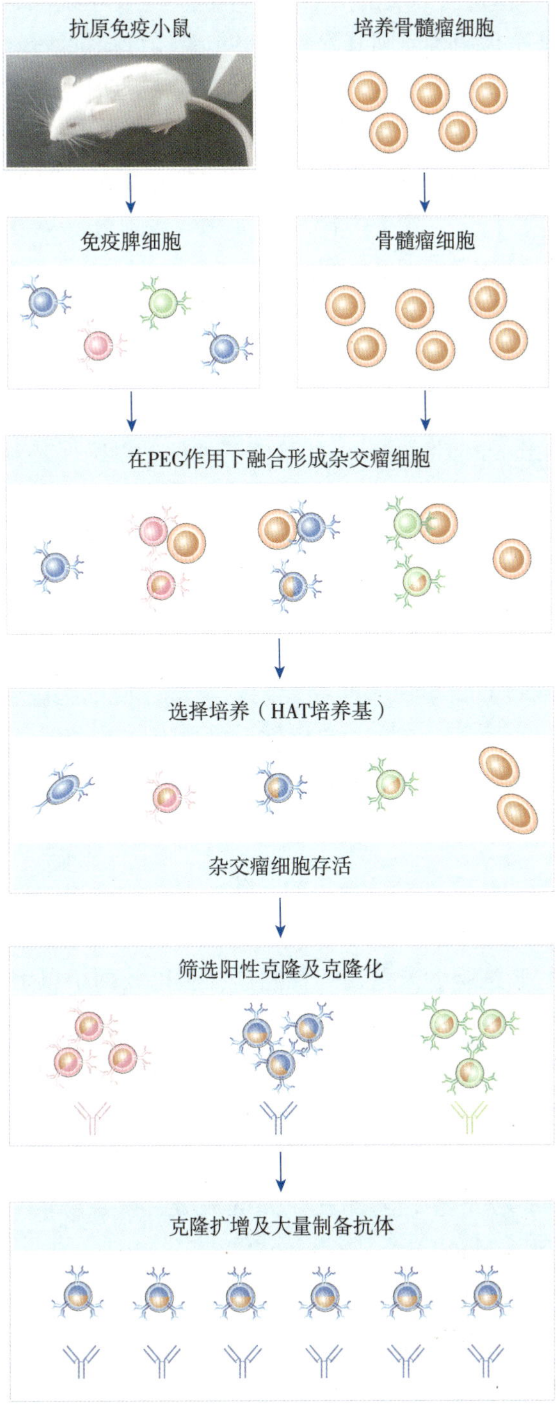

图 4－1　单克隆抗体制备流程示意图

二、技术要点 微课/视频 2

（一）亲本细胞的选择与制备

1. 致敏 B 淋巴细胞　是经过抗原诱导活化的免疫细胞，具有分泌抗体的能力，通常来源于免疫小鼠的脾细胞。脾是 B 淋巴细胞聚集和进行免疫应答的主要场所，免疫后小鼠脾脏中含大量被激活的具有分泌抗体能力的 B 淋巴细胞。

免疫时选用鼠龄6~8周、体重约20g的BALB/c小鼠。免疫用抗原尽量选用高纯度、高活性的抗原，免疫过程和方法与多克隆抗体制备原则基本相同。小鼠经目标抗原免疫后，诱导B淋巴细胞活化、增殖并产生抗体，试采血确定有抗体产生并达到合适的效价时，即可分离脾细胞用于融合。一般来说，被免疫动物的血清抗体效价越高，融合后获得高效价、高亲和力特异性抗体的可能性越大。

2. 骨髓瘤细胞 为B细胞系恶性肿瘤，具有在体外长期增殖的特性。用于杂交瘤技术的骨髓瘤细胞应该具备以下特性：①细胞株稳定，易于传代培养；②本身不分泌免疫球蛋白或细胞因子；③属次黄嘌呤鸟嘌呤磷酸核糖转移酶（hypoxanthine guanine phospheribosyl transferase，HGPRT）缺陷的细胞株，此种骨髓瘤细胞不能在HAT（hypoxanthine - aminopterin - thymidine）选择培养基中生长；④与B细胞融合率高。目前最常用的骨髓瘤细胞株为：BALB/c小鼠骨髓瘤NS-1、SP2/0和Ag8株。

为防止骨髓瘤细胞在传代培养过程中出现恢复HGPRT活性的返祖现象，再融合前，应将骨髓瘤细胞用含8-氮鸟嘌呤（8-azaguanine，8-AG）的培养基处理，以确保其对HAT选择培养基敏感。

（二）细胞融合

细胞融合是杂交瘤技术中的关键环节。融合的方法包括物理方法（如电场诱导）、化学方法（如PEG）或生物学方法（如仙台病毒）等。

最常用的融合方法为化学方法。通常采用相对分子量为1000~2000、浓度为30%~50%的PEG作为融合剂，PEG可能导致细胞膜上脂类物质的物理结构重排，使细胞膜容易打开而有助于细胞融合。基本方法是取适量的脾细胞和骨髓瘤细胞按一定比例［通常是（1~10）：1］混合，加入PEG诱导细胞融合，随即将细胞混合液分配在含HAT培养液的96孔细胞培养板中培养。

（三）杂交瘤细胞的选择性培养

致敏B细胞与骨髓瘤细胞的融合过程是随机的，除了有我们需要的致敏B细胞与骨髓瘤细胞融合而成的杂交瘤细胞外，还可能出现以下几种形式的细胞：B细胞与B细胞的融合体、骨髓瘤细胞与骨髓瘤细胞的融合体、未融合的B细胞、未融合的骨髓瘤细胞以及两个以上多细胞的融合体。在这些细胞中，多细胞融合体因染色体不稳定容易自然死亡，B细胞与B细胞的融合体及未融合的B细胞在体外仅能存活5~7天，无须特别筛选。而骨髓瘤细胞与骨髓瘤细胞的融合体及未融合的骨髓瘤细胞在体外能够无限增殖，会影响杂交瘤细胞的生长，需要采用HAT选择培养基筛选去除。

1. HAT选择培养基 是根据细胞内嘌呤核苷酸和嘧啶核苷酸的生物合成途径设计的用于杂交瘤细胞筛选的特殊培养基。HAT培养基中含有三种关键成分：次黄嘌呤（hypoxanthineH）、氨基蝶呤（aminopterinA）、胸腺嘧啶（thymidineT）。

2. HAT培养基的选择原理 细胞核苷酸的合成通常有两条途径（图4-2）：一条是从头合成途径，由糖、氨基酸及其小分子化合物合成核苷酸，进而合成DNA；叶酸作为重要的辅酶参与这一合成过程，氨基蝶呤是叶酸的拮抗剂，能阻断该途径。另一条为补救合成途径，当叶酸代谢被阻断时，细胞仍可利用次黄嘌呤和胸腺嘧啶，在HGPRT或胸腺嘧啶激酶（thymidine - kinase，TK）的催化下合成核苷酸。由于HAT培养基中含有氨基蝶呤拮抗叶酸，阻断了从头合成途径，只能通过补救合成途径合成核苷酸。用来融合的骨髓瘤细胞是HGPRT缺陷株，故不能利用次黄嘌呤通过补救合成途径合成完整的核苷酸，致使未融合的骨髓瘤细胞、骨髓瘤细胞与骨髓瘤细胞的融合体，在HAT培养基中不能增殖而死亡。而杂交瘤细胞由于从脾细胞中获得了HGPRT，可以通过补救合成途径合成核苷酸，同时又继承了骨髓瘤细胞在体外无限生长增殖的特性。因此，只有杂交瘤细胞能够在HAT培养基中生存而被筛选出来。

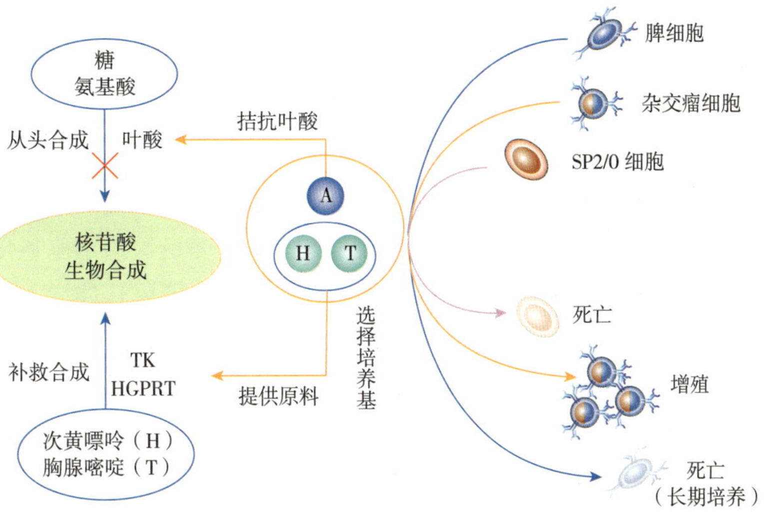

图 4-2　HAT 培养基的选择原理示意图

（四）阳性杂交瘤细胞的筛选和克隆化

杂交瘤细胞在 HAT 培养基中生长和形成集落后，其中仅少数是分泌特异性抗体的细胞，而且有的培养孔中生长有多个细胞群落，分泌的抗体也可能不同，必须及时采用 ELISA 等方法筛选培养孔上清液中是否含有目标抗体，从而确定哪些孔中含阳性杂交瘤细胞，以便有针对性地进行单个杂交瘤细胞的培养，即克隆化。阳性杂交瘤细胞的克隆化需反复多次（至少 3 ~5 次），才可以从细胞群体中淘汰遗传性不稳定的杂交瘤细胞，最终获得稳定分泌目标单克隆抗体的杂交瘤细胞株。细胞克隆化培养之初，可加入饲养细胞（如小鼠腹腔巨噬细胞等）以辅助杂交瘤细胞生长，一段时间后饲养细胞会自然死亡。克隆化方法有以下几种。

1. 有限稀释法（limiting dilution） 是将对数生长期的杂交瘤细胞用培养液进行一定稀释，最终使 96 孔培养板每个孔内平均含 1 个细胞，培养 3 ~4 天后，选择仅有单个细胞群落生长并且目标抗体呈阳性的孔，再反复多次克隆，即可获得由单个细胞增殖而形成同源性的杂交瘤细胞克隆。本法无须特殊设备，克隆出现率高，是实验室最常用的方法。

2. 显微操作法（micromanipulation） 是在倒置显微镜下，用特制的弯头毛细滴管将单个细胞吸出，放入 96 孔板培养孔中，置 37℃ 5% CO_2 培养箱中培养。该法直观可靠，但操作时间过长，容易增加污染机会。

3. 软琼脂培养法（soft agar method） 是将杂交瘤细胞培养在软琼脂平板上，待单个细胞形成群落后，再加以分离培养。本法操作较复杂，琼脂融化温度较难掌握，过高会导致细胞死亡，过低使细胞分布不均匀，克隆出现率也不够稳定。

4. 荧光激活细胞分选仪（fluorescence activated cell sorter，FACS） 是目前分离细胞最先进的方法。本法筛选效率高，纯度高达 90%，但仪器价格昂贵。

（五）杂交瘤细胞的冻存与复苏

1. 杂交瘤细胞的冻存 杂交瘤细胞应及时冻存，因为细胞在培养过程中随时可能发生污染，或细胞在传代过程中有可能丢失染色体而丧失抗体分泌能力，此时若没有冻存原始细胞，则可能因上述意外而前功尽弃。目前均采用液氮保存细胞，原则上每支冻存管的细胞应在 1×10^6 以上，将杂交瘤细胞悬液加入含小牛血清和二甲基亚砜的冻存液中，采取逐步降温的方法，先放置于 -80℃，次日转入液氮中，可保存数年。冻存细胞要定期复苏，以检查细胞的活性和分泌抗体的稳定性。

2. 杂交瘤细胞的复苏 复苏细胞时，从液氮罐中取出冻存管，立即浸入37℃水浴，轻轻摇动，使之迅速融化，将细胞用完全培养液洗涤两次，然后移入培养瓶内培养，当细胞形成集落时，检测抗体活性。

（六）单克隆抗体的生产

获得稳定的杂交瘤细胞株后，应立即扩大培养并大量制备单克隆抗体。制备方法主要有两种，一种是动物体内诱生法，另一种是体外培养法。

1. 动物体内诱生法 杂交瘤细胞具有从亲代骨髓瘤细胞中获得的肿瘤细胞遗传特性，故将其接种到具有组织相容性的同系小鼠或不能排斥杂交瘤的小鼠（无胸腺的裸鼠）体内，杂交瘤细胞就会大量增殖，同时分泌单克隆抗体。通常先给 BALB/c 小鼠腹腔注射降植烷或医用石蜡造成无菌性腹膜炎，7～10 天后将 0.5ml 含 1×10^6 个杂交瘤细胞的悬液注射入小鼠腹腔，待诱生出小鼠腹腔肿瘤并产生含单克隆抗体的腹水时，即可分次采集腹水。腹水中含有大量的杂交瘤细胞分泌的单克隆抗体，抗体效价往往高于培养细胞上清液的 100～1000 倍。

2. 体外培养法 使用旋转培养瓶和无血清培养液大量培养杂交瘤细胞，透析去除培养液中的酚红和小分子氨基酸等，浓缩上清液即可获取单克隆抗体。此方法产量低，生产成本较高，但获得的单克隆抗体纯度很高，无杂蛋白。

三、纯化与鉴定

（一）单克隆抗体的纯化

从培养液或腹水中获得的单克隆抗体，不需要纯化即可用于日常诊断或定性研究，如果用于标记免疫测定，则需进一步纯化，单克隆抗体的纯化方法与多克隆抗体相同，目前最有效的单克隆抗体纯化方法为蛋白 A 亲和纯化法。

（二）单克隆抗体的鉴定

1. 特异性鉴定 把免疫原和与免疫原相关的其他物质与单克隆抗体进行多种免疫学检测，可采用 ELISA、免疫荧光法和免疫印迹技术等。

2. 效价测定 效价以腹水或培养液的稀释度表示，稀释度越高，则抗体效价越高。一般采用 ELISA 测定，某些细胞膜抗原的抗体也可以采用流式细胞术。在 ELISA 测定时，腹水效价可达 100 万以上，若低于 10 万，则用于诊断测定时会影响灵敏度，应重新制备。

3. 免疫球蛋白类和型鉴定 通常以兔抗小鼠免疫球蛋白（Ig）类、亚类和型的标准抗血清，采用琼脂扩散法或酶联免疫吸附试验（enzyme linked immunosorbent assay，ELISA）夹心法鉴定单克隆抗体 Ig 重链的类、亚类和轻链的型别。

4. 亲和力测定 抗体亲和力是指抗体与抗原结合的强度，只有当抗原与抗体结合部位结构完全吻合时，抗体的亲和力最大。如亲和力太低，会严重影响测定的敏感性。可采用平衡透析法、ELISA 或放射免疫分析（radioimmunoassay，RIA）竞争结合试验等鉴定抗体的亲和力，但这些传统测定方法抗原的消耗量大，耗时费力。目前基于表面等离子共振（surface plasmon resonance，SPR）的新型生物传感技术为亲和力鉴定提供了更加灵敏、高效的检测方法。生物传感器是一种实时监测生物大分子之间相互作用的新技术和新设备，借助于这一技术，可以动态观察抗原抗体之间结合与解离的平衡关系，较为准确地测定抗体的亲和力及识别抗原表位。测定时首先将一种生物分子（如抗原）固定在传感器芯片的葡聚糖表面，当与之相互作用的生物分子（如抗体）流过芯片表面时，SPR 检测器能将溶液中的抗体与芯片表面的抗原结合、解离的整个过程的变化，记录成一张传感图，并提供动力学和亲和力数据，更加直观地分析抗体的亲和力。

5. 识别抗原表位能力的测定 可采用ELISA竞争法或阻断法。如ELISA相加试验（竞争法）：首先将包被抗原分别与两种单克隆抗体作饱和曲线，确定能使抗原饱和的适宜抗体浓度，分别将第1种、第2种饱和浓度及两种饱和浓度的单克隆抗体混合物与该抗原结合，测定相应A_{450}，分别为A_1、A_2及A_{1+2}，通过A值得到相加指数（AI），公式为：

$$AI(\%) = \left[\frac{2 \times A_{1+2}}{(A_1 + A_2) - 1}\right] \times 100\%$$

若单克隆抗体浓度可将抗原饱和，当两种单抗针对相同表位时，AI将趋近于0；若两种抗体的表位不同，AI将接近100%，结果一般以AI大于或小于50%进行判定。同样，也可以采用SPR生物传感技术更加准确、高效的测定单克隆抗体识别抗原表位的能力。

6. 染色体分析 采用秋水仙素裂解法进行。可以从染色体的数目和结构变化上对杂交瘤细胞加以鉴定和分析。正常鼠脾细胞染色体数为40，全部为端着丝粒；小鼠骨髓瘤细胞SP2/0染色体数为62～68，NS－1细胞染色体数为54～64，大多数为非整倍性，有中部和亚中部着丝点。杂交瘤细胞的染色体数目接近两亲本细胞染色体数目的总和，在结构上除多数为端着丝粒，还应出现少数标志染色体。

知识拓展

兔单克隆抗体

家兔一直用于生产高滴度、高亲和力的多克隆抗体，相对鼠而言，兔能够识别更多种类的抗原表位，许多小分子化合物和多肽在兔体内能够产生更有效的反应。但在家兔中没有发现过骨髓瘤，也无法像小鼠一样被化学诱导产生骨髓瘤，从而难以建立用于制备杂交瘤单克隆抗体的融合细胞株。

1995年，Dr. Katherine Knight成功地在转基因兔中获得稳定的兔骨髓瘤样细胞240E，并用该细胞株与免疫后兔的脾细胞融合，获得了稳定的兔单克隆抗体（原理、方法基本同鼠单抗制备过程）。

与传统鼠单抗相比，兔单抗有更多优势：①对抗原具有更高的亲和力和特异性，能识别更多的抗原表位，特别是可以识别许多在小鼠中不产生免疫的抗原；②兔脾脏较大，可以将它冻存后进行多次融合，使得高通量筛选融合细胞成为可能；③兔拥有比小鼠简单得多的抗体基因，人源化兔抗体更为容易。因此，兔单克隆抗体已作为体外诊断抗体原料的重要来源。

第三节　基因工程抗体制备简介

目前制备的单克隆抗体大部分是鼠源性抗体，若应用于人体会产生人抗鼠抗体（human antimouse antibody，HAMA），从而减弱或者失去疗效，并增加了超敏反应发生的可能性，这些缺点大大限制了其在临床上的应用。因此，人源单克隆抗体的开发也已成为未来抗体制备的新方向。20世纪80年代初，基因工程抗体应运而生，抗体的研究进入了新的发展阶段。

基因工程抗体是指以重组DNA技术和蛋白质工程技术等高新生物技术为平台，对抗体基因进行加工改造及重新装配，并克隆到表达载体中，在适当的宿主中表达并折叠成有功能的新一代抗体，又称重组抗体。目前基因工程抗体包括人源化抗体、小分子抗体、双特异性抗体、抗体融合蛋白以及抗体库技术制备的抗体等。

一、基因重组抗体

制备这类抗体的基本程序：首先是利用分子生物学技术在已有的鼠单克隆抗体编码序列的基础上构建重组抗体的编码序列，并将其克隆到合适的载体上，然后将构建好的重组载体转入对应的宿主细胞内，经过阳性筛选后实现重组抗体在宿主细胞内的成功表达与组装，最后通过一定的纯化处理，即可得到重组抗体。

（一）人源化抗体

人源化抗体（humanized antibody）是鼠源性单克隆抗体通过基因克隆及DNA重组技术后重新表达的抗体。

1. 嵌合抗体（chimeric antibody） 又称人-鼠嵌合抗体。制备过程：从杂交瘤细胞中分离出鼠源单抗功能性V区基因，经基因重组与人抗体的C区基因连接成嵌合基因后，插入质粒中，构建人-鼠嵌合的重链和轻链基因质粒表达载体，共同转染宿主细胞，表达出人-鼠嵌合抗体分子。这样整个抗体分子中轻重链的V区是鼠源的，C区是人源的，抗体分子的近2/3部分都是人源的（图4-3）。嵌合抗体保留了亲本抗体的特异性和亲和力，降低了鼠源单抗的免疫原性，同时因含有人抗体C区片段而改变了抗体的效应功能。

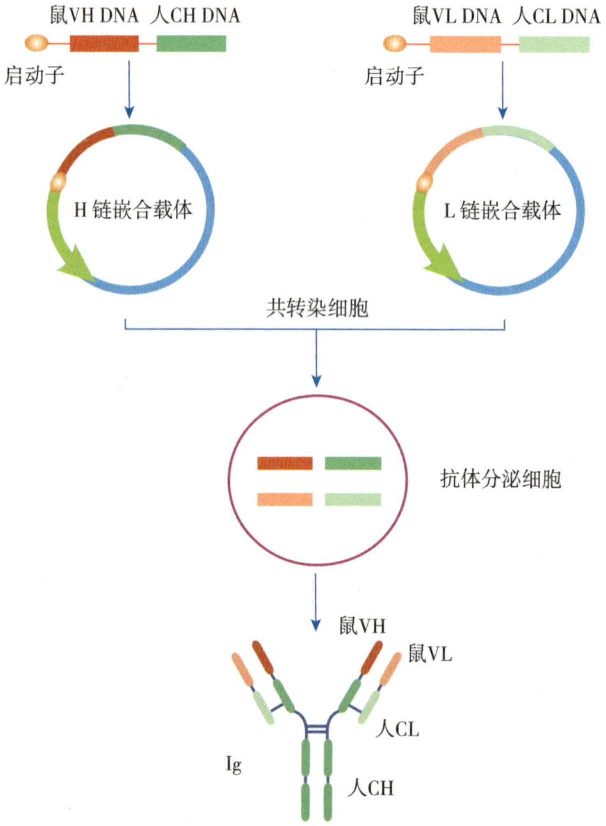

图4-3 人-鼠嵌合抗体制备示意图

2. 改形抗体（reshaped antibody，RAb） 也称CDR植入抗体（CDR grafting antibody），是应用基因工程技术在嵌合抗体基础上用人抗体可变区的骨架区（framework region，FR）序列取代鼠源单抗中互补决定区（complementarity determining region，CDR）以外的FR序列，重新组成既保持鼠源单抗的特异性和亲和力又几乎对人体无免疫原性的人源化抗体。但这种鼠源CDR和人源FR相嵌的V区，可能改变了单抗原有的 CDR 空间构型，结合抗原的能力可能会下降甚至丢失。因此，在改造时必须重视骨架区对抗原结合部位的影响。

（二）小分子抗体

小分子抗体指相对分子质量较小但具有抗原结合功能的小分子片段。主要由单克隆抗体上的可变区组成，根据组合形式的不同可以分为：①抗原结合片段（fragment of antigen binding，Fab），由一条完整的 L 链以及 H 链的 V 区和 CH1 区（重链 Fd 段）组成，具有与完整抗体相同的抗原结合特性，但只有一个抗原结合位点。将单克隆抗体的 VH 和 CH1 区 cDNA 与 L 链 cDNA 序列连接，在启动子的控制下可在大肠埃希菌中直接表达有功能的 Fab 片段（图 4－4）。此基因工程菌表达的 Fab 段与木瓜酶水解获得的 Fab 段功能相同。②可变区片段（fragment of variable region，Fv），是抗体分子中保留抗原结合部位的最小功能性片段，由 VL 链和 VH 链 V 区组成的单价小分子，二者以非共价键结合，大小为完整抗体的 1/6（图 4－5）。一般根据鼠源单抗可变区中骨架区的碱基顺序首先设计并合成可扩增 VL 和 VH 序列的 PCR 引物，然后从由杂交瘤细胞的总 RNA 逆转录得到的 cDNA 中分别扩增出 VL 和 VH 编码序列，再将这些序列克隆到合适的表达载体上并转入对应的表达宿主中，最后在宿主细胞内分别表达出两条肽链（VH 和 VL），二者在宿主细胞内再组装成 Fv。③单链可变区片段（single－chain Fv，ScFv），是将抗体 VL 和 VH 通过连接肽（Linker）连接而成的一条完整肽链。ScFv 的制备方法和 Fv 类似，主要的不同之处在于构建表达载体的时候，VH 和 VL 的编码序列用一段人工合成的寡核苷酸（Linker）连接在一起，这样表达出来的 VH 和 VL 片段就自然形成了一条完整的肽链，更利于二者的组装（图 4－6）。ScFv 可在细菌、植物、酵母、昆虫和哺乳动物细胞等各种表达系统中得以表达，目前最常用的是大肠埃希菌。

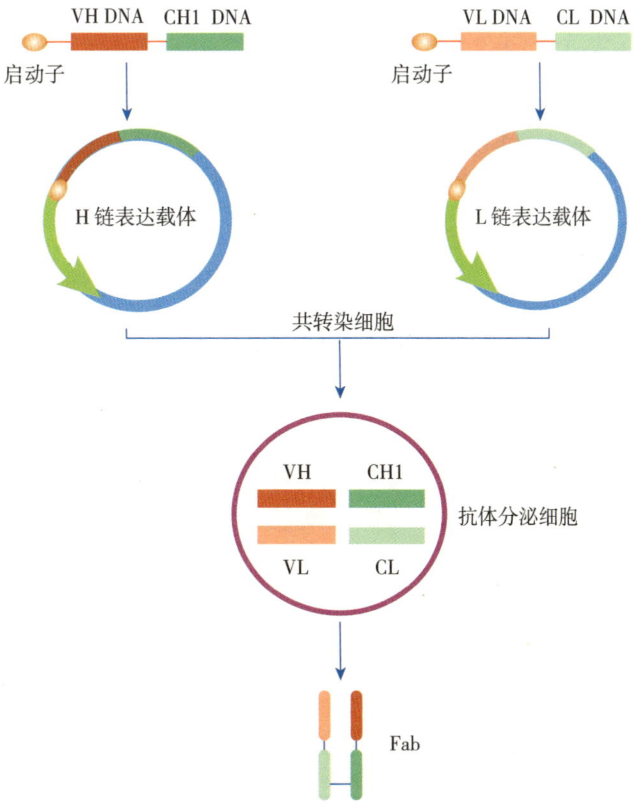

图 4－4 Fab 小分子抗体制备示意图

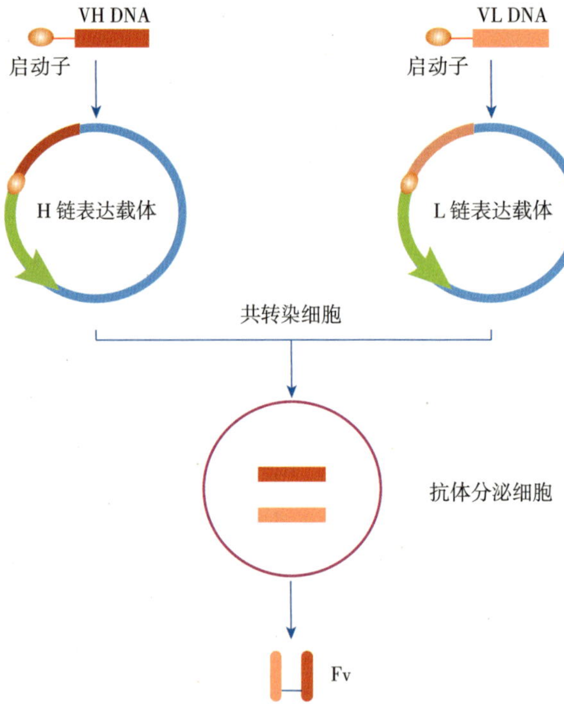

图 4－5　Fv 小分子抗体制备示意图

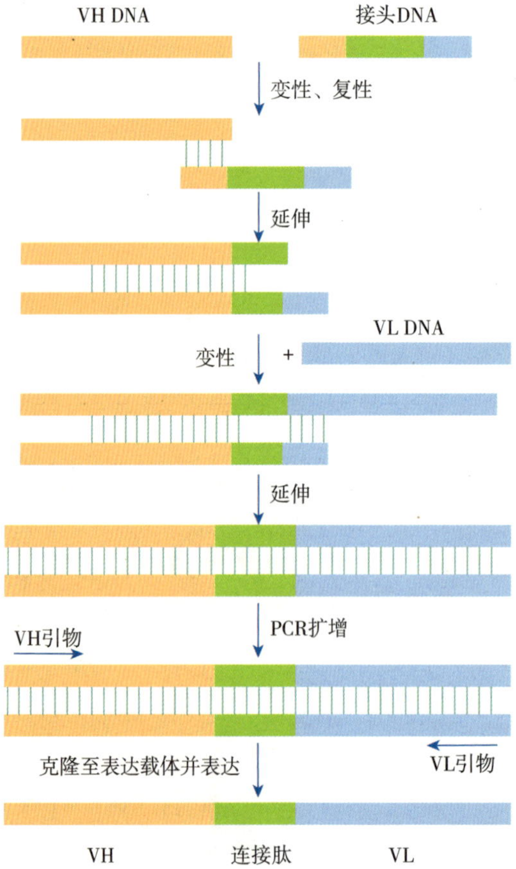

图 4－6　ScFv 小分子抗体制备示意图

（三）抗体融合蛋白

抗体融合蛋白（antibody fusion protein）是指利用基因工程技术将抗体的不同片段与其他生物活性蛋白融合后得到的重组蛋白。由于融合的抗体片段不同，抗体融合蛋白可具有不同的生物学功能。如将抗体的 Fv 或 Fab 段与具有某些生物学活性的蛋白融合就可以利用 Fv 或 Fab 的特异性将这种特定的生物学活性导向靶部位；将抗体的 Fc 段与某些药用蛋白融合，不但可以改善其药代动力学特点，还可将其生物学活性与 Fc 段特有的生物学效应功能联系起来。

（四）双特异性抗体

双特异性抗体（bispecific antibody，BsAb）又称双功能抗体。它不同于天然抗体，其两个抗原结合部位具有不同的特异性，可以同时与两种不同的抗原发生结合。基因工程技术制备 BsAb 多采用抗体分子片段，如 Fab、Fv 或 ScFv，经基因操作修饰后，或体外组装为 BsAb，或直接导入受体细胞表达分泌型的 BsAb。

1. 体外组装的 BsAb 分子 在抗体分子片段的羧基端引入半胱氨酸残基，如带有铰链区的 Fab 或带有半胱氨酸残基尾巴的 ScFv，在体外通过化学交联使其成为双特异性抗体分子。亮氨酸拉链亦可用来构建 BsAb，即两个不同抗体分子可通过肽链序列中亮氨酸残基间疏水作用形成的拉链样结构构成 BsAb。

2. 重组表达的 BsAb 通过对抗体分子基因片段的改造修饰，使细胞直接分泌表达双抗体分子。目前有以下几种方法：①设计促进双聚体形成的结构域，即在小分子抗体上设计半胱氨酸以及能促进双聚体形成的结构域，使其在大肠埃希菌的分泌型表达过程中形成双体；②在基因构建上直接将两个抗体分子片段融合，表达由柔性较强的肽段将两个 ScFv 首尾相连的双特异性抗体；③将两个 ScFv 的 VL 和 VH 基因片段相互配对，分泌表达产生双特异性的抗体分子。

二、噬菌体抗体库

抗体库技术的主要步骤如下：①从经免疫或未经免疫的 B 细胞中提取 mRNA 并反转录为 cDNA；②用 PCR 方法克隆全套抗体的 VL 和 VH 基因，并将其随机克隆入相应的表达载体形成组合文库；③转化细菌，再从表达产物中通过与抗原特异性结合的方式筛选出所需抗体并大量生产。构建抗体库所用的载体包括噬菌体、反转录病毒、酵母及多核糖体等，其中最成功的是用丝状噬菌体建立的表面表达抗体库。它是将抗体 V 区基因插入丝状噬菌体外壳蛋白基因组中，使得噬菌体表面可表达该抗体。此技术把结合抗原的特异性与噬菌体的可扩增性统一起来构成一种高效的筛选体系，从而将有高亲和力的特异性抗体从噬菌体库中筛选出来，而且使该特异性的噬菌体得到 10^7 以上的富集。同时由于抗体库构建时，重链可变区和轻链可变区是随机组合的，因此还有可能获得那些在体内环境下难以形成的新抗体。

抗体库技术为制备人源抗体开辟了新途径，其主要特点为：①方法简单快速，与单抗相比，既可避免动物免疫的局限，又省去了细胞融合之繁琐；②选择范围广泛，抗体基因库的抗原特异性可达 10^8 ~ 10^{10}；③可模拟体内免疫系统亲和力成熟过程制备高亲和力抗体；④无须人体免疫接种过程即可获得特异性人抗体；⑤大规模生产方便。

知识拓展

核酸适配体

核酸适体（aptamer）是通过模拟自然进化过程的指数富集配体系统进化技术（systematic evolution

of ligands by exponential enrichment, SELEX）筛选得到的具有识别功能的新型核酸分子，其本质为 RNA 或单链 DNA 片段，这些片段在遇到靶标分子时，可形成口袋、发卡、G－四聚体等各自独特的三维结构与靶分子结合，类似于抗体特异性识别相应抗原表位的过程。与抗体相比，核酸适体与靶分子的亲和力更高，并且能够分辨出靶分子结构上细微的差别，甚至可以区分 1 个甲基或 1 个羟基的差别，形成了识别的高度特异性，而且核酸适体筛选周期更短，一般一个 SELEX 需要 8～15 个循环，约 2 个月时间，而制备抗体，即使很顺利也需要 3～6 个月。更为重要的是，核酸适体便于修饰，可以在合成时精确、定点、随意连接其他功能基团和分子，如巯基、氨基和荧光素、生物素、酶等。由于核酸适体为单核苷酸序列，一旦筛选出，就可以快速源源不断的人工合成相同的适配子，几乎不存在批间误差。

答案解析

思考题

案例 某研究团队致力于开发针对特定细菌毒素的诊断试剂盒，需要选择合适的抗体制备技术。他们正在评估单克隆抗体与多克隆抗体在性能、制备流程及成本效益上的差异。

问题

（1）详细描述单克隆抗体相较于多克隆抗体，在特异性和应用灵活性方面的优势。

（2）说明单克隆抗体制备的关键步骤，并解释每个步骤的科学原理。

（3）如此抗体需要标记信号分子或需要固相包被，应如何进行纯化？

（阳大庆）

书网融合……

重点小结　题库　知识拓展　微课/视频 1　微课/视频 2

第五章　凝集试验

PPT

学习目标

1. 通过本章学习，掌握凝集试验的定义、直接凝集试验和间接凝集试验的测定原理、基本类型及临床应用；熟悉抗人球蛋白试验的技术类型；了解凝集试验发展历程。

2. 具备规范操作临床凝集试验项目的能力，并能进行检测结果的科学解释。

3. 通过学习肥达试验应用于伤寒诊断，感受医学技术创新对人类健康的推动作用，树立坚定的专业理想。

凝集试验（agglutination test）是指细菌、细胞或螺旋体等颗粒性抗原或包被可溶性抗原/抗体的颗粒性载体，在适当条件下与相应抗体（或可溶性抗原）特异性结合，形成肉眼可见的凝集现象（agglutination）。该方法最早用于免疫学检测可追溯到1896年George Widal创立的肥达试验（Widal test）。他观察到在沙门伤寒菌中加入伤寒患者的血清可导致沙门伤寒菌发生特异的凝集现象，并将这一方法用于诊断沙门伤寒菌感染。此后，Karl Landsteiner于1900年发现一些人的血浆能与另一些人的红细胞凝集，并进一步分析鉴定出人类ABO血型系统，并建立血型鉴定试验，为此荣获1930年诺贝尔生理学或医学奖。

临床应用中，由于凝集试验操作简单，无须特殊仪器，尤其适合基层实验室；同时随着新技术的发展，基于凝集原理的检测技术也不断进步，呈现微量化、标准化趋势。本章主要介绍直接凝集试验、间接凝集试验和抗人球蛋白试验的原理、类型和应用。

第一节　直接凝集试验

颗粒性抗原在适当电解质参与下，直接与相应抗体结合而出现肉眼可见的凝集颗粒的现象，称为直接凝集试验（direct agglutination test）。天然颗粒性抗原有细菌、红细胞、螺旋体以及白细胞、血小板等。凝集试验中的抗原称为凝集原（agglutinogen），相应抗体称为凝集素（agglutinin）。直接凝集试验的基本类型主要有玻片法和试管法，前者主要用于定性鉴定，后者常通过倍比稀释进行半定量检测。现在临床上常用的微量滴定板法，也属于试管法，并能节省抗原和抗体用量。

一、基本原理　微课/视频1

细菌或红细胞等颗粒性抗原在悬液中带负电荷，周围吸附一层牢固结合的正离子，外面又排列了一层松散的负离子，形成双层离子云，产生Zeta电位。Zeta电位受多种因素影响而变化，高绝对值时使各颗粒间相互排斥。合适的pH、离子强度和电解质等环境因素为反应所必需。由于空间结构互补，抗原抗体在疏水作用、氢键、范德华力和静电引力等作用下，发生特异性结合。一个抗体通常会结合两个或以上抗原表位，连结抗原颗粒。抗体的这一桥联作用克服了颗粒间Zeta电位的排斥作用，使颗粒性抗原聚集在一起，形成凝集颗粒。

凝集现象的形成常分为两个阶段。①抗原和抗体的特异性结合：抗原与抗体相遇后相互识别发生特异性结合，此过程很快，常常只需几秒至几分钟；②肉眼可见凝集现象的形成：抗原－抗体复合物在适当的pH、电解质浓度和离子强度等环境作用下进一步聚集和交联，产生肉眼可见的凝集现象。此阶段需要数分钟到数小时。通常这两个阶段难以严格界限，所需反应时间亦受多种因素影响，如特异性抗体与抗原的孵育时间；抗原剂量及其与特异性抗体的亲合性；反应环境，如pH、电解质浓度、离子强度和蛋白质浓度等。

二、临床应用 微课/视频2

（一）抗原或抗体的定性检测

根据凝集现象是否出现判断抗原和抗体是否特异性结合，从而鉴定抗原或抗体，常用玻片法。该方法为定性检测，简便快速。抗原鉴定中，取一滴诊断血清（已知抗体）于玻片上，再加一滴待检样本（未知的颗粒性抗原），二者混匀，数分钟后观察，出现肉眼可见凝集现象的为阳性反应。该方法常用于菌种鉴定和ABO血型鉴定。抗体鉴定中，该方法可作为半定量检测前的筛选试验（如布鲁菌、土拉弗菌等），即先用玻片凝集试验初步观察患者血清中有无相应抗体，如为阳性，再用试管凝集试验测定其效价。

微柱凝胶技术是凝胶过滤技术、离心技术与凝集试验的结合。该技术用特制的微柱代替玻片，在微柱内注入葡聚糖凝胶（亦可用蛋白G或玻璃微珠等物质），制成上为反应腔、下为凝胶柱的反应容器。通过对凝胶种类的选择和凝胶浓度的调节控制分子筛孔径大小，使分子筛只允许游离红细胞通过。当抗原抗体反应时，凝集的红细胞在离心力作用下不能通过凝胶而留在凝胶上层或游离在凝胶中，呈现阳性反应；而没有抗原抗体特异性结合时，未凝集的红细胞在离心力作用下通过凝胶沉积在微柱凝胶管的底部，呈现阴性反应（图5-1）。微柱凝胶结果可保持数天，灵敏度高，以位置判定结果，更直观；对于弱凝集，亦无须镜下观察。

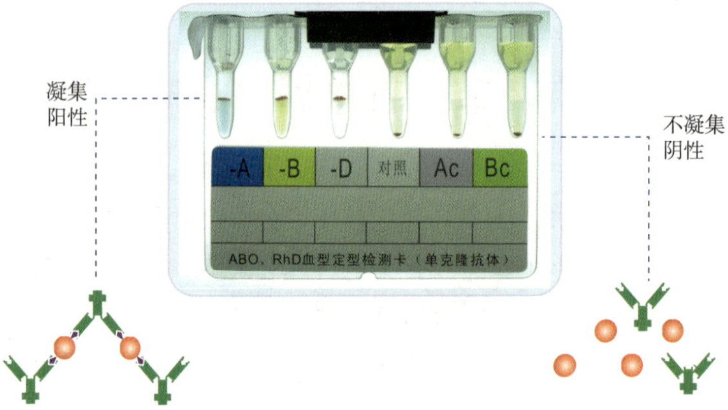

图5-1 ABO血型鉴定微柱凝胶试验原理图

（二）抗体效价的半定量检测

抗体效价半定量检测常用试管凝集试验。以标准定量的已知颗粒性抗原与一系列倍比稀释的免疫血清或患者待检血清混合，静置37℃孵育，根据凝集现象的出现判断血清中有无相应抗体，并以产生明显凝集现象（++）的血清最高稀释度作为抗体凝集效价（或滴度）（agglutination titer）。鉴于电解质浓度和酸碱度不适当可能引起抗原的非特异性凝集，出现假阳性，故试验须设不加抗体的稀释液作为阴性对照。

临床上可用该法测定患者血清中有无针对某种病原体的特异性抗体及其效价，辅助诊断疾病或进行流行病学调查。如用肥达试验辅助诊断伤寒和副伤寒；用外斐试验（Weil-Felix test）辅助诊断斑疹伤寒、恙虫病等立克次体感染；也常用于输血前供受者红细胞和血浆的交叉配血试验和生殖医学中抗精子抗体检测。

第二节 间接凝集试验

可溶性抗原或抗体可通过吸附或偶联于适当大小的非免疫相关颗粒，再与相应抗体（或可溶性抗原）作用，在适当条件下可出现特异的凝集现象，称为间接凝集试验（indirect agglutination test），也称被动凝集试验（passive agglutination test）。

在间接试验中，与免疫无关的颗粒性物质称为载体（carrier）；可溶性抗原（或抗体）吸附或偶联于载体表面的过程称为致敏（sensitization）；吸附有可溶性抗原或抗体的载体称为致敏载体（sensitized carrier），也称致敏颗粒（sensitized particle）。

一、基本类型

根据致敏用的是抗原或抗体以及凝集反应的方式，间接凝集试验分为以下四类。

（一）正向间接凝集试验

用可溶性抗原致敏载体，检测标本中有无相应抗体，即将可溶性抗原结合于载体颗粒表面，然后将之与标本中待测抗体反应，出现肉眼可见凝集现象者为阳性（图5-2）。

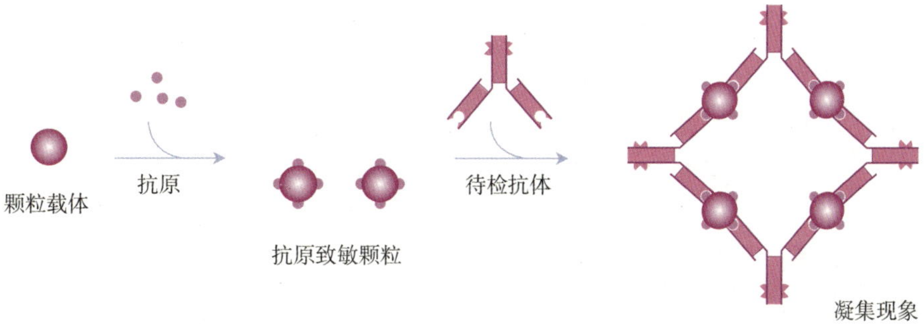

图5-2 正向间接凝集试验原理示意图

（二）反向间接凝集试验

用抗体致敏载体，检测标本中有无相应可溶性抗原，将可溶性抗体结合于载体颗粒表面，然后将之与标本中待测抗原反应，出现肉眼可见凝集现象者为阳性（图5-3）。

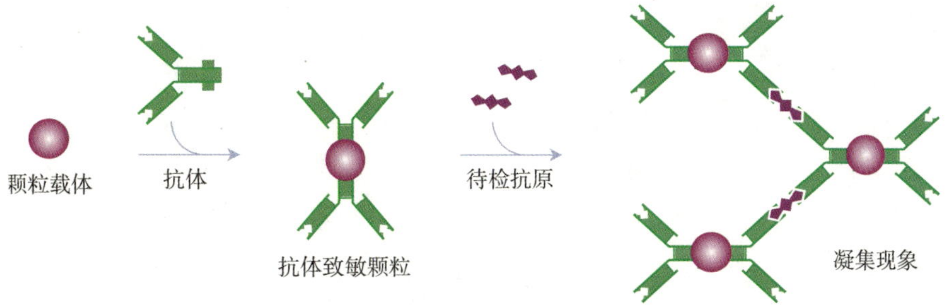

图5-3 反向间接凝集试验原理示意图

（三）间接凝集抑制试验

用已知抗原致敏载体和相应抗体作为诊断试剂，检测标本中是否存在与致敏抗原相同的抗原成分。试验分两步：第一步，将待测标本与抗体试剂作用；第二步，加入抗原致敏的载体。如出现凝集现象（由第二步中抗体试剂与致敏载体上的抗原发生特异性结合而形成），表明抗体试剂在第一步反应中未被消耗，待测标本中不存在相应可溶性抗原，结果判为阴性；如待测标本中存在相应可溶性抗原，则首先在第一步中结合、消耗抗体，使第二步抗原致敏载体无相应抗体与之反应，无凝集现象出现，结果判为阳性（图 5－4）。

同理，用已知抗体致敏的载体与相应可溶性抗原作为诊断试剂，检测待测标本中的抗体，称为反向间接凝集抑制试验。

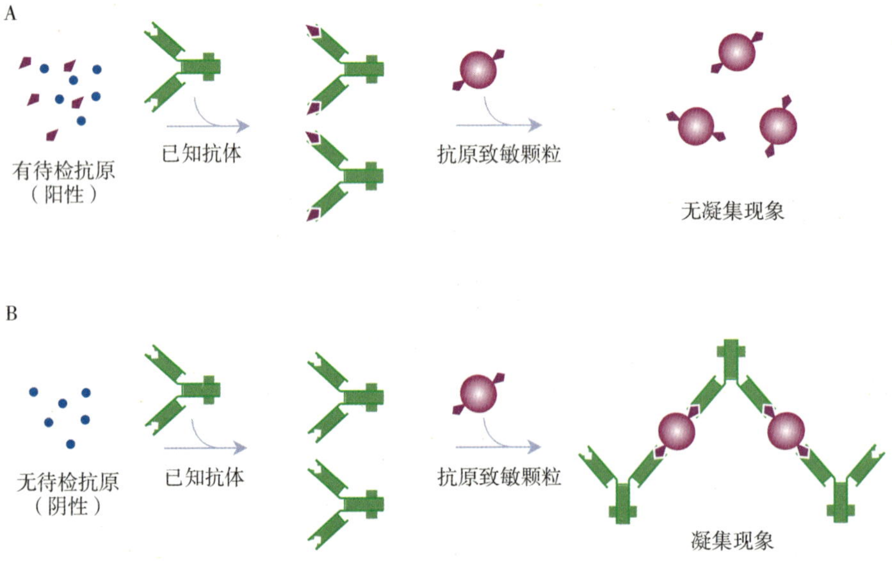

图 5－4　间接凝集抑制试验原理示意图

（四）协同凝集试验

协同凝集试验（coagglutination test）与反向间接凝集试验原理类似，只是所用载体是一种细胞壁中含有葡萄球菌 A 蛋白（staphylococcus protein A，SPA）的金黄色葡萄球菌。SPA 分子可与人及多种哺乳动物（猪、兔、豚鼠等）IgG 的 Fc 段结合（IgG_3 除外）。利用该特性将这种金黄色葡萄球菌与 IgG 类抗体连接在一起制成抗体致敏的载体。抗体的 Fab 段暴露于金黄色葡萄球菌菌体表面，仍保持与相应抗原决定簇特异结合的活性，当遇到相应抗原时，则出现凝集现象（图 5－5）。

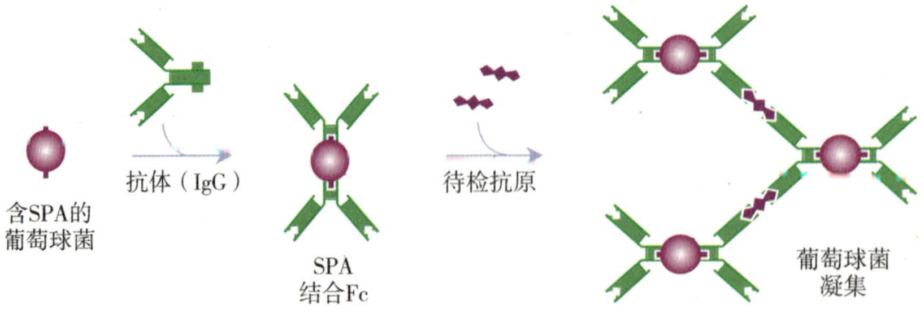

图 5－5　协同凝集试验原理示意图

二、常用载体

间接凝集试验的载体包括人和动物的红细胞、细菌和多种惰性颗粒，如聚苯乙烯胶乳、明胶和甲苯胺红、皂土、炭粉微粒、火棉胶、离子交换树脂等。这些载体吸附或偶联抗原或抗体后形成致敏载体，然后与相应的抗体或抗原反应，出现凝集现象。临床常用的是以红细胞为载体的间接血凝试验和以聚苯乙烯胶乳为载体的胶乳凝集试验。

（一）红细胞

红细胞是大小均一的载体颗粒，常用绵羊、兔、鸡的红细胞和人O型红细胞。新鲜红细胞能吸附多糖类抗原，但对蛋白质类抗原或抗体吸附能力较差，同时易变脆、溶血和污染，只能使用2～3天。因此使用戊二醛、甲醛等对新鲜红细胞进行醛化处理。醛化后的红细胞血凝反应效果与新鲜红细胞相当，但增强了蛋白吸附能力，并能长期保存。醛化的红细胞直接吸附或借助偶联剂与抗原（或抗体）结合，成为致敏载体，与待检标本在适当条件下反应。如果出现红细胞凝集现象，则说明标本中存在相应抗体（或抗原）。

以红细胞作为载体的间接免疫凝集试验称间接免疫血凝试验（indirect hemagglutination test）。试验可用微量滴定板或试管，通过对标本进行倍比稀释，同时设置不含标本的稀释液作对照孔，进行半定量判定。在含有稀释标本的板孔（或试管）中，加入致敏红细胞悬液，充分混匀，室温静置观察结果。若抗原抗体匹配，则红细胞凝集，为阳性；反之，抗原抗体不匹配，红细胞沉积于孔底，呈现为边缘光滑的沉淀，为阴性。

（二）聚苯乙烯胶乳颗粒

聚苯乙烯胶乳颗粒是人工合成、直径约为0.8μm的圆形颗粒，带有负电荷。抗原（或抗体）可经物理作用直接吸附，或经化学缩化以共价键交联于胶乳颗粒上，制成致敏胶乳试剂。这种交联致敏的胶乳试剂性能稳定，保存期长。此外，为提高胶乳检测灵敏度，可在聚苯乙烯微球基质或表面结合发色基团制备彩色聚苯烯胶乳微球，应用时与背景形成反差，便于观察。

以聚苯乙烯胶乳颗粒作为载体的间接免疫凝集试验称胶乳颗粒凝集试验（latex agglutination test，LAT）。试验有试管法和玻片法，分别进行半定量和定性检测。在间接免疫凝集试验中，由于胶乳颗粒与蛋白质的结合能力及凝集性能不如红细胞，因此胶乳试验的敏感度不如血凝试验。但胶乳颗粒由人工合成，性能比生物来源的红细胞稳定，同时，方便人工改造，可合成具有各种特性如彩色、荧光和磁性的聚苯乙烯胶乳颗粒，扩大了临床应用范围。

知识拓展

胶体金颗粒与凝集试验

凝集试验通过目视判断，操作方便但难以定量，其技术发展需要借助于自动化仪器分析同时研发更高效的载体。光散射是颗粒大小的敏感函数，因此可以寻找比胶乳或者红细胞具有更强光散射的颗粒。胶体金是一定大小的金颗粒形成的胶体体系，源于1857年法拉第用还原法从氯金酸水溶液中制得。金颗粒具有较高的折射率，可以产生极强的光散射；散射光强度与颗粒大小密切相关，并可导致溶液颜色变化；同时该颗粒还具有强大的蛋白吸附能力，是抗原抗体反应的良好载体。胶体金颗粒作为载体的凝集试验简称金凝集试验，可用肉眼或光学显微镜观察，也可通过吸光度定量分析。

相比于胶乳或红细胞作为载体的凝集试验，金凝集试验检测需时短，易于判断，但制备过程相对复杂；相比于金标记的其他方法如免疫金银染色等，则存在着灵敏度不高的问题。因此尽管胶体金颗粒优势明显，但金凝集试验临床应用受限。随着核酸配体、纳米磁性材料的开发，这些鉴别元件有助于目标蛋白的提取、有效促进检测灵敏度的增强从而可以补充胶体金颗粒在凝集试验检测中的不足。因此基于纳米和生物学技术的不断发展，胶体金颗粒凝集相关的应用探索正在复兴。

三、临床应用

（一）抗原的检测

应用反向间接凝集试验可检测病原体的可溶性抗原和各种蛋白质成分。用特异性抗体致敏胶乳颗粒，与患者标本中分离出的病原体培养后提取的可溶性抗原作用，观察凝集现象，鉴定相应抗原，从而对病原体进行鉴定和分型，如链球菌特异性血清群抗原、隐球菌的荚膜多糖抗原等。也可将经典间接凝集试验与现代化比浊技术相结合（即凝集比浊法），使检测灵敏度大大提高，并可进行定量测定。如用抗体致敏载体检测血清脂蛋白（a）抗原，如果发生凝集反应，将引起浊度改变，根据浊度高低与抗原含量的数量关系，可求得血清中脂蛋白（a）含量。

间接凝集试验敏感性虽高于传统的沉淀试验，但低于各种新型标记免疫测定技术，因此其实际应用取决于临床需求。

（二）抗体的检测

间接凝集试验可用于检测细菌、病毒、螺旋体、寄生虫等感染后产生的抗体，例如抗链球菌溶血素 O 抗体、梅毒密螺旋体抗体、血吸虫抗体等。梅毒筛查常用的基于炭颗粒凝集的快速血浆反应环状卡片试验（rapid plasma reagin card test，RPR）和基于甲苯胺红凝集试验的甲苯胺红不加热血清试验（toluidine red untreated serum test，TRUST），以及可用于梅毒确证的螺旋体明胶颗粒凝集试验（treponema allidum particle assay，TPPA），均属于间接凝集试验。

间接凝集试验还可用于自身免疫病患者血清自身抗体检测，如胶乳凝集试验检测类风湿因子、间接血凝试验检测抗 DNA 抗体、抗甲状腺球蛋白抗体、抗核抗体等；以及变态反应性疾病相关抗体测定，如青霉素抗体、某些花粉抗体等。

第三节　抗人球蛋白试验

抗人球蛋白试验（antiglobulin test）又称 Coombs 试验（Coombs′ test），由 Rorbert Coombs 于 1945 年在间接凝集试验的基础上建立，是检测抗红细胞不完全抗体的一种经典方法。所谓不完全抗体（incomplete antibody），多为 7S 的 IgG 类免疫球蛋白，体积小、长度短（2.5×10^3nm），而常规 IgG 抗体的长度为 9.5×10^3nm。此类抗体是机体受到某些抗原刺激后产生，能与相应抗原牢固结合，但不能起到桥联作用，在一般情况下不能出现凝集反应。Rorbert Coombs 用抗球蛋白抗体作为第二抗体（也称抗抗体），连接与红细胞表面抗原结合的不完全抗体，发挥桥联作用而使红细胞凝集。

该试验分为直接 Coombs 试验（direct antiglobulin test，DAT）和间接 Coombs 试验（indirect antiglobulin test，IAT）两种类型。

一、基本类型

（一）直接 Coombs 试验

用于检测结合在红细胞上的不完全抗体。取待检红细胞悬液，直接加入抗人球蛋白抗体试剂，如红细胞上结合有不完全抗体，即可出现细胞凝集现象（图 5－6）。此试验可用玻片法进行定性检测，也可采用试管法作半定量分析。该方法可进一步采用专一特异性的抗球蛋白血清，如抗 IgG、抗 IgA 或抗 IgM 以及抗补体血清分析结合于红细胞上的不完全抗体的免疫球蛋白亚类。

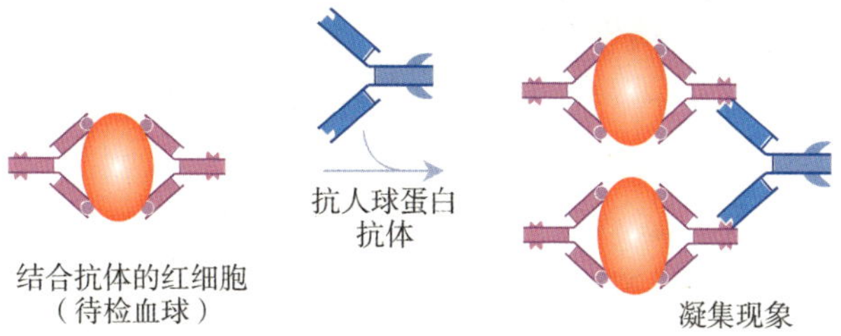

图 5－6　直接 Coombs 试验原理示意图

（二）间接 Coombs 试验

用于检测血清中游离的不完全抗体。已知红细胞表面具有与某种不完全抗体特异性反应的抗原成分，将此红细胞与待检血清混合，如果待检血清中有相应不完全抗体，则与红细胞结合，再加入抗人球蛋白抗体，即可使红细胞凝集（图 5－7）。

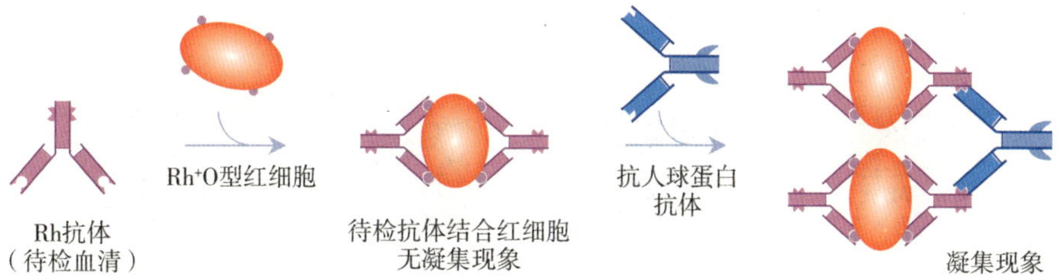

图 5－7　间接 Coombs 试验原理示意图

微柱凝胶检测技术也可用于抗人球蛋白检测。将抗人球蛋白抗体预先结合于凝胶上，待检血清（有或无不完全抗体）与红细胞在反应腔中完成抗原抗体反应后离心，由于凝胶颗粒具有分子筛效应，在离心力作用下，未结合 IgG 类不完全抗体的红细胞穿过凝胶到达底部，而红细胞上若有 IgG 类不完全抗体结合则会被凝胶中的抗人 IgG 抗体拉住，红细胞被阻止在凝胶柱上层或中间。该法简便快速、灵敏度高，结果稳定，容易判断，标本用量少，易标准化。

二、临床应用

（一）输血前不规则抗体筛查

不规则抗体是指 ABO 血型系统外的其他血型抗体，多为 IgG 类不完全抗体。正常人血清中无不规则抗体存在。对献血员的血清或血浆进行不规则抗体筛查，可避免因输入不规则抗体引起患者红细胞破坏而发生溶血性输血反应。对需要输血的患者进行不规则抗体筛查，有助于选择不含有针对某抗体的相应抗原的血液，从而防止溶血性输血反应的发生。

（二）新生儿溶血症辅助诊断

检测患儿红细胞上结合的不完全抗体，如直接抗人球蛋白试验为阳性说明红细胞已被致敏，可辅助诊断新生儿溶血症。另外，对有输血史、妊娠史或短期内需要接受多次输血的孕妇进行血清不规则抗体的筛查，可尽早发现不规则抗体，积极预防和治疗，减少新生儿溶血症的发生。

（三）溶血性贫血的病因查找

溶血性贫血是由于红细胞破坏过多、过快，超出骨髓代偿能力而发生的一种贫血，病因多样，常见为遗传、药物、感染和自身免疫性因素，可通过 Coombs 试验检测患者血清中有无针对自身红细胞的抗体或者患者红细胞是否被抗体致敏明确病因。

答案解析

思考题

案例 患者，男，78 岁，胃癌十余年，伴冠心病、糖尿病。因“近日黑便 3 次”入院，急查血常规中度贫血，拟行输血治疗。输血前常规检查显示 RPR 阳性。

问题

（1）请问 RPR 阳性提示什么疾病？试验原理是什么？

（2）若怀疑梅毒，下一步应做什么检查？该试验和 RPR 试验的异同点是什么？

（3）结合病史，临床诊断排除梅毒。请问 RPR 试验阳性可能的原因有哪些？

（莫 非）

书网融合……

重点小结　　题库　　微课/视频 1　　微课/视频 2

第六章　沉淀试验

PPT

学习目标

1. 通过本章学习，掌握沉淀试验的概念，双向免疫扩散试验、免疫固定电泳技术的检测原理；熟悉免疫固定电泳和双向免疫扩散试验的临床应用；了解免疫共沉淀技术和免疫电泳技术的临床应用。

2. 具备对 M 蛋白进行鉴定和分型的能力。

3. 回顾 M 蛋白检测技术的发展史，培养勇于创新的科研精神和精益求精的工匠精神。

沉淀试验（precipitation test）是指可溶性抗原与相应的抗体在适当条件下特异性结合并出现可见沉淀物的现象。早在 1897 年，Kraus 就发现鼠疫杆菌（现称鼠疫耶尔森菌）的培养滤液（毒素）能与相应抗血清发生反应出现沉淀现象。1905 年，Bechhold 把抗体放在明胶中，将抗原加于其上，发现沉淀反应可在凝胶中进行。1946 年，Oudin 在试管中将抗原溶液加在含有抗体的琼脂凝胶柱上进行扩散，用于免疫化学分析，最早建立了凝胶内沉淀试验。随后又出现了更实用的凝胶内沉淀试验方法，如用于定性测定的双向免疫扩散试验（Ouchterlony，1948 年）和用于定量测定的单向免疫扩散试验（Mancini，1965 年）。1953 年，Graber 和 Willams 将电泳技术和凝胶内沉淀试验结合建立了免疫电泳技术。一个多世纪以来，这个古老的经典抗原抗体反应经过不断的改进和发展，至今仍然是临床检验工作中常用的、简便可靠的免疫学实验方法。根据试验中使用介质、试验原理和检测方法的不同，可将沉淀试验分为液相沉淀试验和凝胶内沉淀试验两种技术类型。液相沉淀试验包括环状沉淀试验、絮状沉淀试验和免疫浊度分析，凝胶内沉淀试验包括免疫扩散试验、免疫电泳技术和免疫共沉淀技术。本章主要介绍凝胶内沉淀试验中的双向免疫扩散试验、免疫电泳技术和免疫共沉淀技术。

第一节　双向免疫扩散试验

凝胶内沉淀试验是可溶性抗原与相应抗体在凝胶中扩散，在抗原、抗体相遇且浓度比例适当的位置形成肉眼可见的沉淀线或沉淀环的现象。常用的凝胶介质主要有琼脂、琼脂糖、聚丙烯酰胺凝胶等，其中琼脂和琼脂糖最为常用。根据抗原与抗体反应的方式与特性，可将凝胶内沉淀试验分为单向免疫扩散试验、双向免疫扩散试验和在电场作用下的对流免疫电泳试验等，本节主要介绍双向免疫扩散试验。

微课/视频 1

一、基本原理

双向免疫扩散试验（double immunodiffusion test）是将抗原和抗体溶液分别加在琼脂凝胶板上对应孔中，让两者在凝胶中自由扩散，在浓度比例适当处，抗原与相应抗体相遇即可形成可见的白色沉淀线（图 6－1）。根据沉淀线的位置、数量、形状及对比关系，可对抗原或抗体进行定性或半定量分析。

将加热融化的琼脂均匀地浇注于玻片上，注意勿产生气泡、琼脂厚度约为 2.5mm。待琼脂凝固后，在琼脂凝胶板上打孔，孔径一般为 2～3 mm，孔间距通常为 3～5mm，于对应的孔中分别加入抗原或抗

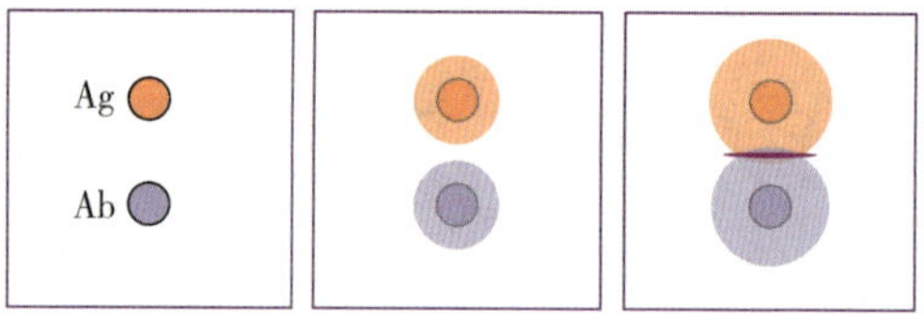

图 6-1 双向免疫扩散试验示意图

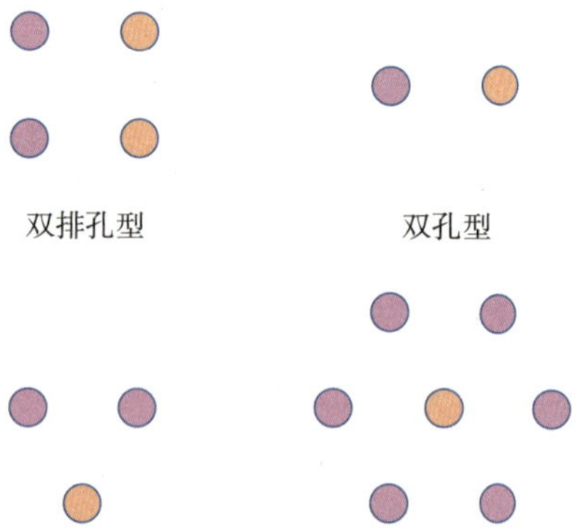

图 6-2 双向免疫扩散试验常用模式图

体，置于室温或37℃反应18～24小时后观察沉淀线判定实验结果。

双向免疫扩散试验的模式颇多（图6-2），可根据不同的实验用途选择不同的模式：在测定未知抗原或抗体、检测其纯度时，可选用双孔模式；在分析抗原性质、比较两种待检抗原异同时，应选用三孔模式；而在半定量滴定抗血清效价时，通常选梅花样多孔模式，抗原加在中心孔，不同稀释度的抗体分别加在周边的各孔中。

双向免疫扩散试验重复性好，操作简便，无须特别仪器设备；但灵敏度较低，反应时间较长，不能精确定量，这些缺点在一定程度上限制了它的临床应用。

二、实际应用

（一）抗血清或抗体效价滴定

固定抗原的浓度，稀释抗体；或同时稀释抗原和抗体，经过自由扩散，形成沉淀线，以出现沉淀线的最高抗体稀释度为该抗体的效价。

（二）抗原和抗体相对浓度和分子量的初步分析

沉淀线位置主要与抗原、抗体两者浓度比例有关，浓度大，扩散快，扩散距离远，所以沉淀线靠近浓度低的一方。沉淀线靠近抗原孔，提示抗体含量高；沉淀线靠近抗体孔，提示抗原浓度较高。不出现沉淀线，可能为无相对应的抗体（或抗原）存在或者抗原（或抗体）过量。

抗原或抗体在琼脂内自由扩散的速度还受分子量大小的影响。分子量越大扩散越慢，扩散圈小，局部浓度高，形成的沉淀线弯向分子量大的一方。如二者分子量大致相等，则沉淀线呈直线（图6-3）。抗体多为IgG，分子量约150kDa，据此可粗略估计未知抗原的分子量大小。

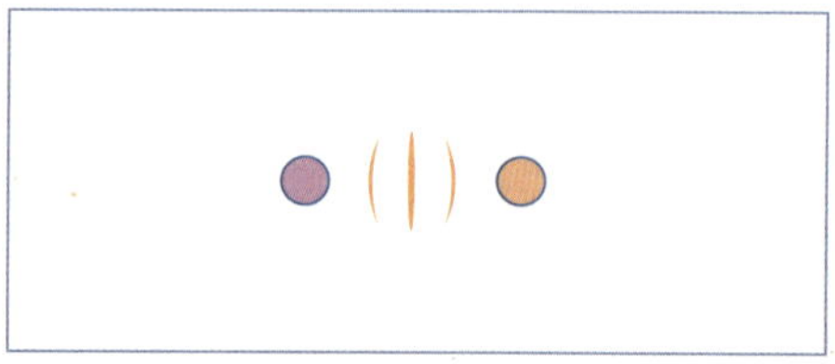

图 6-3 抗原、抗体相对分子量示意图

（三）抗原和抗体纯度和性质的分析

用混合抗原或抗体鉴定相应抗体或抗原的纯度，如果仅出现一条沉淀线，提示待测抗原或抗体性质单一；若出现多条沉淀线，则说明抗原或抗体不是单一成分。

两种待检抗原的性质有完全相同、部分相同或完全不同三种情况。根据临近孔沉淀线之间出现的方式如吻合（两种抗原性质完全相同）、相切（两种抗原之间部分相同）或交叉（两种抗原完全不同）等现象可对抗原抗体的反应性进行初步分析和判断（图6－4）。

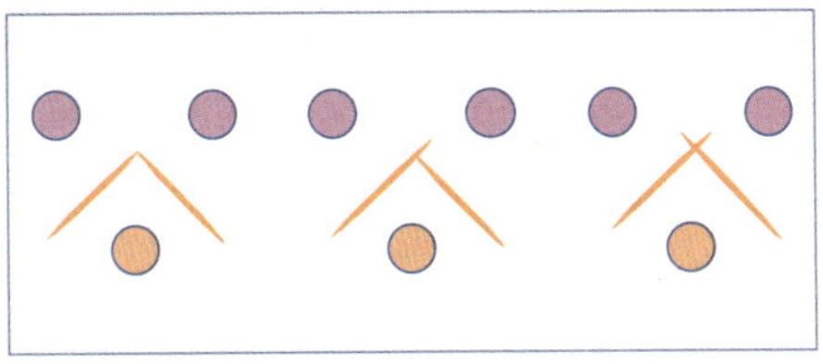

图6－4　抗原性质分析示意图

第二节　免疫电泳技术

免疫电泳技术将区带电泳与免疫扩散结合起来，是将抗原抗体反应的高度特异性与电泳技术的高分辨率及快速、微量等特性相结合的一项免疫化学分析技术，主要包括免疫电泳和免疫固定电泳。

微课/视频2

一、基本原理

（一）免疫电泳

免疫电泳（immunoelectrophoresis，IEP）是将区带电泳与双向免疫扩散相结合的一种免疫化学分析技术。根据沉淀线的数量、形状和位置，可分析、鉴定样品中所含抗原的成分及性质。

制备琼脂凝胶板，凝固后打孔，加入待检抗原（或患者血清）和已知标准抗原（或正常对照血清），置阴极端进行区带电泳，待检抗原和标准抗原根据其所带电荷、分子量和构型不同，电泳迁移率各异而分成不可见的若干区带。电泳结束后，沿电泳方向挖一与之平行的条形槽（抗体槽），加入相应抗血清，置室温或37℃进行双向免疫扩散，24小时后观察结果。已分离成区带的各种抗原成分与抗体槽中相应抗体在琼脂中相遇，在二者比例合适处形成肉眼可见的弧形沉淀线（图6－5）。根据沉淀线的数量、形状和位置，与已知标准抗原（或正常对照血清）对比，可分析样品中所含的抗原成分及性质。

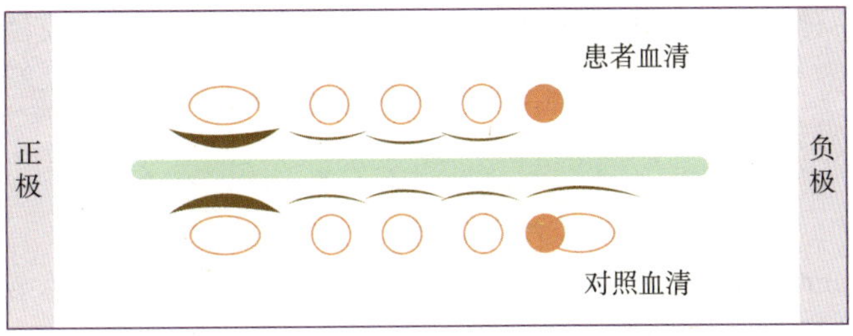

图6－5　免疫电泳结果示意图

（二）免疫固定电泳

免疫固定电泳（immunofixation electrophoresis，IFE）由 Alper 和 Johnson 于1969年建立。其原理与免疫电泳类似，不同之处是，在区带电泳后，将抗血清或浸透抗血清的乙酸纤维素或滤纸条放在区带表面而不是旁侧槽中，使抗体与对应抗原直接发生沉淀反应，使抗原被固定在电泳位置上，对样品中所含成分及其性质进行分析和鉴定。

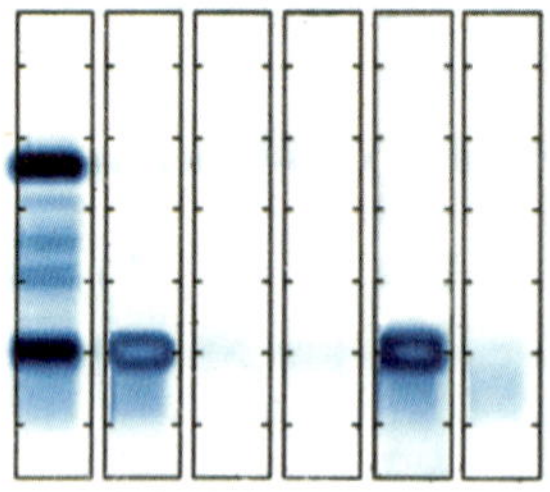

图6－6　血清M蛋白（IgG κ型）免疫固定电泳结果

先将患者血清或血浆在琼脂糖凝胶中进行区带电泳，将血清或血浆中的蛋白质分离成不同区带。电泳结束后将抗血清加于蛋白质区带表面，也可将浸泡过相应抗体的乙酸纤维素薄膜或滤纸条贴附于区带上，抗原与相应抗体发生沉淀反应，形成的免疫复合物嵌于固相支持物中。洗去游离的抗原和抗体，染色观测结果。免疫固定后的区带为单一免疫复合物沉淀带，与同时电泳而未经免疫固定的标本比较，可判明该蛋白为何种成分，以对样品中所含成分及其性质进行分析、鉴定（图6－6）。

免疫固定电泳的优势为：分辨率强，敏感度高，操作周期短，结果易分析。其缺点是对抗原抗体反应的浓度比例要求更严，对于浓度较高的抗原如骨髓瘤蛋白分析时应适当稀释。

二、临床应用

免疫电泳为定性试验，主要用于纯化后抗原或抗体成分的分析，粗略分析其纯度；用于正常及异常体液蛋白的分析、检测和鉴定，如无丙种球蛋白血症、冷球蛋白血症、多发性骨髓瘤、白血病、系统性红斑狼疮、肝病等患者的血清蛋白成分的分析；多发性骨髓瘤患者血清M蛋白的检测和鉴定；免疫后不同抗体组分的动态变化研究等。

与免疫电泳相比，免疫固定电泳扩散快速（仅需1小时而不是过夜）、分辨率更高。检测单种蛋白的敏感性优于免疫电泳，能鉴别具有近似迁移率的多种蛋白，如各种M蛋白、游离轻链、单克隆免疫球蛋白的轻链型别、补体裂解产物及触珠蛋白的遗传型、冷球蛋白以及脑脊液、尿液或其他体液中微量蛋白的检测与鉴定等。临床上最常用于M蛋白的鉴定和分型，已成为临床实验室的常规检测技术。

第三节　免疫共沉淀技术

免疫共沉淀技术是一种以抗体和抗原之间的专一性作用为基础，广泛应用于研究蛋白质与蛋白质相互作用的常用方法。

一、基本原理

免疫共沉淀（Co－Immunoprecipitation，CoIP）是利用抗原和抗体特异性结合或细菌的蛋白A/G特异性结合到免疫球蛋白的Fc段的特性，研究两种蛋白质在完整细胞内生理性相互作用的经典方法，属于免疫沉淀技术的一类。

免疫共沉淀技术的原理是：一种已知蛋白是某个大的蛋白复合物的组成成分，利用已知蛋白的特异性抗体可以将大的蛋白复合物从溶液中“拉”下来（pull－down），进而再对蛋白复合物中的其他未知成分进行鉴定（图 6－7）。

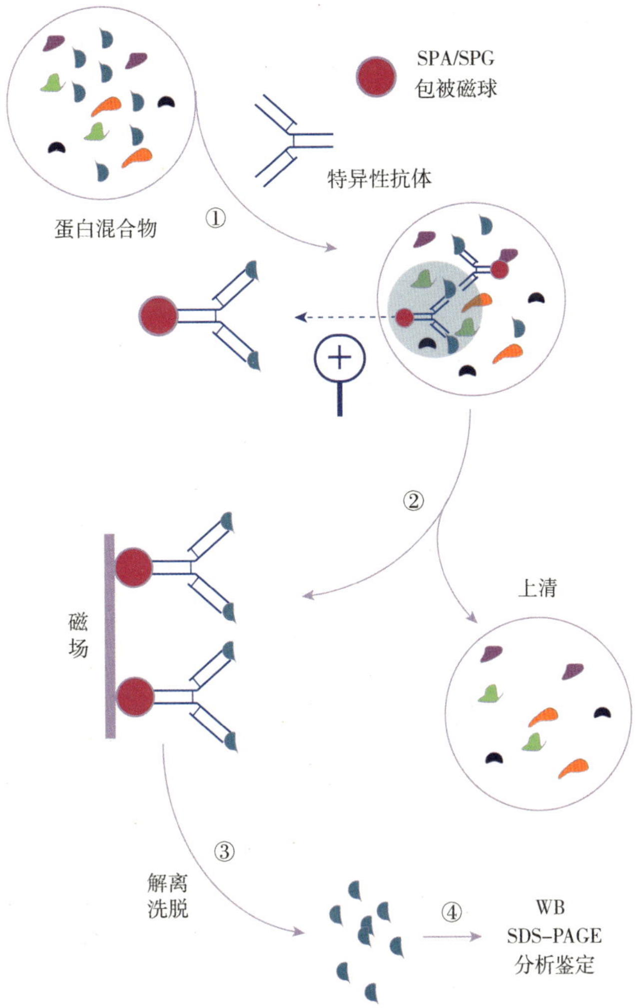

图 6－7　免疫共沉淀操作流程

二、实际应用

免疫共沉淀技术的优势在于当细胞在非变性的条件下被裂解时，完整细胞内许多蛋白质－蛋白质间的相互作用被保留下来。鉴定的相互作用蛋白是在细胞内与目的蛋白发生的天然结合，避免了人为的影响，因此符合体内实际情况，得到的蛋白可信度更高。常用于测定两种已知蛋白是否在体内结合，也可以确定一种特定蛋白质的新的结合蛋白。

免疫共沉淀技术的局限性在于 CoIP 是建立在蛋白复合物成员间彼此紧密结合的基础上，松散结合的蛋白组分很可能检测不到；不能保证沉淀的蛋白复合物为直接相互作用的两种蛋白，也可能是间接作用，进一步区分还需要进行 GST－pull down 等实验检测；需要抗体进行 pull－down，因而对大规模筛选未知蛋白会遇到障碍等。CoIP 技术检测的灵敏度没有亲和色谱高。

知识拓展

染色质免疫共沉淀技术

染色质免疫共沉淀（chromatin immunoprecipitation，ChIP）技术是利用抗原和抗体的特异性结合以及细菌蛋白质的“protein A”特异性地结合到免疫球蛋白的Fc段的现象开发出来的一种检测蛋白质与DNA结合的实验技术。ChIP的原理是在活细胞状态下用甲醛固定蛋白质-DNA复合物，并通过超声或酶处理将其随机切断为一定长度范围内的染色质小片段，然后通过目的蛋白质特异性抗体免疫共沉淀此复合物，通过解除蛋白质和DNA的交联即可特异性地富集目的蛋白结合的DNA片段，通过对DNA片段的纯化与检测，从而获得蛋白质与DNA相互作用的信息。

ChIP是一种在体内检测蛋白质与DNA相互作用的方法，与高通量测序技术结合，可以对组蛋白修饰和转录因子在全基因组范围内的分布进行客观、无预期检测。

答案解析

思考题

案例 患者，男，57岁。甲状腺肿术前检查时发现严重贫血，骨髓穿刺及活检示浆细胞系统异常增生（占62%），其中瘤细胞占60%。免疫学检查：IgG 3.56 g/L（正常值7～16.6g/L）、IgA 40.2 g/L（正常值0.76～3.9g/L）、IgM <0.17g/L（正常值0.4～3.45g/L）；血清蛋白电泳在β球蛋白区带与γ球蛋白区带之间出现1条M球蛋白带，含量为49%，免疫固定电泳证实为IgA-λ型单克隆增生，确诊为多发性骨髓瘤IgA-λ型。

问题

（1）该病例中血清蛋白电泳的原理是什么？

（2）简述免疫固定电泳和血清蛋白电泳在多发性骨髓瘤诊断中的应用价值。

（车昌燕）

书网融合……

重点小结　　题库　　微课/视频1　　微课/视频2

第七章　补体参与的溶血试验和补体相关检测

PPT

学习目标

1. 通过本章学习，掌握补体系统的概念及血清补体总活性的测定原理和技术要点；熟悉补体含量测定技术和补体结合试验的原理和技术要点；了解补体相关试验的方法评价和补体含量变化的临床价值。

2. 具备完成补体活性检测和补体单一组分检测的能力，以及解释相应检测结果的能力。

3. 基于活性测定和含量检测的内涵不同，临床价值有很大差别，培养从事物本质分析问题和解决问题的科学思维。

补体（complement，C）是存在于人或动物血清及组织液中的一组经活化后具有酶活性的不耐热蛋白质。它由30多种可溶性蛋白和膜结合蛋白组成，所以又称补体系统。补体以非活化的酶原形式存在于生物体中，可以通过经典激活途径、旁路激活途径和凝集素途径三条既独立又交叉的途径被活化而发挥溶菌、溶细胞等生物作用。根据补体系统各组分在活化过程中的生物学功能不同，可将其分为补体固有成分、补体调节蛋白和补体受体三大类。在体内，激活补体可产生细胞溶解、调理吞噬、炎症反应、清除免疫复合物等多种生物学活性，既而发挥抗感染免疫和免疫调节作用，另外也可引起免疫病理损伤。在体外，补体激活可显示特定生物学活性－溶血作用，并以此建立补体活性测定试验和补体结合试验。在临床上，某些疾病的发生与补体的活性、含量的改变密切相关，因此补体的测定对免疫状态的评估和疾病的诊断具有重要意义。

第一节　补体活性测定

总补体活性和单个补体活性的变化，对某些疾病的诊断和疗效观察具有重要意义。血清总补体活性的测定是补体被放大的级联反应激活后产生效应的测定方法，其主要反映的是补体系统各组分在活化过程中的功能指标。临床上已建立以红细胞的溶解为指示，以50%溶血程度为判断终点的 CH_{50}（50% complement hemolysis）来测定血清总补体活性。旁路途径测定补体活性的溶血法类似于 CH_{50}，其溶血率与补体旁路途径的活性呈正相关，也以50%溶血率为判别指标，即 AH_{50}。本节以最具有代表性的血清总补体溶血活性 CH_{50} 测定为例进行阐述。

一、测定原理　微课/视频1

血清总补体活性是补体被激活后最终发挥效应的检测方法，其主要是用于检测血清中补体经典激活途径的溶血活性，结果与补体C1～C9各组分的量及活性均有关。绵羊红细胞（sheep red blood cell，SRBC）与相应抗体（溶血素）结合后，形成免疫复合物，即可通过经典途径激活血清中的补体。补体系统被激活后，可在红细胞膜表面形成膜攻击复合物，导致细胞出现众多跨膜小孔，细胞外液的水分通过小孔进入高渗的细胞内，引起细胞肿胀而发生溶血。当红细胞与溶血素的量一定时，在规定的反应时间内，补体的量及活性与溶血程度呈正相关，但这种相关并不是一个直线关系。在一个适当的、稳定的反应系统中，溶血反应对补体的剂量依赖呈特殊曲线，以溶血百分率为纵坐标、补体含量为横坐标作图，可得到一个典型的“S”形曲线（图7-1）。

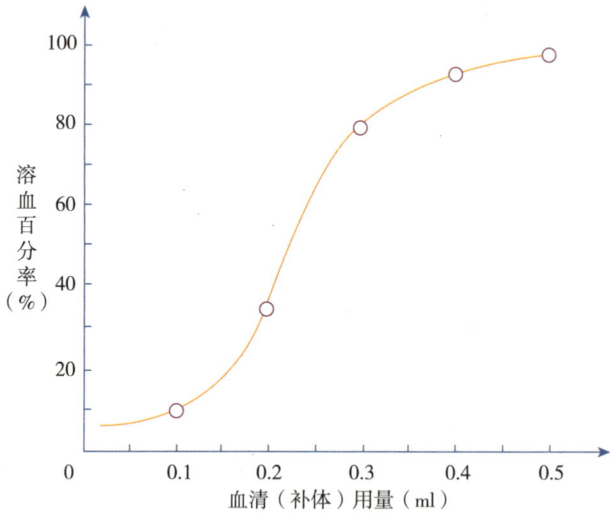

图7-1 溶血程度与补体含量的关系

由图7-1可见，在轻微溶血和接近完全溶血时，伴随补体量的变化，溶血程度的改变并不敏感，但在30%～70%溶血之间图中线条近似直线，“S”形曲线最陡，此时补体微量变化即会引起溶血程度明显改变，因此以50%溶血作为判断终点比以100%溶血作为终点更为敏感，该试验被称作补体50%溶血试验（complement hemolysis 50% assay，CH_{50} assay），即CH_{50}试验。以引起50%溶血的最小补体量为一个CH_{50}单位，以此计算待测血清中总的补体溶血活性，用CH_{50} U/ml表示。

二、技术要点 微课/视频2

（一）血清标本

补体性质不稳定，易受各种理化因素影响，在体外极易失活，例如56℃加热30分钟即被灭活，室温下亦很快失活，0～10℃补体活性仅能维持3～4天，紫外线照射、机械振荡或某些添加剂等理化因素均可能破坏补体。因此采血后应及时分离血清，检测最好在当日完成；-20℃以下时补体可以保存较长时间，但需避免反复冻融。

（二）试剂

1. SRBC悬液 绵羊颈静脉采血，注入放有玻璃珠的无菌干燥三角烧瓶中，充分旋摇15～20分钟，以除去纤维蛋白。也可将全血与等量或2倍量的Alsever血液保存液混合，保存于4℃可使用3周。实验前，用生理盐水洗涤3次，用缓冲液调制SRBC悬液，使其浓度为2%。配制好后应在542nm波长比浊，读取吸光度，以控制每次试验的红细胞浓度一致。

2. 溶血素（抗绵羊红细胞抗体） 免疫溶血试验所用溶血素一般采用兔抗绵羊红细胞血清，试验前需经56℃加热30分钟灭活补体。溶血素有商品销售，也可自制溶血素需用免疫溶血试验滴定溶血素效价。方法为：将不同稀释度的溶血素和等量的补体与SRBC混合于试管中，37℃水浴30分钟后观察。完全溶血的试管中液体红色透明，离心后无细胞沉降；完全不溶血的试管中液体浑浊，离心后红细胞完全沉降，上清液无色透明；不完全溶血则介于二者之间。以产生完全溶血的溶血素的最高稀释度作为其效价，确定为一个单位（unit，U）。CH_{50}试验大多使用2U溶血素，如溶血素效价为1∶8000，使用时做1：4000稀释。

3. 缓冲液 PBS缓冲液或巴比妥缓冲液等均可，pH调至7.2～7.4，并且可适当增加Ca^{2+}和Mg^{2+}，以增强补体的活性。

4. 50%溶血标准管 取2%SRBC悬液0.5ml，加2.0ml蒸馏水，使SRBC全部溶解，即为100%溶血管。再加入2.0ml 1.8% NaCl溶液校正为等渗溶液，最后加入2%SRBC悬液0.5ml，即为50%溶血标准管。混合后取此液2.5ml，随实验一起温育。

（三）实验方法

取待检血清0.2ml，加入缓冲盐水3.8ml，制成1：20稀释血清，并与缓冲液、溶血素和绵羊红细胞按（表7－1）混入各管中，37℃水浴30分钟后，2500r/min离心5分钟，通过观察比较，选择溶血程度与50%溶血标准管相近的两管在分光光度计（542nm波长处）分别读取吸光度值，选取与50%溶血标准管吸光度值最近的测量管视为终点管。以该管的血清用量按以下公式计算CH_{50}值。

$$\text{血清总补体活性}(CH_{50}\ U/ml) = (1/\text{血清用量}) \times \text{稀释倍数}$$

表7－1 血清总补体溶血活性测定（单位：ml）

管号	待测血清（1：20稀释）	缓冲液	2U溶血素	2%SRBC
1	0.10	1.40	0.50	0.50
2	0.15	1.35	0.50	0.50
3	0.20	1.30	0.50	0.50
4	0.25	1.25	0.50	0.50
5	0.30	1.20	0.50	0.50
6	0.35	1.15	0.50	0.50
7	0.40	1.10	0.50	0.50
8	0.45	1.05	0.50	0.50
9	0.50	1.00	0.50	0.50
10	—	1.50	0.50	0.50

在表7－1的方法中，反应总体积为2.5ml，测得的血清总补体活性的参考范围一般为50～100U/ml。例如，若第6管为终点管，则CH_{50}值为57.1U/ml。

三、方法评价

CH_{50}测定补体活性，方法简便、快速，但不能测定补体蛋白补体的含量，也不能测出备解素系统中的成分，且敏感性较低。CH_{50}试验主要检测经典途径总补体溶血活性，其结果与补体C1～C9各组分的量及活性有关。补体的活性与反应体积呈反比，即反应体积越大，测得的值越小；反应液中的pH、离子强度、钙镁浓度、反应温度等均可影响溶血活性。

四、临床应用

总补体活性增高多见于各种传染病（如风湿热、伤寒、结核、麻疹等）、组织损伤、急性炎症和恶性肿瘤等。总补体活性降低分为先天性和后天获得性两种。先天性血清补体水平降低见于各种与人类补体缺陷有关的疾病，如果测定值过低或完全无活性，首先考虑补体缺陷，需进一步检测血清中C4、C2、C3和C5等成分的活性和含量。后天获得性血清补体下降可能有以下几种原因。①补体消耗增多：在Ⅲ型超敏反应性疾病中，由于免疫复合物沉积，大量激活补体导致消耗增多，如血清病、急性肾小球肾炎、SLE活动期、恶性类风湿关节炎、自身免疫性溶血性贫血等；②补体大量丢失：补体通过肾脏及皮肤渗出液流失，主要见于肾病综合症、大面积烧伤等；③补体合成减少：在肝硬化、慢性活动性肝炎及急性重症肝炎等疾病中，由于肝脏蛋白合成能力下降导致补体量减少。

知识拓展

免疫溶血法测单个补体活性

此法指示系统抗原为绵羊红细胞（检测经典途径补体成分时用）或兔红细胞（检测旁路途径补体成分时用），溶血素为兔抗或马抗相应红细胞抗体。另有两组补体参与反应，一组是实验反应的补体系统，其缺少某一种特定补体成分，如某些人可天然缺乏 C2 或是 B 因子、豚鼠缺 C4、小鼠缺 C5、家兔缺 C6；也可利用化学试剂人为灭活正常血清中某种成分，如用氨或肼破坏豚鼠血清中的 C4，用酵母多糖灭活 C3 等。此补体系统加入指示系统后，因缺乏某种补体成分，使级联反应无法发生，补体不能被激活，无溶血现象。另一组是待测血清中的补体，当上一反应加入待测血清，若缺乏的补体成分得到补偿，补体级联反应恢复，即产生溶血。溶血程度与待测补体活性相关，仍以 50% 溶血为终点。采用免疫溶血法检测标本中某单一补体成分缺乏，可以辅助诊断补体某一成分缺失或失活的先天性补体缺陷病。此法无须特殊仪器设备、简单快速，但敏感性低、影响因素多且不能定量，只有在需了解某一补体成分活性的情况下才开展此项检测。

第二节　补体含量测定

人血清补体含量相对稳定，只有在某些疾病发生时，血清补体的含量才可能发生变动。补体系统在参与机体的各种生理、病理状态中发挥重要生物学作用，检测补体的单个成分含量对机体免疫功能的评价、疾病的诊断和治疗具有重要作用。

一、常规检测指标

正常血清中各补体成分的含量相差较大，对各补体测定时考虑其血清浓度不同检测方法也有所差异。C3 是各补体中含量最高的，参考值范围在 0.9～1.8g/L；C4 的参考范围为 0.1～0.4g/L；C1q 系 C1 中三个亚单位中的一个重要成分，参考值范围在 0.197±0.04g/L；B 因子是旁路途径中的重要成分，其参考范围为 0.1～0.4g/L。实际操作中，在使用文献和说明书提供的参考范围前应加以验证。

二、常用相关技术

免疫溶血法用来测定补体的活性，免疫化学法常用来测定补体的含量。免疫化学法（单向免疫扩散、火箭免疫电泳、透射比浊法和散射比浊法）主要用于 C3、C4、C1q、B 因子和 C1 酯酶抑制物等单个补体含量的检测，其中免疫扩散法和免疫电泳法，由于手工操作繁琐、消耗时间长、影响因素多、重复性较差，逐步趋于淘汰。目前多应用自动化免疫比浊法测量补体成分的浓度（见第八章）。此法原理是以补体视为抗原与相应抗体反应对单个补体成分定量。因其操作简单、特异性好、重复性强、易于标准化流程管理和质量控制，是目前国内外临床免疫检测补体含量的主要方法。

三、临床应用

补体含量升高：C3、C4 均属于急性期反应蛋白，故在急性炎症、全身感染、风湿热急性期、皮肌炎、心肌梗死、严重创伤和 Reiter 综合征时均可出现含量升高。但对疾病的诊断意义并不大；C1q 升高可见于血管炎、骨髓炎、痛风、硬皮症和类风湿关节炎等；B 因子含量升高见于各种肿瘤患者，怀疑是由于肿瘤患者体内的单核-巨噬细胞活力增强、致合成 B 因子的能力也随之增强所导致。另外，B 因子明显升高也见于反复呼吸道感染的急性期。

补体含量降低：C3、C4、B 因子降低均常见补体合成能力下降的疾病，如肝炎、肝硬化等；也可见于补体消耗或丢失过多的疾病，如急或慢性肾炎、类风湿关节炎、活动性的红斑狼疮（SLE）等。在 SLE，C4 的降低常早于其他补体成分，且缓解时也较比其他成分回升迟。在遗传学神经血管瘤和自身免疫性溶血性贫血时，C3 一般正常，而 C4 常下降；C1q 降低见于 SLE 和活动性混合型结缔组织病等。

第三节　补体结合试验

补体结合试验（complement fixation test，CFT）是根据多数抗原-抗体复合物可与补体结合而被激活，从而产生某些特定的生物学效应（如溶细胞和免疫黏附等）而建立的检测方法。补体结合试验利用补体激活后可溶解红细胞的特性建立，属于经典抗原抗体反应之一，该方法并非用于补体的检测，而是利用补体的活性测定未知的抗原或抗体。

一、测定原理 微课/视频 3

该试验以溶血素致敏的绵羊红细胞为指示系统，指示补体是否被结合，从而判断抗原抗体是否发生反应的试验。它可用已知抗原检测未知抗体，也可用已知抗体检测未知抗原。反应有 5 种成分参与，分属 3 个系统：①反应系统（即已知的抗原/抗体与待测的抗体/抗原）；②补体系统；③指示系统，即绵羊红细胞与相应溶血素，试验时常将其预先结合，形成致敏绵羊红细胞。反应系统与指示系统竞争性的结合补体，试验中应先加入反应系统和补体，以利其优先结合。

在反应系统中，如只有已知的抗体/抗原，待测标本中没有相应的抗原/抗体存在，补体不能被结合，仍处于游离状态，可与后加入的致敏绵羊红细胞发生结合，引起溶血，为补体结合试验阴性。如在反应系统中存在待测的抗原/抗体，能与已知的相应抗体/抗原形成抗原-抗体免疫复合物而结合补体，再加入指示系统时，因反应液中已无游离补体存在，不能溶血，为补体结合试验阳性（图 7-2）。

二、技术要点

1. 补体系统　豚鼠在各种属动物中血清补体含量极丰富，因此实验室多采用新鲜混合豚鼠血清作为补体来源。补体性质不稳定，易受各种理化因素影响，故采集豚鼠全血后应及时分离血清，最好在当天使用。豚鼠血清亦可小量分装 -20℃保存，但必须避免反复冻融，如为冻干制品可较长时间（数年）保持活性。由于实验中指示系统和试验系统的两对抗原-抗体复合物需竞争性的结合补体，因此补体必须限量，以满足指示系统的溶血为度。

补体结合试验中补体的量过多或过少是导致假阳性或假阴性的重要原因，故实验前需滴定补体效价。滴定方法为：取 6 支试管，依次加入 1∶30 稀释的补体、缓冲盐溶液和 2U 的抗原，混匀后 37℃水浴 30 分钟，再加入致敏绵羊红细胞，混匀，37℃水浴 30 分钟温育后观察结果，以引起完全溶血的补体最少用量为 1U（表 7-2）。

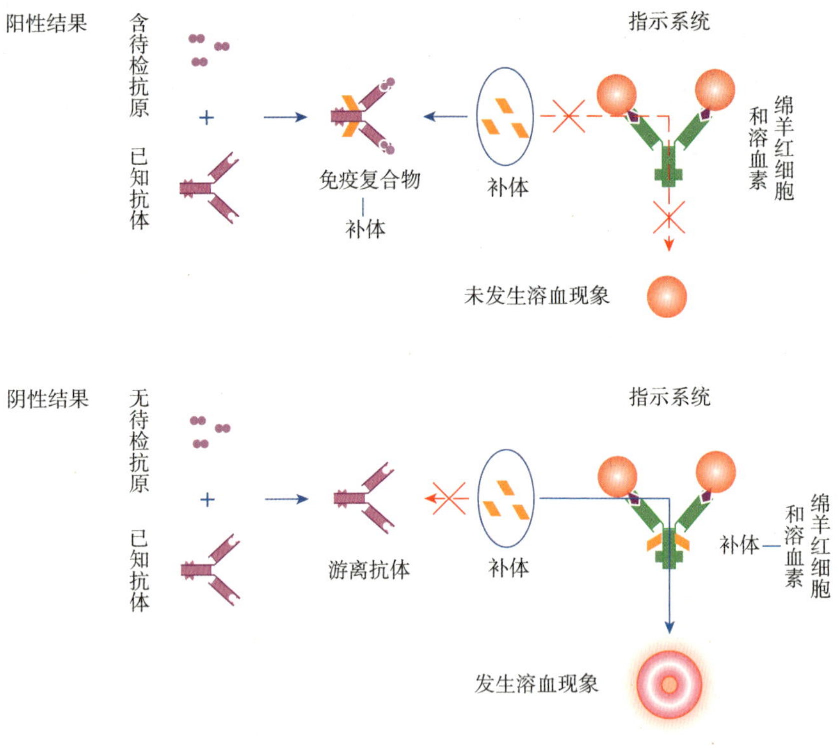

图 7－2　补体结合试验原理示意图

表 7－2　补体滴定结果示例

管号	1∶30 补体（ml）	缓冲盐溶液（ml）	2U 抗原（ml）		1%致敏 SRBC（ml）		结果
1	0.06	0.24	0.10	37℃ 水浴 30 分钟	0.20	37℃ 水浴 30 分钟	－
2	0.08	0.22	0.10		0.20		+
3	0.10	0.20	0.10		0.20		++
4	0.12	0.18	0.10		0.20		++++
5	0.14	0.16	0.10		0.20		++++
6	－	0.30	0.10		0.20		－

注：－ ＝完全不溶血，+、++ ＝部分溶血，++++ ＝完全溶血。

如表 7－2 所示结果，1∶30 的补体 0.12ml 为 1U，2U 则为 1∶30 补体 0.24ml。在补体结合试验中，补体用 2U 的补体 0.2ml，所需补体的稀释倍数为 30∶X＝0.24∶0.2，X＝25，即将补体原液按 1∶25 稀释后，每 0.2ml 含 2U 补体。

2. 指示系统　绵羊红细胞与溶血素结合，成为致敏绵羊红细胞。实验中使用的绵羊红细胞悬液浓度一般为 1%～2%，配制后应在 542nm 波长比浊，读取吸光度，以保证每次实验的红细胞浓度一致。溶血素多采用兔抗绵羊红细胞抗血清，需先经 56℃ 加热 30 分钟灭活补体，再用免疫溶血试验滴定溶血素效价。

3. 反应系统　用已知抗原/抗体检测待测抗体/抗原。抗原抗体反应在比例适当时出现的结果最为明显，因此实验前需要对抗原和抗体进行方阵滴度，找出最适比。在抗原、抗体方阵滴度中，使用溶血系统作为指示系统，以 100% 不溶血为反应终点，选择抗原和抗体都出现完全不溶血反应的最高稀释度作为抗原和抗体的效价，确定为 1 单位（1unit，1U）。将抗原和抗体分别用缓冲溶液做倍比稀释，按表 7－3 分别加入试管中。再在各个管中加入补体，孵育后再加入指示系统，37℃ 水浴 30 分钟后观察结果。

表 7－3　抗原、抗体方阵滴定结果示例

抗原	抗体					抗原对照
	1∶8	1∶16	1∶32	1∶64	1∶128	
1∶8	－	－	－	－	＋	＋＋＋＋
1∶16	－	－	－	＋	＋＋	＋＋＋＋
1∶32	－	－	－	＋	＋＋	＋＋＋＋
1∶64	－	－	－	＋＋	＋＋＋	＋＋＋＋
1∶128	＋＋	＋＋＋	＋＋＋＋	＋＋＋＋	＋＋＋＋	＋＋＋＋
抗体对照	＋＋＋＋	＋＋＋＋	＋＋＋＋	＋＋＋＋	＋＋＋＋	＋＋＋＋

注：－ ＝100%不溶血，＋ ＝25%溶血，＋＋ ＝50%溶血，＋＋＋ ＝75%溶血，＋＋＋＋ ＝100%溶血。

在表 7－3 中所示滴定结果，抗原效价为 1∶64，抗体效价为 1∶32，即 1∶64 抗原和 1∶32 抗体各作为 1U。在补体结合试验中，抗原一般采用 2～4U（1∶32～1∶16），抗体采用 4U（1∶8）。

4. 正式实验　待检血清应预先加热 56℃条件下 30 分钟，以破坏补体和除去一些非特异因素。将已滴定好的补体、已知抗原/抗体，按试验要求配制成一定浓度，按表 7－4 依次加入试剂，同时设一系列对照组，37℃水浴 60 分钟，或 4℃条件下 16～18 小时，再加入致敏绵羊红细胞，混匀，37℃水浴 30 分钟温育后观察结果。

表 7－4　补体结合试验

待测或对照	待检样品（ml）	抗原（或抗体）（ml）	补体（ml）	缓冲盐溶液（ml）		致敏红细胞（ml）	
待测血清管	0.1	0.1	0.2	－	37℃水浴 60 分钟或 4℃ 16～18 小时	0.2	37℃ 水浴 30 分钟
待测血清对照	0.1	－	0.2	0.1		0.2	
抗原（或抗体）对照	－	0.1	0.2	0.1		0.2	
补体对照（2U）	－	－	0.2	0.1		0.2	
补体对照（1U）	－	－	0.1	0.2		0.2	
补体对照（0.5U）	－	－	0.05	0.25		0.2	
致敏 SRBC 对照	－	－	－	0.4		0.2	

5. 结果判断　观察结果时，应首先观察各类对照管结果。待测血清对照管、抗原/抗体对照管应完全溶血；补体对照管应呈现 2U 为完全溶血，1U 为完全或部分溶血，0.5U 应不溶血，如 0.5U 补体对照出现全溶表明补体用量过多，如 2U（或抗体）对照管不出现溶血说明补体用量不够；致敏 SRBC 对照管应完全不溶血。当对照管结果与预期的结果吻合，说明本次实验结果有效，才可进一步观察待测管的结果。若反应系统中有相应的抗原或抗体存在，形成的抗原－抗体复合物与补体结合，补体被消耗，补体不能与指示系统致敏绵羊红细胞结合，无绵羊红细胞溶血现象发生，视补体结合试验阳性，反之反应系统无待测抗原或抗体，致补体未被结合，使其和指示系统结合发生绵羊红细胞溶血，则为补体结合试验阴性。

三、方法评价

补体结合试验的优点是对实验室条件要求低，不需要特殊仪器，适用性广。由于补体活化过程的放大作用，使得补体结合试验灵敏度较高，可达到 0.05μg/ml。该试验可用于定性或半定量检测未知的抗原或抗体，但抗体需为 IgG 或 IgM 型。但由于补体结合试验参与反应的成分较多，影响因素复杂，操作步骤繁琐，且补体不稳定。故在实际中已少有应用。

思考题

答案解析

案例 患儿，男，12 岁。因细菌感染加重入院治疗，近 5 年反复化脓性细菌感染或奈瑟菌感染，6 ~ 7 次/年。其母亲及哥哥也有类似症状，其父体健。经实验室检查，确诊为金黄色葡萄球菌感染，给予抗生素治疗，情况好转。主治医师怀疑其免疫功能缺陷，二次实验室检查及结果为：IgG 16g/L、IgA 2g/L、IgM 2g/L、IgD 0.02g/L、IgE 0.005g/L；抗核抗体（ - ）、抗双链 DNA 抗体（ - ）、抗可提取性核抗原（ENA）抗体（ - ）；使用流式细胞术检测淋巴细胞亚群示 $CD3^+$：70.52%，$CD3^+CD4^+$：37.43%，$CD3^+CD8^+$：28.44%，$CD4^+/CD8^+$：1.32。$CD3^-CD19^+$：10.73%；$CD3^-CD16^+CD56^+$：15.44%。

问题

（1）若其为免疫功能缺陷导致的反复感染，还应进行哪方面的检查？

（2）若问题（1）中检查指标异常，还应进行哪项检查继续明确病因？

（3）问题（2）中涉及的检查项目常用哪种方法进行测定，其原理是什么？

（陈　爽）

书网融合……

重点小结　题库　微课/视频 1　微课/视频 2　微课/视频 3

第八章　免疫比浊技术

PPT

学习目标

1. 通过本章学习，掌握免疫比浊技术的技术类型和原理；熟悉免疫比浊技术条件优化的选择；了解免疫比浊技术的抗体选择、纳米微球的选择及致敏方法。

2. 具备对终点散射免疫比浊法与速率散射免疫比浊法两者检测原理与方法学评价的理解能力和临床应用能力。

3. 回顾免疫比浊技术的发展史，树立对技术发展精益求精的精神。

免疫比浊技术（immunoturbidimetric assay，IA）是将液相中沉淀反应与现代光学仪器和自动化分析技术相结合的一项免疫分析技术。当可溶性抗原与相应抗体特异性结合，且二者比例合适时，在缓冲液中它们快速形成一定大小的抗原－抗体复合物，这种可溶性免疫复合物在促聚剂（聚乙二醇等）的作用下使反应液出现浊度，利用现代光学仪器对浊度进行测定从而获得待测抗原含量。根据检测光信号性质的不同，免疫比浊技术分为透射免疫比浊法（turbidimetric immunoassay，turbidimetry）和散射免疫比浊法（nephelometric immunoassay，nephelometry）两种，散射免疫比浊法又分为终点散射比浊法和速率散射比浊法。与经典沉淀法相比，免疫比浊技术具有操作简便、灵敏度高、重复性好且能自动化等优点，目前主要用于免疫球蛋白、补体、急性时相反应蛋白及某些治疗药物浓度等的测定。

免疫比浊技术的基础是抗原抗体反应产生免疫沉淀，在体外主要分为两个阶段，第一阶段为快速反应阶段，仅需几秒或几分钟就发生了抗原抗体特异性结合，肉眼不可见，在此阶段测定免疫复合物形成的动态速率，称为速率法；第二阶段为可见反应阶段，在电解质、pH、温度和适当振荡等条件下，抗原－抗体复合物进一步交联与聚集形成可见的复合物，在此阶段终末测定结果，称为终点法。

第一节　基本类型

根据光学仪器检测器的位置及其所检测的光信号性质不同，免疫比浊技术分为透射免疫比浊法和散射免疫比浊法两种类型。当形成的免疫复合物分子较小很难形成浊度或待测抗原分子大小极度不一影响检测结果准确性时，又建立了一种方法——胶乳颗粒增强免疫比浊法（particle－enhanced turbidimetric immunoassay，PETIA），提高了免疫比浊技术的灵敏度和反应速度，实现检测微量化。透射免疫比浊法是通过测定溶液中抗原－抗体复合物对透射光衰减的光量，一般在检测器与透射光夹角为0°或180°，即直射角度上测定透射光强度；而散射免疫比浊法则是通过测量抗原－抗体复合物对入射光呈适宜角度散射的光量，通常在光路的5°～96°角的方向上测量光强度（图8－1）。

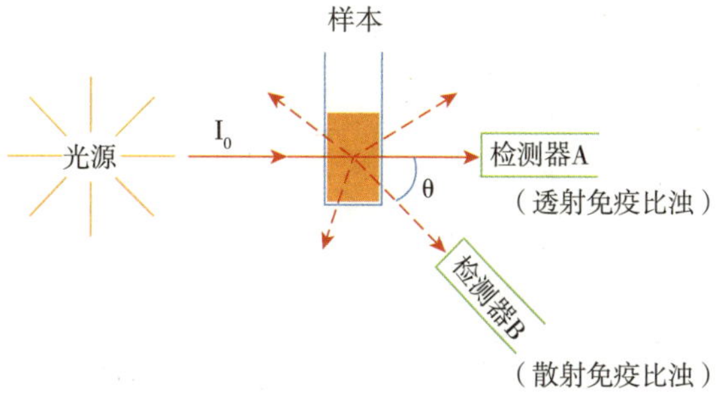

图8－1　透射免疫比浊法和散射免疫比浊法光路示意图

一、透射免疫比浊 微课/视频1 微课/视频2

1959 年 Schultze 和 Schwick 等利用血浆蛋白与其特异抗体结合后形成的复合物能引起液体浊度改变，使光线透过量减少，而被吸收光线的量与免疫复合物形成量呈正相关的原理，建立了透射比浊法。

1. 基本原理 根据 Lambert - Beer 定律，当一定波长的光线通过抗原抗体反应的溶液时，由于抗原 - 抗体复合物的形成使入射光被反射、吸收，引起透射光减少，光吸收量增多，入射光被吸收的量与抗原 - 抗体复合物形成的量呈正相关，反之，入射光通量与抗原 - 抗体复合物形成的量则呈负相关关系。测量通过反应体系后的透射光强度，或者测定反应体系的吸光度，即可推导出溶液中待测物质的浓度。基本方法是：①准备待测样品及 5 个浓度的抗原标准液；②将标准抗原液（5 个浓度）和待测样品各自与适当过量的抗血清混合，在一定反应条件下，待抗原抗体反应完成后，在 340nm 处检测各管吸光度；③按log - logit 转换或 $y = ax^3 + bx^2 + cx + d$ 方程进行曲线拟合，以标准抗原浓度及所测得吸光度值制备剂量 - 反应曲线；④依照待测样品管的吸光度值，按剂量 - 反应曲线求得待测样品中抗原的浓度。

2. 方法评价 透射免疫比浊法操作简便，抗干扰能力强，结果较准确，重复性好，能用全自动化或半自动化仪器进行检测，检测成本低，灵敏度比单向免疫扩散法高 5 ~ 10 倍，CV 值 < 10%。精密度优于散射免疫比浊法，但由于透射比浊法是检测抗原抗体反应的第二阶段，需在抗原抗体反应达到平衡后才能进行，因此耗时较长，且检测时所需抗体量较大。此外，待测物分子较小或数量较少，形成的抗原 - 抗体复合物较少时，对光通量影响不大，因此，与散射比浊相比，灵敏度较低。

二、散射免疫比浊 微课/视频3

1967 年，Ritchie 等提出用激光散射来测定悬浮的免疫复合物颗粒与入射光束成一定角度时光散射的强度来评估物质含量并称为散射比浊法。该方法尽管不完善，但将过去需数十小时的凝胶内免疫沉淀法缩短为几小时，大大加快了检测速度。透射免疫比浊和散射免疫比浊技术均采用终点法，测定的是抗原抗体反应的第二反应阶段，需 2 ~ 3 小时。1977 年，Sternberg 进一步发展建立了速率散射比浊法（rate nephelometry），它检测抗原抗体反应的第一阶段，使检测时间缩减至 1 ~ 2 分钟并实现了微量抗原的定量测定。

1. 基本原理 溶液中的抗原 - 抗体复合物受到一定波长的光线照射后对光线产生折射、偏转，从而产生散射光，通过测定散射光的强度进而推算得到待测抗原的含量。形成散射光的强度与免疫复合物的含量、大小、形状等有关，与加入抗原后的时间、光源的强弱、波长（单色性）以及测量角度也密切相关。以标准抗原浓度及所测得吸光度值制备剂量 - 反应曲线（方法同透射免疫比浊法），依据所测散射光强度可以计算出待测抗原的量。

根据免疫复合物颗粒直径与入射光波长的关系，散射光可分为三种。

（1）Rayleigh 散射　当免疫复合物颗粒直径小于入射光波长的 1/10 时，散射光被对称平衡地散射到各个方向。当入射光轴为任一角度 θ 时，测定的散射光强度等于 $180° - \theta$ 的散射光强度。与入射光轴呈 0°和 180°时散射光强度最大，呈 90°时散射光强度最小。

（2）Debye 散射　当免疫复合物颗粒直径大于入射光波长的 1/10 至接近入射光波长时，散射光强度呈不对称分布，随着颗粒直径增大，前向散射光强于后向散射光。当入射光轴为任一角度 θ 时，测定的散射光强度不等于 $180° - \theta$ 的散射光强度，并随着颗粒的增大，测定角度 θ 越小于 90°，则散射光强度越大。

（3）Mie 散射　当免疫复合物颗粒直径接近或大于入射光波长时，则散射光强度呈显著不均匀分布，前向散射光远远大于后向散射光（图 8 - 2）。

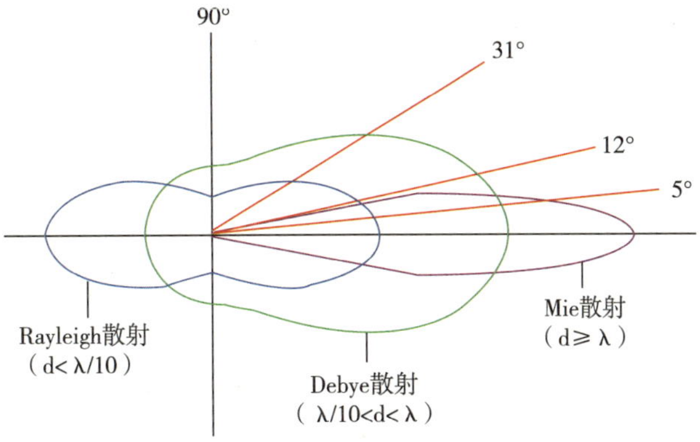

图 8－2　免疫复合物颗粒与散射光的关系

散射比浊法测定的免疫复合物大小一般为 35～100nm，多属于 Rayleigh 散射，即散射光的强度与免疫复合物的量成正比，同时也与散射夹角成正比，但与波长成反比。光强度计算的方程式为：

$$I_0 = I_0\left(\frac{24\pi^2}{{}^2\gamma^2}\right)NV^2\left(\frac{n^2-n_0^2}{n^2+2n_0^2}\right)^2(1+\cos^2\theta)$$

式中，I_θ为与入射光成 θ 角度时的散射光的强度；λ 和 I_0分别为入射光的波长和强度；r 为焦点至检测器的距离；N 为散射粒子数（抗原－抗体复合物的数量）；V 为粒子的体积；n 为粒子的折射率；n_0为溶剂的折射率；θ 为入射光与散射光的夹角。入射光波长越小，散射光越强；散射光强度与粒子的浓度和体积成正比；散射光强度与焦点至检测器距离的平方成反比；测定的 θ 角越小，散射光越强。因此，在散射比浊中，适当增加抗原－抗体复合物的体积，减少入射光的波长，减小检测角度，以及使用激光、较短波长等高强度光源作为入射光，都可提高检测灵敏度。

在散射比浊测定中，抗原与抗体结合形成的复合物颗粒，体积由小变大，同时该颗粒的大小随抗原抗体的比例、浓度和分子大小而变化，相应地出现了散射光强度随 θ 而变化的情况，因此，很难用固定的公式来计算散射光的强度。在实际应用中，一般采取不同光源和适当的角度测量散射光强度（表 8－1），避免了透射光中所含有的透射、散射甚至折射等杂信号成分的影响。

表 8－1　适用于散射比浊的光源及其最适角度

光源	波长（nm）	散射夹角（°）
碘钨灯	400～620	70
氦镉灯	442	15～30
氦氖灯	633	5～20
汞灯	355	90

2. 测定模式　散射免疫比浊法分为终点散射比浊法（end－point nephelometry）和速率散射比浊法（rate nephelometry）。

（1）终点散射比浊法　当抗原、抗体相遇后作用一定时间，免疫沉淀反应达到平衡后，测定溶液中产生的散射光信号，即为终点散射比浊法。终点散射比浊法反应分两个阶段，预反应阶段和反应阶段。在抗原抗体反应前，根据已知抗体的浓度，按照适当的比例设定抗原浓度的阈值。以全量样本 50μl 为例，预反应阶段，加入少量样本（5μl）与抗体反应，测定预反应阶段散射光信号值，如反应强度超过阈值，说明待检样本浓度过高，本次检测失效并终止，按一定比例稀释标本后，再重新检测；如散射光信号未超出阈值，检测可继续进入反应阶段，再加剩余待检样本（45μl），测定反应阶段散射光信号。用反应阶段测得的信号值减去空白本底信号值获得信号峰值，经计算机处理后转换为待测抗原浓度（图 8－3）。

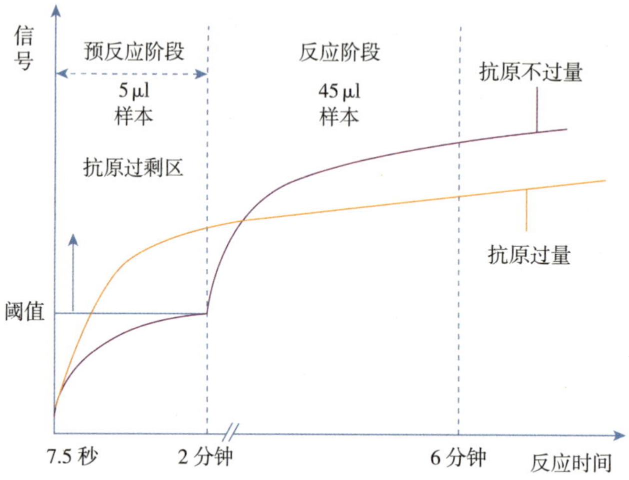

图 8－3　终点散射比浊法原理示意图

方法评价：本法可用自动化仪器测定，检测灵敏度在微克（μg）水平，高于透射比浊法。但该检测方法存在一定的局限性，首先终点散射比浊法是免疫反应达到平衡、直到反应终末时检测，仍是检测抗原抗体反应的第二阶段，测定时间长，不适合快速检测。其次，终点法存在反应本底干扰，测定样本的含量越低，本底干扰越大。在微量测定时，本底干扰是影响准确测定的重要因素。

（2）速率散射比浊法　在单位时间内测定抗原－抗体复合物形成的最快时间段的散射光信号值。速率散射比浊法中抗原－抗体复合物形成的时间与速率（单位时间复合物的变化）的关系是一个动态变化的过程（表 8－2）。

表 8－2 在抗原抗体反应初期，因抗体量大于抗原量，形成的免疫复合物为小分子不溶性颗粒，产生的散射光信号会逐渐最强，形成的速率散射信号值也随之增大。如图 8－4 所示案例，当抗原浓度越接近等价带时，抗原－抗体复合物形成的速率越快，达到峰值的时间越短，25 秒处出现反应最快的速率峰，该峰值大小与待测物抗原浓度呈正相关。在抗原抗体反应后期，抗原－抗体复合物形成的速率变慢，形成的速率散射信号值也随之减小。抗原与抗体结合形成免疫复合物的速度，是非匀速的，在每个单位时间内并不相同。选取反应速率最大，且与被测物浓度变化呈线性关系的速率峰值，制作剂量－反应曲线，通过计算机可获得被测物浓度。

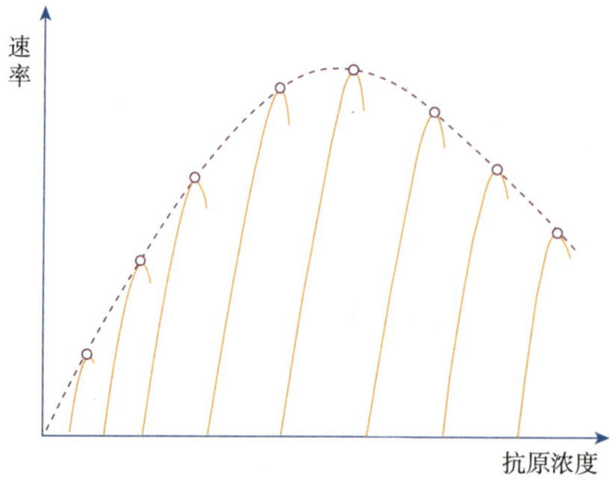

图 8－4　抗原抗体反应与散射光峰值信号的动态变化示意图

表 8-2　抗原-抗体复合物形成的时间与速率关系

累计时间（秒）	形成复合物的量	形成速率
5	8	-
10	13	5
15	25	12
20	60	35
25	150	90
30	230	80
35	300	70
40	360	60
45	415	55
50	450	35
55	480	30
60	500	20

方法评价：速率散射比浊法测定的是抗原抗体反应的第一阶段，检测不必等到抗原抗体反应达到平衡，因此检测时间短，速度快（30~60秒完成测试）。速率法测定的散射信号理论上不受本底散射信号的干扰，可对微量样本进行检测，灵敏度高，特异性强，检测线性范围宽，可自动化。

三、增强免疫比浊

在比浊法中，若抗原抗体形成的免疫复合物分子较小则难形成浊度，含量极少的抗原无法检测出来；此外，如果待测的抗原分子大小极度不一致［如载脂蛋白（a）是目前所发现最具多态性的人类蛋白质，其分子量在250000~800000］，导致形成的抗原-抗体复合物产生不一致的光散射和光吸收，影响测定结果的准确性。为解决上述问题，建立了一种改良的免疫比浊检测方法——胶乳颗粒增强免疫比浊法（particle-enhanced turbidimetric immunoassay，PETIA）。PETIA 又称为免疫胶乳比浊测定法（immunolatexturbidimety），是一种稳定、准确的均相免疫比浊检测方法，目前主要用于人体血清、血浆、尿液及脑脊液中特殊蛋白的测定。

1. 基本原理　PETIA 是在高分子胶乳颗粒表面交联单克隆抗体或抗原，当交联有抗体或抗原的颗粒与待测抗原或抗体相遇后，短时间内会迅速凝聚，从而改变了反应液的散射光性能或透射光性能（即吸光度），这样的改变与待测抗原或抗体的浓度有较强的相关性，在一定范围内可以反映待测物的浓度。PETIA 分为透射免疫增强比浊法和散射免疫增强比浊法两种。

胶乳（latex）是聚合物微粒分散于水中形成的胶体乳液的总称。1955年，Vanderhoff 等在失重条件下使用乳液聚合法首次合成直径为 2~30μm 的聚苯乙烯（Polystyrene，PS）胶乳微球（microsphere）。随着材料技术的进步，后续可以采用无皂乳液聚合、种子乳液聚合、微乳液聚合、细乳液聚合、分散聚合、辐射乳液聚合、“活性”或可控自由基乳液聚合等方法合成不同分子量、直径、形态、结构以及带有不同功能基团的各类微球。胶乳微球尺寸由原来微米级别微球进一步研发至纳米级别微球。目前 PETIA 常采用的胶乳微球为惰性微球、羧基化微球和氨基化微球。制备微球载体材料主要是聚苯乙烯。常用胶乳颗粒直径为 20nm~4μm，胶乳颗粒的应用，使检测的灵敏度得到了极大的改善，可达到 1.0ng/ml。目前已经用于多种蛋白的定量分析，如甲胎蛋白（AFP）、脂蛋白 Lp（a）［lipoprotein（a）］、高敏 C 反应蛋白（hs-CRP）以及半胱氨酸蛋白酶抑制剂（Cystatin C）等。

PETIA 对胶乳颗粒的要求严格：①胶乳颗粒直径，一般原则是胶乳颗粒直径（大小）要稍小于入射光的波长。目前多用200nm的胶乳颗粒和340nm波长的入射光。如图8-5所示，单个胶乳颗粒（a）不阻碍光线透过；抗原抗体结合形成的凝聚胶乳大颗粒（b）使透射光减弱或散射光增强；②胶乳颗粒的均一性，直接影响光散射结果，实验中需要选择均匀一致的胶乳颗粒；③常用的胶乳颗粒是聚苯乙烯胶乳，其带有负电荷、能物理性吸附蛋白质，保存时要使用洁净器皿并加保护剂，以避免杂质颗粒的干扰，提高稳定性。

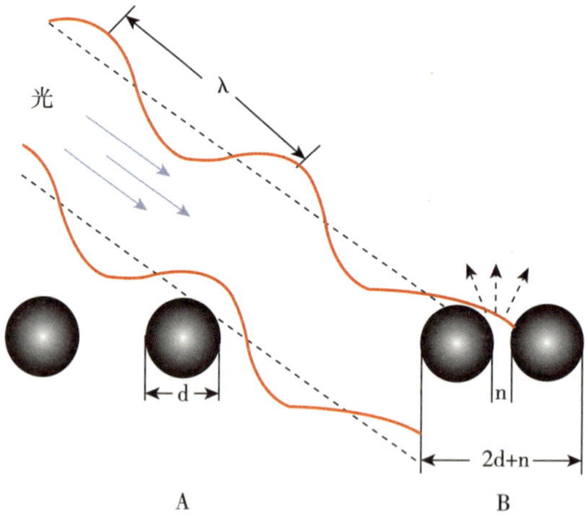

图8-5 免疫增强比浊法分析原理示意图

（A）抗体致敏的胶乳颗粒在波长之内可透过光线；（B）抗体致敏的胶乳颗粒结合抗原后，入射光不能通过，形成光线衰减

2. 方法评价 PETIA在均相反应体系中进行，个体免疫复合物对结果的影响小；抗原抗体反应后直接测定反应液的吸光度值或散射光度值，省去了反复孵育和洗板等繁琐的操作步骤，数分钟即能获得结果，因此PETIA具有操作简便、检测速度快、易自动化、灵敏度高于普通比浊法的优点，普通比浊法的检测灵敏度最高达mg/L，而PEITA检测灵敏度可达ng/ml水平。由于胶乳与抗体的结合是化学交联反应，容易使抗体失活出现免疫胶乳轻度自凝或抗体活性降低，直接影响测定结果。用纳米微球作为单克隆抗体的载体，解决了胶乳与单克隆抗体结合能力不强、临床检测线性范围窄、干扰因素多以及实验稳定性差等问题，很大程度上促进了免疫比浊法在临床的应用。

知识拓展

多聚粒技术

多聚粒技术是一种混合3种以上不同颗粒大小纳米微球的胶乳颗粒增强比浊技术，大颗粒微球可提高试剂检测低限灵敏度，小颗粒微球可提高试剂检测高限。技术关键是摸索不同颗粒大小微球的最佳混合比例，从而解决检测低限和检测高限的矛盾。此外，该技术通过化学反应处理对微球进行二次收敛聚合改进，测定高浓度样本时（如检测尿微量蛋白），这些微球可有效降低试剂高浓度区钩状效应，拓宽胶乳免疫比浊试剂的线性范围和抗原过剩范围，解决抗原过剩产生的假阴性。

第二节 技术要点

免疫比浊分析技术的基础就是抗原抗体反应形成免疫复合物，使液相介质的浊度发生改变，通过现代光学测量仪器对浊度进行测定从而获得待测抗原的含量。因此检测抗体的选择、纳米微球的致敏及抗原抗体反应条件的优化对方法学的灵敏度和特异性的提高极为重要。

一、抗体的选择

为了提高检测微量样本、小分子多肽或蛋白质的敏感性和准确性，在实验中选择合适的抗体尤为重要，可以从抗体的特性、种属来源及性价比等方面进行选择。

1. 抗体质量　需选择特异性强、亲和力好、纯度和效价高的抗体。特异性差的抗血清，由于含有大量非特异性抗体，反应后可形成非特异性浊度（"伪浊度"），出现假性升高；低效价（<1∶20）抗体会使试剂消耗增多，同时也可增加"伪浊度"的产生。

2. 抗体类型　免疫比浊技术中，抗体用量较大，多采用多克隆抗体（免疫血清）。根据抗血清来源的动物种类不同，抗体可分为 R 型（rabbit type）和 H 型（horse type）。R 型抗体特异性和亲合力较强，具有较宽抗原抗体反应的等价带，与抗原结合后不易解离，在抗体过剩时易形成大而稳定的复合物；H 型抗体亲和力弱，抗原抗体反应的等价带较窄，抗原抗体结合后极易解离，抗原或抗体过剩均可形成可溶性复合物。因此，R 型抗体是较为理想的选择。

二、纳米微球的包被

纳米微球（nanospheres）是指直径在纳米级（一般为 1～500nm）用作载体的高分子材料的小颗粒，具有与宏观颗粒不同的纳米效应，包括表面效应、体积效应、量子尺寸效应和宏观量子隧道效应。制作纳米微球的材料有天然生物材料（壳聚糖、胶原、脂蛋白等）和合成高分子材料（PEG、聚乙烯醇等）两大类。按材料的类型可以分为金属纳米微球（贵金属金、银）、半导体纳米微球、复合型纳米微球（聚苯乙烯胶乳、二氧化硅等）和磁性纳米微球（金属合金、铁的氧化物）等。在纳米微球上键合功能性基团（如羟基、羧基、氨基等），使其具有催化、吸附和光学性质等特定功能，成为功能性纳米微球（functional nanospheres），可以作为药物载体、酶载体、导电球、磁珠等广泛应用于生物制药、食品安全检测和医疗诊断等行业。

纳米微球的致敏就是利用各种功能性微球作为载体，与免疫活性物质（抗原或抗体）进行连接或耦合形成免疫微球复合物。免疫微球技术（immunomicrosphere technique）则是以免疫微球进行免疫、靶向或用于其他生物学检测的一项技术。在各类免疫微球中，聚苯乙烯胶乳微球具有比表面积大、单分散性良好、生物相容性优异、易于分离纯化等优点，宜用于抗原抗体分子的负载，在生物医药领域得到广泛应用。

在免疫比浊技术中，连接在胶乳纳米微球表面的抗原或抗体与相应的抗体或抗原特异性结合，由于胶乳的凝聚作用，在反应过程中起到增强信号的作用，可以将检测的灵敏度提高几个数量级，达到准确的定量效果（图 8－6）。选择粒径小的胶乳微球，所需抗体量较多，精密度和线性相对较好；选择粒径大的胶乳微球，所需抗体量较少，精密度和线性相对较差，但灵敏度较好。目前制备免疫胶乳微球的主要方法有物理吸附法、共价偶联法、亲合素－生物素桥联法、直接组合法、多肽桥连接法等，其中以物理吸附法和共价偶联法为最常用方法。

1. 物理吸附法　表面修饰有磺酸基、羧基、醛基的微球都属于疏水微球，采用物理吸附原理吸附抗体（蛋白质），主要是依靠有疏水基团的抗体和微球上相应基团的配位结合而吸附，只需将微球溶液和抗体溶液混合，反应后除去未结合的游离抗体即可获得胶乳－抗体复合物。物理吸附法制备的胶乳－抗体复合物特异性较低，有些抗体吸附到微球表面后活性降低，甚至失活，且稳定性易受到 pH、离子强度及去污剂的影响，限制了其实际应用。

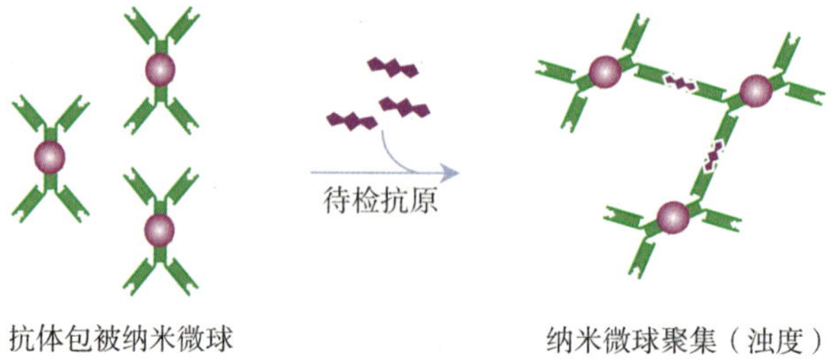

图8－6　纳米微球增强比浊的原理示意图

2. 共价偶联法　具有不同表面基团的微球，可以通过一定的活化剂与抗体/抗原表面的相应基团偶联（表8－3），比物理吸附法稳定，是目前制备胶乳－抗体/抗原复合物的重要方法。在免疫比浊技术中，1－乙基－碳酰二亚胺盐酸盐（EDC）、N－羟基硫代琥珀酰亚胺（NHS）是制备免疫微球的常用活化剂，活化带羧基的微球后连接抗体；硼氢化氰常用来连接活化带氨基的微球和抗原。

胶乳颗粒增强免疫比浊法适用的胶乳颗粒一般是表面修饰有氨基、羧基的微球，通过与抗体/抗原共价偶联（疏水作用力和氢键结合）的方式结合，使微球与抗体/抗原之间形成一化学桥联臂，有效降低空间位阻效应，最大程度保持抗体、抗原的三维空间结构并有效保护抗原抗体结合的活性位点。抗体与微球偶联反应的部位绝大多数发生在抗体的 Fc 端，对抗体与抗原的特异性结合影响不大。

胶乳纳米微球与抗原或抗体偶联后，需要洗涤分离，可采用离心或切向流过滤技术进行分离。离心力与所使用乳胶微球粒径有关，一般粒径为 70nm 左右微球大概需 13000r/min 离心 30 分钟以上，粒径越小所需时间越长，离心力越大。切向流过滤是对生物分子进行快速、高效分离和纯化的技术，可对 10ml 至数千升体积样品进行浓缩和脱盐，超滤膜孔径一般在 1～100nm，可对不同大小的分子进行分离。与离心相比，切向流过滤可在更短时间内达到更高的样品浓度。切向流过滤可对样品进行浓缩和洗滤，节省时间，避免样品损耗。

胶乳纳米微球的保存受到多种因素的影响，如高电解质浓度、表面价电荷的中和或冷冻都可造成胶乳微球的自凝集。因此，保存胶乳纳米微球时缓冲溶液的浓度不要超过 50mM；负电荷胶乳微球不能使用阳电荷的缓冲溶液如 Tris 缓冲溶液保存；只能冷藏保存。

表8－3　微球表面基团之类及其反应

微球表面基团	活化剂	反应基团	化学键类型
羧基	EDC/（sulfo）NHS；CDI；CMPI	伯氨；仲氨	酰胺；仲胺
氨基	硼氢化氰	羟基琥珀酰亚胺酯；醛基；卤乙酰基；氯甲基酯	酰胺；仲胺或叔胺
酰肼	硼氢化氰	羟基琥珀酰亚胺酯；醛基	二酰基肼；还原型腙
醛基	硼氢化氰；苯胺	酰肼；肼；氨氧基	腙；肟
环氧基		氨基；巯基；羟基	仲胺；硫醚；醚
巯基	交联剂；四硫磺酸钠；4,4′－联吡啶二硫醚	马来酰亚胺；卤乙酰基；二硫吡啶；环氧基；羟基琥珀酰亚胺酯；乙烯砜	硫醚；二硫化物硫醚
羟基	CDI；对甲苯磺酰氯羟基溴化氢；DSC；双环氧基化合物	氨基；巯基；羟基	胺；仲胺；硫醚；醚
金属基	硫醇或二硫醇		

三、分析条件优化

免疫比浊技术中抗原抗体反应受诸多因素的影响，除了抗原和抗体自身的性质、活性以及浓度

（或效价）等之外，还受到一些反应环境条件的影响。

1. 抗原、抗体的比例　抗原和抗体的比例是浊度形成的关键因素，抗原和抗体必须保持在适当比例时才会出现最高结合率。根据 Heidelberger－Kendall 曲线（图 8－7），在抗体水平恒定条件下，抗原量和比浊检测信号之间的关系分为三个区。①抗体过剩区：在抗体过剩时，部分抗体因未能与抗原结合而存在较多的空白结合位点，此时加入抗原即可与抗体结合并形成进一步的交联，使溶液的溶解度逐渐降低，测定的光信号则逐渐增强。此区内抗原量与光强度信号之间成正比。②抗原抗体平衡区：当抗原浓度不断增加，达到抗原－抗体浓度大致相等时，抗原抗体之间结合交联最强，此时抗原－抗体复合物的溶解度最低，测定的光信号最强。③抗原过剩区：在抗原过剩时，由于抗体数量有限，无法与全部的抗原结合，此时抗原－抗体复合物的溶解度逐渐增加，测定的光信号则逐渐下降。因此在免疫比浊技术中，通常选择抗体过量，以利于抗原－抗体复合物的快速形成，并保持相对不溶性，从而保证所有待测抗原能完全与抗体结合使检测反应的光信号与抗原量的增加成正比。在免疫检测中由于抗原和抗体浓度比例不合适而导致检测结果呈假阴性的现象，被称为“钩状效应（hook effect）”。钩状效应通常有两种情况，一种是抗体过量，被称为前带效应；另一种是抗原过量，被称为后带效应。

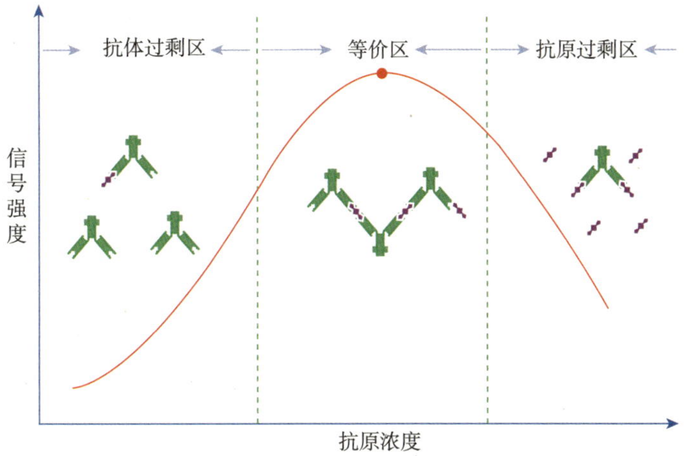

图 8－7　Heidelberger－Kendall 免疫沉淀曲线

然而抗体过剩必须适量，实验中掌握抗体的浓度是关键。一般原则是先确定某一被测物的正常值，以高于或低于此正常值的 50% 作为测定范围，抗体在此范围内均应保持过剩。为了减少“伪浊度”的出现，还应对抗原（待测样品）进行适当地稀释。目前全自动免疫比浊测定仪均具有抗原过量的自动监测功能，并能对含过量抗原的待测样品进行自动稀释、重新检测。其设计原理是：在抗体过量的前提下，待测抗原在反应液中与抗体快速反应形成稳定的小复合物颗粒，产生散射光信号，该信号随复合物的增加和时间的延长（在抗体过量阶段）而动态性增强，形成速率峰值信号。在规定时间内反应介质中的抗体应将待测抗原全部结合，无游离抗原存在，此时再次加入已知的相应抗原，该抗原与剩余游离抗体结合形成复合物，可出现第二个速率峰值信号（图 8－8），表明第一次速率峰值信号是由全部的待测抗原产生，以此速率峰值计算待测抗原的量。如再次加入已知相应抗原后不出现第二速率峰值信号，说明反应介质中已无游离抗体存在，第一速率峰值信号是由部分待测抗

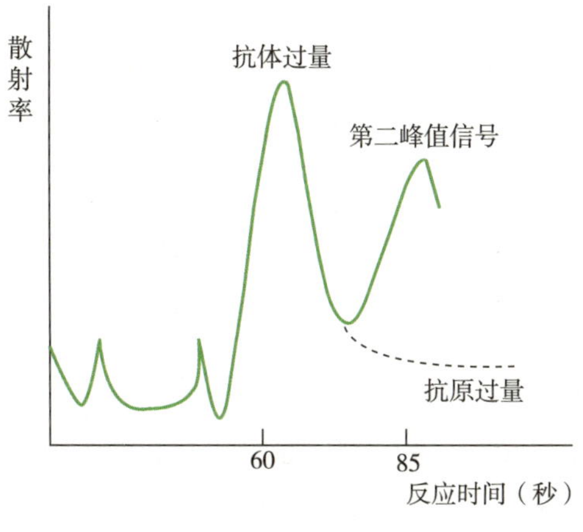

图 8－8　抗原过量检测速率峰值信号产生示意图

原产生，其测定结果不准确，提示应将待测样本进一步稀释，重新进行检测，以获取全部抗原的真实浓度，保证检测的准确性。

2. 抗原抗体反应的条件 抗原抗体反应液的最适 pH 为 6.5～8.5，超过此限度则不易形成复合物，甚至可引起复合物解离。在一定范围内，离子强度大，复合物形成快；离子强度过低或无电解质存在，则不易出现可见的沉淀反应。离子的种类也可影响免疫复合物的形成，一般常使用磷酸盐缓冲液作为免疫比浊的反应液。

3. 增浊剂 为了提高抗原－抗体复合物形成的速度，会在反应体系中加入增浊剂（亦称促聚剂）。常用的增浊剂为聚乙二醇（PEG），它是一种非离子型亲水剂，主要的作用是消除蛋白质（抗原、抗体）分子周围的电子云和水化层，促进特异性的抗原、抗体分子靠近并结合形成大分子复合物，在终点法可缩短反应时间，速率法可增加反应峰值。增浊剂浓度过高易引起血清中其他蛋白质如血清中 IgM、α_2 巨球蛋白、脂蛋白等非特异性沉淀，形成“伪浊度”，影响检测结果的准确性。常用 PEG 的浓度为 3%～4%。

4. 脂血标本 高脂血症（尤其含有乳糜微粒和其他大分子脂蛋白）血标本会引起非特异性光散射，使测定值假性升高。将脂浊血清加盖密封，经 12000～16000r/min 高速离心 10 分钟，血清可以分成两层，吸取下层的血清进行实验即可避免高血脂的影响。

5. 入射光光源和波长 透射免疫比浊法（如生化分析仪）采用卤素灯光源，由于抗原－抗体复合物颗粒大小多在 35～100nm，被近紫外光线照射可获得最大吸收峰，故选择 290～410nm 范围波长的光线测定效果最好，目前多选用 340nm 的光波。散射免疫比浊法（如特定蛋白仪）采用红外线高性能发光二极管为光源，能避免血清标本自身荧光的干扰。监测前向散射光强度时光电倍增管的位置与光源轴的夹角通常采用前 5°～20°夹角，以减少内源性物质光散射的干扰。

6. 标准曲线与质量控制 免疫比浊技术通常采用多点校准与非线性拟合的方法，即使用系列梯度浓度的校准品进行定标，经 3 次曲线方程拟合出的浓度－光密度关系曲线方程，作为定量的工作曲线，以提高检验结果的准确性。启用新批号试剂，应重新制定标准曲线。检测前应使用质控血清进行室内质量控制，以确保检验结果的可靠性。

第三节　临床应用

免疫比浊分析技术早期主要用于血清、尿和脑脊液中某些特种蛋白质的含量进行测定，用于一些慢性疾病如慢性肾病、糖尿病、风湿类疾病等的诊断。近年来，由于技术的不断发展、完善，兼顾透射比浊和散射比浊两种方法、结合胶乳增强技术和速率散射比浊等多种技术的专业化设备——特种蛋白分析仪应运而生，它具有检测灵敏度高、重复性好、检测速度快、线性范围宽、操作简易等优点，可进行多种蛋白质的检测，可用于感染、心血管、类风湿、神经系统、血液系统和肝脏系统等多种疾病的诊断以及免疫功能、肾脏功能、营养功能、过敏状态和一些小分子量治疗药物浓度的监测（表 8－4）。

表 8－4　免疫比浊技术检测项目分类组合表

疾病检测分类	常见检测项目
感染性疾病	α_1－酸性糖蛋白，抗胰蛋白酶，纤维蛋白原，触珠蛋白，血清淀粉样蛋白 A，C 反应蛋白，铜蓝蛋白
心血管疾病	载脂蛋白 AⅠ，载脂蛋白 B，载脂蛋白 AⅡ，载脂蛋白 E，脂蛋白 α，超敏 C 反应蛋白，肌红蛋白，同型半胱氨酸
类风湿疾病	类风湿因子，C 反应蛋白，抗链球菌溶血素 O，抗链球菌 DNA 酶 B

续表

疾病检测分类	常见检测项目
神经系统疾病	白蛋白，α_2-巨球蛋白，IgA、IgG、IgM
血液系统疾病	贫血疾病：触珠蛋白，铁蛋白，转铁蛋白，血红素结合蛋白，可溶性转铁蛋白受体 凝血疾病：抗凝血酶Ⅲ，C1 抑制物，纤溶酶原抗原
肝脏疾病	α_1-抗胰蛋白酶，抗凝血酶Ⅲ，铜蓝蛋白，补体 C3、C4，IgA、IgM，糖缺失性转铁蛋白
免疫功能	IgA，IgG，IgM，IgE，IgG 亚型（G1、G2、G3、G4），κ 轻链/游离 κ 轻链，λ 轻链/游离 λ 轻链，补体 C3，补体 C4，C 反应蛋白
肾脏功能	尿微量白蛋白，转铁蛋白，α_1-微球蛋白，α_2-巨球蛋白，β_2-微球蛋白，血清胱抑素 C，IgG，IgA
过敏状态	IgE
营养功能	白蛋白，前白蛋白，转铁蛋白，铁蛋白，铜蓝蛋白，血红素结合蛋白，视黄醇结合蛋白，纤维粘连蛋白
药物浓度	地高辛，卡马西平，巴比妥，茶碱，妥布霉素，苯妥因，丙戊酸，庆大霉素

思考题

答案解析

案例　患者因怀疑肾病综合征行尿蛋白和尿微量蛋白检测，结果显示：24 小时尿蛋白为 + + +（3.5g/24h），尿微量白蛋白（mALB）<5mg/L。尿蛋白为 +++，呈强阳性，而 mALB <5mg/L，二者结果矛盾。经系列分析，排除尿蛋白为假阳性的可能，推测 mALB 结果可能出现假阴性。特定蛋白分析仪工作正常，mALB 定标曲线正常，质控在控，尿液标本呈淡黄色、清亮，重点怀疑是标本浓度过高出现假阴性。对尿液标本用生理盐水分别稀释 2 倍、4 倍和 6 倍，检测结果分别为 <5mg/L、<5mg/L 和 293.62mg/L。

问题

（1）mALB 的检测方法是什么？

（2）mALB 出现假阴性的原因是什么？

（3）mALB 的正确结果是什么？

（李继霞）

书网融合……

重点小结　　题库　　微课/视频 1　　微课/视频 2　　微课/视频 3

第九章　荧光免疫技术

PPT

学习目标

1. 通过本章学习，掌握荧光抗体技术和荧光免疫分析技术的类型、原理及临床应用；熟悉常用荧光物质；了解荧光标记物的制备。

2. 具有正确使用荧光免疫技术解决医学检验问题的基本能力。

3. 回顾荧光免疫技术的发展历程，树立不断进取、开拓创新的科学探索精神。

荧光免疫技术（fluorescence immunoassay，FIA）是在免疫学、生物化学和显微镜技术的基础上将抗原抗体反应的特异性与荧光物质检测的敏感性和形态学的直观性结合起来的一种免疫检测技术。1942 年 Coons 等首次报道用异氰酸荧光素标记抗体用于检测肺炎链球菌抗原，由于当时异氰酸荧光素标记物的性能较差，未能推广使用。直至 1958 年，Riggs 等合成了性能较为优良的异硫氰酸荧光素（FITC），使荧光免疫技术逐渐得到推广应用。近年来，荧光免疫技术有了很大的改进和发展，其标准化、定量化和自动化进入了一个新的发展阶段，已成为医学检验领域的重要测定方法，被广泛应用于临床诊断、疾病研究和药物筛选等领域。

第一节　基本知识

荧光免疫技术通过使用荧光标记物标记已知的抗原或抗体，以实现与未知待检测的抗体或抗原的特异性结合，随后通过检测荧光信号实现对未知的待检抗体或抗原的定性、定量或定位分析。该技术的成功与否与荧光标记物的选择、荧光物质标记过程、荧光检测器的使用及结果观察密切相关。本节介绍荧光物质、荧光标记物的制备、荧光显微镜和激光共聚焦显微镜方面的内容，其中常用的荧光素和镧系元素的基本性能及时间分辨功能为本节重点内容。

一、荧光物质 微课/视频 1

荧光素（fluorochrome）又称荧光染料，是指受到某一波长的光激发后能产生荧光的物质。自然界中许多物质都可产生荧光现象，但并非都可用作荧光素。只有那些能产生明显荧光并能作为染料使用的有机化合物才能称为荧光素。目前有近 2000 种荧光素，常用的荧光素主要有异硫氰酸荧光素、四乙基罗丹明、四甲基异硫氰酸罗丹明和藻红蛋白等。

1. 异硫氰酸荧光素（fluorescein isothiocyanate，FITC） 纯品为黄色或橙黄色结晶粉末，易溶于水和酒精等溶剂。分子量为 389.4，最大吸收光波长为 490 ~ 495nm，最大发射光波长为 520 ~ 530nm，呈明亮的黄绿色荧光。FITC 有两种同分异构体，其中 Ⅰ 型异构体在荧光效率、稳定性以及与蛋白质结合力等方面表现更佳。FITC 在冷暗干燥的环境中可保存多年，是目前应用最广泛的荧光素。其主要优点：①人眼对黄绿色较为敏感；②通常切片标本中的绿色荧光少于红色，有利于降低背景干扰。分子结构见图 9 - 1。

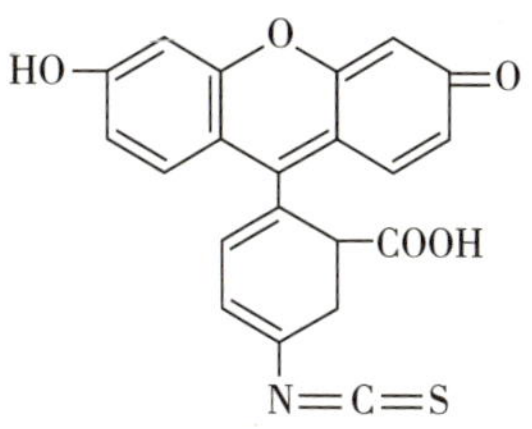

图 9 – 1　异硫氰酸荧光素（FITC）分子结构

2. 四乙基罗丹明（rhodamine，RB200） 橘红色粉末，不溶于水，易溶于酒精和丙酮，性质稳定，可长期保存。最大吸收光波长为 570nm，最大发射光波长为 595 ~ 600nm，呈橘红色荧光。分子结构见图 9 – 2。

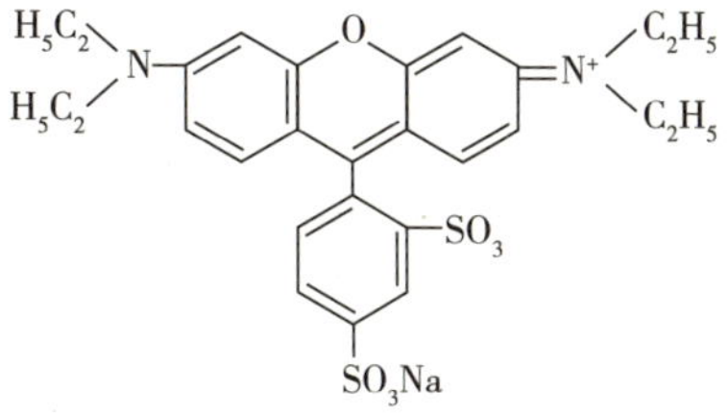

图 9 – 2　四乙基罗丹明（RB200）分子结构

3. 四甲基异硫氰酸罗丹明（tetramethylrhodamineisothiocynate，TRITC） 罗丹明的衍生物，紫红色粉末，较稳定。最大吸收光波长为 550nm，最大发射光波长为 620nm，呈橙红色荧光，与 FITC 的黄绿色荧光对比鲜明，可配合用于双重标记或对比染色。其异硫氰基可与蛋白质结合，但荧光效率较低，因其荧光淬灭速度慢，除用做衬染外，也可用于单独标记染色。分子结构见图 9 – 3。

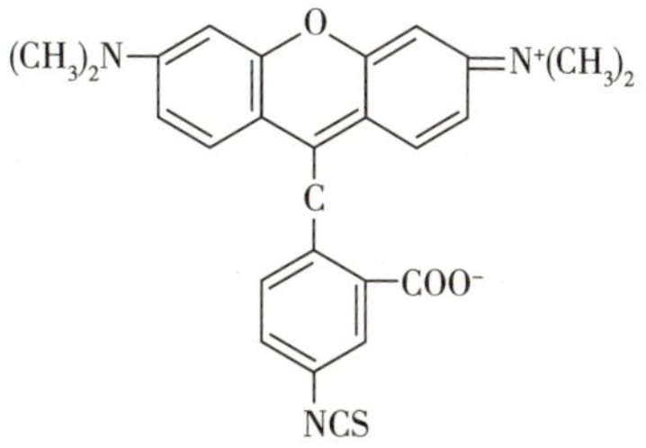

图 9 – 3　四甲基异硫氰酸罗丹明（TRITC）分子结构

4. 藻红蛋白（phycoerythrin，PE） 从红藻（red algate）中提取的一种藻胆蛋白（phycobiliprotein），褐红色粉末，不溶于水，易溶于酒精和丙酮，性质稳定，可长期保存。PE 最大吸收波长为 490 ~ 560nm，激发产生的荧光波长为 595nm，呈现红色荧光。在流式荧光免疫技术中常用 PE 和 FITC 进行双标记从而检测各种抗体或抗原。分子结构为通过硫醚键连接的载体蛋白与开链线性延展的四咯化合物（图 9 – 4）。

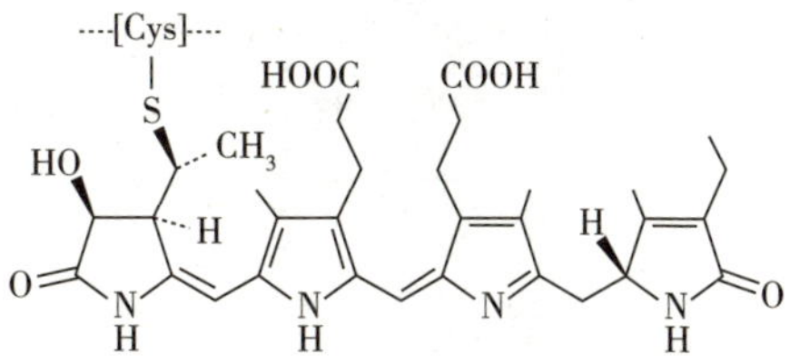

图 9 – 4　藻红蛋白（PE）分子结构

5. 镧系元素 三价稀土离子，包括铕（Eu^{3+}）、钐（Sm^{3+}）、铽（Tb^{3+}）、钕（Nd^{3+}）、镝（Dy^{3+}）和铈（Ce^{3+}）等，其中铕（Eu^{3+}）是时间分辨荧光免疫分析中应用最广泛的示踪元素。

（1）基本性能 镧系元素具有较宽的激发光谱，通常为 300～350nm，有利于增加激发能量。然而，其发射光谱却较窄，通常在（613±10）nm 以内，利用（615±5）nm 的滤片比较容易获得 Eu^{3+} 离子的特异荧光（生物样品的非特异荧光波长通常在 350～600nm），从而有效减少背景荧光的干扰。此外，镧系元素的激发光谱和发射光谱之间的波长差较大，即具有较大的 Stokes 位移（约为 270nm），比较容易用简单的滤光片将激发光和发射光分开，从而有效消除因激发光的散射（由标本池、溶剂分子和溶液中胶体颗粒产生）引起的测量干扰。

（2）时间分辨 镧系元素的另一个重要特点是荧光具有较长的维持时间（荧光寿命），这种特性使其能够通过延迟测量荧光的时间实现对特异性荧光的测量，即在非特异性荧光消失后，特异性荧光依然存在的情况下进行测量，此种方式称为时间分辨（time resolved）。通常情况下，血清蛋白、胆红素等物质在激发光照射下，可发射一定波长的自发荧光（或非特异性荧光），但上述自发荧光的荧光寿命很短（1～10 纳秒），最长不超过 20 纳秒（血清蛋白：4.1 纳秒）。相反，镧系元素所形成的螯合物经激发光照射后产生的荧光通常能维持 10～1000 微秒，如 Eu^{3+}－β－NTA 的荧光寿命可达 714 000 纳秒（714 微秒），Eu^{3+}－PTA 925000 纳秒（925 微秒）。因此，可在寿命短的非特异性自发荧光完全衰退后，再测量镧系元素螯合物的特异性荧光信号，即可有效消除非特异性荧光的干扰。采用延时方式（时间分辨）测定特异性荧光信号的原理如图 9－5 所示。

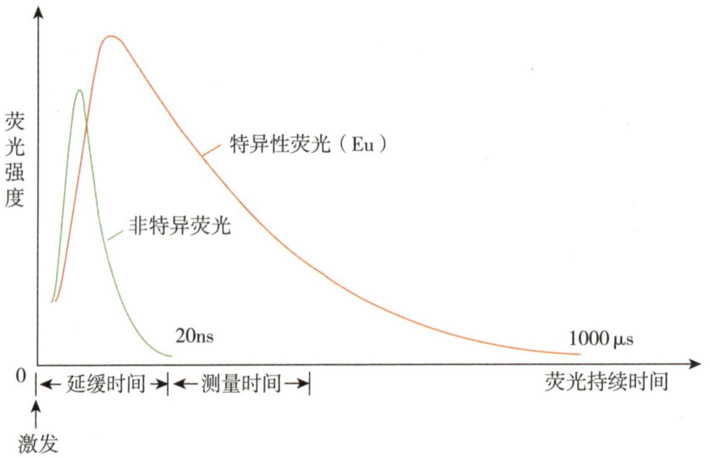

图 9－5 特异性荧光信号延时测定原理示意图

（3）信号增强 在弱碱性情况下，游离的稀土离子所产生的荧光强度比较弱，但在酸性条件下，稀土离子可与适当的螯合剂如 β－萘甲酰三氟丙酮（β－NTA）、三甲基乙酰三氟丙酮（PTA）等形成螯合物，可使荧光信号得到增强。

首先，采用游离的稀土离子与抗原（或抗体）偶联形成荧光标记抗原（抗体）；其次，标记物与待检标本经免疫反应、洗涤，获得结合状态的标记物；最后，测定前需加入含有 β－NTA 的酸性增强液（pH 2～3），Eu^{3+} 从荧光结合物中完全解离下来，游离的 Eu^{3+} 被酸性增强液中的 β－NTA 结合，形成一个以 Eu^{3+} 为核心的保护性胶态分子团：一种稳定的螯合物，此螯合物被光激发后产生高强度荧光，信号增强效果可达百万倍。

二、荧光标记物的制备

（一）荧光素标记物的制备

荧光素标记物的制备是将荧光基团共价连接到蛋白（抗体）、核酸等分子上的过程。最常见的是荧光素标记抗体，经常使用荧光素标记的抗体检测特定的目标分子。

用于荧光素标记的抗体应具有高特异性和高亲和力。所用抗血清中不应含有针对标本中正常组织的抗体。

作为标记的荧光素应符合以下条件：①应具有与蛋白质分子形成稳定共价键的化学基团，与蛋白质结合后不易解离，而未结合的荧光素及其降解产物易于去除；②荧光效率高，与蛋白质结合后，仍能保持较高的荧光效率；③荧光色泽与背景组织的色泽对比鲜明；④与蛋白质结合后，不影响蛋白质原有的生化和免疫性质；⑤标记方法简单，安全无毒；⑥与蛋白质的结合物稳定，易于保存。

1. 标记方法 常用的荧光素标记物方法有搅拌法和透析法。

（1）搅拌法 以 FITC 标记为例，先将待标记的蛋白质溶液用 0.5mol/L pH 9.0 的碳酸盐缓冲液平衡，随后在磁力搅拌下逐滴加入 FITC 溶液，在室温避光持续搅拌 4～6 小时后离心，上清液即为标记物。此法适用于标记体积较大、蛋白含量较高（>40g/L）的抗体溶液。优点是标记时间短，荧光素用量少。但本法的影响因素多，若操作不当会引起较强的非特异性荧光染色。

（2）透析法 以 FITC 标记为例，先将待标记的蛋白质溶液装入透析袋中，置于含 FITC 的 0.01mol/L pH 9.4 碳酸盐缓冲液反应过夜。此法适用于标记样品量少、蛋白含量低的抗体溶液。此法标记均匀，非特异性荧光染色也较弱。

2. 标记物的纯化 荧光素标记抗体完成后，还应对其做进一步纯化，以去除游离的荧光素及过度标记的抗体。可采用透析法和凝胶柱层析法（Sephadex G－25 或 Sephadex G－50）去除游离的荧光素；采用 DEAE－纤维素或 DEAE－Sephadex A－50 离子交换层析法去除未标记及过度标记的抗体；采用组织制剂（正常大白鼠或小白鼠的肝粉）吸收法和固相抗原吸收法去除非期望抗体或交叉反应抗体。

3. 标记物的鉴定 荧光素标记的抗体，在使用前应加以鉴定。鉴定指标包括抗体效价（抗体活性）、荧光素与蛋白质结合比率、抗体特异性等。

抗体效价通常采用双向免疫扩散试验鉴定，中央孔内加入抗原（1mg/ml），抗体稀释度 1∶16～1∶32 时结果为阳性的抗体效价较为理想。

荧光素与蛋白质结合比率（F/P）的测定和计算方法：不同荧光素 F/P 的计算方法不同，以 FITC 为例，将制备的荧光抗体溶液稀释至 A_{280nm} 约为 1.0，分别测定标记荧光素的特异吸收峰（A_{495nm}）和蛋白质特异吸收峰（A_{280nm}），按公式计算。

$$(\text{FITC})\,F/P = 2.87 \times A_{495nm} / (A_{280nm} - 0.35 \times A_{495nm})$$

F/P 越高，说明抗体分子上结合的荧光素越多，反之则越少。一般用于固定标本染色的荧光抗体以 F/P＝1.5 为宜，用于活细胞染色的荧光抗体以 F/P＝2.4 为宜。

荧光抗体制备完成后，需鉴定其抗体特异性。①吸收试验：向荧光抗体中加入过量相应抗原反应后，再用于阳性标本染色，应不出现明显荧光；②抑制试验：阳性标本先与相应未标记抗体反应，经洗涤后再用荧光抗体进行染色，荧光强度明显受到抑制。

4. 荧光抗体的保存 荧光抗体保存的目的主要是防止抗体失活以及荧光淬灭，最好小量分装（0.5ml/瓶）、避光保存，在 4℃ 条件下一般可存放 1～2 年，－20℃ 条件下冻存可放置 3～4 年，真空干燥后可长期保存。稀释后的抗体不宜长时间保存，在 4℃ 条件下只能放置几天。

（二）镧系元素标记物的制备

由于镧系元素离子不能直接与抗原或抗体分子结合，需利用具有双功能基团的螯合剂形成稳定的镧系元素离子 - 螯合剂 - 抗原（或抗体）复合物，螯合剂一端与镧系元素离子结合，另一端与抗原或抗体蛋白分子上的氨基结合。

1. 螯合剂 常用螯合剂包括：①多羧基酸类螯合剂，如异硫氰酸 - 苯基 - EDTA、异硫氰酸 - 苯基 - DTTA、二乙烯三胺五乙酸（DPTA）和环酐（CDPTA）等；②β - 二酮体类螯合剂，如 2 - 萘酰三氟丙酮（2 - NTA）；③ 4,7 - (氯磺酸基苯基) - 1,10 菲洛林 - 2,9 二羧酸（BCPDA）。

2. 标记方法 抗体和蛋白类抗原可直接标记，但小分子半抗原需要与大分子载体蛋白（如牛血清白蛋白）偶联后才能进行标记，标记方法包括一步法和两步法。

（1）一步法 一步法是螯合剂先螯合 Eu^{3+}，再连接蛋白质。以标记抗体（IgG）为例，具体方法是：在纯化的抗体溶液中加入 Eu^{3+} - DTTA 螯合物，调整 pH 至 9.5，于 4℃条件下反应过夜。用 Sephacryl S - 200 凝胶柱层析，经 A_{280nm} 值监测洗脱液，收集含蛋白的洗脱液，同时取样加荧光增强液测定 Eu^{3+} 含量。按公式 Eu^{3+}/IgG = Eu^{3+} (μmol/L) /蛋白（μmol/L），计算标记率，一般为 10.0 左右。

（2）两步法 两步法是螯合剂先连接蛋白质，再螯合 Eu^{3+}。以标记抗体（IgG）为例，具体方法是：在纯化的抗体溶液中加入二乙烯三胺五乙酸（DPTA）螯合剂，调整 pH 至 7.0，快速旋动混合，室温反应 60 分钟，4℃透析除去未结合的 DPTA。加入 $EuCl_3$ 溶液，搅拌，室温反应 60 分钟。用 Sephadex G - 50 凝胶柱层析，其余步骤同一步法。

三、荧光显微镜

荧光显微镜也是光学显微镜的一种，主要的区别在于光源、滤光片、聚光器及镜头等，由此决定了荧光显微镜与普通光学显微镜在结构和使用方法上的不同。

1. 光源 由于荧光物质的量子效率极低，要有一个很强的激发光源，通常用高压汞灯、氙灯或卤素灯作为激发光源。

2. 滤光片 是荧光显微镜的重要部件，滤光片的正确选择是获得良好荧光观察效果的重要条件。滤光片分为隔热滤光片、激发滤光片和吸收滤光片。

（1）隔热滤光片 安装在灯室的聚光镜前面，阻断红外线的通过而隔热。

（2）激发滤光片 位于光源和物镜之间，其作用是选择性透过紫外线可见波长的光域，以提供合适的激发光。激发滤光片有两种，其中紫外光滤片（UG）只透过波长 275 ~ 400nm 的紫外光，最大透光度在 365nm；蓝紫外光滤片（BG）只透过波长 325 ~ 500nm 的蓝紫外光，最大透光度为 410nm。

（3）吸收滤光片 靠近目镜的一组吸收滤光片的作用是滤除激发光，只允许荧光通过，透光范围为 410 ~ 650nm，代号有 OG（橙黄色）和 GG（淡绿黄色）两种。

观察 FITC 标志物可选用激发滤光片 BG12，配以吸收滤光片 OG4 或 GG9。观察 RB200 标记物时，可选用 BG12 与 OG5 配合。

3. 聚光器 有明视野、暗视野和相差荧光聚光器等，由石英玻璃或其他透紫外光的玻璃制成。聚光器不应吸收紫外线，它与光源、光路、激发滤光片适宜组合，以期在黑色的背景上获得满意的荧光。

4. 镜头 目镜包括消色差、复消色差及氟处理镜头三类，常用的是消色差镜头。

5. 光路 分为透射光和落射光两种形式。透射光的照明光线从标本下方经过聚光器会聚后透过标本进入物镜，适于观察对光可透的标本。落射光的照明光线从标本上方经特殊的分光镜（又称为分色镜和反射镜）反射从物镜周围落射到标本上，荧光经标本反射而进入物镜，适于观察透明度不好的标本及各种活性组织等。落射光与透射光联合照明，可同时观察两种荧光素的荧光信号，或同时观察荧光位置，以便了解待检物质在细胞内的定位。

四、激光共聚焦显微镜

激光共聚焦显微镜（laser scanning confocal microscopy，LSCM）是在荧光显微镜成像的基础上加装激光扫描装置，使用紫外光或可见光激发荧光探针，采用逐点成像方式，通过软件进行图像处理重建出完整视野，其本质是一种特殊的荧光显微镜。

1. 光源　为了实现良好的共聚焦效果，必须使用具有高均一性的光源——激光。

2. 工作原理　激光共聚焦显微镜的两个光阑孔相对于物镜焦平面是共轭的，激光扫描束通过照明针孔形成点光源，在焦平面上对荧光标记的标本进行逐点扫描，采集点的光信号通过检测针孔到达光电倍增管，将光学信号转化为电学信号，在计算机屏幕上形成荧光图像。各对共轭点形成的光线路径具有等光程性，可去除焦平面以外光线的干扰，显著提高对比度。

知识拓展

激光共聚焦显微镜的临床应用

激光共聚焦显微镜从传统显微镜技术发展而来，在生物医学研究中发挥着重要作用，已成为生物细胞和组织三维结构研究最流行的荧光显微镜技术之一。与传统显微镜相比，LSCM 具有能够深入观察细胞内部，减少光损伤和光漂白，重建三维图像，并绘制活细胞内动态事件的优势。凭借这些优势及活细胞荧光染料的可用性，LSCM 广泛应用于活细胞动态过程的快速成像，组织的精细形态分析，以及蛋白质表达模式的共定位，解决了生物和药理学领域的诸多未知问题。在临床上，LSCM 也是观察皮肤和眼睛活细胞的重要工具。另外，光纤共聚焦内窥镜技术也逐步走向成熟，LSCM 探索完整活体组织内部“细胞行为”的时代已经到来。

第二节　荧光抗体技术

荧光抗体技术（fluorescent antibody technology）是一种利用荧光物质标记的抗体来检测特定分子或细胞成分的生物技术方法。其基本原理是把荧光物质与抗体结合，形成荧光物质 - 抗体复合物，当这种复合物与其特异性的抗原结合时，可以通过荧光信号的检测来识别和定量目标分子。这种技术广泛应用于生物医学研究和诊断领域，包括流式细胞术、免疫荧光显微术等。本节介绍荧光抗体技术的技术类型、技术要点和临床应用方面的内容，其中不同技术类型的检测原理和优缺点为本节重点内容。

一、技术类型

荧光抗体技术包括经典荧光抗体技术及荧光抗体芯片技术。经典荧光抗体技术包括直接法和间接法。直接法以荧光素标记特异性抗体，检测抗原；间接法以荧光素标记抗抗体，以检测抗体/抗原。荧光抗体芯片技术是以标记特定荧光物质的抗体和固定于芯片表面的抗原（抗体）与标本中的待检抗体（抗原）反应，最后用荧光扫描仪或激光共聚扫描技术测定芯片上各点的荧光强度进行鉴定。

（一）经典荧光抗体技术 微课/视频2

1. 直接法　是通过荧光素标记特异性抗体（一抗）直接与相应抗原（待检标本）结合来鉴定未知

抗原。将特异性荧光抗体滴加于待测标本上，直接与相应抗原反应，与抗原结合的荧光抗体受到适当的光激发时，便会发出荧光信号，通过荧光显微镜观察或流式细胞分析仪检测，即可对目标细胞成分或目标蛋白进行定位和定量（图9-6）。因此，直接法常用于细菌和病毒等病原微生物的快速检测、肾活检及皮肤活检的免疫病理检查。

优点：①直观，可视化。荧光抗体直接与目标抗原结合，方便直观地观察抗原在细胞或组织中的分布和定位。②背景低，特异性强。由于不存在抗抗体（二抗），降低了非特异性结合的可能性，可以获得更清晰的背景和更好的信号对比度。③简单快速。直接法省去了二抗的使用，操作步骤更少，更加简便、省时。

缺点：①灵敏度较低。与间接免疫荧光相比，直接免疫荧光没有信号放大的步骤，因此在检测低丰度的抗原时，敏感性较差。②灵活性较弱。一种标记抗体只能鉴定一种抗原，而不能像间接免疫荧光中的二抗那样可以通用。③成本较高。需要对每种一抗进行荧光标记，成本增加，尤其是在需要使用多种不同抗体进行检测时。④应用局限。不能用于检测未知抗体。

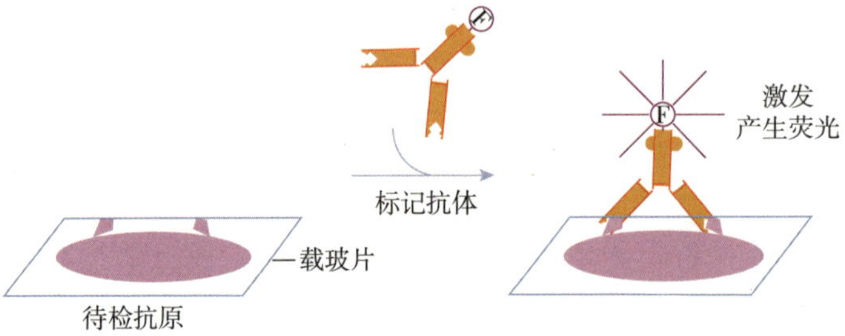

图9-6 荧光抗体技术直接法检测原理示意图

2. 间接法 通过使用未标记的一抗（针对目标抗原的抗体）和标记有荧光的二抗（针对一抗的抗体）来检测特定的抗原。此方法利用了抗体和抗原之间的特异性结合原理，同时通过二抗的使用放大了检测信号，因此间接法是目前最常用的方法。反应步骤为：首先用荧光素标记抗球蛋白抗体（二抗），已知未标记的抗体（一抗）与待检抗原反应或用待检抗体与已知抗原反应，作用一定时间后，洗去未结合的抗体，再与标记的二抗反应（图9-7）。在第一步反应中，若抗原抗体发生了反应，则抗体被固定在标本上，那么第二步反应中的二抗必然与第一步反应形成的抗原-抗体复合物中的抗体发生反应，洗去未结合的标记二抗，当样本受到适当波长的光激发时，二抗上的荧光染料会发出荧光，通过荧光显微镜或流式细胞仪检测和分析这些荧光信号，即可确定抗原的存在和数量。这样就可以通过二抗的示踪，对标本中未知抗原或抗体进行鉴定。此法常用于检测各种自身抗体。

优点：①敏感性较高。每个一抗可以结合多个二抗，放大了荧光信号，检测灵敏度是直接法的5~10倍。②灵活性强。可以使用不同种类的一抗，只需选择相应的标记二抗，便可进行多样化的实验设计。③成本更低。用一种标记的抗体，就能与一种以上的相应的抗体或抗原配合鉴定多种未知的抗原或抗体，减少了标记抗体的数量和成本。④应用更广。既能检测未知抗原，又能检测未知抗体。

缺点：①背景较强。由于涉及两种以上的抗体，非特异性结合的风险可能增加，导致背景信号增高，结果判断较困难，需要更加注意优化实验条件和抗体选择。②特异性受限。二抗必须对一抗有高度特异性，否则会影响检测结果的准确性。③步骤复杂。需要两个抗体的结合步骤，相对于直接免疫荧光，实验流程较为复杂，耗时较长。

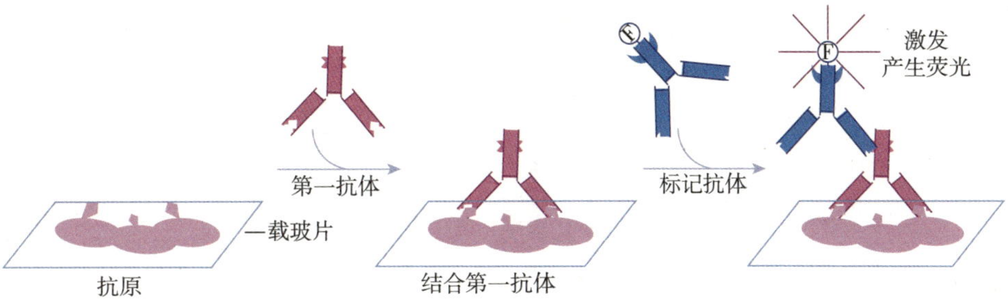

图 9-7　荧光抗体技术间接法检测原理示意图

（二）荧光抗体芯片技术

荧光抗体芯片技术（fluorescent antibody chip technology）是一种高通量的生物分析技术，该技术将抗原-抗体结合反应的特异性与电子芯片高密度集成原理相结合，将几个、几十个，甚至几万个或更高数量的抗原（或抗体）高密度排列在一个小型芯片上，与待检样品或生物标本同时进行反应，并通过荧光标记实现目标分子的高通量检测和定量分析。每个点位上的抗体可以特异性地捕获相应的抗原分子，通过荧光信号的强度来反映抗原的存在和数量。该技术已应用于高通量药物筛选、蛋白质组学以及感染性疾病、自身免疫疾病、肿瘤筛查等。

所有免疫芯片的抗原抗体反应都需要通过标记物标记抗体示踪，以达到定位、分析待检物质的目的，常用的标记物有酶、荧光、同位素、发光物质或生物素等。基于荧光标记抗体示踪芯片上的抗原抗体反应的芯片技术，称为荧光抗体芯片技术。这种技术可采用荧光直接标记待测样本，也可以用荧光标记的抗体示踪芯片上已与待检物质结合的抗体。应用方面以组织芯片最为典型。

组织芯片（tissue chip）也称组织微阵列（tissue microarrays），是生物芯片技术的一个重要分支，其通过将许多不同个体组织标本以规则阵列方式排布于同一载玻片上，进行同一指标的原位组织学研究。因此，组织芯片技术可以实现在同一个实验条件下同时分析多个样本，提高检测效率和数据一致性。该技术自 1998 年问世以来，以其大规模、高通量、标准化等优点得到大范围的推广应用。组织芯片与基因芯片和蛋白质芯片一起构成了生物芯片系列，使人类第一次能够有效利用成百上千份组织标本，在基因组、转录组和蛋白质组三个水平上进行研究，被誉为医学、生物学领域的一次革命。组织芯片技术可以与其他很多常规技术如免疫组织化学（IHC）、核酸原位杂交（ISH）、荧光原位杂交（FISH）、原位 PCR 等结合应用，其应用领域正在不断地拓展。

优点：①高通量。该方法可以在一张芯片上对大量不同样品的蛋白表达模式进行比较分析，大大提高了检测效率和数据量。②样本需求量低。由于微阵列芯片的微小体积，所需的样本量较少，特别适用于稀有或珍贵样品的分析。③自动化程度高。易于集成自动化操作，提高实验的重复性和效率。

缺点：①背景干扰。由于同时检测大量抗原，直接标记待测样本，导致样品中所有的蛋白质（如血浆中高浓度的白蛋白）都被标记，而产生非特异性结合或背景荧光干扰。因此常需要优化实验条件，比如选择合适的仅与少量蛋白质结合的基片（如水凝胶），或者改进封闭与洗涤程序，可以使在直接标记中出现的高背景减低。②数据分析复杂。高通量数据的处理和分析需要专业的软件和数据分析技术，增加了技术难度。③成本高。芯片的制作和荧光标记抗体的使用成本较高，限制了其在某些场合的广泛应用。

二、技术要点

荧光抗体技术主要包括基质片制备、荧光抗体染色和荧光显微镜观察等步骤，以下以直接法荧光抗体技术为例介绍技术要点。

（一）基质片制备

荧光抗体技术依赖于观察标本中荧光抗体与抗原结合后的荧光信号，以鉴定和定位抗原。因此，标本制备的质量直接影响检测结果。在制备标本过程中，应确保以下几点。①保持抗原完整性：应尽量保持抗原的结构和功能完整，避免在固定、染色和洗涤过程中发生溶解、变性或扩散至邻近细胞或组织间隙。②制片厚度：标本切片应尽可能薄，以促进抗原与抗体的有效接触，并提高显微镜观察的清晰度。通常，切片厚度应为 4 ~ 10μm。③洗涤干扰物质：在制备过程中，应充分洗去可能干扰抗原抗体反应的物质。使用适当的缓冲液（如 PBS）进行多次洗涤，以确保样本清洁。④处理传染性标本的安全防护：对于有传染性的标本，应严格遵守生物安全规程，采取必要的防护措施，确保操作人员和实验环境的安全。

常见的临床标本材料主要包括组织、细胞和细菌三大类。因此，针对不同标本类型，可以制备涂片、印片或切片等不同形式。

1. 组织 ①石蜡切片：石蜡切片能够清晰显示组织细胞的精细结构，适用于回顾性研究。然而，石蜡切片对抗原的保存效果不如冷冻切片，且操作过程繁琐、结果稳定性较差、非特异性荧光反应较强。②冷冻切片：冷冻切片能够很好地保存抗原，操作简便，自发荧光较少，但组织结构显示不如石蜡切片清晰。③印片：将洗净的玻片轻轻按压组织切面，使玻片上黏附 1 ~ 2 层组织细胞，适用于快速检测。

2. 细胞 ①涂片：将细胞悬液均匀地涂布在载玻片上，形成薄而均匀的细胞层。涂片应尽量薄，以确保良好的抗原抗体反应和显微镜观察效果。②培养细胞：对于培养的贴壁细胞，可以在玻片上直接培养形成单层细胞。悬浮培养的细胞则可以通过离心法沉淀后制成涂片。此外，可以将培养细胞用病毒或患者标本感染，再通过荧光抗体染色法检测病毒。

3. 细菌 材料通常将细菌悬液涂布在载玻片上，形成薄而均匀的菌层，确保细菌均匀分布和良好的显微镜观察效果。

在整个基质片制备过程中，应特别注意以下几点。①样本固定：根据样本类型选择合适的固定方法和固定剂，以最大限度保持抗原的完整性和活性。②清洗和封闭：在染色和洗涤过程中，确保充分清洗以去除干扰物质，并使用封闭剂封闭非特异性结合位点。③操作规范：严格按照实验规程操作，确保样本处理的一致性和重复性。④生物安全：处理传染性标本时，应遵守生物安全操作规程，保护操作人员和实验环境的安全。

除活细胞外，其他标本在染色前需进行适当的固定处理，以保持抗原的完整性并增强抗体的结合效果，固定过程主要包括固定剂选择、固定和保存。

（1）固定剂　选择丙酮和乙醇是常用的固定剂；冷丙酮适用于冷冻切片的固定，能较好地保留抗原性和组织结构；乙醇加 95% 冰醋酸对涂片中的抗原固定效果较理想，有助于抗原的暴露和保存。

（2）化学固定　固定时间一般为 5 ~ 15 分钟，具体时间需根据样本类型和固定剂的特性进行优化；固定应在低温下进行，以减少蛋白质变性和抗原损失。若是冷冻切片，应将冷冻切片浸泡在冷丙酮中，通常在 -20℃ 下处理，以确保组织和抗原的稳定；而涂片需要浸泡在乙醇和 95% 冰醋酸混合液中，确保抗原的充分固定。

（3）基质片保存　固定后的标本应尽快进行荧光抗体染色和显微镜下观察，以确保获得最佳效果。若不能立即染色，可将固定好的标本置于 -20℃ 条件下低温干燥保存，以延长样本的保存时间并保持抗原性。

（二）荧光抗体染色

在已固定的标本上滴加经适当稀释的荧光抗体，置带盖的湿盒内，在一定温度下温育一定时间，一般25～37℃条件下温育30分钟。不耐热抗原的检测则以4℃过夜为宜。温育后充分洗涤干燥。

荧光抗体染色主要包括荧光抗体稀释、抗体滴加、孵育反应、洗涤和干燥五个主要步骤。①荧光抗体稀释：首先用合适的缓冲液（如PBS）将荧光标记的抗体按推荐浓度进行稀释，以确保最佳的特异性和灵敏度。②抗体滴加：在已固定的标本上小心滴加适量的稀释荧光抗体，确保覆盖整个样本区域。③孵育反应：将载玻片置于带盖的湿盒内，保持适当的湿度以防止样本干燥。一般情况下，在25～37℃条件下温育30分钟，确保抗体与抗原的充分结合，对于不耐热的抗原，建议在4℃条件下过夜温育，以防止抗原变性和损失。④洗涤：温育后，用缓冲液充分洗涤标本3～5次，每次5分钟，以去除未结合的荧光抗体和减少非特异性荧光背景，洗涤过程中应轻轻摇动载玻片，使洗涤液均匀覆盖样本。⑤干燥：洗涤后，将载玻片在室温下自然干燥，或使用滤纸轻轻吸干多余的洗涤液，避免直接吹干或加热。

（三）结果观察

经荧光抗体染色的标本，需要在荧光显微镜下观察。最好在染色当天即作镜检，以防荧光消退，影响结果。特异性荧光强度的判断一般用“－”或“＋”号表示。临床上根据特异性荧光强度达“＋＋”以上判定为阳性，而对照光应呈“－”或“±”，根据呈“＋＋”的血清最高稀释度判定特异性抗体效价（表9－1）。

表9－1 特异性荧光强度判断标准

荧光强度	描述
－	无荧光或仅见极微弱荧光
＋	荧光较弱但清楚可见
＋＋	荧光明亮
＋＋＋	耀眼的强荧光

在荧光显微镜检查中，非特异性荧光染色是直接影响检测结果的主要问题。非特异性荧光染色可能由某些抗原的自发荧光或交叉反应引起，可以通过对照实验进行鉴别与排除，荧光抗体染色的对照实验包括阳性对照和阴性对照。阳性对照即采用已知阳性样本进行染色，以验证实验系统的灵敏度和特异性。阴性对照包括：①动物血清对照，用与特异性抗体种属相同的动物血清或同一动物免疫前的血清标记荧光素代替特异性抗体，观察结果应为阴性。②染色抑制试验，将未标记荧光素的抗体先与切片上的靶抗原反应，然后再加荧光素标记的相同抗体，结果应为弱阳性或阴性。这一试验用于评估特异性抗体的竞争结合情况。③PBS对照，用PBS代替荧光抗体进行染色，结果应为阴性。这一对照用于评估非特异性背景染色。④自发荧光对照，标本经PBS洗涤后不加荧光抗体，观察自发荧光的存在情况，以鉴别自发荧光对实验结果的影响。

随着人工智能技术发展，人工智能技术同样进入荧光抗体技术领域。人工智能阅片系统从自动识别荧光载片、定位对焦拍照、阴阳性区分、核型及滴度判读到最后结果保存，仅需十几秒钟。拍照时会分别拍摄红色和绿色图片，红色荧光定位细胞核，具备自我分辨细胞核和细胞胞浆的能力，绿色荧光提取算法参数，与数据库中的云团进行计算。通过提取判读图片的多个量化标准的非形态学参数，与数据库中每一个核型的量化标准的非形态学参数进行比对，采用比邻算法进行统计和计算，以最接近的数个云团来确定该云团的属性。

三、临床应用

荧光抗体技术在临床检验中已广泛用于细菌、病毒和寄生虫相关标志物的检测及自身抗体的检测，具体应用如下。

（一）病原体检测

1. 细菌检测 荧光抗体技术在细菌学检验中主要用于菌种的鉴定。标本材料可以是培养物、感染组织、患者分泌排泄物等。与其他细菌鉴定的血清学方法相比，荧光抗体技术速度快、操作简单、敏感性高。荧光抗体染色法对脑膜炎奈瑟菌、痢疾志贺菌、霍乱弧菌、布氏杆菌和炭疽杆菌等的实验诊断效果显著。然而，在细菌实验诊断中，这种方法通常仅作为补充手段，不能完全替代常规诊断。

2. 梅毒螺旋体检测 荧光抗体染色法是检测梅毒螺旋体的高敏感性和高特异性方法之一。由于涉及活梅毒螺旋体的提取，存在一定风险，故不作为常规确诊实验。具体操作包括使用抗梅毒螺旋体抗血清或单克隆抗体，结合非致病性螺旋体培养物进行吸收，再与 FITC 结合，染色后在荧光显微镜下观察，阳性样本显示绿色荧光螺旋体。

3. 病毒检测 荧光抗体技术在病毒学检验中具有重要意义。由于病毒体积小、结构简单且严格的细胞内寄生特性，目前用于病毒检测的方法较少，但病毒引发的疾病对人类健康威胁严重。通过荧光抗体染色并借助荧光显微镜，可观察到病毒及其繁殖情况，极大地帮助了病毒感染性疾病的诊断和治疗。此技术广泛用于肝炎病毒、免疫缺陷病毒、狂犬病毒及呼吸道和肠道病毒的检测。

4. 寄生虫检测 在寄生虫感染的诊断中，间接荧光抗体技术（indirect fluorescent antibody technology，IFAT）被广泛应用。IFAT 是公认的检测疟疾抗体的最有效方法，常用抗原为疟疾患者血液中红内期裂殖体抗原。IFAT 对肠外阿米巴、特别是阿米巴肝脓肿也具有高度诊断价值，所用抗原为阿米巴培养物悬液或提取的可溶性抗原。

此外，荧光间接染色法用于血清中抗体的检测，可用于流行病学调查和临床回顾诊断。

（二）自身抗体检测

荧光抗体技术检测各种自身抗体的反应类型主要为间接法。其特点是特异性强，阳性与阴性样品的信号强度对比明显，通过显微镜观测能够精确地判断组织或细胞内荧光的分布，由于保留了原基质的完整抗原谱，因而可同时检测大量抗体，获得较高的检测效率。此方法不需要复杂、费时的化学制备程序。不过到目前为止，尚没有任何仪器可取代人工读片。

荧光抗体技术目前主要用于检查抗核抗体、抗线粒体抗体、抗平滑肌抗体、抗 dsDNA 抗体、抗中性粒细胞胞浆抗体、抗骨骼肌抗体及抗肾上腺抗体等。抗核抗体的检测最常采用灵长类动物肝组织作核抗原，可做成冰冻切片、印片或匀浆。用组织培养细胞如人喉癌上皮细胞（Hep－2 细胞）涂片还可检出抗着丝点抗体、抗纺锤体抗体和抗中心粒抗体等。

（三）淋巴细胞分类计数

早期淋巴细胞分离技术经荧光抗体染色后通过荧光显微镜观察，目前采用流式细胞仪检测。荧光抗体技术的一种特殊应用是流式细胞术（flow cytometry）。在这种分析方法中，检测设备并不是荧光显微镜，而是专门设计的流式细胞仪。检测对象也不是固定的标本片，而是经过荧光抗体特异染色后的细胞悬液。在显微镜观察时代，采用间接染色模式，而在流式细胞分析仪的时代，则采用直接染色模式。在流式细胞术中，细胞悬液通过喷嘴逐个流出，经过单色激光照射，发出的荧光信号由荧光检测器检测并自动处理各项数据。该技术不仅能够检测细胞的大小、折射率和黏滞度等物理特性，还可以通过荧光标记进行特异性抗原的检测。伴随单克隆抗体技术的发展与临床应用，流式细胞术在以下方面得到了广泛应用：T淋巴细胞亚群检测，用于鉴别和分析不同类型的T淋巴细胞，例如辅助性T淋巴细胞（$CD4^+$）和细胞毒性T淋巴细胞（$CD8^+$）；白血病鉴别和分型，用于鉴别T淋巴细胞和B淋巴细胞白血病；艾滋病监测，通过监测$CD4^+$T淋巴细胞的变化来评估艾滋病患者的免疫功能状态和疾病进展。

随着技术的不断发展，流式细胞术的应用范围越来越广泛，为细胞生物学研究和临床诊断提供了强有力的工具。具体内容请参见相关章节。

第三节　荧光免疫分析技术

荧光免疫分析技术主要用于体液标本中抗原或抗体的定量检测。本节介绍时间分辨荧光免疫分析、荧光偏振免疫分析、酶促荧光免疫分析方面的内容，其中荧光免疫分析不同技术类型的检测原理和技术评价为本节重点内容。

一、时间分辨荧光免疫分析 微课/视频3

时间分辨荧光免疫分析（time resolved fluorescence immunoassay，TRFIA）于1982年由Meurman创立，是以镧系元素作为示踪物标记抗原或抗体，利用镧系元素荧光寿命长的特点，激发后通过“延迟测定时间”实现对特异性荧光的检测。该方法兼具荧光信号检测的敏感性及抗原抗体反应的特异性，具有灵敏度高、稳定性好、荧光寿命长、不受自然荧光干扰、标准曲线范围宽等特点。

（一）技术类型

采用时间分辨技术测定的免疫分析方法主要有以下四种类型：直接固相镧系元素荧光免疫分析（direct solid phase lanthanide fluroimmunoassay，DSL－FIA）、解离增强镧系元素荧光免疫分析（dissociation－enhanced lanthanide fluroimmunoassay，DEL－FIA）、酶促放大镧系元素发光免疫分析（enzyme－amplified lanthanide luminescence immunoassay，EAL－LIA）以及均相时间分辨荧光免疫分析（homogenenous－ time resolved fluororescence immunoassay，HTR－FIA）。

1. 直接固相时间分辨荧光免疫分析　最早建立的时间分辨荧光免疫分析方法，是以微孔板作为固相载体的非均相免疫分析体系。以双抗体夹心法为例，微孔板固相抗体并封闭，加入待检抗原，反应后洗涤，再加入镧系元素标记抗体，形成固相抗体－抗原－镧系元素标记抗体的复合物，检测复合物中镧系元素的荧光强度。测定原理如图9－8所示。此方法的特点是镧系元素不经解离－增强过程，直接检测，方便快速，但检测灵敏度相对较低。

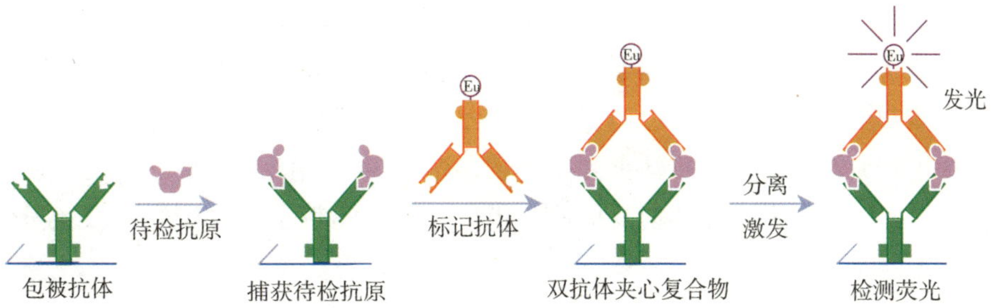

图9－8　直接固相时间分辨荧光免疫分析的测定原理示意图

2. 解离增强时间分辨荧光免疫分析　临床实验室常用的时间分辨荧光免疫分析方法。以双抗体夹心法为例，微孔板固相抗体并封闭，加入待检抗原，反应后洗涤，再加入镧系元素标记抗体，形成固相抗体－抗原－镧系元素标记抗体的复合物，洗涤除去游离标记抗体，再加入含有 β－NTA 酸性增强液（pH 2～3），Eu^{3+} 从免疫复合物中解离出来，与酸性增强液中的 β－NTA 生成新螯合物，在激发光照射下，荧光信号强度呈现百万倍增加。解离增强时间分辨荧光免疫分析的测定原理如图 9－9 所示。此方法因使用了酸性增强溶液，大大提高了荧光信号强度，显著提高了检测灵敏度。

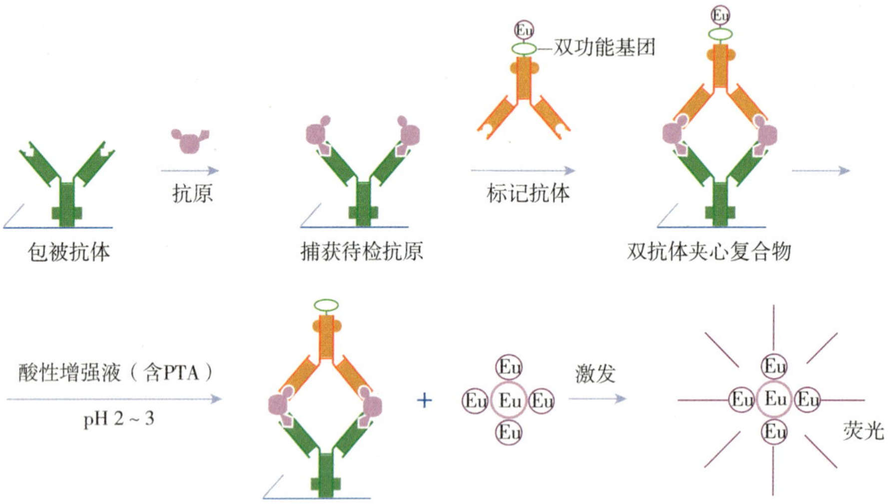

图 9－9　解离增强时间分辨荧光免疫分析的测定原理示意图

3. 酶促放大时间分辨荧光免疫分析　一种结合酶联免疫吸附试验（enzyme－linked immunosorbent assay，ELISA）和镧系元素时间分辨测量荧光信号为一体的分析方法。以碱性磷酸酶（ALP）作为示踪物质标记抗体或抗原，与反应体系中的待测标本和固相载体上抗体或抗原发生反应，形成复合物，经洗涤去除游离标记物，再加 5－氟水杨酸磷酸酯（5－FSAP），在碱性条件下（pH 9～10）脱去磷酸形成 5－FSA，与体系中的镧系元素（如 Tb^{3+}）和 EDTA 形成镧系元素螯合物，经激发光照射而产生长寿命荧光信号，再经时间分辨方法检测特异性荧光信号。

4. 均相时间分辨荧光免疫分析　是结合荧光共振能量转移（fluorescence resonance energy transfer，FRET）和时间分辨荧光免疫分析两种方法而形成的一种检测方法。

荧光共振能量转移是一种基于能量转移的荧光现象，涉及一对荧光基团的能量转移，其中一个荧光基团为能量供体（donor，D），另一个荧光基团为能量受体（acceptor，A）。以适当激发光照射供体 D，供体 D 的发射光谱正好与受体 A 所需的激发光谱重叠，在供－受体距离足够近的情况下，A 吸收到 D 的发射光而被激发，从而产生特异性荧光信号。对于特定的供－受体而言，标记在荧光基团上的抗原－抗体特异性结合是荧光共振能量转移的启动因素，两者的物理距离则是触发荧光共振能量转移的外在因素。

均相时间分辨荧光免疫分析是以镧系元素（Eu^{3+} 或 Tb^{3+}）的螯合物作为能量供体，将荧光发色基团作为受体，将供体和受体分别标记在针对同一抗原不同抗原表位抗体分子上。两种标记不同荧光基团的抗体分别与待检抗原结合形成双抗体夹心复合物，两个荧光基团的距离够近足以使二者之间发生荧光共振能量转移。此时，用激发光照射反应液，供体－受体间就会发生荧光共振能量转移，产生特异性荧光信号。由于镧系元素的荧光寿命长、激发光谱宽而发射光谱窄，且 Stokes 位移较宽，这些均为检测受体发出的特异性荧光创造了条件，通过时间分辨模式即可检测到特异性荧光。荧光共振能量转移免疫分析的测定原理如图 9－10 所示。

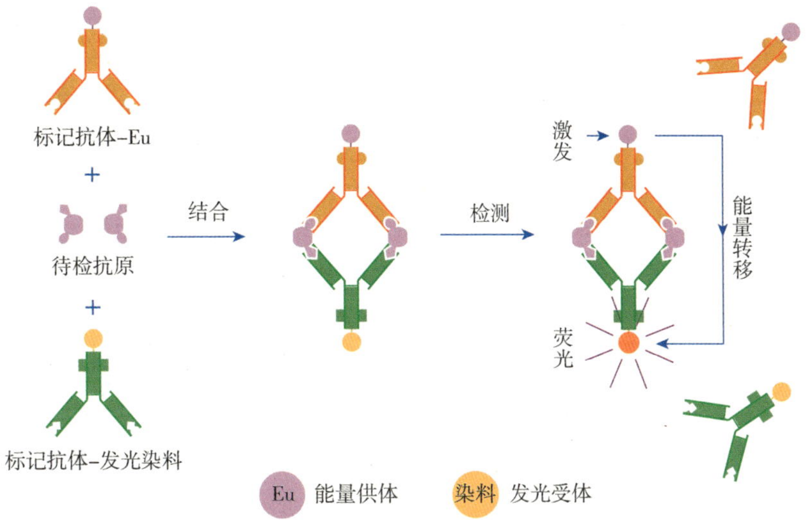

图 9－10　供体－受体荧光共振能量转移免疫分析的测定原理示意图

（二）技术要点

时间分辨荧光免疫分析一般采用微孔板作为固相载体，抗原或抗体直接或间接包被微孔板，涉及的技术要点主要是包被抗原或抗体的浓度及包被的温度及时长等。在制备荧光素标记物环节涉及的技术要点主要是标记方法的选择、标记物的纯化鉴定及保存方法。反应环节涉及的技术要点则是分析体系所涉及抗体选择和匹配，体系中各组分的最适比例，抗原抗体反应的最佳条件（如温度、时间和 pH 等）。

（三）技术评价

时间分辨荧光免疫分析方法克服了传统荧光免疫分析中背景荧光的干扰问题，特异性较强，应用解离增强原理，使检测敏感度大为提高，动态检测线性范围较宽（可达 4 ~ 5 个数量级），微孔板的检测模式适合批量检测，分析速度较快。同时，标记物制备相对简便，有效期较长，且无放射性污染。其中，均相时间分辨荧光免疫分析方法因不需洗涤分离步骤，分析速度较快，且具有较高的分析精密度，是一种颇具应用前景的标记免疫分析方法。其不足之处在于容易受实验环境、检测试剂和容器中的镧系元素离子污染的影响，导致检测本底增高。

二、荧光偏振免疫分析

荧光偏振免疫分析（fluorescence polarization immunoassay，FPIA）在 20 世纪 60 年代由 Dandliker 首次创立，并在 80 年代由 Jolley 进一步改进。该方法是一种利用抗原抗体竞争反应的均相免疫分析方法，根据荧光素标记抗原与荧光素抗原－抗体复合物之间荧光偏振的差异，检测待检标本中物质的含量。整个检测过程，不需分离结合标记物（B）和游离标记物（F）而直接进行测定。目前，随着荧光偏振免疫分析仪的不断改进，荧光偏振免疫分析技术逐渐成熟，分析性能也在不断提高，众多的商品化检测试剂盒被研发出来并运用于医学检验领域。

（一）分析原理

荧光偏振免疫分析采用异硫氰酸荧光素（FITC）作为示踪物质，通常情况下使用 FITC 标记小分子半抗原，制备 FITC 标记抗原复合物。

1. 偏振荧光　荧光偏振免疫分析法基本原理是荧光物质经单一平面的偏振光（蓝光，485nm）照射后，吸收光能跃迁到激发态，随后又回复至基态，并发射出相应的偏振荧光（绿光，525nm）。发出的偏振荧光强度与分子的大小呈正相关，与其受激发时转动的速度呈负相关。偏振荧光强度与复合物大小关系如图9－11所示。

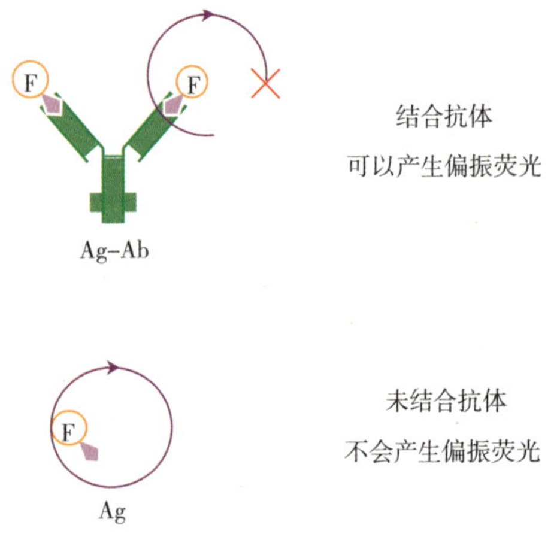

图9－11　结合与游离状态偏振荧光信号产生示意图

2. 竞争性免疫分析　荧光偏振免疫分析常用于测定小分子抗原（如药物）的浓度。反应体系里除待测半抗原外，同时加入一定量用荧光素标记的小分子抗原（标记半抗原），二者与限量的特异性抗体竞争性结合。当待测抗原浓度较高时，经过竞争反应，大部分抗体被其结合，而荧光素标记半抗原则与抗体结合偏少，多呈游离状态。由于游离的荧光素标记半抗原分子小，在液相中转动速度较快，激发后发射出的偏振荧光强度较低。反之，如果待测半抗原浓度较低，大部分荧光素标记半抗原与抗体结合，形成大分子的抗原－抗体复合物，在液相中转动速度较慢，激发后发射出的偏振荧光强度较高，荧光偏振程度与待测半抗原浓度呈反比关系。先用不同浓度的标准品检测并绘制出标准曲线，再将未知样本进行同样操作后，检测偏振荧光的强度，从标准曲线上就可以推算出待测样品中半抗原的浓度。反应原理如图9－12所示。

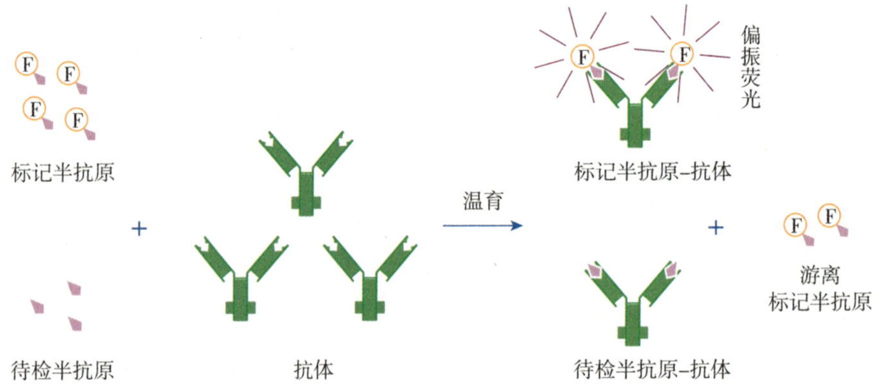

图9－12　荧光偏振免疫分析的测定原理示意图

（二）技术评价

荧光偏振免疫分析方法具有以下特点：①均相免疫分析无需固相吸附，也无需分离洗涤，操作简单快速，容易实现分析仪器自动化，试剂盒专属性强，可确保检测的精密度；②属于竞争性反应，所需标本用量较少，适合小分子到中分子抗原的检测；③荧光素标记结合物稳定，使用寿命较长，检测重复性好。

思考题

答案解析

案例　患者，女，31岁，近期由于脱发严重，脸部出现红斑就诊。实验室检查：RBC 2.3×10^{12}个/L，尿蛋白＋；临床医生初步怀疑存在自身免疫性疾病，建议完成自身抗体筛查。

问题

(1) 哪种荧光抗体的技术类型适用于自身抗体筛查？

(2) 请简述这种方法类型检测自身抗体的反应原理。

(3) 实验结果需要通过哪种显微镜观察？

（王　强　郭晓兰）

书网融合……

重点小结　题库　知识拓展1　知识拓展2

微课/视频1　微课/视频2　微课/视频3

第十章　放射免疫技术

PPT

学习目标

1. 通过本章学习，掌握放射免疫技术的主要类型及其检测原理；熟悉常用放射性核素和放射性标记物的制备，以及放射免疫技术中常用的分离技术；了解放射免疫技术的特点和临床应用。

2. 具有理解竞争性免疫分析与非竞争性免疫分析的能力，为其他标记免疫分析的学习奠定基础。

3. 回顾放射免疫分析建立的历史，树立开拓进取的创新精神。

放射免疫技术（radioimmunoassay technique）是将抗原抗体反应的高特异性与放射性核素信号的高灵敏性相结合而建立的一种标记免疫技术，分为放射免疫分析（radioimmunoassay，RIA）和免疫放射分析（immunoradiometric assay，IRMA）两种技术类型。1959 年，Yalow 和 Berson 用^{131}I 标记胰岛素，以双抗原竞争模式精确测定出人体血浆中胰岛素的浓度，创立了经典的 RIA。1977 年，因创建肽类激素的放射免疫分析，Yalow 获得了诺贝尔生理学或医学奖。1968 年，在 RIA 的基础上，Miles 和 Hales 改用^{125}I 标记抗胰岛素抗体来检测牛血清中的胰岛素，为了将此种方法区别于 RIA，而命名为 IRMA。后文为了区别这两种技术，均使用 RIA 和 IRMA 进行指代。

第一节　基本知识

放射免疫技术是以放射性核素标记抗原或抗体，通过检测放射性核素发出的射线信号来分析测定相应抗体或抗原含量的一种免疫分析方法。因此，适宜的放射性核素、高质量的抗原和抗体，以及高效稳定的标记方法是该技术稳定可靠的重要保证。

一、放射性核素

核素是指具有一定数目质子和中子的一种原子，同一元素质子数相同，但中子数不同，因而区分为不同的核素，如^{1}H、^{2}H、^{3}H 等。放射性核素，也称不稳定核素，是指能自发释放粒子和（或）光子成为另一种原子的核素，其转变过程称为放射性衰变。放射性衰变方式包括 α、β、γ 三类，其中能以 β 和 γ 方式衰变的核素可用于放射性标记。γ 放射性核素包括^{125}I、^{131}I、^{51}Cr 和^{60}Co 等，其中以^{125}I 最为常用，用 γ 计数器测量。β 放射性核素包括^{3}H、^{14}C、^{32}P 和^{35}S 等，其中以^{3}H 最为常用，用液体闪烁计数器测量。^{125}I 和^{3}H 的标记特点见表 10－1。

适宜的放射性核素应具有以下特点：①高比活度；②适宜的半衰期；③标记过程简单；④核素不易从标记物脱落；⑤对抗原或抗体活性影响较小；⑥较高的计数效率。

表 10－1　^{125}I 和^{3}H 标记特点比较

	^{125}I	^{3}H
理化性质	活泼	差
标记方法	方法简便	方法较难
对标记化合物影响	可影响抗原免疫学活性	一般不影响抗原免疫活性

续表

	^{125}I	^{3}H
射线/测量仪器	γ 射线/γ 计数器	β 射线/液体闪烁计数器
测量方法	方法简便	方法复杂
测定效率	效率高	效率低
半衰期	60.2 天	约 12.3 年
废弃物	处理容易	处理较难

放射免疫技术中最常用的^{125}I是最接近理想条件的放射性核素，其优点包括：标记方法简单，放射性比活度高；半衰期适中，能保证一定的有效期，废弃物处理也相对容易；只发射 χ 射线和低能的 γ 射线而不发射 β 射线，辐射自分解少，标记物稳定性好，操作时易于防护。

二、放射性标记物的制备

通过直接或间接化学反应将放射性核素标记于抗原或抗体分子上形成的化合物称为放射性标记物。制备高纯度和具有完整免疫活性的标记物是放射免疫技术的重要保障。通常，被标记的抗原/抗体纯度应大于 90%，标记的核素分子应不掩盖抗原表位，不影响抗体活性。同时，标记物化学损伤和自身辐射损伤也是放射性核素标记过程中的重要问题。为避免化学损伤，标记物制备时宜采用较为温和的反应条件；而为避免贮存过程中的自身辐射损伤，标记物制备后应及时使用，不宜长时间保存。

（一）抗原和抗体

用于标记的抗原应具有较高的纯度，且应与待测抗原（及其校准品）保持相当的免疫活性，从而保证在竞争性免疫分析体系中，具备相同的竞争能力。蛋白质抗原可以直接进行标记，而非蛋白质抗原或半抗原需经必要的修饰再进行标记。用于标记的抗体应具有高亲和力、高效价和高纯度。

（二）放射性核素的标记方法

放射性核素的标记方法包括放射性核素交换法、化学合成法、生物合成法等，各种标记方法均有其适用范围和优缺点，现以^{125}I标记抗原为例进行介绍。

1. 直接标记法 通常使用氯胺 – T 将$^{125}I^-$氧化成中间活性形式的 I_2 或$^{125}I^+$，然后再取代蛋白质分子的酪氨酸残基苯环上羟基邻位的氢，形成单碘酪氨酸或双碘酪氨酸，因此也称为氯胺 – T 法。该法操作简便，结合效率高，故标记物具有较高的放射性比活度。但是，此法只能标记含酪氨酸的化合物，而且可能会引起酪氨酸结构的改变，影响蛋白质的特异性和生物活性。此外，直接标记法也可使用乳过氧化物酶、氯甘脲等作为氧化剂。

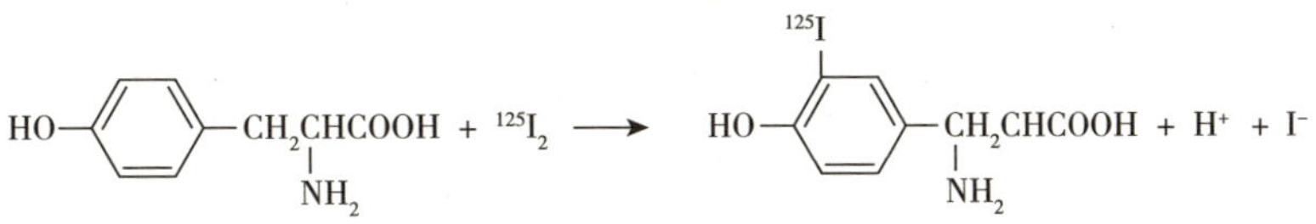

酪氨酸碘标记反应式

2. 间接标记法 对于缺乏酪氨酸或酪氨酸残基未暴露在分子表面的蛋白质，或对氧化剂敏感的肽类化合物，则需要使用间接标记法。先用^{125}I将含酪氨酸残基的载体（如 *N* – 羟基琥珀酰亚胺酯）碘化，然后再将碘化载体与蛋白质交联（连接部位是蛋白质分子表面赖氨酸残基的氨基或蛋白质分子 N 端）。间接标记法标记反应较为温和，可避免氧化剂对被标记分子造成的化学损伤，但是其操作较复杂，标记物的放射性比活度也显著低于直接标记法。

（三）标记物的纯化

标记反应后需去除游离的放射性核素和标记过程中损伤的蛋白质碎片及副产物等杂质，可采用凝胶过滤法、高效液相色谱法等方法进行标记物的纯化。此外，标记物经过一定时间的贮存后，往往会发生标记核素脱落或因自身辐射造成蛋白质破坏而形成碎片，也可利用上述方法进行再次纯化。

三、放射性标记物的鉴定

放射性标记物的鉴定包括下述三项内容。

1. 放射性活度（radioactivity） 是指单位时间内放射性核素发生核衰变的总数，一般以国际单位贝克勒尔（Becquerel，Bq）或常用单位居里（Curie，Ci）来表示。放射性比活度（specific radioactivity）是指单位质量标记物的放射性活度，常用 Bq/g、Ci/g 等单位表示。因此要测量标记物的放射性比活度，需要先测定其放射性活度和化学量，现介绍两种方法。

（1）直接测定计算法　将标记物经分离纯化后，取部分配制成适当浓度的溶液，测定其放射性活度，并用光谱法测定其化学浓度，再计算放射性比活度。

放射性比活度 = 放射性活度/化学浓度

（2）层析谱放射性测定法　将制备后未纯化的放射性标记物进行层析，分段切取后测量各段的放射性活度，绘制放射层析谱，先计算标记率，再计算放射性比活度。

标记率 =（特定组分峰的各段放射性活度之和/全层析谱各段放射性活度总和）×100%

放射性比活度 =（投入的总放射性活度 × 标记率）/被标记物质化学量

2. 放射化学纯度（radiochemical purity） 是指样品中放射性标记物的放射性活度占该样品总放射性活度的百分比，一般要求大于 95%。放射性活度也可用每分钟计数（counts per minute，CPM）来表示，即一分钟内放射性物质在放射性测定仪器上所测出的脉冲数，CPM 是一个相对数值，受仪器测量效率的影响。测量放射化学纯度时，常采用层析技术将放射性标记物与游离放射性核素分离，分别测定放射活度，再进行计算。

放射化学纯度（%）= 标记物放射活度/总放射活度 ×100%

影响放射化学纯度的因素包括：①被标记物质不纯，杂质也被放射性核素标记；②标记后分离纯化不完全；③关键原料的选择；④放射性标记物贮存过程中发生标记核素脱落。

3. 免疫活性（immunoreactivity） 是指制备的标记物与相应抗体/抗原结合的能力，反映了抗原/抗体被标记后免疫活性的受损情况。检测免疫活性的方法是取少量标记物与过量的相应抗体/抗原反应，测定结合部分（B）的放射性活度，并计算其与加入标记物总放射活度（T）的百分比（B/T）。一般认为 B/T 值越大免疫活性受损越少，大于 80% 可认为放射性标记物免疫活性正常。

第二节　放射免疫分析

放射免疫分析是利用定量的放射性核素标记抗原与待测抗原竞争性结合限量的特异性抗体，待反应平衡后分离抗原 - 抗体复合物，通过测定复合物的放射性活度计算出非标记抗原含量的一种超微量分析技术，适用于小分子半抗原的定量检测。

一、分析原理 微课/视频 1 微课/视频 2

就分析模式而言，RIA 属于竞争性免疫分析，标记抗原（＊Ag）与待测抗原（Ag）竞争性结合限量的特异性抗体（Ab）（图 10－1）。在反应体系中，须保证＊Ag 和 Ag 为同源性抗原，且与 Ab 的结合能力相同；Ab 的量限定，且＊Ag 量略超过 Ab 量。因此，当待检样本中无 Ag 时，Ab 与全部＊Ag 结合形成＊Ag－Ab 复合物（B），并存在游离＊Ag（F）；当待检样本中 Ag 量逐渐增多时，＊Ag－Ab 复合物（B）的量逐渐减少，而游离＊Ag（F）的量逐渐增多，即待检样本中 Ag 的量与＊Ag－Ab 复合物（B）的量呈反比例函数关系，而与游离＊Ag（F）的量呈正比例函数关系（图 10－2）。

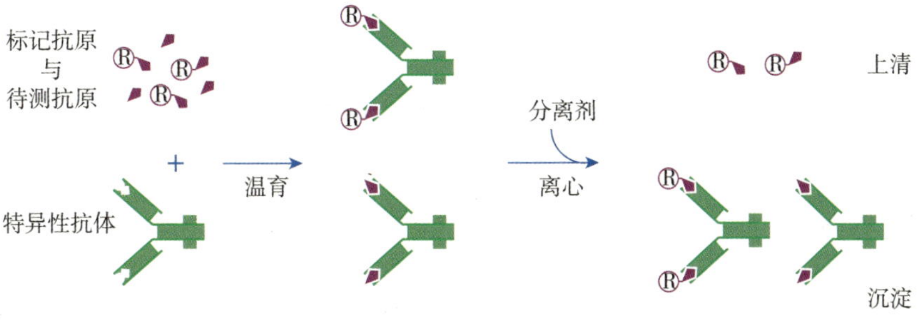

图 10－1　RIA 原理示意图

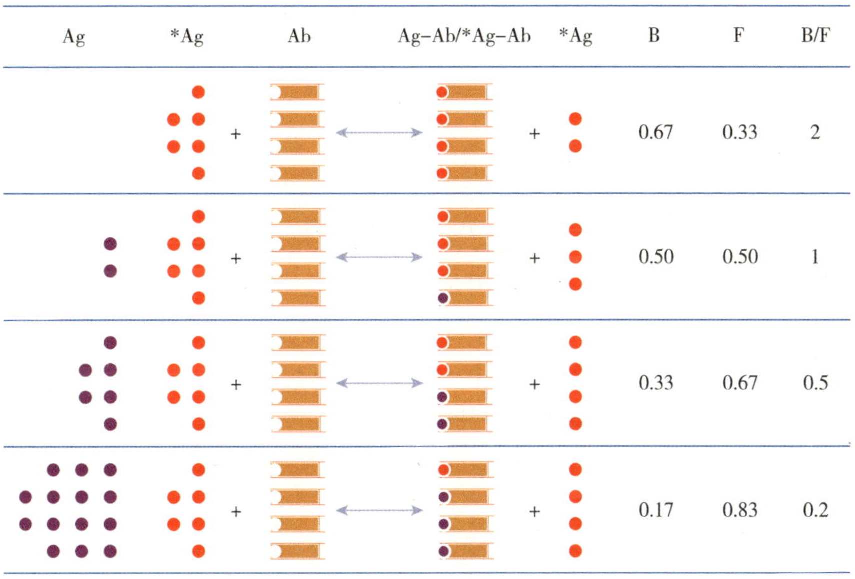

图 10－2　RIA 竞争原理示意图

用一系列已知浓度的抗原校准品，分别和定量的＊Ag 与限量的 Ab 反应，待反应平衡后，分离去除上清液中游离的＊Ag，分别测定游离＊Ag（F）和沉淀的＊Ag－Ab 复合物（B）的放射性活度，以放射性活度或结合率为纵坐标，以抗原校准品的浓度为横坐标，绘制所得的曲线即为校准曲线（图 10－3），放射性活度或结合率与抗原校准品的浓度为反比例函数关系。待检样本进行相同操作，将所得放射性活度值代入校准曲线拟合函数，即可得出待检样本中的抗原含量。

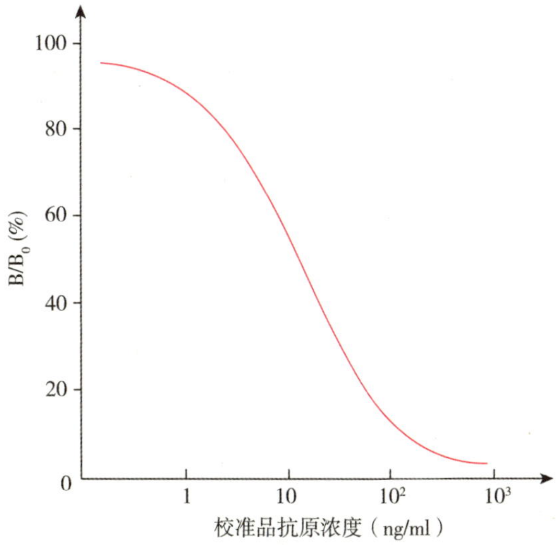

图 10－3　RIA 校准曲线

二、技术要点

放射免疫分析的技术要点包括关键原料的选择、特异性抗体和标记抗原工作浓度的确定、竞争反应方式，以及B和F的有效分离。

1. 关键原料的选择

（1）特异性抗体　为了提高分析方法的灵敏度和特异性，应选用高亲和力、高特异性、高效价的特异性抗体。

（2）标记抗原　与待测抗原同源，其免疫活性与待测抗原及校准品须保持一致，且具有适宜的放射性比活度和较高的放射化学纯度，有利于提高检测的灵敏度和精密度。高放射化学纯度的标记抗原可以提高零管（不含抗原校准品）的结合率（B_0），降低非特异结合率。标记抗原的放射性比活度如果太高，则容易发生辐射损伤。

2. 特异性抗体和标记抗原工作浓度的确定　为了提高检测方法的灵敏度，还应优化特异性抗体和标记抗原的工作浓度。首先，确定标记抗原与抗体结合10%～50%所需的时间、最佳浓度和最低标记抗原量；然后，固定标记抗原的工作浓度并稀释特异性抗体，测定各稀释度特异性抗体与标记抗原反应后的B/F值，选择B/F值接近1.0时的稀释度作为该抗体的工作浓度，此时特异性抗体与标记抗原进行测定的灵敏度最高。但若改变标记抗原的工作浓度，特异性抗体的工作浓度也需要做相应调整，才能使灵敏度达到最佳。

3. 竞争反应方式　根据加样顺序的不同，RIA可分为两种竞争反应方式。

（1）平衡法　将Ag和＊Ag同时与Ab反应，达到平衡后分离＊Ag－Ab和＊Ag。该法比较稳定，重复性好，具有竞争性免疫分析的典型特征，但是灵敏度稍差。

（2）非平衡法　也称顺序饱和法。先将Ag与Ab充分反应，待反应达到平衡后再加入＊Ag。这种反应方式使待测Ag优先与Ab进行结合，可以提高灵敏度，但会导致剂量反应曲线的检测范围变窄。

4. 液相分离技术　在RIA中，所有成分均分散于液相中并呈天然构象，有利于抗原抗体反应的进行并迅速达到平衡，但反应平衡后形成的抗原－抗体复合物不发生沉淀。因此，需要将B和F进行分离，并测定B的放射性活度。分离步骤所致误差是实验误差的重要组成部分，影响了测定的灵敏度和准确性。理想的分离方法应将B和F完全、迅速分离，分离剂和分离过程不影响反应的平衡，分离过程经济、操作简单、重复性好。

常用的液相分离技术包括：①双抗体法。用第二抗体特异性结合标记抗原－抗体复合物中的第一抗体形成沉淀，从而通过离心达到分离的目的。②聚乙二醇（PEG）法。聚乙二醇可以破坏蛋白质水化膜，选择性沉淀抗原－抗体大分子复合物，而小分子游离蛋白质不会发生沉淀。在RIA中，一般选用终浓度为7%～9%、pH为6～9的PEG 6000进行分离。③双抗体－PEG法。此法为RIA中广泛使用的分离方法，融合了双抗体法和PEG法的优点。同时，降低第二抗体的用量节约了成本，而降低PEG的用量则减少了非特异性沉淀。

知识拓展

竞争抗原与分析灵敏度

竞争性免疫分析是小分子半抗原定量分析常用的分析模式，而分析灵敏度是竞争性免疫分析的关键性能之一。保证抗体分子数限量、采用高比活性的标记抗原，以及使用顺序加样法等手段，均可提升分析灵敏度。选用高亲和抗体，并在确保分析范围的前提下，尽量减少标记抗原的分子数量，也可显著提升分析灵敏度。同时，保证标记抗原的比活度，可获得较高的检测信号。

如果仍不能达到满意的分析灵敏度，可以降低标记抗原与特异性抗体的结合能力，保证待测抗原获得更多的机会与特异性抗体结合。为此，可使用待检抗原的结构类似物作为标记抗原。例如，在睾酮检测体系中，可使用二氢睾酮代替睾酮作为竞争抗原；在甲状腺素检测体系中，可使用三碘甲状腺原氨酸代替甲状腺素作为竞争抗原。

三、技术评价

作为经典竞争性免疫分析的 RIA，非常适合小分子半抗原的定量分析，其敏感度高，可至 ng/L 甚至 pg/L 水平，重复性好，特异性强。但 RIA 也存在一些不足，如放射性核素易衰变，试剂有效期短，且易对环境和实验室造成污染等。同时，与非竞争性免疫分析相比，加样误差也可对结果造成较大影响。

第三节　免疫放射分析

免疫放射分析是以过量放射性核素标记抗体与待测抗原进行非竞争性结合，达到结合平衡状态后进行分离，通过测定标记抗原 - 抗体复合物的放射性活度计算出待测抗原含量的一种超微量分析技术。在 IRMA 中，抗体与待测抗原很快就可以达到结合平衡，其灵敏度和可测量范围均优于 RIA，且采用固相吸附分离，操作程序更为简单。

一、分析原理

就分析模式而言，IRMA 属于非竞争性免疫分析，可分为直接法和双抗体夹心法。

1. 直接法　也称为单位点 IRMA，用过量放射性核素标记抗体与待测抗原进行免疫结合反应，待反应达到平衡后，再加入固相抗原免疫吸附剂，吸附剩余的游离标记抗体后离心去除沉淀，测定上清液的放射性活度（图 10 - 4）。此法可用于检测小分子半抗原。

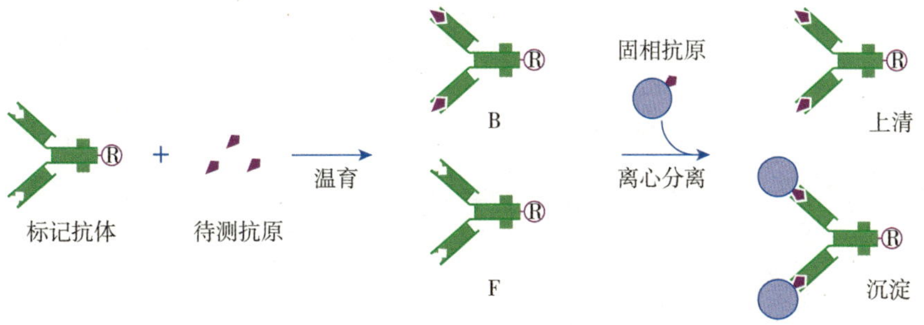

图 10 - 4　直接 IRMA 原理示意图

2. 双抗体夹心法　也称为双位点 IRMA，反应体系选用了针对同一抗原分子上不同表位的两种单克隆抗体，一个用于包被固相材料，一个用于制备标记抗体。检测过程中先用固相抗体与待测抗原进行免疫结合反应，再加入过量的放射性核素标记抗体，形成固相抗体 - 抗原 - 标记抗体复合物，反应完成后洗涤除去游离的标记抗体，测定固相结合物的放射性活度。双抗体夹心法进一步提高了特异性，并简化了操作程序（图 10 - 5）。但是，此法仅适用于检测大分子蛋白质等多价抗原。

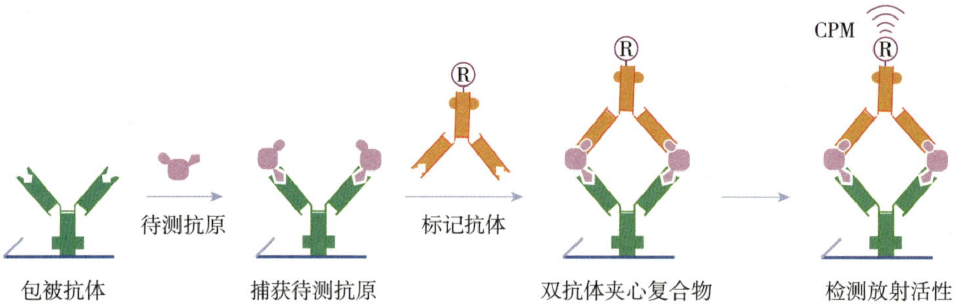

图 10－5　双抗体夹心 IRMA 原理示意图

在 IRMA 体系中，固相抗体和放射性核素标记抗体均过量，不存在竞争性结合，最后测定的放射性活度与待测抗原的量呈正比例函数关系。用抗原校准品的浓度为横坐标，测定的放射性活度为纵坐标，绘制校准曲线。待检样本进行相同操作，将所得放射性活度值代入校准曲线拟合函数，即可得出样本中待测抗原的含量。

二、技术要点

免疫放射分析的技术要点包括固相抗体的制备、放射性核素标记抗体的制备及其工作浓度，以及固相吸附分离。

1. 固相抗体的制备　在 IRMA 中，常采用聚苯乙烯微球或试管作为固相载体。包被于固相载体表面的抗体应结合牢固，不易被洗脱并保持其免疫活性。

2. 标记抗体的制备及其工作浓度　选用的抗体宜含有多个酪氨酸残基，标记后放射性比活度高，不影响抗体的免疫活性，并且标记方法简单，容易掌握。若将标记抗体 Fab 片段用于 IRMA，其敏感性明显高于一般标记抗体。增加标记抗体的浓度可以缩短反应时间，扩大测定范围，但会增加零标记管的放射性活度，降低灵敏度，因此实验时需要选定合适的标记抗体工作浓度。

3. 固相吸附分离　在 IRMA 中，分离方式为固相吸附分离，包括固相吸附和洗涤分离两个环节。首先，采用塑料（聚乙烯、聚苯乙烯等）试管作为固相吸附材料和反应容器，将捕获抗体与固相材料连接形成固相抗体，此过程称为包被（coating）；随后需要用牛血清白蛋白等无关蛋白质溶液进行再包被，此过程称为封闭（blocking）。其次，测定过程中在固相材料表面形成“捕获抗体－待测抗原－标记抗体”复合物，而未参加反应的成分游离分布于液相中。最后，倾倒去除反应液并用洗涤缓冲液进行洗涤以去除游离成分，测定固相材料表面复合物的放射性活度。固相吸附分离法具有操作简便、节省时间、无须离心、适合自动化分析等优点，已逐步取代了传统的液相分离方法，并广泛应用于酶免疫分析、发光免疫分析等其他标记免疫分析技术。

此外，在 IRMA 基础上，后来又进一步引入异硫氰酸荧光素（FITC）－抗 FITC 或生物素－亲合素系统，将纳米磁性微球制备成磁性固相分离剂，研发出了新型 IRMA。例如，利用 ^{125}I 和 FITC 分别标记的两种高特异性单克隆抗体，与待测抗原在液相中反应形成夹心免疫复合物，并以抗 FITC 抗体包被磁性微球作为固相分离剂（图 10－6）。其中，^{125}I 作为信号分子，FITC 作为分离标签被抗 FITC 抗体识别。在检测过程中，两种抗体与待测抗原在液相中形成夹心复合物，所需反应时间更短，检测范围更宽，特异性强，灵敏度高，适合批量样本的检测。抗 FITC 抗体包被磁性微球可以制备成为通用分离剂，并根据不同检测项目调整用量，适合大规模工业化生产。

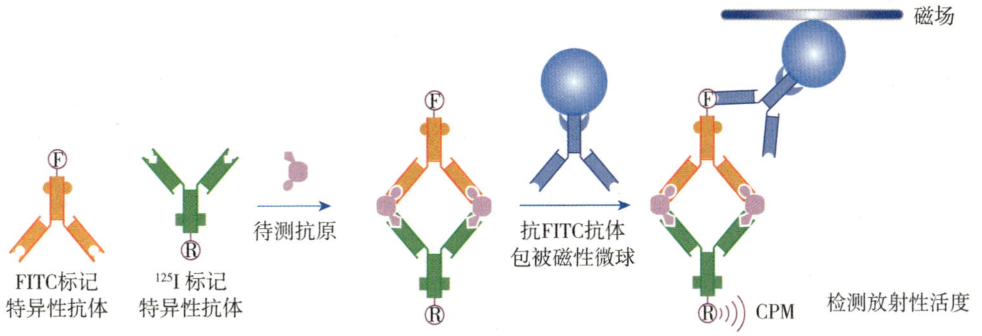

图 10-6　FITC-抗 FITC 磁性微球分离原理示意图

三、技术评价

作为非竞争性免疫分析的 IRMA，其放射性核素标记抗体和固相抗体过量，灵敏度、反应速率和测定范围等方面均优于 RIA。其中，双抗体夹心法要求待测抗原必须同时具备两个以上表位，才能通过针对不同表位的单克隆抗体与待测抗原形成夹心复合物，通常用于检测大分子蛋白质类抗原。

同属放射免疫技术的 IRMA 与 RIA 分别体现了标记免疫技术中非竞争性免疫分析和竞争性免疫分析的方法学特点（表 10-2），分析和理解二者的特点对于掌握其他标记免疫分析技术中的相似分析模式具有重要的意义。

表 10-2　IRMA 与 RIA 的比较

	IRMA	RIA
反应原理	非竞争性结合	竞争性结合
被标记物质	抗体	抗原
标记物用量	过量	限量
反应速率	快	慢
反应曲线	正相关曲线	负相关曲线
特异性	高	稍差
灵敏度	较 RIA 高	高
加样分析误差	较小影响	严重影响

第四节　临床应用

放射免疫技术是经典的标记免疫技术之一，具有灵敏度高、特异性强、精密度好等优点，在临床免疫超微量分析领域具有里程碑意义。其中 RIA 的检测体系采用竞争性免疫分析，适合检测小分子半抗原；而 IRMA 的检测体系采用非竞争性免疫分析，适合检测大分子蛋白质类抗原。这两种检测体系也为后续多种标记免疫分析技术的建立奠定了坚实的基础，竞争法、双抗体夹心法等经典分析模式也一直沿用至今。

放射免疫技术曾广泛应用于临床医学实验室的激素定量分析、半抗原药物定量分析和肿瘤标志物定量分析等多个领域。但是，其存在放射性污染及常用放射性核素半衰期短导致的试剂盒稳定性差等缺点。随着标记技术的发展和多种标记免疫分析技术的相继建立，放射免疫技术逐渐被非放射性标记技术如酶联免疫吸附试验、化学发光免疫分析等技术取代，现已基本退出了临床医学实验室。

答案解析

思考题

案例 某品牌采用放射免疫分析法定量检测血清雌二醇。

试剂盒组分：雌二醇校准品，^{125}I－雌二醇结构类似物，雌二醇抗体，分离试剂。

检测步骤如下。

（1）准备试管：总计数管、非特异结合管、零管、校准管、血清样本管和质控血清管。

（2）校准管中，各加入相应校准品。向各检测管中，加入相应量患者血清和质控血清。向所有试管中（总计数管、非特异结合管除外）加入雌二醇抗体，摇匀温育。

（3）向所有的试管中加入^{125}I－雌二醇结构类似物，摇匀温育。

（4）向所有的试管中（除总计数管）加入分离试剂，摇匀放置。

（5）离心后弃去上清液（除总计数管），测定各管及总计数管放射性。

（6）以校准品浓度为横坐标，B/B_0（%）为纵坐标，绘制校准曲线，计算待测样本中雌二醇的含量。

问题

（1）本案例中对标记物^{125}I－雌二醇结构类似物有什么要求？

（2）本案例中设置非特异结合管的目的是什么？

（3）本案例中校准曲线纵坐标的B/B_0（%）如何计算？

（于　洋）

书网融合……

重点小结　　题库　　微课/视频1　　微课/视频2

PPT

第十一章　酶免疫技术

学习目标

1. 通过本章学习，掌握酶联免疫吸附试验、斑点酶联免疫吸附试验、酶联免疫斑点试验、酶免疫印迹技术和酶免疫组织化学技术的基本原理，酶联免疫吸附试验的方法和类型，常用标记酶及其底物的种类；熟悉酶联免疫吸附试验、酶联免疫斑点试验和酶免疫印迹技术的方法评价和临床应用；了解酶标记物的制备、纯化、鉴定，酶联免疫吸附试验包被固相载体的种类及方法。

2. 具备对酶联免疫吸附试验、斑点酶联免疫吸附试验、酶联免疫斑点试验、酶免疫印迹技术和酶免疫组织化学技术熟练操作及准确分析检验结果的能力。

3. 树立服务意识，标记好每一份样本，做好检验过程中的查对工作，维护每位患者的健康权益。

酶免疫技术始建于20世纪70年代初，与荧光免疫技术和放射免疫技术统称为三大经典免疫标记技术。它是以酶标记的抗体（抗原）作为主要试剂，将抗原抗体反应的特异性与酶高效催化的敏感性相结合的一种免疫检测技术，兼具强特异性和高敏感性的特点，现已广泛应用于医学、生物等多个学科领域。

酶免疫技术可实现对待检测抗原（抗体）定位、定性和定量分析。按照实际应用的目的不同，酶免疫技术可分为酶免疫测定技术（enzyme immunoassay，EIA）和酶免疫组织化学技术（enzyme immunohistochemistry，EIH），前者主要用于体液标本中抗原（抗体）的定性和定量检测，后者则主要用于组织切片或细胞标本中抗原的定位分析。根据抗原抗体反应后进行酶活性检测时是否需要将游离的和结合的酶标记物进行分离，酶免疫测定技术又分为均相酶免疫测定（homogeneous enzyme immunoassay）和异相（或非均相）酶免疫测定（heterogeneous enzyme immunoassay）两种类型。关于酶免疫技术的分类如图11－1所示。

- 酶免疫技术
  - 酶免疫测定技术
    - 均相酶免疫测定
    - 异相酶免疫测定
      - 固相酶免疫测定
      - 液相酶免疫测定
  - 酶免疫组织化学技术

图11－1　常用酶免疫技术分类

均相酶免疫测定是利用酶标记物与相应的抗原（抗体）结合后，标记酶的活性会发生改变的原理，可在不分离结合标记物和游离标记物的情况下，通过测定标记酶活性的改变，从而确定抗原（抗体）的含量。均相酶免疫测定主要用于小分子激素、药物等半抗原的测定。该法整个测定过程都在均匀的液相中进行，具有简便、快速、利于自动化等优点，酶活力的测定方法与临床化学法相同，生化自动分析仪即可进行标本的检测，也有专用全自动分析仪。

非均相酶免疫测定技术的原理是抗原抗体反应后，需采用适当的方法分离游离酶标记物和结合酶标记物，然后对底物的显色程度进行测定，再推算出样品中待测抗原（抗体）的含量。依据抗原抗体反应是否发生在固相支持物表面，又分为液相和固相酶免疫分析两类。固相吸附法是最常用的测定方法，常用的固相材料有塑料微孔板和硝酸纤维素膜。本章重点介绍非均相酶免疫测定技术。

酶免疫组织化学技术包括酶标记的和非酶标记的两类，前者与荧光抗体技术相似，而后者是制备酶的抗体，再与酶结合制备成酶结合物。常用的方法有酶桥法和酶－抗酶复合物法两种。

知识拓展

均相酶免疫分析简介

1. 酶放大免疫试验（enzyme multiplied immunoassay technique，EMIT） 酶与小分子半抗原结合成酶标半抗原，当其与相应抗体结合后，抗体与酶密切接触，导致酶活性中心受影响，从而抑制酶活性。检测时酶标半抗原和待测半抗原竞争性结合特异性抗体，标本中待测半抗原含量越多，酶活性越强。

2. 克隆酶供体免疫试验（cloned enzyme donor immunoassay，CEDIA） 利用基因重组技术分别表达 β－半乳糖苷酶的两种片段，大片段称为酶受体（enzyme acceptor，EA），小片段称为酶供体（enzyme donor，ED），两者单独均无酶活性，一定条件结合为四聚体才具有酶活性。检测时 ED 标记抗原与标本中的待测抗原竞争性结合特异性抗体，ED 标记抗原与抗体结合后由于空间位阻，不能再与 EA 结合，反应平衡后，游离 ED 标记抗原与 EA 结合，形成具有活性的酶，酶活性的强弱与标本中抗原量成正相关。

第一节　基础知识

本节介绍在酶免疫技术中常用酶和底物、酶标记物的制备、纯化及鉴定等内容。

一、酶和底物

酶免疫技术是以“酶”作为示踪物质，用于标记抗体（抗原）形成酶标记物，酶标记物在保留抗体（抗原）免疫学活性的同时，又保留了酶对其底物的催化活性。酶标记的抗体（抗原）与其相应的抗原（抗体）进行特异性反应后，再加入酶的底物，通过酶对底物的催化显色，对待测抗原（抗体）进行定位、定性及定量分析。故选择合适的酶和制备高质量的酶标记物是酶免疫技术的基础。

（一）标记酶的基本要求

用于标记抗原或抗体的酶应具备以下特性。

（1）活性高、可溶性好，催化反应具有较高效率，且在抗原抗体反应的最适条件下，仍能保持酶活性稳定。

（2）性质稳定，易结合抗体或抗原且不影响酶活性及抗原、抗体的免疫活性，制备的酶标抗体或抗原性质稳定。

（3）专一性强，酶的活性不受样品中其他成分的影响，且受检组织或体液中不存在与标记酶相同的内源性酶或抑制物。

（4）酶的相应底物理化性质稳定，易于制备和保存。

（5）酶催化反应后产生的信号产物易于判定或测量，方法简单，敏感性和重复性好。

（6）酶、底物及其辅助因子来源丰富，成本低廉，安全、无害、无毒性。

（二）常用的标记酶

1. 辣根过氧化酶（horseradish peroxidase，HRP） 是从植物辣根中提取的一种糖蛋白，由多个同工酶组成，糖含量18%，分子量40kD，等电点pH 5.5～9.0。HRP是一种复合酶，由主酶（酶蛋白）和辅基（亚铁血红素）结合而成的一种卟啉蛋白质。主酶为无色糖蛋白，与酶活性无关，在275nm波长处有最大吸收峰；辅基是深棕色的含铁卟啉环，为酶的活性基团，在403nm波长处有最大吸收峰。HRP的质量主要用两个指标来衡量：纯度和活力。

（1）纯度　即酶蛋白中活性部分与非活性部分最大吸收峰处光密度的比值，用二者的光密度比值（A_{403nm}/A_{275nm}）衡量，以RZ（reinheitzhal）表示。用于酶免疫技术的HRP的RZ值不应小于3.0，RZ值越大，酶纯度越高。

（2）活力　HRP的活力用单位（U）表示，用焦性没食子酸法测定时，在20℃、pH 6.0、20秒内催化底物焦培酚（pyrogallol）产生1μg红培酚（purpurogallin），作为HRP的一个活性单位。用于标记的HRP其活力应大于250U/mg。

HRP特点：①分子量较小，易渗入细胞内；②标记方法简单；③稳定易于保存；④易得，价格低廉；⑤底物种类多，可供不同的实验选择。需要注意的是，叠氮钠可抑制HRP的活性，为防止酶失活，各种缓冲液及标本中应避免使用叠氮钠作为防腐剂。

2. 碱性磷酸酶（alkaline phosphatase，AP）　是从牛的肠黏膜或大肠埃希菌中提取的一种磷酸单酯水解酶。从大肠埃希菌提取的AP分子量为80kD，酶作用的最适pH为8.0；小牛肠黏膜提取的AP分子量为100kD，酶作用的最适pH为9.6，肠黏膜来源的AP活性高于菌源性AP。AP活力测定以对硝基苯磷酸盐（p－nitrophenyl phosphate，pNPP）为底物，虽底物相同，但所用缓冲体系不同，其测定结果也不同。常用二乙醇胺（diethanolamine，DEA）单位定义，即在pH 9.8，37℃的1.0M二乙醇胺缓冲液（含0.50mM氯化镁）中，每分钟水解1.0 μmol的pNPP为一个DEA单位。用于标记的AP其活力单位应大于1000U/mg。

无机磷酸盐是AP的强抑制剂，因此在AP用于酶免疫测定时应注意，不能使用磷酸盐缓冲液（PBS）作为洗涤液。

AP特点：①活力高，在酶免疫测定中应用AP系统，其敏感性一般高于应用HRP系统，空白值较低；②分子量较大，不易渗入细胞内，很少用于EIH；③AP从小牛肠黏膜中或大肠埃希菌中提取，不易获得，较难得到高纯度制剂，且价格比较昂贵，其稳定性也较HRP低，制备酶结合物时，得率较HRP低，因此，国内ELISA测定中一般多采用HRP。

3. β－半乳糖苷酶（β－galactosidase，β－Gal）　存在于微生物、动物和植物中，常用于酶免疫分析技术的β－Gal来源于大肠埃希菌，为分子量540kD的四聚体，作用最适pH为6.0～8.0，热稳定性较差。由于人类血液标本中缺乏此酶，以其制备的酶标记物在测定时不易受到内源性酶的干扰，特异性较强，故常用于均相酶免疫测定。

4. 其他　除上述三种主要酶外，酶免疫技术中还涉及脲酶（urease）及葡萄糖氧化酶（glucose oxidase，GOX）等。脲酶的特点是酶作用后反应液发生pH改变，可使指示剂变色。葡萄糖氧化酶分子中含有黄素腺嘌呤二核苷酸（flavin adenine dinuleotide，FAD），能作为受氢体催化底物葡萄糖生成葡萄糖酸，并产生H_2O_2与供氢体发生显色反应，GOX常用于酶免疫组织化学技术测定。

（三）常用酶的底物

1. 辣根过氧化酶的底物　HRP的催化反应需要过氧化氢（H_2O_2）和供氢体（DH_2）作为底物，真正的底物是H_2O_2。供氢体多为无色的还原型染料，反应后可生成有色的氧化型染料。HRP催化反应为：$DH_2 + H_2O_2 \longrightarrow D + 2H_2O$。

常用的供氢体如下。

（1）邻苯二胺（orthophenylenediamine，OPD）　是HRP最敏感的色原底物之一，也是酶联免疫吸附试验中最早应用的供氢体。在 HRP 的作用下，OPD 氧化后生成二氨基联苯胺（diaminobenzidine，DAB），呈橙黄色，强酸（盐酸或硫酸）终止反应后显色变为棕黄色，其最大吸收波长为 492nm。OPD 的优点是灵敏度高，便于检测；缺点是性质不稳定，配制后溶液稳定性较差，需要在临用前配制，1 小时内使用。强酸终止反应后，显色也不稳定，颜色会随着时间的延长而加深，是由于反应后剩余的 H_2O_2 继续与 OPD 发生氧化反应产生非酶催化的 DAB 结果，因此反应结束后要及时进行比色，以保证检测的准确性。OPD 的另一缺点是对机体有致癌作用。

（2）四甲基联苯胺（3,3′,5,5′-tetramethyl-benzidine,TMB） 在 HRP 催化下发生氧化，由无色变蓝色，加入强酸终止反应后变为黄色，在 450nm 波长有最大吸收峰。TMB 的优点是性质稳定，检测敏感性高，无致癌性，是目前 HRP 最常用的底物；缺点是溶解度较低，见光易分解，需置于黑色瓶中避光保存。如今多采用 TMB 盐溶液形式，即四甲基联苯胺硫酸盐（tetramethylbenzidine sulfate，TMBS），易溶于水，便于配制。

（3）二氨基联苯胺 反应产物为不溶性的棕色吩嗪衍生物，易沉积于组织细胞间隙，可通过光学显微镜观察；此种多聚物能被还原和螯合四氧化锇（OsO_4），形成具有电子密度的产物，便于电镜观察。因此，DAB 是免疫组织化学技术中的常用底物。同时，以膜为载体的酶免疫印迹技术也常采用这种供氢体底物。

（4）其他 HRP 的常用底物 2,2′-氨基-二(3-乙基-苯并噻唑啉-6-磺酸）铵盐（2,2′-amino-bis(3-ethylbenzothiazoline-6-sulfonic acid）diammonium salt，ABTS）、5-氨基水杨酸（5-aminosalicyclic acid，5-ASA）、以及二甲酰亚胺（dicarboximide）等。ABTS 的优点是空白值很低，但灵敏度不如 OPD 和 TMB。HRP 常用的供氢体底物及特点见表 11-1。

表 11-1 HRP 常用的供氢体底物及特点

供氢体（DH_2）	产物显色特点	终止剂	测定波长（nm）	产物可溶性
二氨基联苯胺（DAB）	灵敏、棕色、不稳定	—	—	不可溶
邻苯二胺（OPD）	灵敏、黄色、不稳定	0.5M H_2SO_4	492	可溶
四甲基联苯胺（TMB）	灵敏、蓝（黄）色、稳定	0.5M H_2SO_4	450	可溶
四甲基联苯胺硫酸盐（TMBS）	灵敏、蓝色、稳定	0.5M H_2SO_4	450	可溶
5-氨基水杨酸（5-ASA）	敏感性稍差、棕色，不稳定	3M NaOH	550	可溶
2,2′-氨基-二(3-乙基-苯并噻唑啉-6-磺酸）铵盐（ABTS）	灵敏、绿色、不稳定	1% SDS	405	可溶

2. 碱性磷酸酶的底物 pNPP 是 AP 最常用的显色底物，经 AP 催化生成对硝基酚，呈黄色，在 405nm 处有最大吸收峰。碱性条件下 pNPP 的光吸收增强，并可使 AP 失活，因而可使用氢氧化钠作为反应终止剂。5-溴-4-氯-3-吲哚基-磷酸盐（5-bromo-4-chloro-3-indolyl phosphate，BCIP）也是 AP 的底物，常和氮蓝四唑（nitro blue tetrazolium，NBT）配成混合液，在 AP 的催化下，BCIP 被水解，水解产物与 NBT 发生反应，形成不溶性深蓝色至蓝紫色的 NBT-formazan，常用于免疫组化和免疫印迹等实验。

3. 其他酶的底物 β-半乳糖苷酶底物常用 4-甲基伞基-β-半乳糖（4-methylumbellifery-β-galactoside，4-MUG），经酶水解后产生荧光物质 4-甲基伞酮（4-methylumbelliferon，4-MU），可用荧光计检测，利用荧光的放大作用大大提高了方法的敏感度，其灵敏度高于 HRP 系统 30～50 倍，测量时需要荧光检测仪。葡萄糖氧化酶的常用底物是葡萄糖，供氢体是氮蓝四唑，反应产生不溶性的蓝色沉淀。

二、酶标记物的制备

通过化学反应，将酶与抗体（抗原）形成的结合物称为酶标记物或酶结合物。酶标记物的质量会直接影响酶免疫技术的应用效果。理想的酶与抗体（抗原）联结方法要求酶与抗体完全（100%）反应，酶和抗体（抗原）均保持相应活性；结合物稳定；方法简便以及价格便宜。目前还没有一种方法可同时满足上述要求，需针对不同的酶和分析要求选用适宜的标记方法。选择标记方法的一般原则是：①技术方法简单，标记效率高，重复性好；②不影响酶和抗体（抗原）的生物活性；③标记后的酶标记物稳定。

酶标记抗体的制备方法很多，目前应用最广泛的有戊二醛交联法和改良过碘酸钠法。酶标记抗原可根据抗原化学结构不同，选用不同的方法，如为蛋白质抗原，也可使用酶标记抗体的方法。

（一）改良过碘酸钠氧化法

1. 标记原理 本法是应用 HRP 标记抗原或抗体最常用的方法。HRP 为一种糖蛋白，糖含量为18%，过碘酸钠可将与酶活性无关的多糖羟基氧化为醛基。该醛基很活泼，能与抗体分子的游离氨基结合，形成 HRP－CH_2－NH－IgG，其产率比戊二醛交联法高 3～4 倍。为防止酶蛋白氨基与醛基反应发生自身偶联，常在标记前用二硝基氟苯（fluorodinitrobenzene，FDNB）封闭酶蛋白上的 α 和 ε 氨基。酶与抗体结合反应后，再加入硼氢化钠（$NaHB_4$）还原，即生成稳定的酶标记物。

2. 技术要点

（1）抗体处理 选择高质量抗体装入透析袋（截留分子量：12～14kD）内，置于 0.3M pH 9.5 碳酸盐缓冲液中，4℃透析过夜后取出抗体溶液，用紫外分光光度计测定抗体蛋白总量。

（2）酶蛋白处理 根据用量称取 HRP，加入 10mM pH 4.5 乙酸钠溶液，磁力搅拌使之充分溶解；加入 0.2M 高碘酸钠溶液，避光、搅拌，室温反应 15 分钟；加入乙二醇溶液，终止氧化反应。将醛化好的酶样品上样于已准备好的 Sephadex G－25 凝胶柱，用 0.3 M 碳酸盐缓冲液（pH 9.5）洗脱，收集颜色最深部分，测定酶蛋白浓度并计算总量。

（3）标记反应 按照一定比例将醛化好的酶加入透析好的抗体溶液中（同时装入透析袋），室温避光，温和搅拌，结合 1～2 小时；加入 5mg $NaHB_4$ 终止反应。然后将透析袋置于 0.1M，pH 7.4 磷酸盐缓冲液（PBS）中，4℃透析过夜。

（4）纯化制备 Sephadex G－200 凝胶柱，将透析后酶结合物溶液上样于 PBS 平衡后的层析柱，再用 PBS 洗脱，收集第一个峰即为酶结合物。洗脱液蛋白监测可采用紫外检测法，同样可应用底物直接监测酶的活性。酶结合物经鉴定后，加入 BSA 调至蛋白浓度为 10mg/ml，小量分装，低温保存备用。

3. 评价 此标记法只适合 HRP，有局限性，但酶标记物产率较高，为常用的 HRP 标记抗原（抗体）的方法。

（二）戊二醛交联法

戊二醛是一种双功能基团交联剂，有两个相同活性的醛基，可以分别偶联酶与抗体（抗原）的氨基形成结合物。戊二醛交联法是最温和的标记方法之一，适合各种酶的标记。根据试剂加入方法的不同，可分为一步法和二步法。

1. 一步法 是将标记酶、抗体（抗原）及戊二醛同时混合，然后用透析法或凝胶过滤除去未结合的戊二醛就可得到酶结合物。一步法的优点是操作简便，快速有效，而且重复性好，广泛用于 HRP、AP 与抗原（抗体）的交联。缺点是酶标记物容易发生聚合，酶与抗体也易发生自身交联，故酶标记物的产率低，交联后酶与抗体（抗原）容易失活，从而影响酶标记物的质量。其结合物分子量较大，穿透力弱。

2. 二步法 是先用过量的戊二醛与酶作用，使戊二醛上的一个活性醛基先与酶蛋白上的一个氨基结合，避免酶与酶的结合，用葡聚糖凝胶 G－25 过柱法或透析法除去过量戊二醛，再加入抗体（抗原），形成酶－戊二醛－抗体（抗原）结合物。此法的效率较一步法高，酶标记物均一，无自身聚合，抗体和酶的活性损失较少，所得酶结合物活性比一步法高。结合物分子量小，穿透力强。

（三）其他方法

利用化学反应进行酶结合物的制备，会不同程度地影响酶和抗体的生物活性。如以酶作为抗原与其相应抗体形成的免疫复合物代替酶标记物，就可提高酶免疫方法的灵敏度，减少化学偶联反应对酶和抗体活性的影响。

三、酶标记物的纯化

标记完成的酶结合物中常可能混有未结合的游离酶和抗体（抗原）、酶－酶及抗体（抗原）聚合物。游离酶和酶－酶聚合物会增加非特异显色，游离的抗体（抗原）则会起竞争作用而影响特异性显色的强度。因此，制备完成后的酶标记结合物应予以纯化。纯化的方法较多，分离大分子混合物的方法均可应用，如葡聚糖凝胶 G－200/G－150 或 Ultrogel AcA－44 过柱层析法；50% 饱和硫酸铵沉淀提纯法；SPA 柱亲和层析法等。葡聚糖凝胶 G－200 或 Ultrogel AcA－44 过柱层析法可去除游离的 IgG；使用 SPA 柱亲和层析法可去除 IgG 酶结合物中的游离酶。

纯化的酶标记物需要适宜的贮存条件以保持结合物中抗体（抗原）和酶稳定的生物活性。冰冻干燥浓缩后的高浓度结合物可长期保存，但需注意冻干过程可降低其生物活性，应避免反复冻融。也可在 33% 甘油中 －70～0℃ 保存较长时间，或 0.1%～0.5% 的牛血清白蛋白（bovine serum albumin，BSA）中，4～8℃ 保存 6 个月。此外，贮存时在结合物溶液中加入蛋白保护剂、抗生素及防腐剂等也有助于保持结合物的生物活性。

四、酶标记物的鉴定

制备的每批酶标记物都要进行质量鉴定，包括酶标记率、酶结合率、酶活性和抗体（抗原）的免疫活性测定。

1. 标记率的测定 用分光光度法分别测定酶标记物中酶和抗体（抗原）蛋白的含量，再按公式计算酶标记率，此处以 HRP 标记抗体为例。

酶量（mg/ml）$=A_{403nm}\times 0.4$，即酶在 403nm 波长的吸光度值为 1 时，酶的含量为 0.4mg/ml。

$$\text{戊二醛标记法的 IgG 量(mg/ml)}=(A_{280nm}-A_{403nm}\times 0.42)\times 0.94\times 0.62$$

注：其中 0.42 为酶蛋白本身（0.3）结合戊二醛后的吸光度值，0.94 为抗体蛋白与醛化酶结合后 A_{280nm} 约增加 6%，故乘以 0.94。兔 IgG 在 280nm 波长的吸光度为 1 时，IgG 含量为 0.62mg/mL。

$$\text{过碘酸钠标记法的 IgG 量(mg/ml)}=(A_{280nm}-A_{403nm}\times 0.3)\times 0.62$$

$$\text{克分子比}(E/P)=\frac{\text{mg/ml(酶)}}{\text{酶分子量}}\div\frac{\text{mg/ml(IgG)}}{\text{IgG 分子量}}\times 4,E/P\ \text{一般为}\ 1\sim 2$$

2. 酶结合率的计算

$$\text{酶结合率}=\frac{\text{结合物中酶量}}{\text{标记时的酶量}}\times 100\%,\text{或酶结合率}=\frac{A_{403nm}}{A_{280nm}}$$

一般酶量为 1mg/ml，克分子比在 1.5～2，酶的标记率大于 0.3。

3. 酶与抗体（抗原）的活性检测 常用琼脂扩散或免疫电泳法，出现沉淀线表示酶标记物中的抗体（抗原）具有免疫活性，经 PBS 反复漂洗，再加酶的底物，如果出现应有的颜色反应，再用生理盐水浸泡，颜色若不褪，表示结合物中酶的活性稳定。酶与抗体的活性也可以用系列稀释的酶标抗体直接以 ELISA 方法进行方阵滴定，此方法不仅可以测定标记效果，还可以确定酶标抗体的使用浓度。

第二节 酶联免疫吸附试验

本节主要介绍酶联免疫吸附试验原理、分析模式、技术要点、技术评价及临床应用等内容。

一、概述

酶联免疫吸附试验（enzyme linked immunosorbent assay，ELISA）是 1971 年由瑞典学者 Engvall 和 Perlmann 及荷兰学者 VanWeemen 和 Schuurs 建立的。该技术一经问世，便迅速发展成可进行液体样本中微量物质测定的最简便易行的实验方法。其基本原理是在保持抗原或抗体免疫活性的前提下将其结合到某种固相载体表面，测定时把待检样本和酶标抗原或酶标抗体按一定顺序与固相载体上的抗原或抗体反应，形成的结合有酶标记物的免疫复合物存在于固相载体表面，免疫复合物中的酶量与样本中待检抗原或抗体的量呈一定比例，未结合的酶标记物游离于液相中，通过洗涤，和其他物质一同被去掉，加入底物后，底物被固相载体上的酶催化显色。根据酶对底物催化的显色反应程度，对标本中的抗原（抗体）进行定性或定量检测。

ELISA 技术可用于检测抗原或抗体。根据检测原理及目的不同分为四种基本类型：夹心法、间接法、竞争法和捕获法。

二、分析原理

（一）夹心法 微课/视频 1

双抗体夹心法常用于检测抗原，适用于检测至少含有两个抗原表位的蛋白质抗原。其原理是先将特异性抗体包被于固相载体，然后加入待测样品，如待测样品中有相应抗原存在，即可与包被于固相载体上的特异性抗体结合，孵育（反应）足够时间后洗涤，加入酶标记的特异性抗体，在固相载体上形成固相抗体 - 抗原 - 酶标记抗体夹心结构的免疫复合物，孵育后再次洗涤去掉未结合的酶标记抗体，加底物显色，显色的深浅与待测抗原的量成正比，加入终止液，根据颜色的深浅对抗原定性或定量测定（图 11 - 2）。

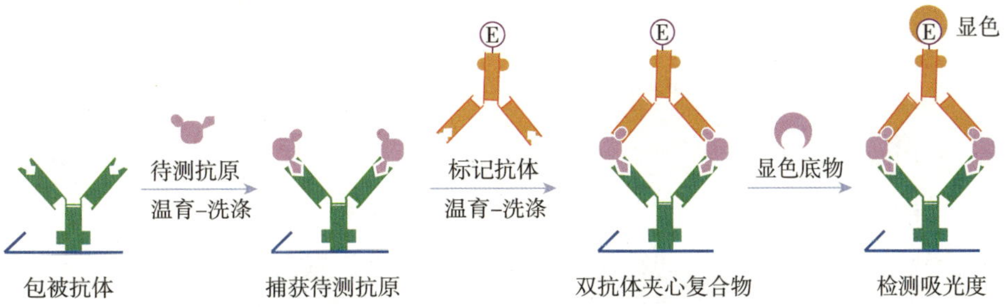

图 11 - 2 双抗体夹心法检测原理示意图

双抗体夹心法最经典的是“两步法”，但随着杂交瘤技术的出现，能够制备针对单一表位的抗体，即单克隆抗体，使“一步法”成为可能。

两步法：先加入标准品或待检抗原孵育，形成固相抗体抗原复合物，洗涤去除未结合物质；然后加入酶标记抗体孵育，酶标抗体与固相抗体抗原复合物，形成双抗体夹心复合物，洗涤去除未结合酶记抗体，加入底物显色后测定。

一步法：是应用针对抗原分子上两个不同抗原决定簇的单克隆抗体分别作为固相抗体和酶标记抗体，测定时可将样本和酶标记抗体同时加入，经过孵育和洗涤后，加入酶底物显色后测定。一步法优点是简便快速，但需特别注意“钩状效应”对检测的影响，即当样本中待测抗原浓度过高时，过量抗原分别与酶标抗体和固相抗体结合，不能形成上述夹心复合物，所得结果将低于实际含量，钩状效应严重时甚至可出现假阴性结果。当检测出现可疑的阴性结果时，应将待检样本进行适当的稀释后再进行测定，以保证检测结果的准确性（图 11－3）。

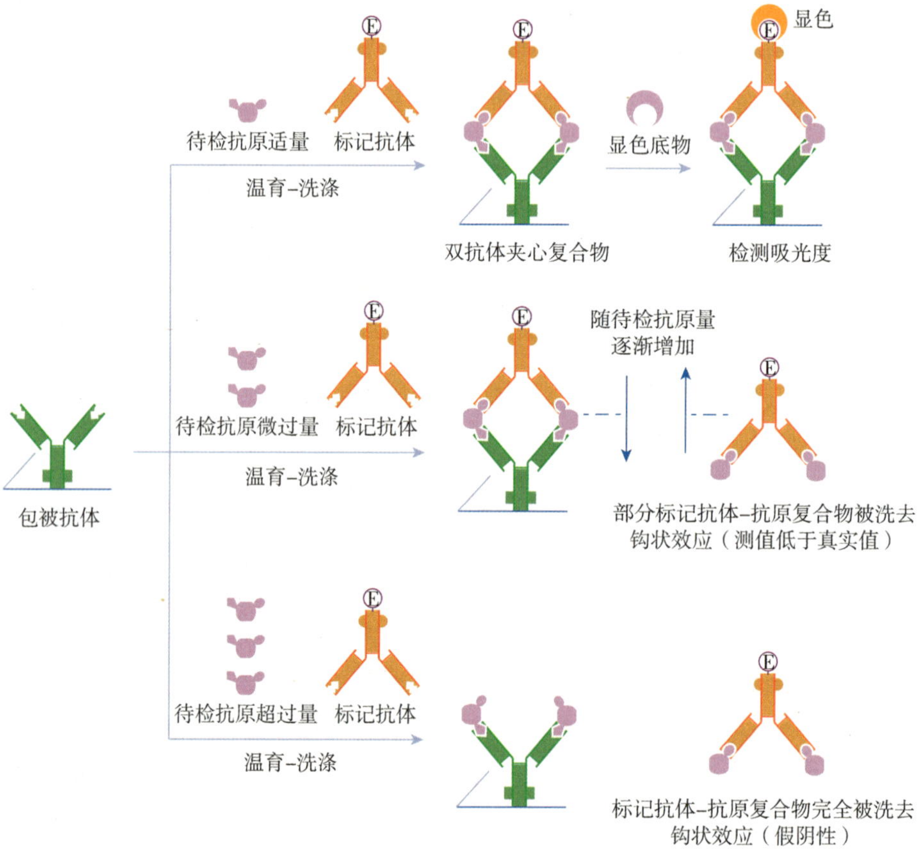

图 11－3　双抗体夹心法一步法及钩状效应原理示意图

夹心法检测的抗原至少要有两个可以与抗体结合的位点，一端要与包被于固相载体上的抗体结合，另一端则要与酶标记的特异性抗体结合。因此，此法不适用于分子量小的半抗原测定。在应用双抗体夹心法的时候要特别注意类风湿因子（rheumatoid factor，RF）对检测产生的干扰，RF 是抗变性 IgG 的自身抗体，可以与多种变性 IgG 的 Fc 段结合，如果待检血清中含有 RF 时，可以和固相抗体和酶标抗体发生桥接，从而产生假阳性反应。在实际应用此方法进行样本检测时，如果出现与临床不符的阳性结果时，需要对此干扰测定的情况加以排除。

双抗原夹心法的基本原理与双抗体夹心法类似，不同之处为，前者包被在固相载体上和酶标记的均为特异性抗原，且较适用于大分子抗原。用特异性抗原进行包被和制备酶结合物，以检测相应的抗体。此法中受检标本不需稀释，可直接用于测定，因此其敏感度相对高于间接法。临床上，乙型肝炎病毒（hepatitis B virus，HBV）血清标志物中 HBV 表面抗体（hepatitis B surface antibody，HBsAb）、丙型肝炎病毒（hepatitis C virus，HCV）抗体、人类免疫缺陷病毒（human immunodeficiency virus，HIV）抗体等的检测常采用本法。

（二）间接法 微课/视频 2

间接法是临床上常用于检测抗体的方法，其原理是将抗原包被于固相载体上，然后加入待测样本，如含有特异性抗体就会形成固相抗原 - 待检抗体复合物，孵育足够时间后洗涤，加入酶标记抗抗体（如酶标记抗人球蛋白 IgG），与固相抗原 - 待检抗体复合物结合形成固相抗原 - 待检抗体 - 酶标二抗的复合物，再次孵育洗涤后，加入底物显色，根据颜色的深浅确定待测抗体的含量（图 11 - 4）。本法用不同种抗原包被固相载体后，只需用一种酶标记抗人球蛋白抗体，即可进行多种抗体的血清学检测，具有较好的通用性。

间接法常用于检测 HBV 抗体、HCV 抗体及梅毒螺旋体抗体等 IgG 类抗体。机体在与外界长期接触时会受环境刺激产生大量的非特异性 IgG 类抗体，这些高浓度的非特异性 IgG 类抗体有可能对固相产生吸附从而产生假阳性反应，所以在应用此方法进行测定时常需先将样本做一定的稀释来避免非特异性 IgG 类抗体对检测产生的干扰。间接法也可检测病原体感染后产生的 IgM 类抗体，其酶标二抗是抗人 μ 链抗体。间接法具有较高的敏感性，但是特异性相对较低。

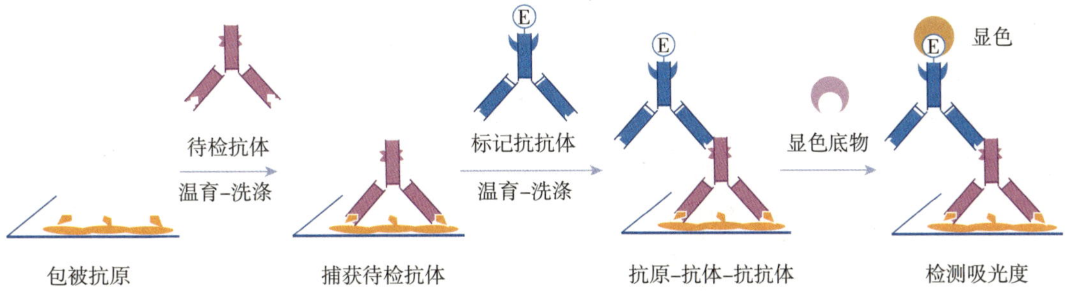

图 11 - 4　间接法检测原理示意图

（三）竞争法

小分子抗原或半抗原因缺乏夹心法可利用的两个以上的抗原表位，不能形成双抗体夹心复合物，故可用竞争法测定；或当抗原材料中的干扰物质不易除去，不易得到足够的纯化抗原时，可用此法检测特异性抗体，如 HBV e 抗体（hepatitis B e antibody，HBeAb）。以竞争法测定抗原为例，其原理是先用特异抗体包被固相载体，然后同时加入待测样本和酶标抗原，若样本中含有待测抗原，则待测抗原和酶标抗原竞争性与固相抗体结合，样本中待测抗原越多，酶标抗原与固相抗体结合的机会就越少，因此与固相抗体结合的酶标抗原量与样本中待测抗原的量呈反比，显色的深浅与待测抗原的量呈负相关（图 11 - 5）。

竞争法特点：①酶标记抗原（抗体）与样品或标准品中的非标记抗原（抗体）具有相同的与固相抗体（抗原）结合的能力；②在反应体系中，固相抗体（抗原）限量且结合位点小于酶标记和非标记抗原（抗体）的总量，确保形成竞争性反应；③免疫反应后，结合于固相载体上复合物中被测定的酶标抗原（抗体）的量（酶活性）与样品或标准品中的非标记抗原（抗体）的浓度成反比。

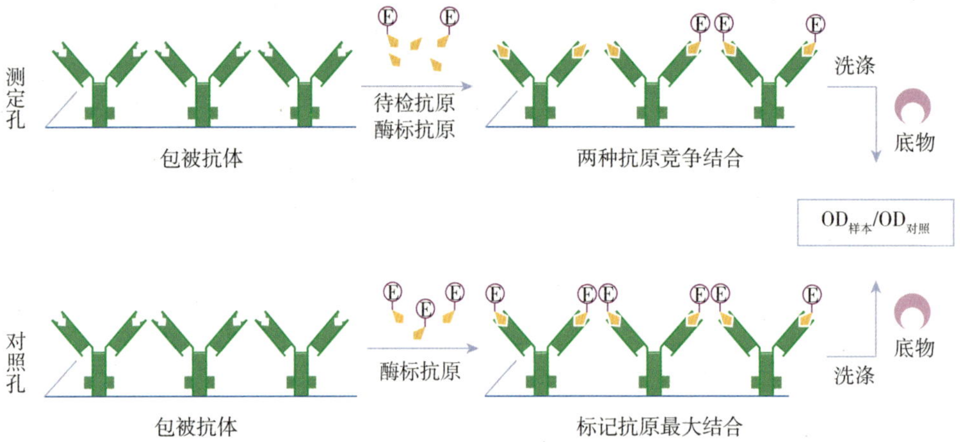

图 11－5　竞争法检测抗原原理示意图

（四）捕获法

捕获法是目前国际上公认的检测 IgM 类抗体最可靠的方法，常用于检测血清中 IgM 类抗病原体抗体。机体在受到特异性抗原刺激后，一定时间内血清中针对此抗原的特异性 IgM（specific IgM，sIgM）常和特异性 IgG 同时存在，当需要单独检测 sIgM 时，首先需要将 sIgM 和特异性 IgG 分离开来，此时多采用捕获法。其原理是，先将抗人 IgM 抗体包被在固相载体上，然后加入待测样本，如果样本中存在 IgM，则其中的 IgM（包括 sIgM 和非特异性 IgM）被捕获在固相上，洗涤去除未结合物后，加入特异性抗原试剂，它只和结合于固相上的 sIgM 相结合。再次洗涤，去除未结合的特异性抗原及其他杂质，加入针对特异性抗原的酶标抗体，使其与结合在固相上的特异性抗原结合，形成固相抗人 IgM－sIgM－抗原－特异酶标抗体复合物，洗涤去除未结合酶标抗体及杂质，加入底物，显色的深浅与被捕获的 sIgM 类抗体的量呈正相关（图 11－6）。

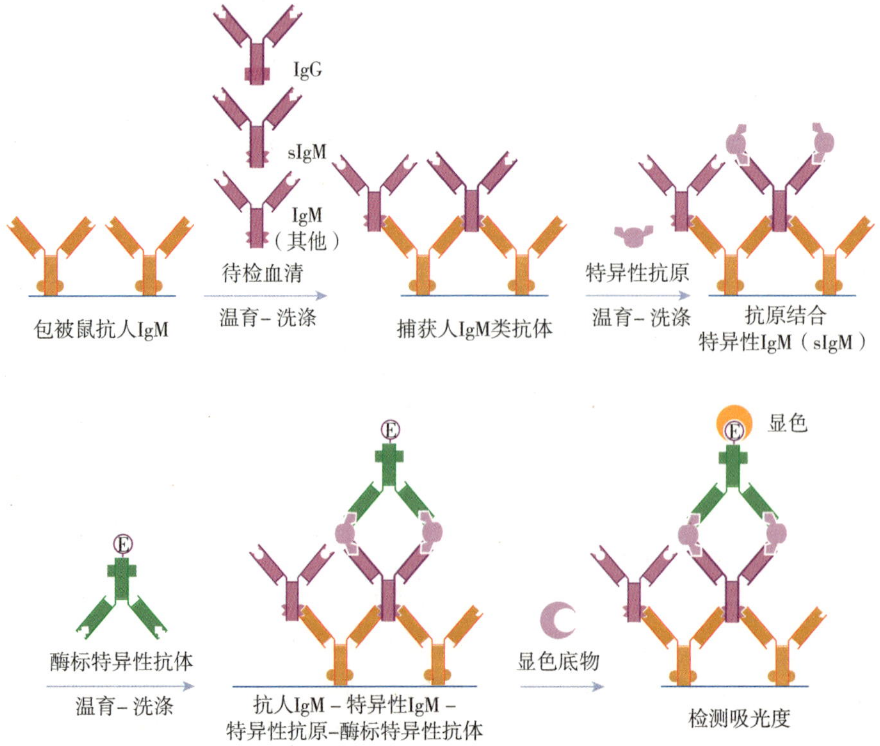

图 11－6　捕获法检测原理示意图

捕获法常用来检测甲型肝炎病毒（hepatitis A virus，HAV）IgM 类抗体和 HBV 核心抗原 IgM 类抗体等。应用此方法检测 IgM 类抗体时需要排除非特异性 IgM 的干扰，非特异性 IgM 可以和 sIgM 竞争性结合固相抗体，从而影响到检测结果。如类风湿因子（IgM 类）能和固相抗人 μ 链抗体相结合，并且可以与随后加入的酶标抗体反应，从而产生假阳性结果。将待测样本进行适当稀释再进行检测，可降低非特异性 IgM 的干扰，从而减少假阳性反应。

三、技术要点

（一）包被技术

1. 固相材料 根据酶联免疫吸附试验的基本原理，首先要把抗原或抗体结合到某种固相载体上，并保持其免疫活性，因此固相载体和包被方法的选择是酶联免疫吸附试验的基础。将抗体（抗原）与固相载体连接的过程，称之为包被（coating）。

在 ELISA 技术中，理想的固相载体应具备如下条件：①与抗体（抗原）结合容量大，可长期保存且结合稳定不易脱落；②可结合抗原或抗体及亲合素或链霉亲合素等大分子蛋白质；③生物大分子固相化后仍保持生物活性，且有利于反应充分进行，最好其活性基团朝向反应液。④包被方法应简便易行、快速经济；⑤固相载体是反应杯也是比色杯，要求透光性好且均一。

在酶联免疫吸附试验中，使用最多的是聚苯乙烯塑料微孔板（8×12）或条（12×8），其优点是便于批量标本测定，并可在特定的比色计上迅速测定结果，易于自动化仪器配套使用，利于操作步骤的标准化；而缺点是抗体（抗原）结合容量不高，解离及吸附程度不均一，影响测定的灵敏度、精确性及检测范围等。此外，由于制作时原料及生产工艺的差别，各种聚苯乙烯板的质量差异大，常需在使用前进行质量评价。

目前，已有商品化的经预处理后带有不同结合蛋白质的功能基团（如肼基或烷胺基）的微孔板。抗体（抗原）通过化学偶联方式与固相载体上的功能基团结合，可明显提高固相化抗体（抗原）的结合量、均一性和牢固程度，降低反应时的脱附率，提高测定的灵敏度、精密度和检测范围。

2. 包被方法

（1）直接包被 是经典的包被方法，即将抗体（抗原）直接包被于固相材料表面。基本程序是用包被缓冲液（pH 9.6 碳酸盐溶液和 pH 7.4 磷酸盐溶液）将欲包被的抗原或抗体稀释到一定浓度（一般终浓度为 3～10μg/ml），包被体积为 100～150μl/well，包被条件为 37℃ 2～6 小时或 4℃ 过夜。用于包被的蛋白质（抗原或抗体）浓度不宜过大，以免过多的蛋白质分子在固相载体表面形成多层聚集，洗涤时易脱落，影响随后形成免疫复合物的稳定性和均一性。故包被溶液中抗原或抗体的最适浓度，需经预实验筛选确定。

（2）间接包被 直接包被是将抗体分子非特异性固定于塑料表面，空间分子构象不同于液相，势必影响抗体的利用效率，导致抗原、抗体之间亲和力降低。为避免这些问题，可采用间接方式将抗体或抗原吸附于固相载体。间接包被常用以下两种模式。①亲合素－生物素化抗体（抗原）模式：即先包被链霉亲合素（链霉亲合素属于碱性糖蛋白物质，易于与聚苯乙烯塑料微孔板结合），同时将欲包被抗体（抗原）用生物素修饰，生物素－亲合素之间具有很高的亲和力，抗体（抗原）分子通过生物素－亲合素间接吸附于微孔板表面。②葡萄球菌蛋白 A（SPA）－抗体模式：多数包被抗体属于 IgG，IgG Fc 段可与 SPA 结合，先将葡萄球菌蛋白 A 与固相载体连接，再结合欲包被抗体，可实现稳定连接。此外，同样存在其他连接方法，如将固相载体引入一些功能基团（醛基），可与欲包被的抗体氨基结合形成化学键，产生良好的包被效果。

3. 封闭 由于包被的抗原或抗体浓度很低，造成固相载体表面常剩余少量未吸附位点，可非特异地吸附标本中的蛋白质及酶标记物，形成非特异性结合，导致本底偏高。为了消除干扰，包被后的固相载体还需用1% ~5% 牛血清白蛋白或 5% ~20% 小牛血清等再包被一次，此过程称为封闭（blocking）。

（二）抗体匹配试验

在双抗体夹心法中酶标抗体和包被抗体应相互匹配，以避免空间位阻等其他不利于夹心复合物形成的影响因素，才能获得良好工作曲线。其他 ELISA 类型同样也会存在抗体是否匹配的问题。下面以双抗体夹心法测定促甲状腺激素（thyroid - stimulating hormone，TSH）为例，说明抗体该如何选择。

首先，将欲匹配的不同单克隆抗体进行编号分组，并对酶标抗体做适当稀释；按常规程序包被抗体；根据已知浓度梯度系列标准品及其对应吸光度值，经 Logistic 四参数曲线拟合绘出标准曲线；随后，测定定值质控血清吸光度，计算其浓度；根据结果确定匹配抗体。

表 11 - 2　TSH 抗体匹配试验结果示例

包被 Ab 酶标 Ab	第一组 10#（10μg/ml） 13#（1∶1000）		第二组 13#（10μg/ml） 10#（1∶2000）		第三组 13#（10μg/ml） 18#（1∶2500）		第四组 15#（10μg/ml） 18#（1∶6000）		第五组 15#（10μg/mlml） 10#（1∶6000）	
样本（μIU/ml）	OD	Conc	OD	Conc	OD	Conc	OD	Conc	OD	Conc
ESC - 1 2. 8	0. 24	3. 1	0. 143	3. 1	0. 166	9. 8	0. 409	10. 6	0. 243	2. 8
ESC - 2 10. 0	0. 651	8. 6	0. 495	10. 4	0. 488	13. 5	0. 973	24. 7	0. 719	9. 9
ESC - 3 32. 0	1. 681	24. 2	1. 763	38. 3	1. 633	22. 6	2. 101	149. 3	1. 71	31. 5
牛血清	0. 17	1. 6	0. 060	0. 8	0. 070	4. 9	0. 070	0. 9	0. 05	0. 1
STD - 1 - 0. 5	0. 133		0. 054		0. 050		0. 050		0. 069	
STD - 2 - 1. 0	0. 153		0. 063		0. 050		0. 065		0. 104	
STD - 3 - 2. 5	0. 207		0. 125		0. 076		0. 124		0. 236	
STD - 4 - 5. 0	0. 380		0. 218		0. 098		0. 203		0. 411	
STD - 5 - 10. 0	0. 759		0. 479		0. 172		0. 354		0. 692	
STD - 6 - 20. 0	1. 481		0. 992		1. 401		0. 815		1. 272	
STD - 7 - 40. 0	2. 146		1. 823		1. 989		1. 384		1. 970	
结果	剂量曲线良好 存在非特异		剂量曲线较好		低浓度 无剂量关系		低浓度 无剂量关系		剂量曲线很好 且与质控吻合	

注：ESC 为定值血清，作为质控品；牛血清作为空白，用于观察非特异吸附；STD 为标准品；10#、13#、15#、18#均表示单克隆抗体编号。

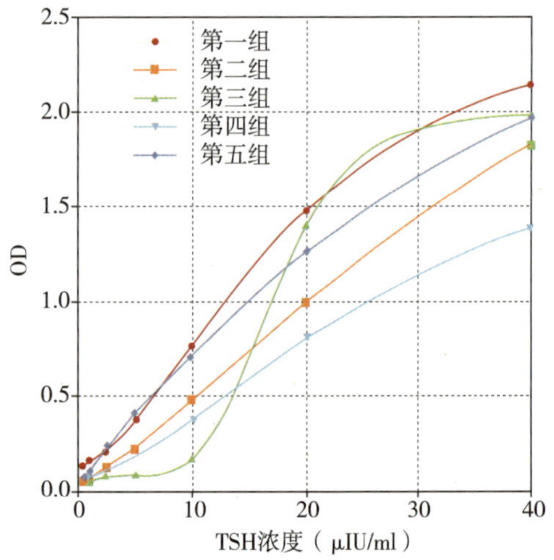

图 11 - 7　双抗体夹心法测定 TSH 抗体匹配试验结果

表 11 - 2 为一次 TSH 抗体匹配试验结果，根据实验结果可绘制各组剂量曲线（图 11 - 7）。

结合定值质控品理论浓度与实测浓度一致程度及剂量曲线等可知：①应用第三组和第四组抗体时，剂量曲线线性不佳，且当使用第三组抗体时，无法测定 TSH 的低值区，第四组表现为高浓度抗原亲和力较低，故 13#与 18#抗体、15#与 18#抗体不匹配。②第一组和第二组抗体，两组抗体的剂量曲线线性尚可，但第一组出现非特异结合，本底偏高；且两组定值质控品测定值与已知浓度有一定差距。③第五组与前四组相比，剂量曲线线性良好，标准品测定值与已知浓度相吻合。此外，该组酶标抗体用量最少，故本组为最适抗体匹配组合。

抗体匹配需要考虑如下因素：①剂量曲线范围是否满足要求；②非特异性结合较弱，零点的 OD 接近“0”，确保检测方法的灵敏度。③标准品测定值与已知浓度相吻合程度，确保检测结果的准确度；④包被抗体和酶标抗体的用量，减少用量，节约成本。

（三）最佳工作浓度的确定

工作浓度指抗原或抗体实际稀释比例。在 ELISA 试验中，反应试剂多，其工作浓度对工作曲线影响较大，因此，必须对包被抗原（抗体）和酶标抗体（抗原）进行最佳工作浓度的滴定和选择，以达到最佳的测定条件。以双抗体夹心法检测抗原为例，说明最佳工作浓度如何确定。

双抗体夹心法应优先确定待测抗原的浓度范围，待测抗原的浓度范围根据待测指标的临床意义决定，如 TSH 正常参考区间为 0. 3 ~ 5μIU/ml，测定范围为 0 ~ 40μIU/ml。因此，在此范围内检测信号的强度与待测抗原含量应具备较好剂量关系。

首先，确定已知浓度梯度系列标准品（抗原）浓度，依次是 0μIU/ml、0. 5μIU/ml、1. 0μIU/ml、2. 5μIU/ml、5. 0μIU/ml、10. 0μIU/ml、20. 0μIU/ml、40. 0μIU/ml；其次，将欲滴定的包被抗体稀释成 3 ~ 5 个浓度，分别包被酶标板并进行封闭，待用；然后将酶标抗体分别稀释成 3 ~ 5 个浓度。将包被抗体和酶标抗体不同浓度分别组合后，进行双抗体夹心反应，根据实验结果填表并绘图（表 11 – 3，图 11 – 8）。

表 11 – 3　包被抗体和酶标记抗体棋盘滴定实验结果

包被 Ab 酶标 Ab		1∶2000			1∶4000			1∶8000		
		1∶1000	1∶2000	1∶4000	1∶1000	1∶2000	1∶4000	1∶1000	1∶2000	1∶4000
(μIU/ml) 促甲状腺激素抗原浓度	0	0. 071	0. 051	0. 047	0. 053	0. 063	0. 046	0. 050	0. 051	0. 054
	0. 5	0. 333	0. 223	0. 126	0. 299	0. 237	0. 126	0. 260	0. 173	0. 113
	1. 0	0. 463	0. 459	0. 309	0. 519	0. 573	0. 339	0. 841	0. 462	0. 375
	2. 5	0. 595	0. 701	0. 555	0. 812	0. 876	0. 513	1. 012	0. 839	0. 853
	5. 0	0. 746	0. 924	0. 701	1. 015	1. 126	0. 701	1. 374	1. 237	1. 137
	10. 0	1. 309	1. 123	0. 997	1. 468	1. 539	0. 998	1. 760	1. 772	1. 524
	20. 0	1. 285	1. 423	1. 307	1. 404	1. 893	1. 378	2. 453	2. 074	1. 759
	40. 0	1. 051	1. 290	1. 615	1. 725	2. 223	1. 758	2. 468	2. 287	1. 903

实验结果显示：①当包被抗体稀释度为 1∶2000，酶标记抗体稀释度为 1∶4000 也能显示良好线性关系，但包被抗体较为浪费；②包被抗体稀释度为 1∶4000 或 1∶8000，酶标记抗体稀释度为 1∶2000 时，均显示良好线性关系，但最大光密度值偏高，且酶标记抗体较为浪费；③当包被抗体稀释度为 1∶4000 或 1∶8000，酶标记抗体稀释度为 1∶4000 时，均显示良好线性关系，且包被抗体稀释度为 1∶8000，酶标记抗体稀释度为 1∶4000 时，剂量曲线在正常参考区间上下斜率最大。故在综合考虑试剂盒成本等因素情况下，选择包被抗体稀释度为 1∶8000，酶标记抗体稀释度为 1∶4000。

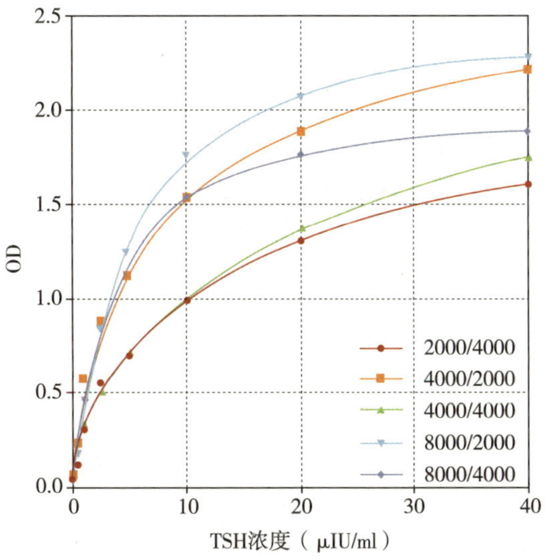

图 11 – 8　两种抗体不同抗体稀释比例组合的剂量曲线

最佳抗体工作浓度选择需要考虑以下因素：①剂量曲线范围是否满足要求；②最大 OD 是否在 2.0 左右，避免过高或过低；③“临界点”是否落在斜率最大范围，即待测物质含量略有变化，检测信号变化也很大，确保临界点附近的标本较为精确；④非特异性结合较弱，零点的 OD 接近“0”，确保检测方法的灵敏度。

四、技术评价

1. 主要优点

（1）灵敏度高　ELISA 的灵敏度来自酶放大体系，少量的酶即可诱导大量的催化反应，产生可供观察的显色反应，实现了在细胞或亚细胞水平上示踪抗原或抗体所在部位的作用，或在微克、甚至纳克水平上对其进行定量检测。

（2）特异性强　其特异性来自抗体或抗原的专一性。抗原抗体的结合实质上只发生在抗原决定簇与抗体的抗原结合位点之间，具有高度的特异性。

（3）试剂盒产品稳定，种类多样，操作简便，且试剂对环境无害。

（4）随着全自动酶免疫分析仪的广泛应用，操作步骤进一步标准化和简便化，可短时间内处理大批标本，并在很大程度上减少了人为因素的干扰，结果的重复性和准确性更好。

2. 主要缺点

（1）生物学体液样本中可能存在各种干扰因素，如类风湿因子、补体、高浓度的非特异免疫球蛋白、异嗜性抗体、某些自身抗体、严重溶血等的干扰可导致假阳性出现。

（2）试剂盒要严格按规定保存，以免酶活性减低。

（3）不论仪器和手工操作，干扰因素较多，影响最大的是温度和时间。

（4）定性 ELISA 测定中，阳性判定值（Cut－off 值）是建立在一定统计学基础上的，相对于某个具体的受检者来说，处于 Cut－off 值周围即“灰区”的结果可靠性较差，阳性需要使用其他特异性更高的方法如免疫印迹技术来确认。而在筛检献血员血液时应采取适当的措施防止假阴性结果的出现。

五、临床应用

酶联免疫吸附试验具有操作简单、快速、敏感性高、特异性强、应用范围广、无放射性同位素污染等优点，可对多种物质进行定性、某些微量物质的定量分析。

酶联免疫吸附试验在临床上主要用于定性检测，如病毒性肝炎（甲型肝炎病毒、乙型肝炎病毒、丙型肝炎病毒、丁型肝炎病毒、戊型肝炎病毒）血清标志物检测、TORCH（弓形体、风疹病毒、巨细胞病毒、单纯疱疹病毒）感染检测、梅毒螺旋体抗体的检测、HIV 感染筛查等；定量检测可用于 FK560、地高辛等药物浓度的监测。

乙型肝炎病毒血清标志物的检测目前临床常用方法仍为 ELISA，不同项目采用不同的检测方法。HBV 表面抗原（hepatitis B surface antigen，HBsAg）和 HBV e 抗原（hepatitis B e antigen，HBeAg）测定采用双抗体夹心法，HBsAb 测定采用双抗原夹心法，HBeAb 和 HBV 核心抗体（hepatitis B core antibody，HBcAb）测定采用竞争法。

第三节　斑点酶联免疫吸附试验

本节主要介绍斑点酶联免疫吸附试验原理、技术要点、技术评价及临床应用等内容。

一、概述

1982 年，Hawkes 等根据某些固相载体具有较强吸附蛋白质能力的特点，研究建立了斑点酶联免疫吸附试验（dot-ELISA）。本试验以硝酸纤维素薄膜作为固相载体，代替聚苯乙烯反应板，从而克服了 ELISA 方法中包被好的酶标板保存运送不便以及需要检测仪器等缺点。斑点酶联免疫吸附试验是酶免疫印迹技术的一种类型。

二、分析原理

斑点酶联免疫吸附试验（dot-ELISA）原理与 ELISA 相同。不同之处在于：①所用载体为对蛋白质具有极强吸附力（近 100%）的硝酸纤维素膜（nitrocellulose，NC），在中性缓冲液条件下，一般蛋白质包括某些不易被酶标板吸附的大分子及核酸都能被膜吸附。②酶作用底物后形成有色的沉淀物（不溶性产物），使 NC 染色。

（一）夹心法

将少量特异性抗体（抗原）（1～2μl）加于膜上，干燥后经封闭液处理，滴加待测血清，待检样品中的抗原（抗体）即与 NC 膜上的抗体（抗原）结合，洗涤后加酶标抗体（抗原），再次洗涤后滴加底物，形成不溶性有色沉淀物，NC 膜上出现肉眼可见的染色斑点，即为阳性反应。双抗体夹心法分析原理如图 11-9 所示。

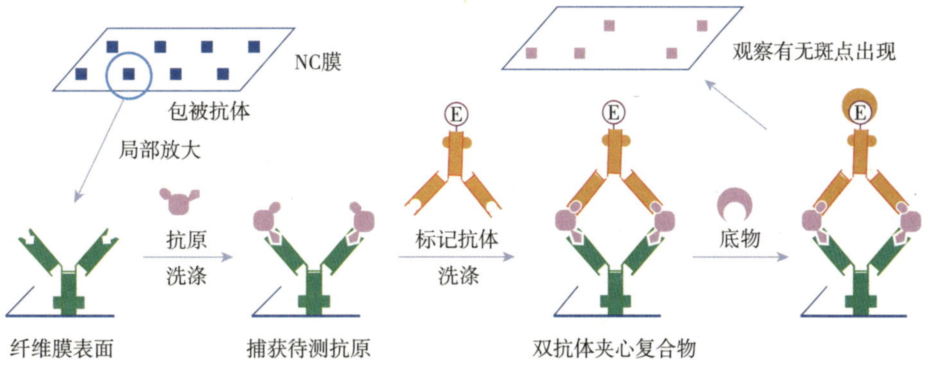

图 11-9　斑点酶联免疫吸附试验原理示意图

（二）间接法

间接法测抗体时，将少量已知抗原（1～2μl）点加于膜上，干燥后经封闭液处理，依次滴加待测血清和酶标抗抗体（中间有洗涤环节）；或将少量待测血清（2～5μl）点加于膜上，干燥后经封闭液处理，滴加特异性抗体和酶标抗抗体（间接法测抗原）；洗涤后滴加底物，形成不溶性有色沉淀物，NC 膜上出现肉眼可见的染色斑点，即为阳性反应。

三、技术要点

（一）膜载体

膜载体常用微孔滤膜。微孔滤膜为一种多孔性薄膜过滤材料，包括固相膜和扩散膜。微孔滤膜的化学组成有乙酸纤维素、硝酸纤维素或二者以不同比例混合的混合物，同时也有非纤维型的微孔滤膜，如氟乙烯膜。微孔膜的孔径范围为 0.025～14μm，使用前应根据需要选用。微孔滤膜有众多优点：孔隙率高、孔径分布均一，质地薄、阻力小、滤速快，能耐受消毒、高压灭菌处理，具有较强蛋白吸附性能、性质稳定等。酶免疫印迹中常用的微孔滤膜为NC膜。

（二）包被与封闭

1. 包被 NC膜通过非共价吸附抗体（抗原），且吸附能力强，如对大多数抗体（抗原）的吸附近100%，而且当样品量微少（<1μl）时，吸附也较完全。包被时可先将NC膜用PBS溶液浸润5~10分钟，将浸泡过的NC膜放在平铺的垫上（保持水平），将适当浓度包被溶液（抗体或抗原）加在相应位置，室温静置1~2小时。

2. 封闭 采用高浓度蛋白封闭空白位点，可用牛血清白蛋白或脱脂奶，也可采用聚乙烯醇（polyvinyl alcohol，PVA），室温下封闭过夜。弃去封闭液，用蒸馏水冲洗3次，PBS洗3次，每次10分钟。

（三）抗原抗体反应

包被好的NC膜加入待检标本、酶标记物等，让抗原抗体反应充分并达到平衡。同ELISA，期间需洗膜以去除未结合标记物等。

（四）结果观察

斑点酶联免疫吸附试验结果可肉眼观察显色斑点，直接获得定性结果，如需相对定量则可通过图像扫描进行分析。

四、技术评价

1. 主要优点

（1）NC膜吸附能力强，在中性缓冲液条件下，一般蛋白质包括某些不易被微孔板吸附的大分子或核酸都能被膜吸附。且由于NC膜吸附力强，当样品量微少（<1μl）时，也可完全吸附，灵敏度比ELISA高6~8倍，适用于微量标本的检测。

（2）可同时检测多种抗体，把几种抗原包被在一条膜上，同时测定一份样本中的多种抗体，这是ELISA所不及的。

（3）包被好的膜条携带方便，常温干燥可保存一个月，试剂用量少，操作简便快速，无须特殊的设备，目测方便，适合做成快速检测试剂盒。

（4）显示实验结果的膜条可长期保存（-20℃可保存6个月）。

2. 主要缺点 标准化难度较大。包被浓度、酶结合物稀释度、底物显色条件都可能影响检验结果，测定不同样品时，需认真做好标准化预备试验，才能充分发挥本法灵敏度高、特异性强的优点。

五、临床应用

斑点酶联免疫吸附试验操作简单、技术要求低，且灵敏度高，特异性强，适合用于快速筛查或在基层医疗单位开展。如用dot-ELISA双抗体夹心法快速检测甲型流感病毒抗原，在NC膜上包被针对甲型流感病毒核蛋白（nucleoprotein，NP）的单克隆抗体，待测样本经裂解液处理后，被NC膜上的抗体捕获形成抗原-抗体复合物，再加入抗NP抗原的酶标抗体，形成包被抗体-病毒抗原-酶标抗体复合物，加底物显色进行结果判定。间接法dot-ELISA还可用于自身抗体、过敏原抗体及HIV抗体等的检测。dot-ELISA间接法快速检测HIV抗体，将HIV抗原滴在NC膜上成点状，加待检血清样品作用，按上述间接法步骤操作，在膜上抗原部位显示出有色斑点为HIV抗体阳性。

第四节 酶联免疫斑点试验

本节主要介绍酶联免疫斑点试验原理、技术要点、技术评价及临床应用等内容。

一、概述

酶联免疫斑点试验的起源最早可追溯到1983年澳大利亚的Jonathon D. Sedgwich和瑞典的Cecil C. Czerkinsky两位学者。发展至今，随着对此技术中包被抗体制备、呈色底膜材质、底物显色剂等的不断改进和优化，以及斑点计数仪的诞生，该技术已有了较高的敏感性和特异性，现已应用在肿瘤、感染性疾病和自身免疫病等药物疗效观察、预防性和治疗性疫苗蛋白多肽的筛选和效果评价及免疫机制研究等方面。

二、分析原理

酶联免疫斑点试验（enzyme - linked immunospot assay，ELISPOT）结合了细胞培养技术与酶联免疫吸附技术，能够在单细胞水平检测细胞因子或免疫球蛋白的分泌情况。其原理是将特异性的单克隆抗体包被在培养板的底部，用以捕获细胞分泌的细胞因子或抗体，在培养板的孔内加入细胞培养基、待检测的细胞以及抗原刺激物进行培养；在特异性抗原或者非特异性有丝分裂原的刺激下，数小时之内，待测细胞开始分泌各种抗体或细胞因子，特异性抗体或细胞因子即被位于细胞下方包被在板上的单克隆抗体所捕获；洗去细胞之后，被捕获的抗体或细胞因子与生物素标记的第二抗体结合，然后用酶标亲合素再与生物素结合，形成板上特异性抗体 - 特异性抗体或细胞因子 - 生物素标记抗体 - 酶标亲合素复合物，加入底物显色，即可在膜的局部形成一个个圆形的斑点。每一个斑点对应了当初一个分泌特异性抗体或细胞因子的细胞，这些细胞被称为斑点形成细胞（spots forming cells，SFCs）。统计膜上斑点的数目，再除以加入孔内的细胞总数，即可计算出阳性细胞的频率。其基本原理是用抗体捕获培养中的细胞分泌的抗体或细胞因子，并以酶联斑点显色的方式将其标示出来（图11 - 10）。

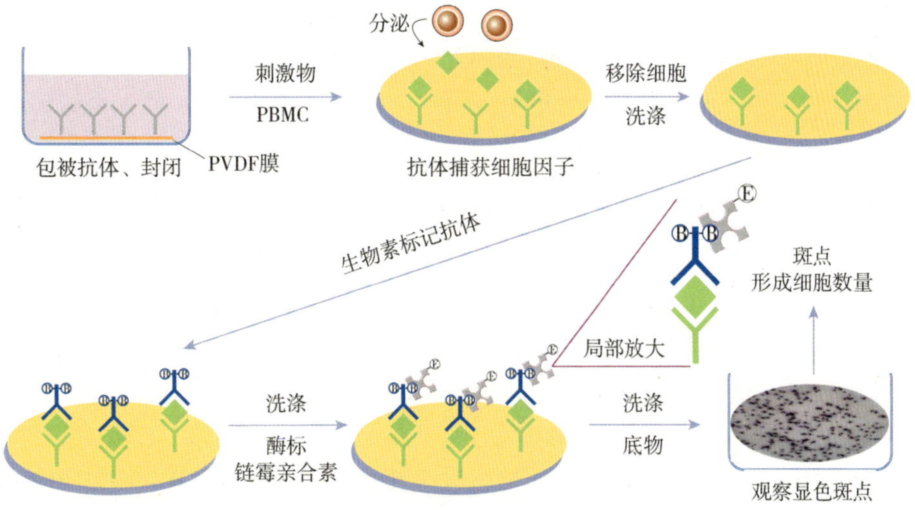

图11 - 10 酶联免疫斑点试验原理示意图

实验操作步骤如下：①将特异性单克隆抗体包被在培养板的孔底部；②封闭孔板底部未结合单抗的部位；③加入细胞及刺激物培养，阳性细胞分泌细胞因子，被包被在孔底的单克隆抗体捕获；④洗涤，移出细胞；⑤加入生物素标记的第二抗体；⑥加入酶标链霉亲合素；⑦加入底物，产生不可溶的色素，沉淀在局部的膜上形成斑点；⑧斑点计数（可在显微镜下人工计数，或使用斑点计数仪来计数），数据处理，结果分析。

三、技术要点

由于ELISPOT检测的超高灵敏度，它的斑点形成容易受到诸多因素的影响，常见的影响因素如下。

（一）细胞状态

状态好、活力高、功能保持完好的细胞，用于ELISPOT检测时背景干净，阴性对照斑点少，实验组的斑点圆润漂亮，并且结果的可重复性好，结果可靠；反之亦然。进行ELISPOT检测的细胞可以分为两类，一类是新鲜分离的细胞，另一类是经过冻存复苏的细胞。根据不同情况，采取相应措施以使细胞状态良好。

1. 新鲜分离的细胞 对于这类细胞，为使细胞始终处于最佳状态，需要采取经过优化的、标准化的细胞分离方法，尽量减少机械损伤（比如避免通过机械方法将小鼠的脾脏分解成单个细胞）和有毒的化学物质（如淋巴细胞分离液）对细胞的损害。

2. 冻存复苏的细胞 冻存与复苏对细胞损害较大。在细胞冻存中还会使用一些保护剂，虽能减少冻存对细胞的损害，但是这些保护剂本身就具有生物毒性，也会伤害细胞，影响细胞的状态。冻存细胞用于ELISPOT技术有更高的要求，除要求细胞的存活率高，还要求细胞的生物学活性在冻存前后不发生改变。目前已有一套专门针对ELISPOT检测细胞的冻存和复苏优化程序。

（二）内毒素

即使是很低浓度的内毒素，也可以非特异性地刺激T淋巴细胞，使其分泌细胞因子，因而它对ELISPOT斑点频率有着很大的影响。必须严格控制ELISPOT检测中的活细胞所接触到的内毒素。所用试剂需选择质量高，含内毒素量少的产品；严格控制培养基和血清及整个实验操作，做到严格无菌操作。特别是血清，除了含有内毒素会增加阴性对照的斑点数目之外，还可能含有其他未知的ELISPOT敏感成分，增加或抑制斑点的生成。因此最好采用无血清ELISPOT技术，即在ELISPOT刺激孵育中使用不含血清的培养基。目前，已有适用于人的外周血单个核细胞（PBMCs）的无血清培养技术。

（三）刺激物

选择特异性的刺激物的原则是：成分尽可能简单，纯度尽可能高。多肽和重组蛋白都可作为刺激物。

1. T细胞表位肽 成分简单，特异性强。但由于涉及MHC分子匹配的问题，如果不知道实验对象的MHC类型，则可能需要选择多个T细胞表位肽，验证实验效果。

2. 重叠多肽池 如果没有抗原蛋白的T细胞表位信息，也无相应的文献可供参考，最好选择重叠多肽池。利用生物信息学可以帮助预测蛋白质序列上潜在的T细胞表位肽，根据预测的结果，在潜在的T细胞表位肽附近合成一系列的重叠多肽，混合成多肽池，也能对特异性的细胞免疫反应做出有效刺激。

由于以上两类多肽都是人工合成，需特别注意合成的纯度（最好在90%以上）以及合成过程中的质量控制，注意避免内毒素的污染。再次一级的刺激物是重组蛋白。但在大肠埃希菌中重组表达的蛋白质不可用，因它含有大肠埃希菌成分和高浓度的内毒素。应选择在哺乳动物细胞中表达的蛋白质，它与 ELISPOT 的相容性最佳。昆虫杆状病毒载体表达的蛋白纯度比较高，也可以使用。如果使用酵母载体表达的蛋白，需要验证效果。如不能获得化学成分单一且已知的抗原刺激物，使用成分未知的提取物需多做验证和对照，并做复孔。一般来说，这类刺激物会产生很多非特异性的斑点，在不同的实验对象个体之间会产生很大的差异，应尽量避免。

（四）包被抗体

由于涉及细胞培养的过程，对单克隆抗体的要求要远高于 ELISA 中的捕获抗体，该抗体需要具备无毒、不含内毒素、亲和力高等特点。

（五）底板材质

1. 塑料板　具有以下优点：透明全塑料板，易于操作，可以随时观察细胞；可以快速包被，节省实验时间；可回收细胞和上清；价格只有 PVDF 膜板的一半。缺点是：吸附能力比膜差，斑点松散，易受粒细胞的分解；裸视下斑点为灰白色，不如有颜色斑点明显；只有一种染色系统，不能用于多色分析。

2. 膜板　包括 PVDF 膜和 NC 膜，其中 PVDF 膜具有以下优点：吸附能力更强，斑点致密、圆润；斑点颜色鲜艳，易于判读；能用于多色 ELISPOT 实验。缺点是：需预湿等步骤，操作稍复杂；因为膜的渗漏问题，洗涤步骤稍复杂；几乎不可能回收细胞和上清；膜的脆弱性，实验中的操作与保存更困难。

四、技术评价

现以“酶免疫斑点试验检测细胞因子”为例说明，简单介绍此项技术优点和缺点。

1. 主要优点

（1）灵敏度高　在一百万个阴性细胞中只要有一个分泌细胞因子的阳性细胞即可被检测出来。是迄今为止最为灵敏的检测技术，灵敏度比传统的 ELISA 方法高 2～3 个数量级。

（2）活细胞功能检测　ELISPOT 检测的是单个细胞分泌，而非细胞群体的平均分泌。在检测的过程中，有活细胞培养与抗原刺激阶段，检测的是活细胞的功能，而非死细胞的遗留物。

（3）可以进行高通量筛选　ELISPOT 没有复杂的细胞体外扩增过程，不使用同位素，不需要大型的、专门的实验仪器设备。按照标准化的实验操作，一个实验者可以同时处理数百个样品，效率远远高于其他检测方法。

2. 主要缺点

（1）条件严格，容易发生偏差。

（2）细胞培养及抗原刺激时，有发生细菌污染的可能，以致实验失败。

（3）实验步骤较多，实验人员需有一定的理论基础并经多次操作的培训方能胜任。

（4）试剂价格比较昂贵，检测成本较高。

五、临床应用

随着 ELISPOT 技术的研究不断深入，目前已得到广泛的应用，包括艾滋病、肿瘤、自身免疫性疾病、过敏性疾病以及移植方面的研究，感染性疾病的免疫监测，疫苗的研发与检测，免疫显性表位的鉴定等。临床常用于细胞分泌抗体或细胞因子能力检测，检验项目有 B 细胞分泌抗体功能检测和结核特异性抗原 T 细胞激活检测等。

（一）结核特异性抗原 T 细胞激活检测

结核感染的免疫应答以细胞免疫为主，T 细胞受结核抗原刺激致敏，形成活化的效应 T 细胞，从全血中单独被分离出来，在体外受特异抗原刺激并被计数。从结核分枝杆菌复合群（人型、牛型、非洲型）中选择 ESAT－6 和 CFP 10 抗原，降低与 BCG（卡介苗）和环境分枝杆菌的交叉反应，提高特异性，联合应用提高检测灵敏度。ESAT－6 和 CFP－10 抗原，存在于结核分枝杆菌及少数致病非结核分枝杆菌（如堪萨斯分枝杆菌、海分枝杆菌、斯氏分枝杆菌等）中名为“RD1”的基因序列。在卡介苗菌株和大部分环境中的分枝杆菌基因中则缺乏此序列。

结核特异性抗原 T 细胞激活检测采用结核感染 T 细胞斑点试验（T－SPOT. TB），以结核特异的混合抗原 A 和混合抗原 B（分别为 ESAT－6 和 CFP－10 的部分多肽片断）刺激结核分枝杆菌感染者外周血单个核细胞（PBMCs）中存在的结核特异的活化 T 淋巴细胞，该细胞会分泌 γ 干扰素，应用 ELISPOT 方法检测对结核分枝杆菌反应的效应 T 细胞数量，从而对结核分枝杆菌感染进行辅助诊断。

该法检测过程中，效应细胞分泌的细胞因子在扩散稀释前，能够立即被捕获，使得 ELISPOT 检测的灵敏度超过传统的 ELISA。基于结核抗原特异性 T 细胞向病变部位集中的特点，T－SPOT. TB 的检测物已不局限于静脉血，支气管肺泡灌洗液、痰液、胸腹水、脑脊液等也可用于对肺内及肺外结核的诊断。该检测适用于所有具有结核潜伏感染风险或疑似结核病的人群。

T－SPOT. TB 主要用于潜伏性结核分枝杆菌感染者的筛选。其敏感性优于结核菌素试验，不受卡介苗接种影响，且较少受到其他分枝杆菌感染影响（除堪萨斯分枝杆菌、海分枝杆菌、斯氏分枝杆菌等少数分枝杆菌以外）；其阴性预测值高于阳性预测值，排除诊断意义更高。在肺外结核患者诊断中的敏感性优于结核菌素试验；在肝移植术后、艾滋病、血液肿瘤等免疫抑制患者中，T－SPOT. TB 阳性率略低于免疫正常组，但仍具有较高的敏感性，且优于结核菌素试验；对小于 4 岁儿童，与结核菌素试验比较敏感性无优势，美国 CDC 更推荐结核菌素试验。

（二）B 细胞分泌抗体功能检测

溶血空斑试验是体外测定 B 细胞抗体产生能力的一种方法，但经典溶血空斑试验操作复杂，每次均需制备绵羊红细胞，更重要的是不适用临床标本检测。

采用 ELISPOT 技术检测人外周血 B 细胞分泌抗体功能，基本原理是将抗人免疫球蛋白包被在培养板的底部，用以捕获 B 细胞分泌的抗体（人免疫球蛋白），在培养板的孔内加入细胞培养基、待测的细胞以及抗原刺激物进行培养；在特异性抗原或者非特异性刺激物的刺激下，数小时之内，B 细胞开始分泌抗体，所分泌抗体即时被位于细胞下方的包被在板上的抗人免疫球蛋白抗体所捕获；洗去细胞之后，被捕获的抗体与生物素标记的第二抗体结合，然后用酶标亲合素再与生物素结合，进行显色，即可在膜的局部形成多个圆形斑点。每一个斑点对应了当初一个抗体分泌细胞。统计膜上斑点的数目，再除以加入孔内的细胞总数，即可计算出阳性细胞的频率（详见第十六章）。

第五节　酶免疫印迹技术

本节主要介绍酶免疫印迹技术原理、技术要点、技术评价及临床应用等内容。

一、概述

酶免疫印迹技术（enzyme immuno－blotting test，EIBT）亦称酶联免疫电转移印斑法（enzyme linked immunoelectrotransfer blot，EITB)，是在蛋白质电泳分离和抗原抗体反应的基础上发展起来的一种以膜为载体的酶免疫分析技术。该试验与 Southern 早先建立的检测核酸的印迹方法 Southern blot 相类似，但采用的是聚丙烯酰胺凝胶电泳，被检测物是蛋白质，“探针”是抗体，“显色”用标记的二抗，1981 年 Neal Burnette 所著的 *Analytical Biochemistry* 中首次称之为 Western blot。

二、分析原理 微课/视频 3

酶免疫印迹技术是一种高分辨率凝胶电泳与免疫化学分析技术相结合的技术。分三个阶段。第一阶段为 SDS - 聚丙烯酰胺凝胶电泳（SDS - PAGE）：将蛋白依相对分子质量大小进行分离；第二阶段为电转移：将分离好的蛋白转印到硝酸纤维素膜（或聚偏氟乙烯膜即 PVDF 膜）；第三阶段为酶免疫定位：将印有蛋白质条带的硝酸纤维素膜（相当于包被了抗原的固相载体）依次与特异性抗体和酶标二抗作用后，加入能形成不溶性显色物的酶反应底物，在膜表面形成有色条带判定检测结果（图 11 - 11）。

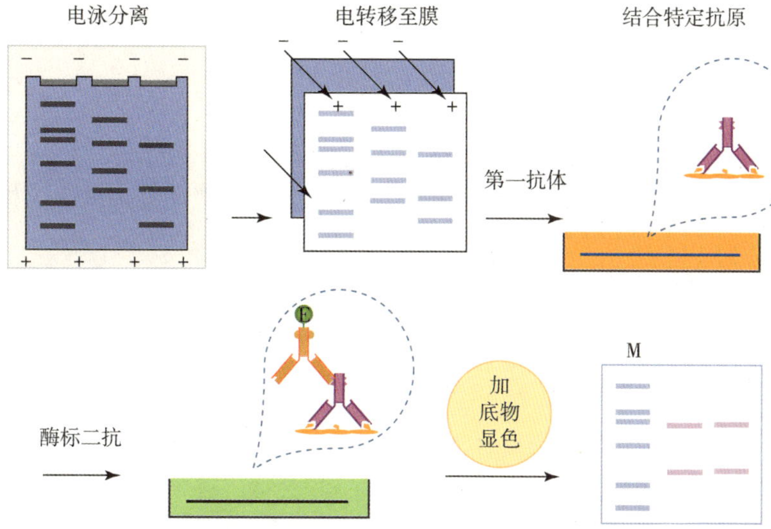

图 11 - 11　酶免疫印迹技术原理示意图

三、技术要点

（一）电泳

采用十二烷基硫酸钠 - 聚丙烯酰胺凝胶电泳，即 SDS - PAGE 法。SDS 是一种阴离子表面活性剂，能打开蛋白质的氢键和疏水键，并结合到蛋白质上。蛋白质混合样品中各蛋白质成分的迁移率主要取决于蛋白质分子的相对分子量和形状及所带电荷。根据待测蛋白质的分子量选取分离胶和浓缩胶的浓度（浓缩胶一般为 5%，分离胶根据待测蛋白质分子量决定）。

（二）转膜

将电泳分离好的蛋白质分子转移到固相支持物上，常用的膜有硝酸纤维素膜（NC 膜）、尼龙膜及 PVDF 膜。预先裁好与胶条同样大小的滤纸和 NC 膜，浸入转膜缓冲液中进行转膜。常用的转膜方法有两种：电泳转膜法与毛细管转膜法，相对而言，电泳转膜法效率更高。

（三）抗原抗体反应

以转印好的 NC 膜上的蛋白质或多肽作为抗原，与对应的抗体进行免疫反应，再与酶标记的二抗反应，期间需洗膜以除去未结合物质，经过底物显色以检测特异性蛋白成分。对不同的蛋白，一抗、二抗的稀释浓度、作用时间和温度要经过预实验确定最佳条件。

（四）结果观察

免疫印迹技术结果可通过肉眼观察显色区带直接获得定性结果，也可通过图像扫描进行半定量分析。

四、技术评价

1. 主要优点

（1）具有凝胶电泳分辨率高、酶免疫技术特异性和敏感性高的优点，可以对蛋白质多肽抗原进行定性、定量分析和分子量的测定。

（2）分析容量大，可以从混合抗原中检测出特异性抗原，从而提供更多的信息。

（3）酶免疫印迹技术由于其操作方便简捷，不需要大型仪器，适用于各种实验室，广泛应用于基础与临床实验。

（4）结果以图谱形式可长期保存。

2. 主要缺点

（1）实验过程步骤及影响因素较多，实验人员需经一定的培训才能胜任。

（2）丙烯酰胺与双丙烯酰胺在聚合前有很强的神经毒性，容易吸附在皮肤上，操作时要谨慎，需佩戴口罩与手套。

（3）试剂价格较高，检测成本较高。

五、临床应用

酶免疫印迹技术灵敏度高，特异性强，并可同时检测多种抗体，无须特殊的设备，临床多用于自身抗体谱的检测、特异性过敏原检测及病毒感染的检测。其不仅广泛应用于分析抗原组分及其免疫活性，还可用于疾病的诊断，如在艾滋病病毒感染中，此法可作为 HIV 抗体初筛阳性样本的补充试验（确证试验）。将纯化 HIV 蛋白抗原裂解，通过 SDS－PAGE 按分子量大小将其分离，再转印至硝酸纤维素薄膜上，保存于4℃干燥试管内，测定时将割成膜条的硝酸纤维素薄膜与待检血清反应，使其充分接触。若血清中含有 HIV 抗体，将会与膜条上的蛋白区带结合，再加上酶标抗人 IgG 抗体，经底物显色，即可形成肉眼可见的不同区带。目前临床已有商品化试剂盒用于自身抗体谱等的检测，将包被有不同自身抗原的小膜块集成膜条，配合酶标抗体及显色底物，供实验室检测所需。

第六节　酶免疫组化技术

本节主要介绍酶免疫组化技术原理、技术要点、技术评价及临床应用等内容。

一、概述

酶免疫组织化学技术简称酶免疫组化（enzymeimmunohistochemistry，EIH）技术，是在一定条件下，用酶标记已知的抗体（抗原）与组织或细胞中相应的抗原（抗体）发生特异性免疫反应，催化底物生成有色的不溶性产物或具有一定电子密度的颗粒，通过光镜或电镜对标本中的抗原或抗体进行定性、定位研究，也可通过图像分析进行相对定量。

二、常规酶免疫组化技术

酶标记抗体组化技术是借助交联剂的共价键将酶联接在抗体分子上，形成酶标抗体，酶标抗体与靶抗原反应后，形成抗原－酶标抗体复合物，通过酶对底物的催化作用，生成不溶性有色产物，沉淀在靶抗原所在位置，从而对抗原进行定位、定性及相对定量检测。常用的方法有直接法和间接法。

（一）直接法

直接法也称为一步法，用酶标记特异性抗体，直接检测。

1. 基本原理 用酶标抗体直接与组织细胞中的相应抗原反应，形成抗原－酶标抗体复合物，通过酶对底物的催化作用显色。

2. 方法学评价 该方法操作简便、省时，专一性强，非特异染色轻，切片可长时间保存。但敏感性差，依靠化学连接（共价键）对酶及抗体活性有影响，一种标记抗体只能检测一种抗原，制备的抗体种类有限。

（二）间接法

间接法也称二步法，用酶标记第二抗体，通过结合第一抗体，实现对抗原或抗体的检测。

1. 基本原理 用未标记的已知抗体与组织细胞中的相应抗原反应，形成抗原－抗体复合物，再用酶标抗抗体与之反应形成抗原－抗体－酶标抗抗体复合物，加底物显色。

2. 方法学评价 敏感性较直接法高，只需一种酶标抗抗体即可。但特异性不如直接法，较直接法费时，且操作繁琐。

以上方法与荧光抗体染色技术相似，具体内容可查阅本教材第九章。

三、酶－抗酶复合物免疫组化技术

酶－抗酶复合物免疫组化技术是先用酶免疫动物，使其产生高效价、特异性的抗酶抗体，通过免疫学反应将抗酶抗体与组织抗原联系在一起的一种免疫染色技术。该法克服了酶标记时因酶与抗体以共价键连接而对酶和抗体活性的损伤，以及非特异性抗体同时被标记而出现的非特异性着色，提高了方法的敏感性。酶－抗酶复合物免疫组化技术有酶桥法、PAP 法、双桥 PAP 法、APAAP 法等技术类型。

（一）酶桥法

1. 基本原理 用抗酶抗体作为第三抗体，先将特异性抗体（第一抗体）与组织细胞抗原形成抗原－抗体复合物，通过桥抗体（第二抗体）将第一抗体与抗酶抗体（第三抗体）连接起来，再将酶结合在抗酶抗体上，形成抗原－抗体－桥抗体－抗酶抗体－酶复合物，经酶底物显色反应对抗原进行定位、定性和相对定量（图 11－12）。但抗酶抗体必须与待测抗原的特异性抗体为同一种属来源的抗体。

2. 方法评价 该法未经化学交联，省去了酶标记抗体时繁琐的纯化过程，避免了抗体和酶活性的降低，其敏感性较酶标法高而且可节约第一抗体；缺点是抗酶抗体不易纯化，操作较为复杂。

（二）过氧化物酶－抗过氧化物酶（PAP）法

1. 基本原理 用抗过氧化物酶抗体作为第三抗体，先将其与过氧化物酶结合形成 PAP 复合物，以 PAP 代替酶桥法中的抗酶抗体和酶，把酶桥法中的两步变成一步，通过桥抗体（第二抗体），将特异性抗体（第一抗体）与 PAP 复合物的抗酶抗体连接，通过特异性抗体与组织抗原结合，形成 Ag－Ab1－Ab2－PAP 复合物，最后加入底物显色（图 11－13）。

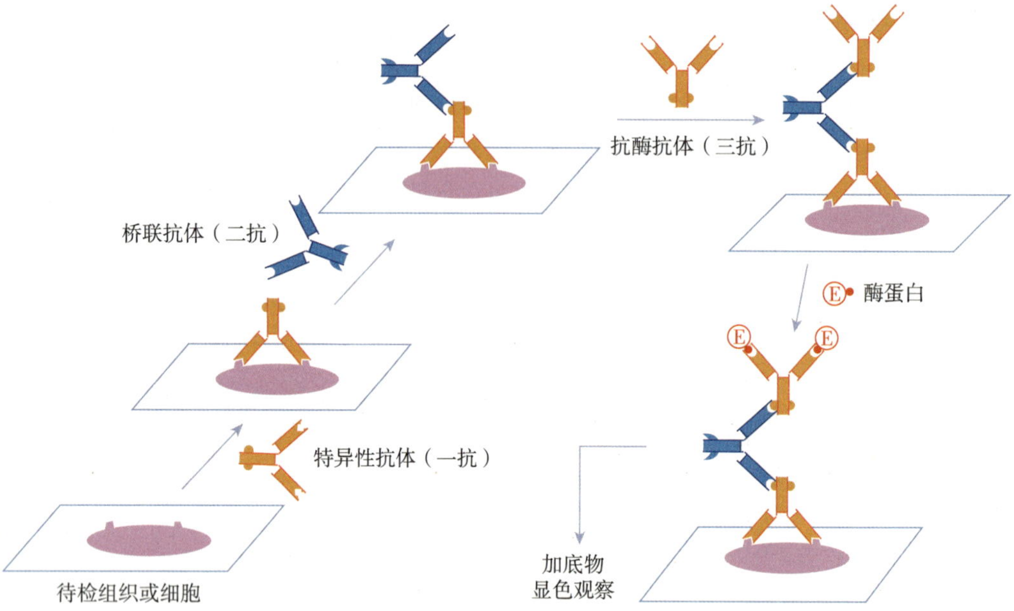

图 11－12　酶桥法检测原理示意图

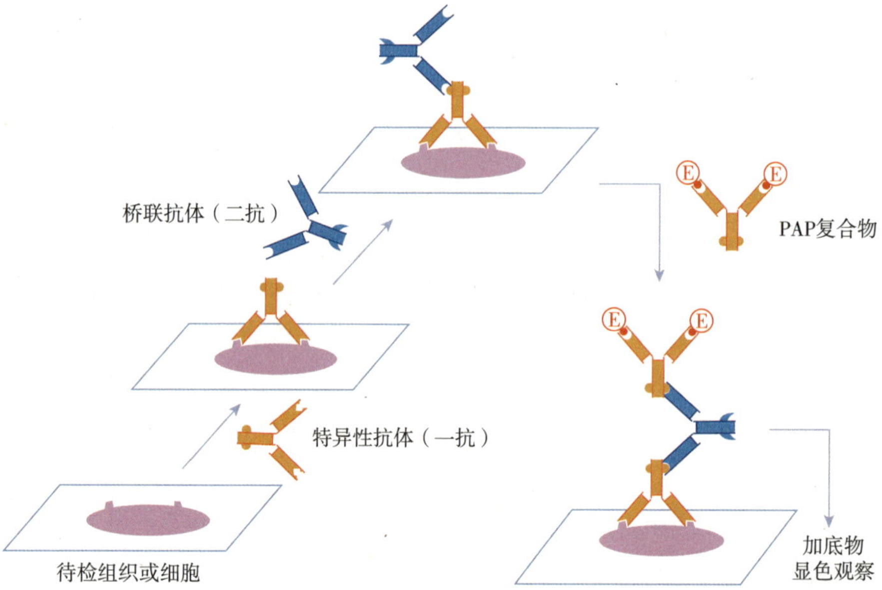

图 11－13　过氧化物酶－抗过氧化物酶（PAP）法检测原理示意图

2. 方法评价　该法未经化学交联，省去了酶标记抗体时繁琐的纯化过程，避免了抗体和酶活性的降低；其操作比酶桥法简便；PAP 复合物通常是由 2 个抗酶抗体和 3 个过氧化物酶分子组成，呈五角形结构，非常稳定，洗涤时酶分子不易脱落，故敏感性较高；PAP 中不存在游离的抗体，不易产生非特异性染色。但 PAP 的制备过程较复杂。

（三）双桥 PAP 法

1. 基本原理　在 PAP 法的基础上再次连接桥抗体和 PAP，通过双桥可在抗原－抗体复合物上结合比 PAP 法更多的酶分子，形成 Ag－Ab1－Ab2－PAP－Ab2－PAP 复合物，最后通过 PAP 的酶催化底物显色。

2. 方法评价　该法由于两次连接桥抗体和 PAP，在抗原－抗体复合物上结合比 PAP 法更多的酶分子，这种放大式重复使用桥抗体，对抗原有明显的放大作用，从而进一步提高了检测的敏感性，但操作方法较繁琐。

（四）碱性磷酸酶－抗碱性磷酸酶（APAAP）法

酶免疫组化技术中最常用的酶是辣根过氧化物酶（HRP），但由于某些组织细胞中含有内源性过氧化物酶，如骨髓等造血组织使用 APAAP 法就是用碱性磷酸酶（AP）代替 HRP 的一种非标记抗体酶免疫组化技术。其技术要点与 PAP 法相似。使用 AP 代替 HRP 可减少内源性过氧化物酶的影响，使方法特异性增强；但制备高纯度的 AP 和 APAAP 复合物过程较复杂，且成本较高。

四、技术要点

（一）标本的处理

酶免疫技术主要通过观察组织细胞的染色结果对抗原进行定性、定位和相对定量分析，因此标本的处理十分重要。

1. 取材与制片

（1）实验动物和人体活体组织的标本，应取病变组织、病变与正常组织交界处和远离病灶的正常组织；尸体解剖标本应尽快处理固定。所取标本应大小适中，减少对组织标本的损伤与挤压，然后组织切片和印片。

（2）各种体液、穿刺液的标本，若量少可直接涂片或离心后取沉淀物涂片。

（3）细胞分为两种情况。①活体细胞标本，可用印片法、穿刺吸取法、沉淀法；②培养细胞标本，可用细胞涂片：将细胞制成悬液（10^6个/ml）涂在涂有切片黏合剂的载玻片上；或细胞爬片：将细胞直接培养在盖玻片上或将细胞直接培养在 6 孔或 9 孔板上，吹干后保存备用。

2. 固定与保存

（1）固定剂　常用的固定剂有 10% 的中性甲醛溶液、Zenker 固定液、Bouin 固定液及 Bouin 改良的 Zanbani 固定液等。固定剂的浓度常用 10% 中性甲醛，4% 多聚甲醛，95% 乙醇，丙酮（原液）。

（2）标本固定　目的是使细胞内蛋白质凝固，终止细胞内酶的反应，防止细胞自溶，保持细胞固有的形态和结构；使细胞内的蛋白质、脂肪、糖和酶等抗原成分转变成不溶性物质，以保持它原有的结构、定位和抗原性。

（3）温度要求　常规固定温度是室温（22～25℃），某些病毒则需在低温下固定；用丙酮固定冰冻切片时，最佳温度在－20～4℃。

3. 标本制作的要求

（1）标本制作过程中应力求保持抗原的完整性，在染色和洗涤过程中不发生溶解和变性，不扩散至邻近细胞或组织间隙中。

（2）制作的标本要尽量薄，以利于抗原、抗体充分接触和镜检。

（3）制作标本时应充分去除标本中干扰抗原抗体反应的物质，对有传染性的标本要注意生物安全。

（4）对涂片、细胞等标本，由于大分子抗体不易透过细胞膜，必须改善组织细胞膜的通透性，才能使酶免疫组化染色顺利进行。可以在 PBS 中加入 0.2%～1% Triton X－100，在染色前浸泡涂片标本，也可通过反复冷冻解冻法处理标本，以增加细胞膜的通透性。

（二）抗体的选择与处理

抗体是酶免疫组化技术的首要试剂。随着抗体的商品化，目前国内外市场可提供多种特异性抗体。通常选用高特异性、高效性的第一抗体。如使用自制的免疫抗血清，可用特异性抗原进行亲和层析，去除非特异性抗体，或将抗体进行稀释处理。抗体稀释的原则是阳性（抗原）物质着色应鲜明，背景应尽量浅或不着色。选用的抗体效价越高，孵育时间越长，方法越敏感。

（三）酶显色

酶免疫组化技术中最常用的酶是 HRP，常用的供氢体有 DAB，反应产物呈棕色；氨基乙基卡巴唑（3 - Amino - 9 - ethylcarbazole，AEC），反应产物呈橘红色；4 - 氯 - 1 - 萘酚，反应产物为灰蓝色。另一种酶是 AP，它是磷酸酯的水解酶，可通过偶氮偶联反应（底物为 α - 萘酚磷酸盐），经水解的 α - 萘酚与重碳化合物如快蓝（fast blue）或快红（fast red）形成深蓝色并氧化形成靛蓝，而 NBT 在此氧化过程中被还原成不溶性蓝色沉淀物。此外标记酶还有 GOX、β - Gal 等。葡萄糖氧化酶的底物为葡萄糖，配以 NBT 和吩嗪硫酸甲酯（Phenazine methosulfate，PMS），呈蓝色沉淀。

（四）对照实验

为排除各种因素的干扰准确评价染色结果，酶免疫组化必须同时设立对照实验。阳性对照的设置是检测敏感性的保证，阴性对照的设置是检测特异性的保证。在抗体的特异性无问题的前提下，对照实验有以下几种。①阴性试剂对照：用未经免疫的同种动物血清代替第一抗体，结果应为阴性；②非特异性试剂对照：不加一抗，结果应为阴性；③阴性组织对照：用不含靶抗原的标本进行免疫标记，结果应为阴性；④阳性对照：对含有靶抗原的标本进行免疫标记，结果应为阳性。

（五）结果观察和分析

阳性细胞的特异性染色常分布于细胞质、细胞核和细胞膜，阳性细胞显色的深浅反映出抗原的浓度，以此作为定性、定位和相对定量的依据。阳性细胞的染色常定位于细胞，并与阴性细胞间有明显间隔，而非特异性染色不只是单个细胞染色，常累及一片细胞。

五、临床应用

酶免疫组化技术具有敏感性高、定位准确、对比度好、可用普通光镜或电镜观察，具有既可观察细胞的细微结构，染色标本又能长期保存的特点。在临床诊断中应用较为广泛，可用于提高病理诊断的准确性、癌基因蛋白的检测以及微小转移灶的检测；对肿瘤细胞增生程度的评价、指导肿瘤治疗等，如用酶免疫组化技术检测乳腺癌组织中人类表皮生长因子受体 2（human epidermal growth factor receptor 2，HER2）抗原；还可用于免疫性疾病的诊断及病原微生物的检查等。

思考题

答案解析

案例 患者，女，40 岁，动物中心工作人员，负责小鼠饲养工作。自述浑身乏力，手指关节不适 1 月余，偶伴发热。半月前体检显示乙肝两对半（ELISA 法）HBsAg 阳性、HBeAg 阳性，其他均阴性，无不适故未经治疗。实验室检测血常规示 WBC 4.2×10^9/L，RBC 2.5×10^{12}/L，ESR96 mm/h，铁蛋白 8ng/ml，其他正常。免疫学检查：CRP 19.8mg/L，RF 900 IU/ml，CCP > 500 IU/ml；乙肝两对半（化学发光法）结果显示均阴性，HBV - DNA 核酸定量显示结果正常，且以上结果复查后均一致。

问题

（1）乙肝两对半前后结果不符，最可能的原因是什么？

（2）如何确定该患者乙肝两对半（ELISA法）检测结果为假阳性的可能？

（3）HBV－DNA核酸定量意义有哪些？

（蒋红梅　万秀方　袁　锐）

书网融合……

重点小结　题库　知识拓展　微课/视频1　微课/视频2　微课/视频3

第十二章　化学发光免疫分析技术

PPT1　PPT2

学习目标

1. 通过本章学习，掌握四种化学发光免疫分析的检测原理和性能特点；熟悉化学发光免疫分析中使用的发光物质、发光过程、标记物制备方法，顺磁性微粒作为固相载体的技术优势、光激化学发光过程、化学发光免疫分析的临床应用；了解化学发光免疫分析试剂制备的相关知识。

2. 具备使用化学发光免疫分析系统的能力，初步具备化学发光免疫分析试剂的研发能力。

3. 与进口化学发光免疫分析相比，国产试剂还有很大发展空间，树立对新技术的探索精神，以及科技自强的爱国精神。

化学发光是采用化学反应提供能量，促进电子跃迁至激发态，当回归基态时再以“光”方式释放能量。化学发光免疫分析（chemiluminescence immunoassay，CLIA）是采用化学发光剂作为标记物，或使用化学发光物质作为酶的底物，并以测定光信号为特征，其融合抗原 - 抗体结合的特异性和光信号产生与检测的灵敏性于一体。化学发光免疫分析多采用磁性微粒（magnetic microparticles）为固相载体，为包被抗原或抗体提供更充足的固相面积，且通过磁场吸附完成分离洗涤过程。化学发光免疫分析全部采用自动化分析仪器，样本和试剂自动加入混合，自控温育时间，自行激发和检测等，全程无手工操作，简单快速，检测流程标准化。化学发光免疫分析和荧光免疫分析同属发光免疫分析，以“光信号”“微颗粒”“自动化”为基本特征，已广泛应用于定性和定量免疫分析领域。两种方法仅发光原理有差异，分析模式、技术要点和技术特点类似，故酶促荧光内容合并在酶促化学发光内容做介绍。此外，光激化学发光分析是一种均相免疫分析方法，采用含有发光物质或感光物质的两种粒径约200nm 的非磁性纳米颗粒（nanoparticles）作为固相和标记材料，全程无分离洗涤过程，免除洗涤误差和洗涤时间，整个检测过程更为简单、快速。

第一节　酶促化学发光免疫分析

酶促化学发光免疫分析（enzymatic chemiluminescence immunoassay，ECLIA）采用酶作为标记物标记抗原或抗体，并以化学发光剂作为酶的底物，经酶催化反应产生光信号。基于该技术仍以酶作为标记物，又称为化学发光酶免疫分析（chemiluminescence enzyme immunoassay，CLEIA）。有关在标记免疫分析中常用酶的知识已在酶标记免疫技术（第十一章）详细介绍，本节重点介绍相关的发光底物、检测原理、技术性能特点等内容。

微课/视频 1

一、发光底物及其发光原理

常用于标记免疫分析中的酶包括辣根过氧化物酶（HRP）、碱性磷酸酶（AP）。前者的发光底物包括鲁米诺及其衍生物和对 - 羟基苯乙酸；后者发光底物包括金刚烷和 4 - 甲基伞形酮磷酸盐。此外，β - 半乳糖苷酶也常用于标记免疫分析中，相应底物为 4 - 甲基伞酮 - β - D 半乳糖苷。

（一）鲁米诺及其衍生物

鲁米诺（3－氨基苯二甲酰肼）、异鲁米诺（4－氨基苯二甲酰肼）及其衍生物都有化学发光特性，是HRP最常用的发光底物。在碱性条件下，辣根过氧化物酶可催化鲁米诺与过氧化氢的氧化发光反应，通常以0.1mol/L，pH 8.6 Tris缓冲液作底物稀释溶液，测定波长为425nm。酶促发光反应式如下所示。如体系中加入某些酚类物质（如3－氯－4－羟基乙酰苯胺），可明显增加发光强度，延迟发光衰退时间，从而提高检测的敏感度和重复性。与显色底物不同，酶促化学发光无须终止酶促发光反应，加入底物、温育，致使催化反应达到平台期，用酶促发光仪检测光信号。发光反应式如下：

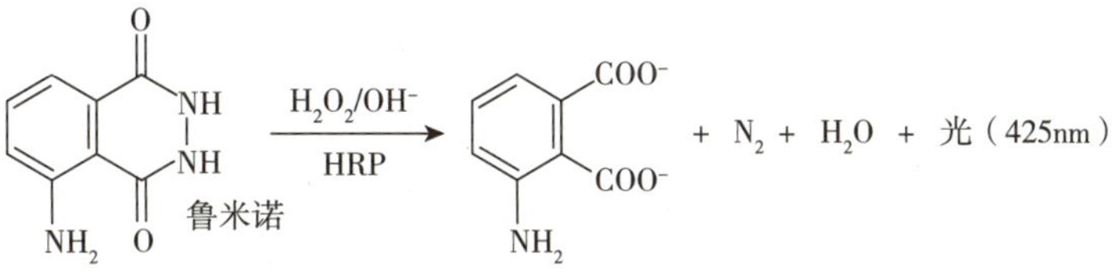

HRP催化鲁米诺反应式

（二）金刚烷

金刚烷是3－(2′－螺旋金刚烷)－4－甲氧基－4－(3′－磷酰氧基)苯－1,2－二氧杂环丁烷的简称，或用“AMPPD”表示。AMPPD是AP常用的发光底物，分子结构包括两个重要部分，一个是连接苯环和金刚烷的二氧四节环，它可以断裂并发射光子；另一个是磷酸基团，它可维持整个分子结构的稳定性，并使整个分子失去发光特性。在碱性条件下（pH 9.0），碱性磷酸酶使AMPPD脱去磷酸根基团，形成不稳定的中间体AMPD，此中间体自行分解（二氧四节环断裂），同时发出光信号（470nm）。发光反应式如下：

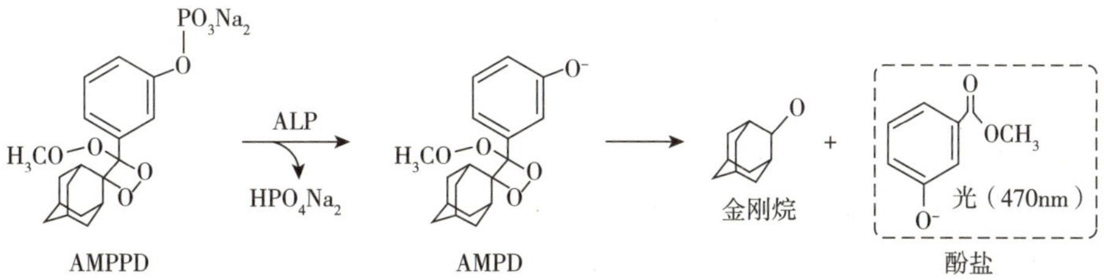

AP催化金刚烷反应式

此种发光特点是光信号稳定且持续时间较长，一般15分钟发光强度达到高峰，60分钟内保持稳定，非常便于仪器检测，获得较好信号检测效率。

（三）对－羟基苯乙酸

对－羟基苯乙酸（HPA）是一种荧光底物，分子式为$C_8H_8O_3$。在过氧化氢存在的条件下，被辣根过氧化物酶（HRP）氧化成氧化二聚体（荧光物质）。在350nm激发光作用下发出荧光（450nm），可用荧光光度计测量。发光反应式如下：

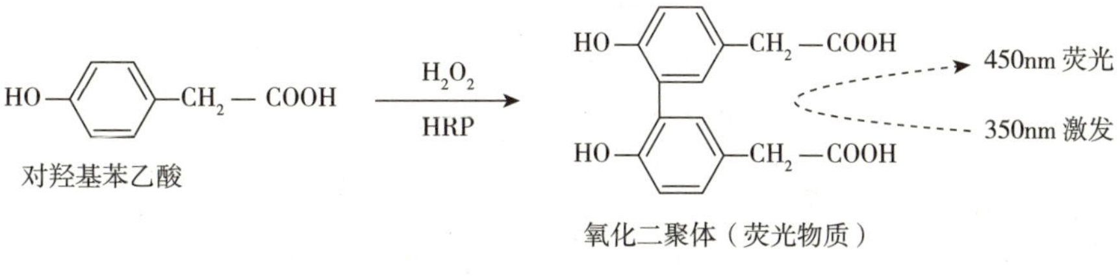

HRP催化HPA反应式

（四）4－甲基伞形酮磷酸盐

4－甲基伞形酮磷酸盐（4－Methylumbelliferyl phosphate，4－MUP），分子式为 $C_{10}H_9O_6P$，分子量为256.2Da。4－MUP是碱性磷酸酶（AP）的荧光底物。4－MUP在碱性磷酸酶催化下（37℃恒温水浴10分钟），pH 10，水解掉磷酸（H_3PO_4），生成4－甲基伞形酮（methylumbelliferone），为荧光物质，在372nm激发光的作用下，发出荧光（445nm），用荧光光度计进行测量。发光反应式如下：

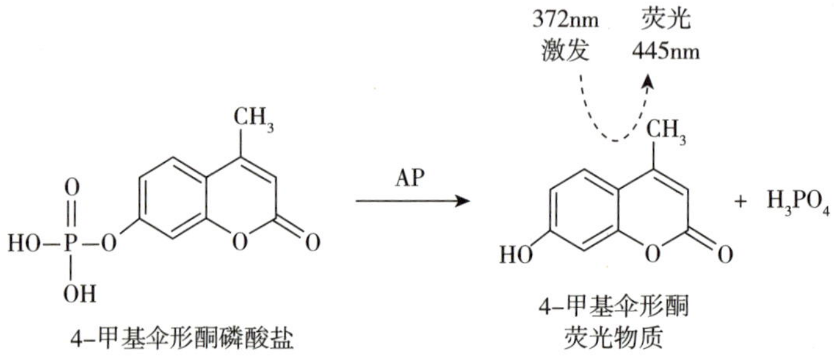

AP催化4－MUP反应式

（五）4－甲基伞酮－β－D半乳糖苷

4－甲基伞酮－β－D半乳糖苷（4－Methylumbelliferyl－β－D－galactopyranoside，MUG or MUGal）为白色粉末状物质，分子式 $C_{16}H_{18}O_8$，分子量338.3Da。MUGal为β－D半乳糖苷酶（β－D－galactosidase）的荧光底物。MUGal经β－D半乳糖苷酶催化作用，水解掉β－D半乳糖苷，产生中间物质4－甲基伞形酮（methylumbelliferone），经激发光（372nm）激发后，产生荧光信号（445nm），用荧光光度计进行测量。发光反应式如下：

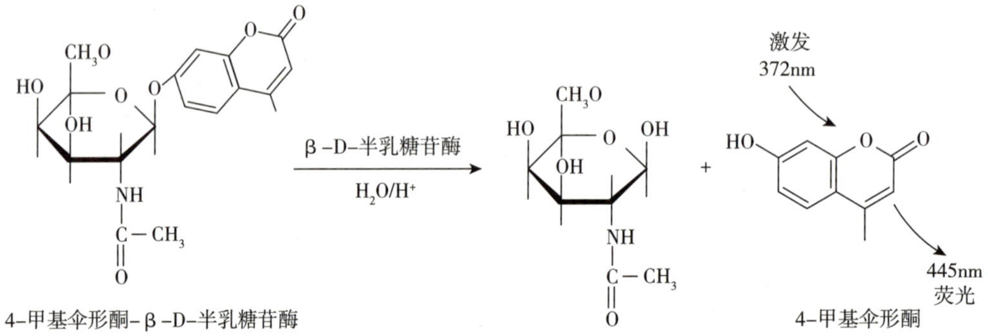

β－D半乳糖苷催化反应式

二、检测原理

（一）分析模式

酶促化学发光免疫分析的分析模式同酶联免疫吸附试验，已在酶标记免疫技术（第十一章）进行详细介绍。针对抗原检测而言，大分子蛋白或多肽抗原，需采用双抗体夹心模式；小分子半抗原只含有单一抗原表位，需采用双抗原竞争性免疫分析模式。针对抗体（感染标志抗体和自身抗体）检测而言，IgG类抗体需采用固相抗原－待检抗体－标记抗抗体的间接模式，此模式需要稀释临床标本，防止非特异性吸附；IgM类抗体需采用固相抗人IgM抗体－sIgM－生物素化Ag，再经酶标记链霉亲合素（SA－E）偶联的酶促反应。如所检测的抗体不需区分IgG和IgM类别，抗体检测同样可采用双抗原夹心（固相抗原-待检抗体-标记抗原）模式，或待检抗体和已知（固相）抗体竞争限量标记抗原模式。

（二）检测过程

酶促化学发光免疫分析的检测过程包括抗原抗体反应和酶催化底物发光反应两个阶段。针对双抗体夹心检测抗原模式，第一步反应分为两步法和一步法：前者在加入标记抗体之前需增加洗涤环节，待检抗原优先被捕获抗体捕获，洗涤后加入酶标抗体，于待检抗原结合形成双抗体夹心复合物。后者待检标本和标记抗体同时加入反应杯，待检抗原与固相捕获抗体和标记抗体同步结合，之间无分离洗涤环节。针对固相抗原-待检抗体-标记抗抗体的间接模式而言，加入标记抗抗体之前需要增加洗涤环节。第二步反应为酶催化底物的发光反应阶段。由于酶促化学发光免疫分析属于非均相免疫分析，加入发光底物之前，需去除未结合的游离标记抗原或抗体。结合标记物中酶催化底物产生光信号，此过程是酶作用底物的生物反应。酶活性受温度、酸碱度和盐浓度的影响，需要严格控制酶促反应条件确保每个测试的均一性。同时，酶作用底物产生光信号为一动态催化过程，需要选择合适作用时间便于光信号检测，同时又能节省检测时间。

（三）实例说明

1. 化学发光酶免疫分析（双抗体夹心法） 以双抗体夹心分析模式检测血清乙肝表面抗原（HBsAg）阐述化学发光酶免疫分析的测定原理。关键试剂包括 HBsAb 单克隆抗体包被磁性微球溶液（R1），辣根过氧化物酶标记 HBsAb 单克隆抗体溶液（R2），与待检血清混合，血清中 HBsAg 分别与捕获抗体和标记抗体结合，于磁性微球表面形成双抗体夹心复合物。采用磁场分离磁性微球，未结合的标记抗体分布于液相中，去除液相溶液，经 3~5 次分离，获得结合状态标记物（HBsAb-HBsAg-HBsAb-HRP）。加入发光底物，酶催化底物产生光信号并达到平台期，之后用酶免发光仪检测光信号强度。化学发光酶（HRP）免疫分析测定原理见图 12-1。

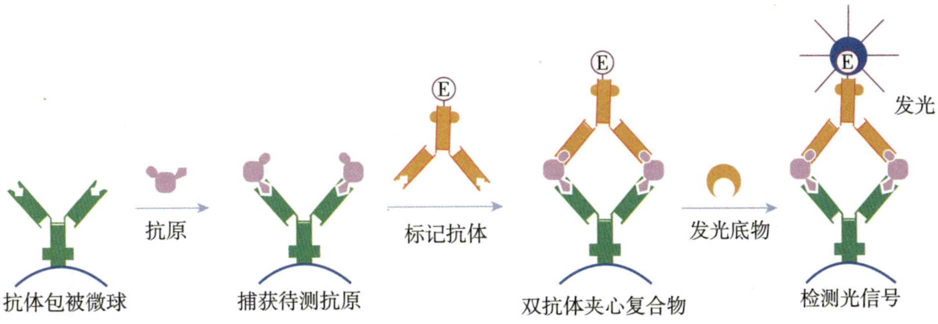

图 12-1　化学发光酶（HRP）免疫分析测定原理示意图

2. 荧光酶免疫分析（双抗体夹心法） 以双抗体夹心分析模式检测血清促甲状腺激素（TSH）阐述荧光酶免疫分析的测定原理。关键试剂包括抗 TSH 单克隆抗体包被磁性微球溶液（R1），碱性磷酸酶标记抗 TSH 单克隆抗体溶液（R2），与待检血清混合，血清中 TSH 分别与捕获抗体和标记抗体结合，于磁性微球表面形成双抗体夹心复合物。采用磁场分离磁性微球，未结合的标记抗体分布于液相中，去除液相溶液，经 3~5 次分离，获得结合状态标记物（TSH-Ab-TSH-TSH-Ab-AP）。加入荧光底物，碱性磷酸酶催化 4-MUP 生成 4-甲基伞形酮，在 372nm 激发光的作用下，发出荧光（445nm），用荧光光度计进行测量。荧光酶（AP）免疫分析测定原理见图 12-2。

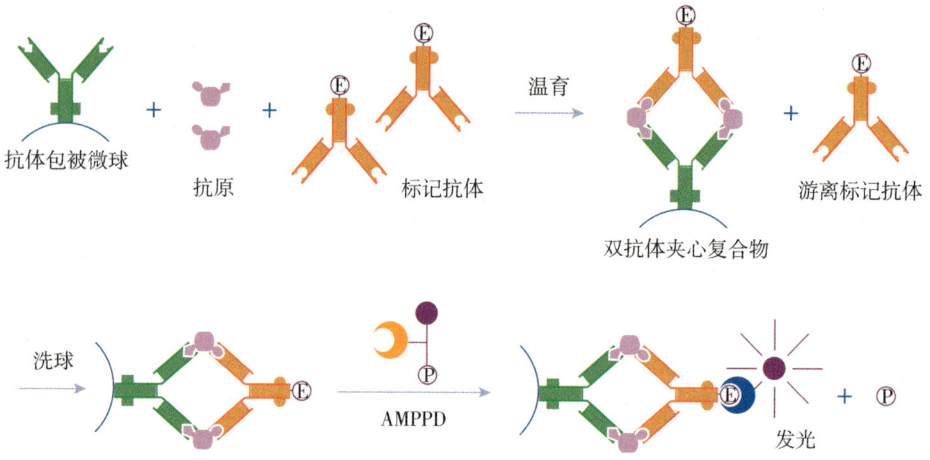

图 12-2　荧光酶（AP）免疫分析测定原理示意图

三、技术要点

（一）酶结合物制备

酶结合物是酶促发光的重要试剂，直接关系分析方法的分析性能。酶结合物制备方法详见第十一章。

（二）固相包被过程

固相吸附分离是非均相免疫分析的重要分离洗涤方法。在酶促化学发光免疫分析中，分别可以采用聚苯乙烯塑料 96 微孔板，同时也可采用磁性微粒（约 1μm）作为固相包被材料。微孔板一般采用物理吸附方式，抗原或抗体借助电荷作用吸附于微孔板内壁，随后用牛血清白蛋白封闭，此板需干燥保存，过程同酶联免疫吸附试验。如采用磁性微球作为固相材料，一般微球表面修饰有功能基团，如醛基（-CHO）或羧基（-COOH），通过化学键与待包被抗原分子或抗体分子偶联（图 12-3）。化学键偶联包被通过抗体或抗原的某些基团与微球表面的功能基团形成化学键，如生物分子中被占用的基团影响到分子构象，有可能影响生物分子的活性，表现为抗体活性降低或消失。但是，化学偶联方式具有较好的稳定性和均一性，无论是物理吸附，还是化学连接，均需通过棋盘滴定确定最佳包被浓度，包被后同样需要用高浓度蛋白（牛血清白蛋白）封闭以减少非特异性吸附。

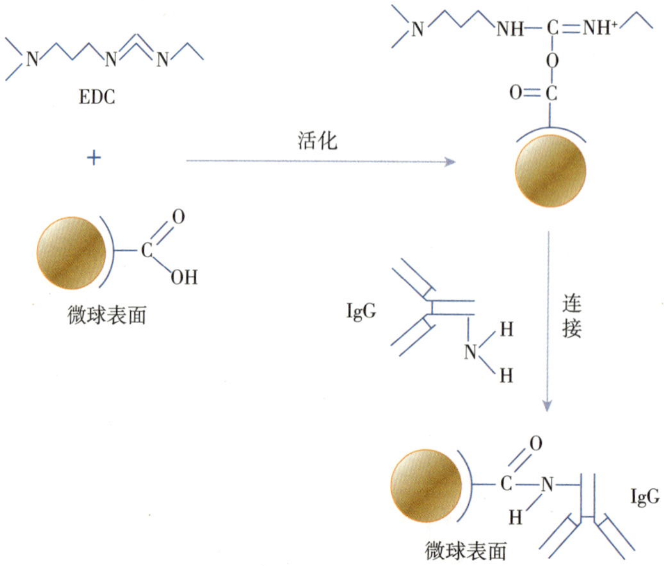

图 12-3　带有羧基的磁性微粒偶联抗体（IgG）示意图

采用微孔板作为固相材料时，可利用生物素－亲合素系统进行间接包被，即先包被生物素化牛血清白蛋白，再结合链霉亲合素，封闭后作为“通用”反应板，可结合生物素标记的各种抗原和抗体。在双抗体夹心法检测抗原中，生物素标记捕获抗体，与待检抗原结合形成复合物，此复合物被固相表面链霉亲合素捕获，达到固相分离的目的。生物素－亲合素间接包被模式见图 12－4。

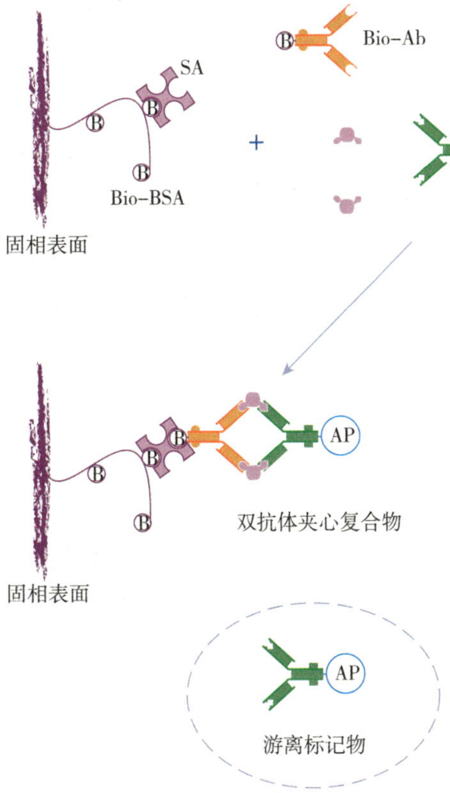

图 12－4　生物素－亲合素间接包被－分离模式示意图

（三）洗涤分离过程

微孔板模式的洗涤分离过程如同酶联免疫吸附试验，采用洗板机洗涤或人工洗涤。磁性微球采用磁场分离的方式，当反应杯移至磁场位置时，磁性微球被磁场吸引，负压方式吸除液体，反应杯离开磁场，加入缓冲液，微球散开。再将反应杯重新移至磁场位置，负压去除反应液，如此反复 3～5 次。洗涤微球是非均相免疫分析的重要环节，也是导致随机误差的来源之一，同样是酶促化学发光分析中的重要环节。

四、技术评价　微课/视频 1

与酶联免疫吸附试验（ELISA）相比，酶促发光免疫分析的技术优势主要包括以下几个方面：①由于是测定光信号，与色源底物相比，具有更高的分析敏感度。如针对碱性磷酸酶而言，4－MUP 比 pNPP 的敏感度高十倍以上。②磁性微球作为固相载体，同样体积溶液内容纳大量微球，可为抗原、抗体分子提供更大的包被比表面积，从而拓宽分析线性范围，防止产生钩状效应。③自动化水平较高，减少人工操作的随机误差，为标准化操作过程。但是，由于酶促发光免疫分析仍然采用酶蛋白作为标记物，酶蛋白属于生物大分子，其活性受环境因素影响明显；且标记小分子半抗原时，会因空间位阻效应影响半抗原分子的免疫活性。同时，酶标记物长期放置后酶的活性会降低，商品化试剂盒有效期一般维持一年以内。此外，如果仍采用 96 微孔板作为固相载体，因微孔板内壁的面积有限、以及固相表面－液相间分子接触，不利于抗原抗体迅速达到平衡状态。但是，板式酶促发光分析，适合批量操作，具有单次处理大批量标本的优势。

第二节　直接化学发光免疫分析

直接化学发光是指发光剂在氧化还原过程中，直接产生光信号，没有“中间体”，无须酶催化的化学发光反应。目前，临床实验室常用的发光剂是吖啶酯，在稀碱（pH＞10）溶液和过氧化氢溶液（H_2O_2）存在条件下，直接产生光信号。以吖啶酯作为标记物，直接标记抗原或抗体，结合抗原抗体反应的特异性，所建立的发光免疫分析称之为直接化学发光免疫分析，或简称化学发光免疫分析（chemiluminescence immunoassay，CLIA）。

微课/视频 2

一、发光剂及其发光原理

（一）吖啶酯

吖啶酯（acridinium ester，AE）是一个三环有机化合物，容易氧化，且氧化反应无须催化剂，是一类发光效率很高的发光剂，在碱性条件下，与过氧化氢（H_2O_2）反应就可以产生化学发光现象。1983 年 Weeks 等合成一种用于标记蛋白质的吖啶酯：4－（2－琥珀酰亚氨基）苯基－10－甲基吖啶－9－羧酸酯氟磺酸盐（Acridinium－C2－NHS－Ester）。吖啶酯和活化吖啶酯分子结构见图 12－5，活化吖啶酯具有发光效率高、背景小、可直接标记蛋白质抗原和抗体分子的优点，是化学发光免疫分析中常用的发光标记物。

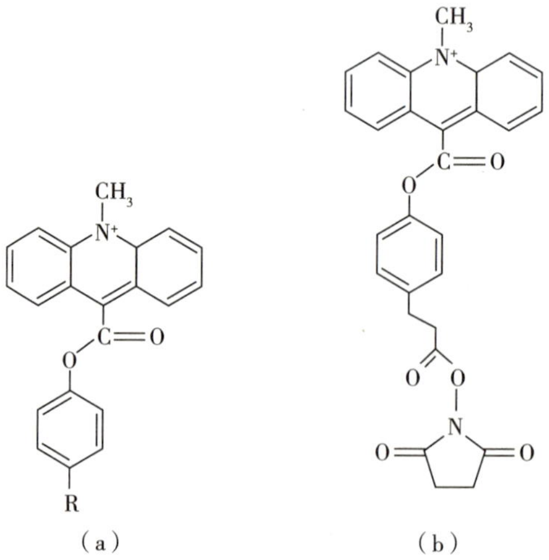

图 12－5　吖啶酯（a）及活化吖啶酯（b）分子结构

（二）化学发光过程

在碱性过氧化氢溶液中，吖啶酯的分子受到过氧化氢离子进攻时，吖啶环上的取代基能与吖啶环上的 C－9 和 H_2O_2形成不稳定的二氧乙烷，此二氧乙烷分解为 CO_2和电子激发态的 *N*－甲基吖啶酮，当其回到基态时发出最大发射波长为 470nm 的光子。吖啶酯发光反应式如下。

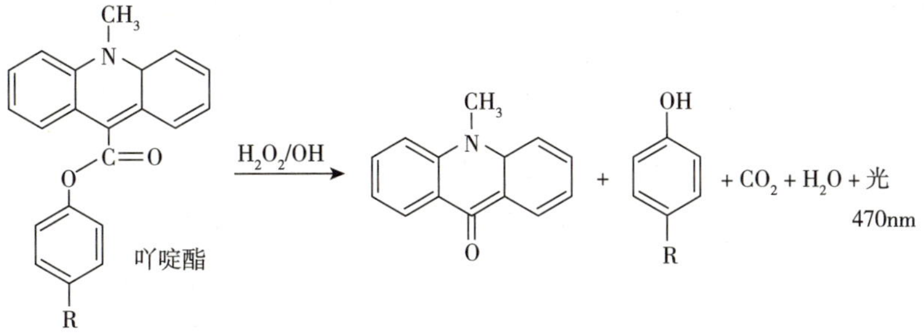

（三）标记化合物制备

用于标记抗原或抗体的吖啶酯需要进行修饰，修饰后的活化吖啶酯含有一个 *N* - 羟基琥珀酰亚胺（—NHS）基团，如 Acridinium - C2 - NHS - Ester，此分子在中性或碱性条件下直接偶联蛋白质（抗原或抗体）分子中的氨基，形成酰胺键的化学连接。此种标记方法稳定，吖啶酯的发光效率和抗原或抗体的生物活性几乎不受损失。

二、检测原理

（一）分析模式

化学发光的免疫分析模式，同酶促化学发光免疫分析，如上文所述。

（二）检测过程

化学发光免疫分析的检测过程包括抗原 - 抗体结合阶段和化学发光阶段，之间需要洗涤分离去除未参加反应的游离标记物。抗原 - 抗体结合过程与其他类型免疫分析相同，受到酸碱度、离子强度、温度的影响。分离过程是化学发光免疫分析的重要过程，采用磁性微球为固相载体，并利用磁场作用、负压吸液、正压加液模式重复洗涤微球，达到分离去除游离标记物的目的（图 12 - 6）。

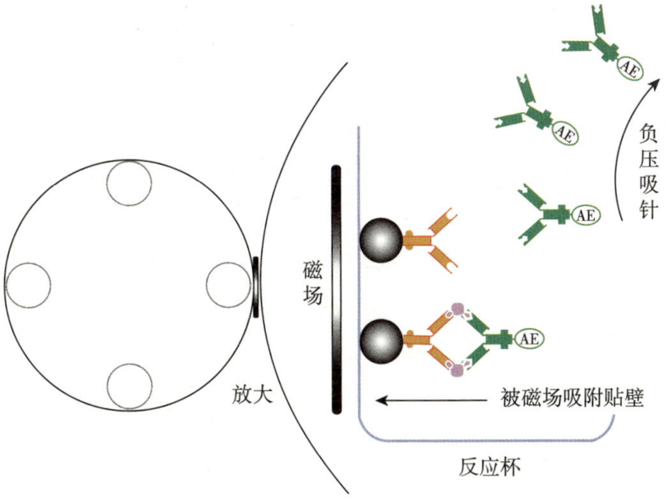

图 12 - 6　磁性微球固相吸附分离过程示意图

在有磁场情况下，微球被磁场作用，平铺在一侧，吸引去除溶液；离开磁场并加注洗液，磁球散开、混匀；再将反应杯移至磁场位置，微球再次被磁场作用，平铺在一侧，吸引去除溶液，如此反复。洗涤过程是标记免疫分析的误差来源之一，磁球被磁场吸引而聚集，会影响分散效果；只有建立标准洗涤过程，才能确保良好精密度。化学发光过程由含有 H_2O_2 的碱性校正液启动，完成分离的微球，直接加入碱性校正液，启动化学发光反应并直接检测光信号强度。此外，化学发光一般不采用 96 - T 微孔板模式，而采用圆盘"单管"模式，每个测试可单独设定检测条件，适应不同检测指标，获得最佳分析性能。

（三）实例说明

根据测定对象的性质不同，可采取不同免疫分析模式，如大分子蛋白质采用双抗体夹心模式，自身抗体或病原体抗体可采用双抗原夹心或固相抗原－待检抗体－标记抗体的间接分析模式。以双抗体夹心定量分析癌胚抗原（CEA）为例，阐述化学发光免疫分析的测定原理（图 12－7）。

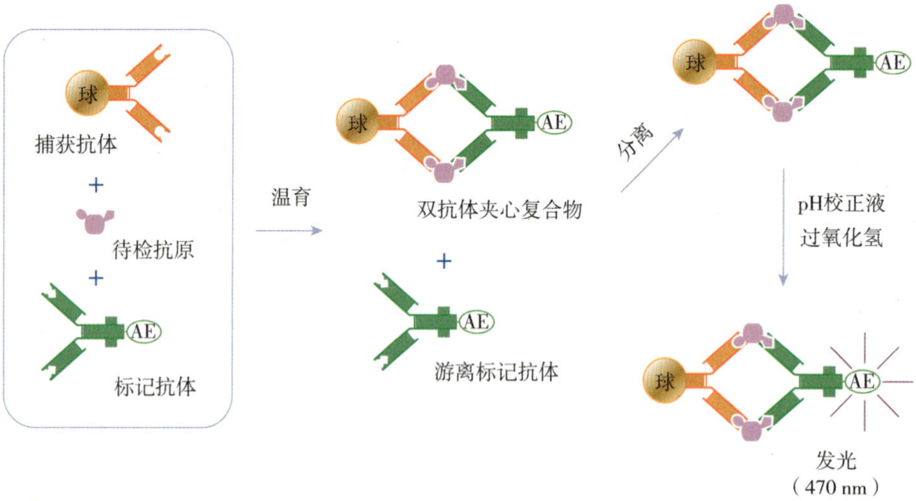

图 12－7　化学发光免疫分析（双抗体夹心）测定原理示意图

预先包被单克隆抗体的磁性微球溶液（R_1）和吖啶酯标记的多克隆抗体溶液（R_2）组成主要检测试剂，一同加入含有待检标本的反应杯中，温育并计时；待检癌胚抗原分别与两种抗体结合，于磁性微球表面形成双抗体夹心复合物。通过电磁场将所有磁性微球（包括参与反应和未参与反应的两种磁性微球）吸附至反应容器的一侧，负压机械针将液体吸出，完成第一次分离过程；此时再加入洗涤缓冲液，搅拌悬浮磁性微球，再加上电磁场，重复上述动作，完成第二次洗涤分离过程。一般情况需完成 2～3 次洗涤分离，最后一次吸干缓冲溶液。加入 pH 校正液（NaOH）和氧化剂（H_2O_2），从而诱导形成双抗体夹心复合物的磁性微球表面的吖啶酯发光（470nm）；光信号由检测器接收，再经光电倍增管放大，累计记录 1 秒钟内所产生的光子能，光信号的积分与待测抗原含量呈正比关系。最后根据校准曲线或数学函数，由仪器自动计算出待测癌胚抗原含量。

三、技术要点

针对建立双抗体夹心定量化学发光免疫分析方法，开发研制过程的技术要点涉及如下重要环节。

（一）关键原料筛选

本阶段需要筛选一对特异性抗体，分别作为捕获抗体和检测抗体。前者与磁性微球连接并作为捕获抗体，后者标记吖啶酯形成标记抗体或检测抗体。同时，需要抗原原料用于配制校准品溶液，制备校准曲线或建立数学模型。抗体可选择单克隆抗体，也可选择多克隆抗体。捕获抗体和标记抗体能够区分高值、中值和低值临床标本，用配制的校准品溶液，形成符合要求的校准曲线，且校准曲线与临床标本稀释曲线有一致性。

（二）检测模型初建

本阶段采用选定的一对抗体，采用不同浓度比例包被磁性微球，同时制备不同标记比例的标记抗体（摩尔比）。随后将微球－抗体溶液和标记抗体溶液稀释为不同浓度（稀释比例），不同稀释比例的两种试剂进行棋盘方式组合，以校准品溶液作为检测抗原，同时选用临床高值、中值和低值标本做参照。初步选定试剂加入体积，临床标本加入体积，初步选定温育时间和温度，采用棋盘滴定方法，确定抗体微球包被比例和使用浓度，确定标记抗体的标记比例和稀释比例。根据棋盘滴定结果，绘制校准曲线，初步形成检测模型。

（三）分析条件优化

抗原－抗体结合基于合适酸碱度和离子强度，待检测模型初步确定后，还需进一步选定不同的基质溶液和校准品稀释基质，即分析条件优化过程。用于配制磁性微球和标记抗体的基质溶液，需考虑不同缓冲体系、酸碱度、摩尔浓度等。用于配制校准品的基质溶液，除需考核上述条件外，还需考虑基质效应等。定量分析需要通过数学函数计算未知样本的浓度，数学函数是用校准品浓度与相应信号值，通过拟合方程或函数建立。标记免疫分析一般适合四参数拟合，但有时也采用其他拟合方式。

（四）分析性能考核

分析性能包括分析敏感度、分析特异性、精密度、准确度、线性范围等，具体内容详见第十七章（标记免疫分析检测程序的性能验证）。

四、技术评价

化学发光免疫分析通常采用 1μm 左右粒径的微球作为固相载体，包括一般聚丙烯酰胺颗粒和顺磁性微粒，前者需要通过过滤或过柱分离结合状态的标记物，后者则需要通过磁场作用和洗涤分离，目的是去除游离状态的标记物。与微孔板（酶免）或小试管（放免）相比，磁性微球具备如下优点：①磁性微球携带功能基团（氨基或羧基），可直接与蛋白质（抗原或抗体）偶联，且包被过程简单，比较容易实现规模化包被（与包被微孔板相比），适合工业化生产；②单位体积可容纳数量庞大的微球颗粒，累计微球面积远远超过单个微孔板或小试管的内壁面积，能包被足量抗体，可以防止因抗体相对不足所导致的“钩状效应”；③方便利用磁场进行洗涤分离。

此外，吖啶酯具有发光本底较低、化学发光反应简单、无须酶作催化剂等优点。活化吖啶酯可直接标记抗原或抗体，不影响吖啶酯的发光效率和抗原或抗体的免疫活性，结合物稳定，抗干扰能力强、标记物有效期长。采用磁性微球为固相载体，可增大包被面积，加快反应，同时洗涤及分离简便、快捷。但是，吖啶酯发光为瞬间发光，持续时间短，需要检测仪器及时高效捕获光信号。

第三节　电化学发光免疫分析

电化学发光是指由电场诱导的化学发光过程。三联吡啶钌（$[Ru(bpy)_3]^{2+}$）于阳极表面，在三丙胺（tripropylamine，TPA）存在情况下，经氧化还原反应后，分别产生强氧化物质和强还原物质，二者结合产生光信号（620nm）。以三联吡啶钌作为标记物，直接标记抗原或抗体，结合抗原－抗体结合的特异性，建立的发光免疫分析称为电化学发光免疫分析（electrochemiluminescence immunoassay，ECLIA）。电化学发光免疫分析于 1990 年由 Leland 首创。此外，电化学发光免疫分析引入亲合素－生物素系统，将捕获抗体标记生物素分子，而固相磁性微球包被亲合素，亲合素与生物素结合将结合状态的标记物（免疫复合物）固定在磁性微球表面。与酶促化学发光和直接化学发光洗涤方式不同，电化学发光免疫分析采用连续流动洗涤微球的方式，洗涤效率更高，方式独特。

微课/视频 3

一、发光剂及其发光原理

（一）三联吡啶钌

两个吡啶（氮杂苯）形成联吡啶，三个联吡啶和钌结合形成三联吡啶钌，分子式为［Ru(bpy)$_3$］$^{2+}$。三联吡啶钌不能直接标记抗原或抗体，经过N羟基琥珀酰亚胺（NHS）修饰后形成三联吡啶钌的活化衍生物，活化三联吡啶钌合成过程（图12－8），此活化衍生物可直接标记抗原或抗体分子。

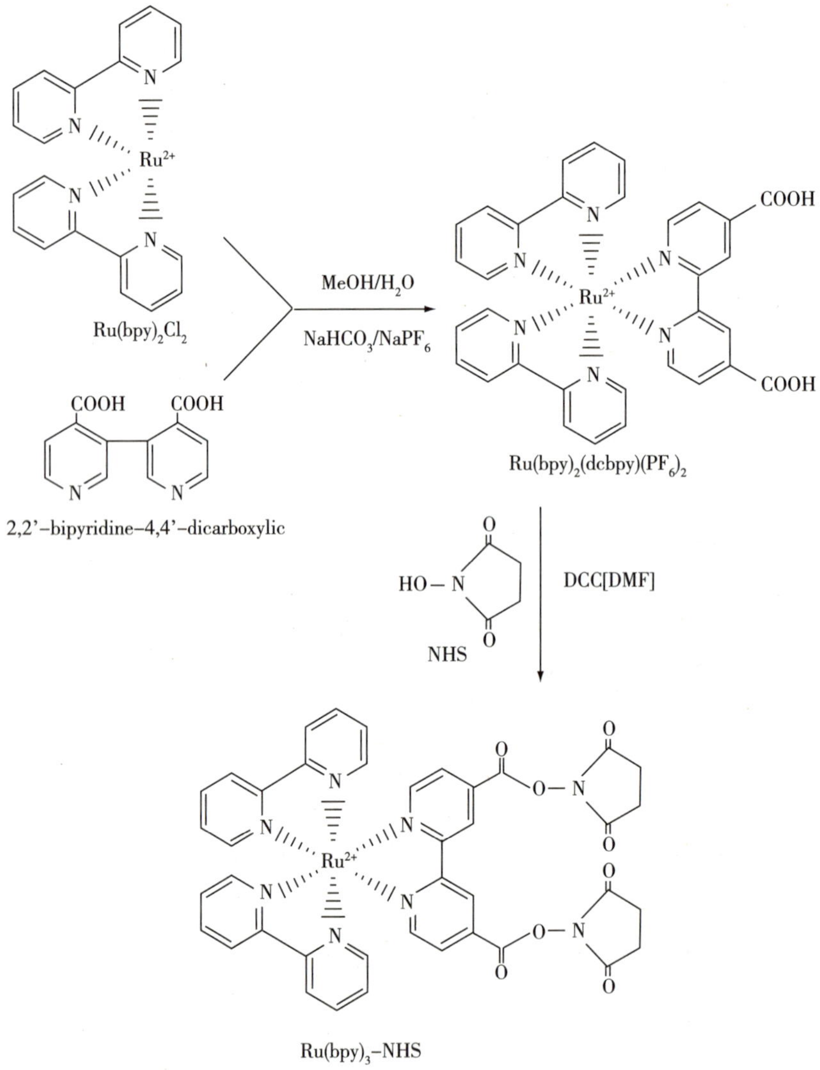

图12－8　活化三联吡啶钌合成过程

（二）电化学发光过程

电化学发光剂三联吡啶钌［Ru（bpy)$_3$］$^{2+}$和电子供体三丙胺（TPA）在阳性电极表面可同时失去一个电子而发生氧化反应。二价［Ru（bpy)$_3$］$^{2+}$被氧化成三价，成为强氧化剂［Ru（bpy)$_3$］$^{3+}$；TPA失去电子后被氧化成阳离子自由基TPA（TPA$^{+\cdot}$）此物质很不稳定，可自发地失去一个质子（H$^+$），形成自由基TPA（TPA$^{\cdot}$），成为强还原剂；强还原剂（TPA$^{\cdot}$）可将一个高能量的电子传递给强氧化剂［Ru（bpy)$_3$］$^{3+}$，同时使其形成激发态的［Ru（bpy)$_3$］$^{2+\cdot}$。激发态的三联吡啶钌不稳定，很快发射出一个波长为620nm的光子后回复到基态。

上述过程可在电极表面周而复始地进行，从而产生许多光子，使光信号增强（图12－9）。

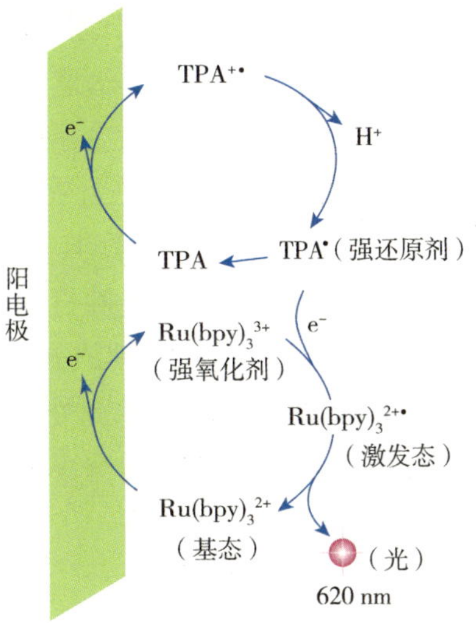

图12－9　电化学发光过程暨光信号产生示意图

（三）标记化合物制备

经修饰后的三联吡啶钌衍生物因含有一个*N*－羟基琥珀酰亚胺（NHS）基团，在中性或碱性条件下直接偶联蛋白质（抗原或抗体）分子中的氨基，形成酰胺键的化学连接。此种连接方式与吖啶酯相似。

二、检测原理

（一）分析模式

电化学发光免疫分析属于非均相免疫分析，在分析模式设计方面同酶促发光免疫分析和化学发光免疫分析。大分子抗原优选双抗体夹心模式；小分子半抗原选择竞争性分析模式。病原体IgM类抗体检测一般采用抗人IgM抗体包被固相材料的捕获模式，而病原体IgG类抗体则采用经典间接模式检测。如不需区分抗体类别，如HCV－Ab，也可选择双抗原夹心模式。采用双抗原夹心模式检测HCV－Ab，标本无须稀释，两端抗原均为特异性结合，显示更高的特异性和敏感性。需要特别说明，电化学发光免疫分析采用链霉亲合素包被磁性微球作为固相分离载体，标记抗体、待检抗原和生物素标记抗体，三者均分布于液相中，便于分子间碰撞，无空间位阻效应，有利于提升抗原－抗体结合速率。

（二）检测过程

电化学发光免疫分析的检测过程包括抗原－抗体结合阶段和电化学发光阶段，之间需要洗涤分离去除未参加反应的游离标记物。抗原－抗体结合过程与其他类型免疫分析相同，受到酸碱度、离子强度、温度的影响。分离过程和信号检测过程于测量池内依次进行。加入链霉亲合素包被的磁性微球，捕获带有生物素免疫复合物，在磁场作用下，通过缓冲液洗涤分离。洗涤后磁性微球分布于电极表面，在电场作用下，启动电化学发光反应，检测器收集光信号，通过光电倍增管转为电信号输入计算模块。

（三）实例说明

以双抗体夹心检测糖链抗原125（CA125）为例，三联吡啶钌标记CA125抗体溶液（R1）和生物素标记CA125抗体溶液（R2）组成CA125定量检测的专用试剂溶液；将两种试剂依次加入含有待测标本的反应杯中进行温育，待检抗原分别与两种抗体于液相中迅速结合形成双抗体夹心复合物（McAb－CA125－McAb）。为防止两种抗体同时竞争相同抗原表位，之前两种抗体需进行匹配实验，分别选择针对不同抗原表位的两种单克隆抗体，且之间不会产生空间位阻效应。然后，再加入链霉亲合素包被的磁性微球溶液（R3），因链霉亲合素（SA）与生物素（B）具有较高亲和力，迅速于微球表面形成“微球－SA－B－Ab－Ag－Ab－Ru”复合物，过剩的三联吡啶钌标记抗体（Ab－Ru）仍存在于液相中（图12－10）。此后，通过蠕动泵将反应后溶液全部吸入流动的测量室内，依次完成分离洗涤，电化学反应和光信号检测过程。将一组已知浓度校准品溶液，与相应光信号值，选择合适拟合函数，形成数学函数（或校准曲线），未知标本按校准品的测试程序进行测序，获得光信号值，再通过上述数学函数获得未知标本的浓度结果。

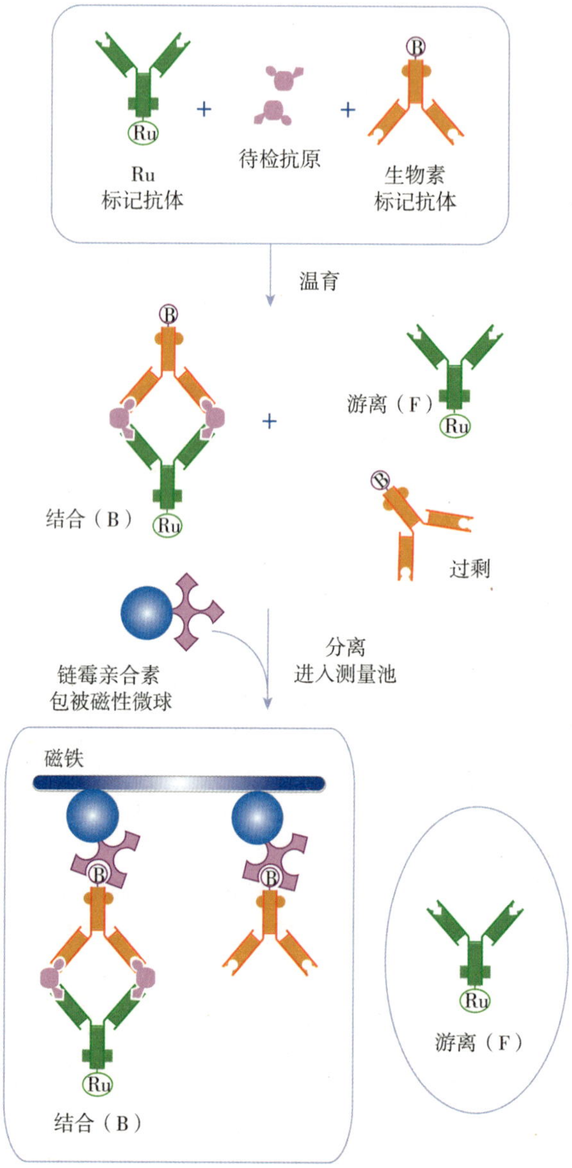

图12－10　电化学发光免疫分析检测原理（双抗体夹心）示意图

三、技术要点

如同化学发光免疫分析，建立一个电化学发光免疫分析方法，同样包括原材料筛选、建立初步反应模型、分析条件优化、分析性能评价等过程。不同之处包括：由于引入生物素－亲合素系统，捕获抗体不再包被固相微球，而是标记生物素，制备生物素标记抗体；洗涤过程通过磁场固定微球缓冲液连续冲洗完成，方法独特高效。此外，对于定量分析方法，未知标本的结果是通过校准曲线或数学函数获得，此时校准品溯源是确保检测结果准确的重要基础。

（一）生物素标记方法

将待偶联的抗体以适当浓度溶解于碳酸氢钠溶液中；用二甲基甲酰胺（DMF）溶解生物素 N－羟基丁二酰亚胺酯（BNHS）。按一定摩尔浓度比将生物素与待标记抗体混合，在室温下搅拌反应使其充分偶联，之后透析除去游离生物素。具体内容详见生物素－亲合素标记免疫技术（第十四章）。标记小分子半抗原时，需要针对半抗原的结构特点，在不影响半抗原结合特异性抗体位点的情况下，选择合适的活化生物素基团，或选择长臂生物素分子（*N*－hydroxy－succinimido－6－biotinyl amidohexanoate，BCNHS）。通常情况下，一个半抗原分子只能偶联一个生物素分子。另一种方式是将半抗原与蛋白载体（如 BSA）偶联，再标记生物素分子。

（二）分离洗涤和电化学发光过程

电化学发光免疫分析具有独特分离洗涤方式。通过蠕动泵将反应后溶液全部吸入流动的测量室内。当磁性微球流经电极表面时，被安装在电极下面的电磁铁吸引住，而未结合的三联吡啶钌标记抗体和无关蛋白组分被流动的缓冲液冲走，从而完成游离标记物的分离过程。蠕动泵引入 TPA 缓冲液，与此同时电极通电加电压，启动电化学发光反应，使三联吡啶钌和 TPA 在电极表面进行电子转移，产生电化学发光，光信号强度与三联吡啶钌标记抗体－待检抗原－生物素标记抗体复合物的量呈正比例线性关系。由光电倍增管检测光强度，经标准曲线或数学函数可计算出待测抗原的含量。测定后，终止电压，移开磁珠，加入清洗液冲洗流动测量室，准备下一个样品测定（图 12－11）。

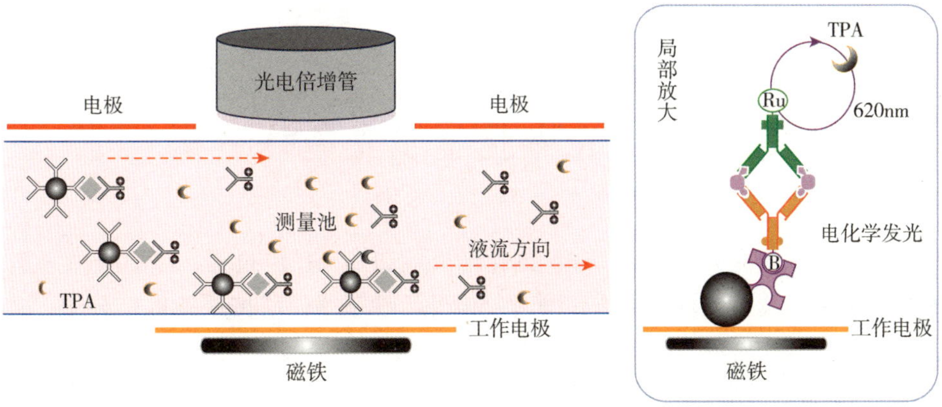

图 12－11 电化学发光免疫分析分离与测量过程示意图

（三）校准品溯源方法

采用校准品－信号强度形成校准曲线或数学函数，是标记免疫定量分析的基础，影响未知标本的检测结果，而校准品溯源是保证结果准确性的重要基础。校准品量值溯源通过溯源链完成，需要完整的溯源系统，包括参考品、参考方法。对于结构已知且均一的小分子半抗原（如雌二醇、睾酮、孕酮）容易制备参考品，具备参考方法（如质谱技术），容易实施对基础参考品的赋值，也可通过比较准确和实用的方法进行校准品批次的量值传递。相反，一些蛋白类物质，分子结构特征和抗原表位谱特征并不十分明确，并且在不同个体内的均一性较弱，加之不同生产商所选用针对不同抗原表位的单克隆抗体作为原料等，均会造成不同检测系统之间的结果差异。此类物质既缺乏参考物质，又没有参考方法，校准品的量值溯源存在一定困难。

四、技术评价

电化学发光免疫分析主要优势如下。

1. 三联吡啶钌衍生物含有一个 *N*－羟基琥珀酰亚胺（NHS）基团，可与多肽类抗原或免疫球蛋白的氨基形成化学键连接，标记物性质稳定、抗干扰能力强、有效期较长。

2. 阳电极表面的电化学反应是由电场控制，氧化还原反应周而复始，光信号持续时间较长，信号容易测量且效率很高。

3. 针对双抗体夹心法而言，三联吡啶钌标记抗体和生物素标记抗体完全置于液相中，不仅可维持生物分子的天然构象（固相表面抗体存在空间位阻效应），更重要的是，于液相中与待测抗原相遇的机率远高于固相化的抗体（纯液相属于三维立体空间，固相－液相属于平面空间）。此种模式下，抗体利用率最高，抗体与待检抗原可迅速达到平衡，缩短检测时间。

4. 引入生物素－亲合素系统，不仅赋予更高分析敏感度，链霉亲合素预包被的磁性微球具有通用性，可适用不同检测指标，作为通用检测试剂，利于工业化生产。

5. 电化学发光免疫分析的分离洗涤过程在测量室内进行，洗涤过程中测量室的液体处于流动状态，只有磁性微球－双抗体夹心复合物被吸附在电极表面，游离标记物随流动液体被冲走，此种方式不同于化学发光免疫分析，动态洗涤可获得高效分离效果。

在检测过程中，所有标本按顺序依次通过蠕动泵吸入测量室，完成分离－测量过程。因测量室有一定使用寿命，需要定期更换测量池。同时，因洗涤不彻底，含量较高的标本会影响随后临近标本的测定结果。此外，由于含有生物素－亲合素系统，如待检标本中含有高水平生物素（采用生物素治疗），可能会中和亲合素包被磁性微球。但是，如提高磁性微球表面链霉亲合素包被比例，会显著提升分析系统的抗干扰能力。

第四节　光激化学发光免疫分析

光激化学发光是一个由光激发诱导、连续的化学反应和发光反应过程，以 200nm 左右的纳米微球为载体，表面涂布有感光物质或发光物质，同时，再经活性基团偶联抗原或抗体分子，感光微球和发光微球之间可借助抗原－抗体结合相互靠近，为能量传递创造条件，在激光照射情况下产生光信号。相反，如未发生抗原－抗体结合，感光微球和发光微球之间有一定距离，发光微球不满足接受能量诱导发光的条件，故不产生光信号。因此，在不分离洗涤的情况下，直接检测光信号，光信号强度与抗原－抗体结合呈正相关。光激化学发光分析（light initiated chemiluminescence assay，LICA）是一种均相发光免疫分析，基于光激化学发光和抗原－抗体结合的原理而建立的微量物质定量分析技术。全程无分离洗涤过程，简单快速，特点是采用“双球”和“双标“独特方式，固相微球的悬浮性能好，更利于微球均匀扩散，以及微球表面抗原或抗体分子与待检抗体或抗原的相互碰撞结合。

微课/视频 4

一、感光物质和感光微球

与前文所述的非均相免疫分析系统不同，光激化学发光分析使用两种微球：感光微球和发光微球。顾名思义，感光微球涂布感光物质，发光微球涂布发光物质。同时，感光微球包被链霉亲合素作为通用溶液，捕获带有生物素的抗原 - 抗体复合物，而发光微球包被有特定抗体或抗原，作为项目专用溶液（试剂），用于捕获标本中的目标待测物质。

感光微球（sensitive beads，SB）粒径 200nm 左右，表面涂有酞菁分子和功能基团羧基或醛基（图 12 - 12）。酞菁（phthalocyanines）是一种光敏物质（photoactive substance），属一类大环化合物，环内有一个空腔，直径 2.7×10^{-10}m，中心空腔内的两个氢原子可以被所有金属元素所取代（图 12 - 13）。用激发光（680nm）照射供体微球，涂层中的酞菁会瞬间产生高能单线态氧离子（$^1\Delta_g O_2$）（带有一个激发态电子的氧分子）。此过程效率很高，每个微球约产生 60000 个单线态氧离子。此种单线态氧离子的半衰期只有 4 微秒，于液相中扩散距离小于 200nm。同时，微球表面的羧基或醛基用于偶联链霉亲合素（SA），链霉亲合素用于结合生物素，捕获标记生物素的抗原 - 抗体复合物。在光激化学发光系统中，链霉亲合素包被的感光微球是一种通用溶液，此方式与电化学发光分析类似（链霉亲合素包被磁性微球）。

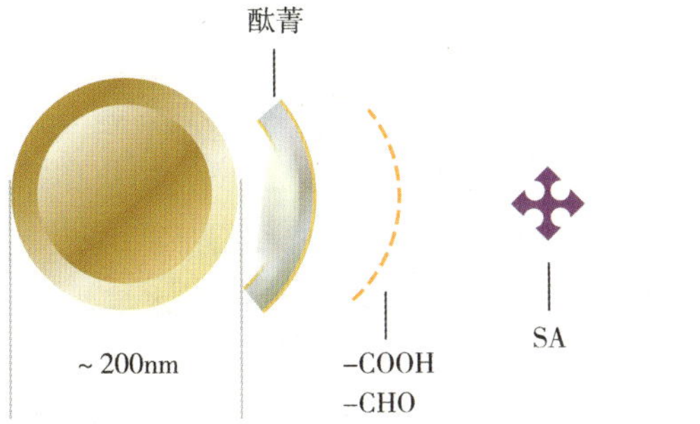

图 12 - 12　感光微球结构示意图

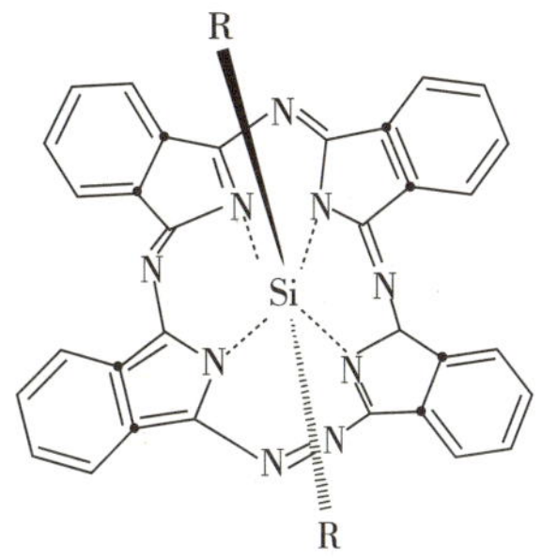

图 12 - 13　酞菁分子结构图

二、发光物质和发光微球

发光微球（luminescence beads，LB）粒径 200nm 左右，表面涂布二甲基噻吩衍生物和镧系元素铕（Eu），同时含有羧基或醛基功能基团（图 12 - 14）。发光微球涂层中的二甲基噻吩衍生物可以吸收单线态氧离子携带的能量，诱导化学反应并产生紫外光（340nm）；且此紫外光可以激发荧光素（铕）并诱导产生荧光信号（波长 612nm）。与感光微球不同，发光微球借助表面羧基或醛基偶联特异性抗原或抗体，即特异性抗体包被的发光微球或抗原包被的发光微球，作为项目的特定试剂。同时，发光微球对紫外光照射较为敏感，在包被抗原或抗体过程中，需注意避光或在绿光条件下进行标记。

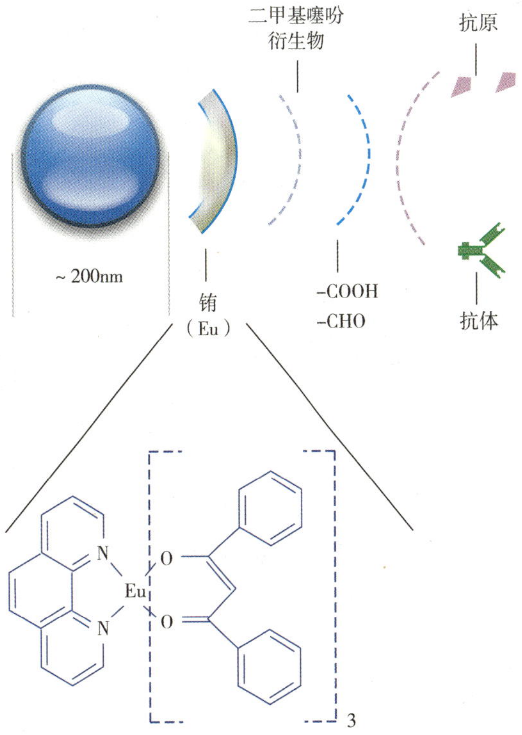

图 12 - 14　发光微球结构示意图

三、光激发化学发光过程

从字面看，光激化学发光指由光诱导的化学发光过程，但此过程不同于荧光信号产生过程。光激化学发光是由一系列连续化学反应和发光过程组成，光激发酞菁（感光物质）发生化学反应释放能量促使周围氧分子变为活性氧离子；氧离子携带能量促使二甲基噻吩衍生物发生化学反应释放光信号（340nm）；镧系元素铕（Eu）吸收光能导致能级跃迁至激发态，激发态回到基态诱导光信号产生（612nm）。光激化学发光过程见图 12－15。

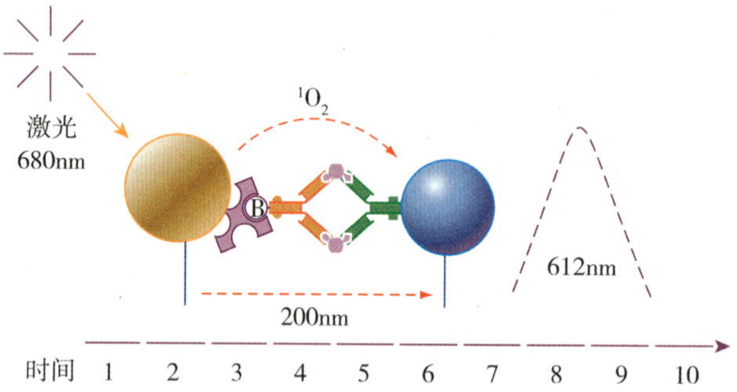

图 12－15　光激化学发光过程示意图

发光物质和感光物质均涂布于微球表面，不直接标记生物分子（抗原或抗体），发光物质和感光物质的分布与分析体系中微球浓度密切相关。同时，发光微球和感光微球为胶乳基质，比重轻（$1g/cm^3$），且粒径远小于普通化学发光使用的微米级磁性微球，内部无四氧化三铁，微球密度接近水溶液，于水溶液中呈悬浮状态。基于上述特性，通过控制两种微球的工作浓度，使得感光微球和发光微球之间的距离大于活性氧最远扩散距离（大于 200nm），即使在激光激发情况下，发光微球不能接受活性氧的能量，不能启动化学发光反应即不产生光信号。但是，由于微球表面包被生物分子（抗原或抗体），抗原－抗体结合导致感光微球和发光微球靠近（小于 200nm），在激光激发情况下，发光微球能够接受临近感光微球释放的活性氧能量，从而启动发光微球表面的化学发光反应过程并产生光信号（612nm）。

四、检测原理

（一）分析模式

光激化学发光分析属于均相免疫分析，全程没有洗涤分离环节，无须分离去除游离标记物，无论是抗体或抗原包被的发光微球，还是生物素标记的抗原或抗体。上述游离标记物单独存在时，不能有效偶联发光微球和感光微球，之间无法形成单线态氧的能量传递，发光微球不会产生光信号。针对大分子抗原物质，选择双抗体夹心模式，针对小分子半抗原物质选择竞争性分析模式。针对感染免疫的病原体抗体检测，可采取待检抗体和标记抗体竞争包被抗原模式，或采用固相抗原和标记抗原的双抗原夹心模式。此外，针对感染性免疫早期血清学标志物（特异性 IgM 抗体）而言，利用机体在感染病原体时，特异性 IgM 抗体显著升高，以及光激化学发光分析高敏感性的特性，可将血清标本经适当稀释后（200×或 400×）减少非特异 IgM 对生物素标记的抗人－IgM 抗体的中和效应（详见下文实例说明）。

（二）检测过程

因为光激化学发光分析无须分离洗涤，整个检测过程相对简单。一般情况下，试剂盒由抗体或抗原包被发光微球溶液（R1）和生物素标记抗原或抗体溶液（R2）组成，另配有系列校准品溶液或质控血清。依次加入待检样本、R1 和 R2，混合温育；避光条件下加入通用感光微球（SB－SA），混合温育；用680nm 激发光照射，并检测光信号（612nm）强度。如为定量分析，待检样本含量通过校准品函数获得；如为定性分析，通过临界值（Cut－off）判定阴性或阳性结果。

（三）实例说明

本文举例说明双抗体夹心、双抗原竞争抗体和间接法检测感染性疾病血清早期标志物（sIgM 抗体）分析测定原理。

1. 双抗体夹心法抗原检测　以双抗体夹心检测促甲状腺激素（TSH）为例。首先，选择一对特异性抗体分别包被发光微球溶液和标记生物素（Bio－McAb），分别为 R1 和 R2；用链霉亲合素包被感光微球，作为通用溶液。其次，于微孔内分别加入 R1 和 R2，以及待检样本或校准品，启动第一阶段温育后，于发光微球表面形成双抗体夹心复合物；无须洗涤直接加入通用溶液，启动第二阶段温育，生物素结合链霉亲合素，两种微球相互靠近；此时，用激光束激发，诱导光激化学发光反应产生光信号。信号强度与抗原－抗体结合强度相关，通过校准品获得数学函数模型，未知标本浓度通过数学函数获得。双抗体夹心检测抗原原理见图 12－16。

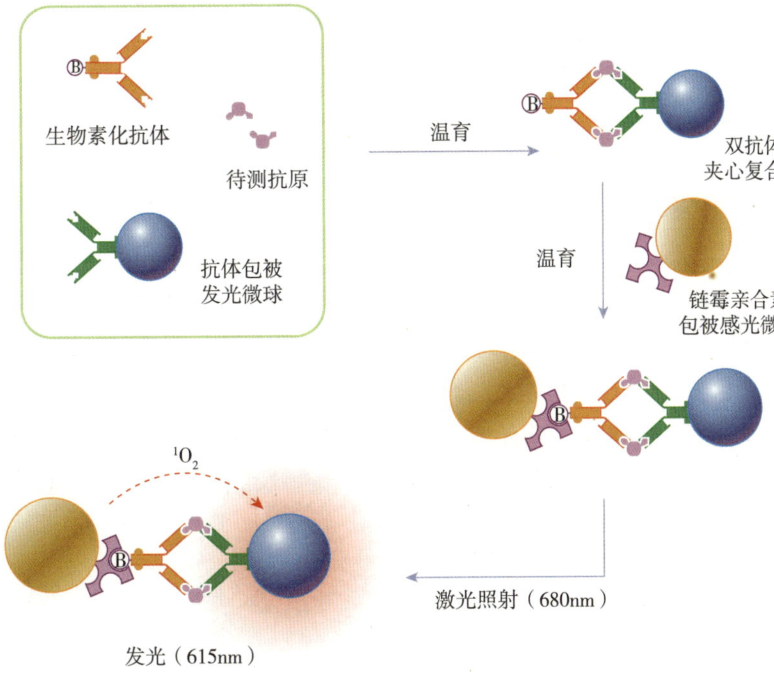

图 12－16　光激化学发光分析（双抗体夹心）检测抗原原理示意图

2. 间接法－IgM 类抗体检测　人体感染巨细胞病毒会启动体液免疫应答，早期产生 CMV－IgM 抗体，故 CMV－IgM 可作为 CMV 感染的血清学指标。采用间接模式检测 CMV－IgM 抗体的光激化学发光分析的检测原理（图 12－17）。采用 CMV－Ag 包被发光微球溶液（R1），生物素标记抗人 IgM 抗体溶液（Bio－Anti－hIgM 抗体，R2），结合链霉亲合素包被的感光微球溶液（通用溶液）使用。标本需充分稀释（400×），如标本中存在 CMV－IgM 抗体，发光微球表面形成已知抗原－待检抗体－抗人 IgM 抗体复合物。此时，加入通用溶液，链霉亲合素与生物素结合，感光微球和发光微球靠近，激光诱导化学发光反应产生光信号。由于检测过程没有分离洗涤，不同于一般间接法，标本中非特异性 IgM 会产生干扰，中和 R2 中的 Bio－Anti－hIgM 抗体。本方法充分利用 LICA 高敏感度的优势，将血清标本稀释 400 倍，同时提高 Bio－Anti－hIgM 抗体用量。

3. 竞争法半抗原检测　此处“半抗原”指小分子甾体类激素，此类物质只存在单一抗原表位，不

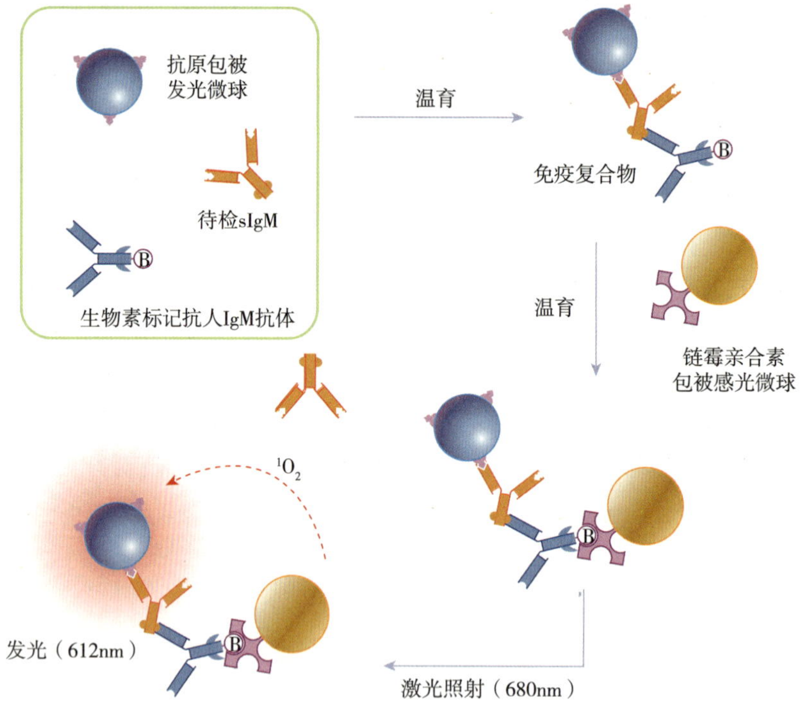

图 12－17　光激化学发光分析（间接法）检测 IgM 抗体原理示意图

能形成双抗体夹心复合物，只能采用竞争免疫分析模式检测。在竞争性免疫分析中，需满足两个条件：其一，抗体限量原则；其二，在结合抗体能力方面，标记抗原与待检抗原具备相同或相似的能力。本文以睾酮定量分析为例说明。关键试剂包括：睾酮包被发光微球溶液（R1），生物素标记睾酮抗体溶液（R2），结合链霉亲合素包被感光微球，即通用溶液。标本睾酮，与感光微球表面睾酮分子，竞争限量睾酮抗体（平衡竞争模式），分别形成复合物（发光微球－T－Ab－Bio，T－Ab－Bio）。加入通用溶液，链霉亲合素结合生物素，但是，只有“发光微球－T－Ab－Bio－SA－感光微球”相互靠近，受到激光诱导产生光信号（图 12－18）。与其他化学发光的竞争法相同，竞争性－LICA 方法同样获得反比例函数。

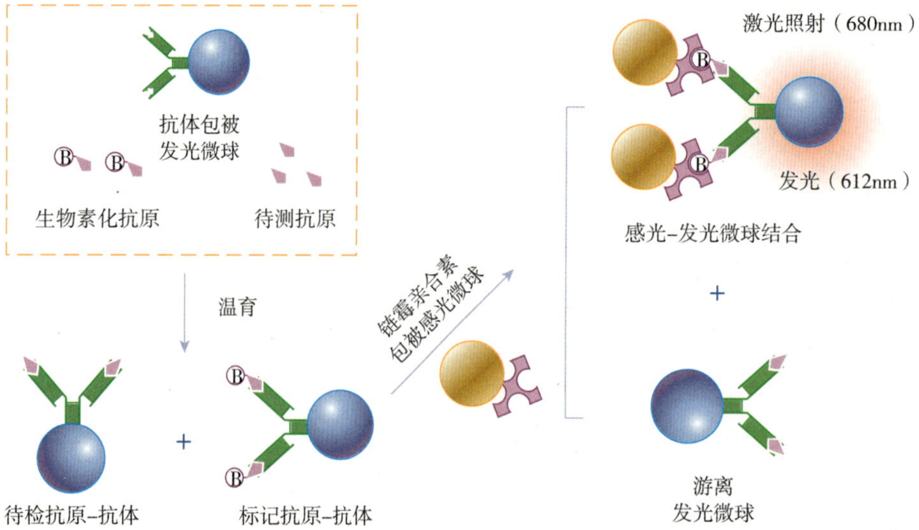

图 12－18　光激化学发光分析（竞争法）检测半抗原的原理示意图

此外，LICA 竞争法也可用生物素标记半抗原（Bio - Hapten），抗体包被发光微球（发光微球 - Ab），同样可以构成竞争性免疫分析。

五、技术要点

如同任何化学发光免疫分析，建立一个光激化学发光免疫分析方法，同样包括抗原和抗体原料筛选、建立初步反应模型、分析条件优化、分析性能评价等过程。与电化学发光免疫分析类似，同样引入生物素 - 亲合素系统，需要制备生物素标记抗体或抗原。此外，无论感光物质还是发光物质，二者均不直接偶联抗原或抗体等生物分子，而是先涂布物理微球表面，再通过功能基团直接偶联抗原或抗体分子。此种方式不仅可以保护抗原或抗体的生物活性，同时也可以通过调整微球表面两种物质用量，或包被抗原或抗体的分子数量，从而获得不同标记比活性的标记抗体或抗原，为优化检测方法的性能创造充分的条件。

（一）发光微球包被

对于光激化学发光分析而言，发光微球需要包被特定的抗体或抗原，作为项目专有试剂溶液（R1）。发光微球表面含有羧基（—COOH）或醛基（—CHO），羧基微球需要通过 EDC 活化，偶联蛋白质抗原或免疫球蛋白分子，发光微球需要再经过蛋白封闭，选择最佳浓度使用。醛基微球含有醛基，在碳酸盐缓冲液（CBS）中，直接偶联蛋白质抗原或免疫球蛋白分子的游离氨基，再经过还原和封闭，离心洗涤微球，选择最佳浓度使用。此外，小分子半抗原包被发光微球时，需要对小分子半抗原进行修饰，让其携带能够偶联羧基或醛基的基团，也可以先将小分子偶联牛血清白蛋白（BSA），再让牛血清白蛋白包被发光微球。

（二）感光微球包被

在光激化学发光分析系统中，感光微球作为通用溶液，包被有链霉亲合素（SA）分子。感光微球含有醛基（—CHO），链霉亲合素为四聚体蛋白，通过游离氨基结合微球表面醛基的化学键偶联，随后离心洗涤微球，配制成最佳浓度使用。

六、技术评价 微课/视频5

基于活性氧传递的光激化学发光分析是继荧光偏振免疫分析后的又一种新型均相免疫分析技术，其重要特点表现为两个方面：其一，整个检测过程“免洗”，即无须分离结合标记物和游离标记物；其二，采用感光剂和发光剂作为标记分子，且不是标记在生物分子上，而是分布于固相微球表面。上述特征不同于电化学发光免疫分析和化学发光免疫分析，也不同于经典的三大（荧光、放射和酶）标记免疫分析。

光激化学发光分析优势主要表现在以下几方面。

1. 隶属均相免疫分析　整个测定过程免分离，简化免疫分析过程、缩短测定时间；避免洗涤误差，提高分析精密度；过程简单易于自动化，仪器故障率低。

2. 标记物性质稳定　与酶标记物相比，酞菁、二甲基噻吩衍生物、镧系元素铕属于化学类物质，性质稳定，受温度、离子强度、酸碱度等影响较小，抗干扰能力较强。同时，感光物质和发光物质涂布于固相微球表面，不是直接标记在抗原或抗体分子表面，不会对抗原或抗体活性产生影响。

3. 三级信号放大提升分析敏感度　化学发光整个过程是三个相互偶联的光激发过程，各级均具有放大效应，如每个供体微球每秒可释放 60000 个单线态氧离子，经二甲基噻吩衍生物吸收并释放紫外光，激发荧光素铕的逐级光信号的放大，赋予光激化学发光较高的分析敏感度。

4. 背景信号极低提升分析敏感度　首先，铕螯合物为优秀标记物，激发光谱较宽而发射光谱较窄，特别是产生长寿命荧光信号（持续1秒）特征，自然界非特异荧光寿命较短（持续100纳秒），利用时间分辨容易测量到特异性光信号。其次，680nm的激发光不能激活天然荧光素，几乎不产生非特异性荧光，背景信号极低。再次，单线态氧离子半衰期超级短暂，扩散距离不超过200nm，无生物分子作用，单线态氧离子不能传递。

5. 纳米级微球悬浮性好 在非均相免疫分析中，固相微球粒径为800～1200nm，便于磁场分离洗涤过程，因含有四氧化三铁比重较大，固相微球的悬浮性较差，需要搅拌才能实现微球均匀分布。在光激化学发光分析中，包被微球采用纳米高分子材料，直径只有100～200nm，能均匀悬浮在体系中，试剂无须搅拌混匀。同时，抗体或抗原包被发光微球溶液，与待检抗原、生物素标记抗体，均匀分析于液相中，便于抗原－抗体结合，缩短达到平衡所需时间。

6. 具有小分子半抗原定量优势 小分子半抗原只含有单一抗体结合位点，需要采用竞争性免疫分析。针对双抗原竞争抗原分析模式，只需制备生物素标记半抗原溶液。因为生物素分子很小，标记生物素后不会对小分子抗原产生空间位阻效应。标记半抗原与待测半抗原性质接近，从而形成理想的竞争性反应。抗体包被发光微球结合生物标记半抗原，再连接链霉亲合素－感光微球，空间距离更小，便于单线态氧离子传递，信号更强。

与此同时，光激化学发光分析同样适用于固相抗原－待检抗体－标记抗体（间接法）的分析模式。有文献报道，可制备一种专门针对复合物的第二抗体，此抗体的特点是只结合与抗原结合待检抗体，不结合其他不结合抗原的游离抗体。利用此抗复合物抗体，可以实现无洗涤条件的间接法检测抗体的目的。同时，针对感染免疫病毒抗体检测而言，也可采用双抗原夹心法检测抗体；与间接法相比，双抗原夹心法更敏感、更特异。此外，与电化学发光免疫类似，由于使用生物素－亲合素系统，如待检标本中含有高水平生物素（如采用生物素治疗时），可能会中和亲合素包被感光微球。但是，如提高感光微球表面链霉亲合素包被比例，会显著提升分析系统的抗干扰能力。

知识拓展

免疫检测中的微球

微球是磁微粒化学发光、胶乳免疫比浊、免疫荧光、液相芯片、核酸提取等过程的关键材料与反应载体。磁性微球含有四氧化三铁，表面带有功能基团或修饰蛋白，磁性使其便于固相液相分离，用于磁微粒化学发光、核酸提取、二代测序和细胞分选；均相微球为含有发光物质的聚苯乙烯微球，分为感光微球和发光微球，用于均相化学发光免疫分析。乳胶微球由聚苯乙烯聚合物为基质，表面带有功能性基团，可与带有互补性功能基团的活性分子结合，用于免疫比浊分析；彩色微球为空白微球经染色而得，可用于定性或半定量检测，如免疫层析技术；荧光微球为含有荧光染料的聚苯乙烯微球，荧光染料包埋在微球内部，光强度强且持久恒定，用于荧光免疫层析、流式荧光等。一般情况下，包被抗原或抗体的微球于液相中保存，需采用化学偶联方式将抗原（抗体）与微球表面的功能基团连接，比较稳定不易脱落。但是，偶尔也会因为化学偶联时影响一些重要基团，导致失去免疫活性。

第五节　临床应用

现代临床医学对医学检验结果的要求越来越高，不仅要求较高特异性和较高敏感性，同时，对测定结果的精密度和检测时间也有更高的要求。并且，检测标本的项目组合具有个性化特点，以及针对急诊标本需要随时测定。显然，以“96－T微孔板”模式的酶联免疫吸附试验不能满足上述要求，而发光免疫分析技术能够满足。化学发光免疫分析具有快速、简便、灵敏、特异等特点，“单管”操作模式具有灵活性，可实现个性化项目组合以及急诊标本随时测定的需求。此外，化学发光免疫分析全部为仪器封闭模式，仪器和试剂配套使用，完全排除人员因素干扰，方便质控管理，深受临床实验室欢迎。

一、感染免疫血清学标志物检测

病原体抗原或抗体是感染免疫重要血清学标志物，相关知识详见感染免疫血清学检测章节（第二十五章）。采用化学发光免疫分析用于病原体抗原/抗体定性或定量检测具有很高精密度，分析敏感度和分析特异性，已基本覆盖感染免疫血清学标志物。人类免疫缺陷病毒（HIV）的初筛第三代（HIV-Ab）和第四代（HIV-Ab/p24）试剂；丙肝病毒（HCV）抗原和抗体（HCV-Ag&Ab）试剂；乙肝病毒（HBV）两对半试剂；梅毒螺旋体（TP）特异性抗体试剂；TORCH-IgG&IgM 试剂等。采用化学发光分析检测感染免疫血清学标志物需防止标本交叉污染，推荐使用 Tip 头取样，一次性使用。同时，针对特异性抗体检测要关注检测敏感度，需要采用相应阳性血清盘评估检测敏感度，防止发生漏检事件。

二、内分泌系统激素定量分析

放射免疫分析开启体内激素水平定量分析先河，促进内分泌学及其相关疾病诊断和治疗的快速发展。但由于放射免疫分析具有放射性污染问题，目前国内体内激素水平的测定，已基本被化学发光免疫分析替代。包括下丘脑-垂体-甲状腺轴相关激素，如 TSH、T_3、T_4、FT_3、FT_4 等；下丘脑-垂体-性腺轴相关激素，如 PRL、FSH、LH、Testo、E2、Prog、hCG、AMH 等；下丘脑-垂体-肾上腺轴相关激素，如促肾上腺皮质激素、醛固酮等。针对激素类检测项目，一般需要动态监测，以指导临床调整治疗方案，故对其检测方法的精密度或稳定性要求较高。同时，针对小分子激素，只能采用竞争性免疫分析，而竞争性免疫分析对抗体亲合力要求高。

三、肿瘤标志物检测

检测血清肿瘤标志物可用于辅助诊断肿瘤、评估治疗效果、监测肿瘤复发等，详见肿瘤免疫及其免疫检验章节（第二十三章）。化学发光免疫分析于血清肿瘤标志物检测方面具有明显优势，检测速度快，分析敏感度高，精密度高，几乎覆盖所有肿瘤标志物项目。常规项目包括甲胎蛋白（AFP）、癌胚抗原（CEA），糖链抗原（CA50、CA125、CA19-9 等），前列腺特异抗原（tPSA、fPSA）等。

四、自身抗体检测

临床上有多种免疫学检测方法用于自身抗体检测，既往以间接免疫荧光、免疫印迹、ELISA、斑点法等为主，近些年越来越多的自身抗体项目采用了化学发光方法检测，如 ANCA 相关的抗 PR3 抗体、抗 MPO 抗体，系统性红斑狼疮相关的抗 dsDNA 抗体，抗核抗体谱中的抗 Sm 抗体、抗 SSA 抗体、抗 SSB 抗体、抗 Scl-70 抗体，肾病相关的抗 GBM 抗体、抗 PLA2R 抗体等。但化学发光法只能单个项目检测，而自身抗体往往需要同时检测多个项目，采用流式液相芯片技术（详见第十五章）可实现单次检测多个项目，提高检测效率。

五、药物浓度检测

药物属于小分子物质，与蛋白载体连接具有免疫原性，免疫动物后获得抗体。药物与甾体类激素的检测方法类似，采用竞争性免疫分析模式，需要获得高亲合力抗体，同时筛选并制备标记半抗原作为竞争分子。常规检测项目包括茶碱、地高辛、环孢菌素、环磷酰胺等。此外，维生素 B_{12}、叶酸等也属于小分子，同样采用竞争性免疫分析测定。

六、其他检测

变态反应性疾病的总 IgE（tIgE）、过敏原特异性 IgE（sIgE）、过敏原特异性 IgG4（sIgG4）等，心肌细胞损伤标志物 CK－MB、肌红蛋白，肌钙蛋白 I 等；以上项目同样适用于化学发光检测方法。

微课/视频 6

答案解析

思考题

案例 某设备以双抗体夹心检测促甲状腺激素（TSH）。

首先，选择一对特异性抗体分别包被发光微球溶液和标记生物素（Bio－McAb），分别为 R1 和 R2；用链霉亲合素包被感光微球，作为通用溶液。

其次，于微孔内分别加入 R1 和 R2，以及待检样本或校准品，启动第一阶段温育后，于发光微球表面形成双抗体夹心复合物。

无须洗涤直接加入通用溶液，启动第二阶段温育，生物素结合链霉亲合素，两种微球相互靠近；此时，用激光束激发，诱导光激化学发光反应产生光信号。信号强度与抗原－抗体结合强度相关，通过校准品获得数学函数模型，未知标本浓度通过数学函数获得。

问题

（1）该法属于化学发光免疫分析中那种类型？

（2）该法需要使用磁性微球吗？

（3）该法最终发光的物质是什么？稳定性如何？

（周剑锁）

书网融合……

重点小结　题库　知识拓展　微课/视频 1　微课/视频 2

微课/视频 3　微课/视频 4　微课/视频 5　微课/视频 6

第十三章　免疫相关 POCT 技术

PPT1　PPT2

学习目标

1. 通过本章学习，掌握斑点金免疫渗滤试验及胶体金免疫层析试验的分析原理及技术要点；熟悉斑点金免疫渗滤试验及胶体金免疫层析试验的技术特点；了解荧光免疫层析试验和侧向流免疫微流控试验的分析原理和技术特点。

2. 提升对即时检测技术的学习能力、思考能力和应用能力。

3. 在应急救治时，能提供快速的检测手段，缩短患者就医时间；感知新兴交叉学科对医学体外诊断的影响及价值，培养科技报国的爱国情怀；提升医学检验人员的专业自豪感，提升检验人员对快速诊断试剂的创新意识。

即时检测（point of care testing，POCT）是一种在病患所处地点进行即时的医学诊断检测的技术，具有周转时间短、操作简便、便携化、智能化等优点，在体外诊断领域发挥着重要作用。免疫相关 POCT 技术是基于免疫反应原理的 POCT 技术，它主要包括胶体金免疫分析（colloidal gold immunoassay）、荧光免疫层析和侧向流免疫微流控试验。胶体金免疫分析是 20 世纪 80 年代发展起来的一种免疫标记技术，最初应用于免疫电镜技术，经过多年的改进与发展，现今在抗原或抗体检测、免疫转印技术、流式细胞术及芯片技术等方面都有应用。其中的斑点金免疫渗滤试验和胶体金免疫层析试验，以其简便、快速、安全、稳定等特点，在急诊医学、输血医学、现场诊断及个体体检等方面广泛应用，是 POCT 的主要技术方法。胶体金免疫分析是以胶体金作为示踪标记物或显色剂，应用于抗原抗体反应的一种分析技术。该技术是基于金颗粒光学检测的灵敏性及免疫反应的特异性而建立的一种实用技术。与此同时，在胶体金免疫层析技术基础上，采用荧光微球作为标记物，建立荧光免疫层析方法，进一步提升分析敏感度和信号检测的可靠性。此外，以荧光微球作为标记物，以微米级通道替代硝酸纤维素膜作为抗原－抗体结合的载体的侧向流免疫微流控试验同样得到快速发展和广泛应用。

第一节　胶体金和荧光微球

免疫相关 POCT 技术中常用的标记物是胶体金和荧光微球，二者灵敏度和适用场景存在一定的区别，可根据临床需要进行合理的选择。本节主要介绍胶体金和荧光微球的基本知识。

一、胶体金

胶体金（colloidal gold）又称金溶胶（gold solution），是金盐被还原成金原子后形成的金颗粒悬液，由于静电作用成为一种稳定的胶体状态。其中分散的金颗粒直径为 1～150nm，属于多相不均匀体系，颜色呈橘红色到紫红色，它可以作为标记物建立多种临床检验诊断技术。胶体金免疫分析在药物检测、生物医学、检验医学等领域的研究与应用已经得到了大力发展。

1971 年，Faulk 和 Taylon 用兔抗沙门氏菌抗血清与胶体金颗粒结合，制备成金标抗体，检测细菌表面抗原的分布。1975 年 Horisberger 等又把胶体金技术推广应用于扫描电镜、透射电镜及冰冻蚀刻电镜技术的研究。其后胶体金免疫技术的应用得了极大发展。

迄今为止，金标记已大量应用于免疫组织化学中。在免疫测定中，金标记常与膜载体配合，形成特定的测定模式，典型的如斑点金免疫渗滤试验和胶体金免疫层析试验等，是目前应用广泛、简便、快速且深受推崇的医学检验方法。

（一）基本结构

胶体金颗粒由一个基础金核（原子金 Au）及包围在外的双离子层构成，紧密连接在金核表面的是内层负离子（$AuCl_2^-$），外层离子层 H^+ 则分散在胶体间溶液中，以维持胶体金游离于溶胶间的胶体状态。胶体金颗粒的基础金核并非是理想的圆球核，较小的胶体金颗粒基本是圆球形的，较大的胶体金颗粒（大于 30nm 以上）多呈椭圆形。在电子显微镜下可观察胶体金的颗粒形态。

（二）基本特性

1. 胶体特性 胶体金颗粒大小多为 1～150nm，其稳定、均匀、呈单一分散状态悬浮于液体中，成为胶体金溶液。胶体金也因此具备胶体的多种特性，特别是对电解质的敏感性。电解质能破坏胶体金颗粒的外周水化层，从而打破胶体金的稳定状态，使分散的单一金颗粒凝聚成大颗粒，从液体中沉淀下来。因此，胶体金制备时应采用去离子水作为溶剂。某些蛋白质等大分子物质有保护胶体金、加强其稳定性的作用。

2. 呈色性和光吸收性 胶体金颗粒大小不同，呈色不同，光吸收性也不同。最小（1～5nm）的胶体金颗粒是橙黄色的，中等大小（10～20nm）的胶体金颗粒是橙色的，较大（30～80nm）胶体金颗粒则是紫红色的。胶体金在可见光范围内有一单光吸收峰，这个光吸收峰的波长（λ_{max}）在510～550nm 范围内，随胶体金颗粒大小而变化，大颗粒胶体金的 λ_{max} 偏向长波长，反之，小颗粒胶体金的 λ_{max} 偏向短波长。根据这一特点，用肉眼观察胶体金的颜色或测定其吸收峰波长的变化可粗略估计金颗粒的大小（表 13－1）。

3. 稳定性 溶胶的稳定性介于小分子离子溶液和粗分散体系之间，其颗粒做布朗运动，不易受重力影响而下沉。然而，溶胶又是不稳定体系，当胶粒相互碰撞时，有自动合并成为较大、较重颗粒的倾向，因重力作用而下沉，称作聚沉作用或凝聚、胶凝作用。但是，当稳定因素不受破坏时自身凝聚极慢，可放置数年而不发生凝聚。

影响稳定的因素包括：①电解质，由于电解质能中和胶粒电荷，使胶粒带电量减少，疏水性增加，排斥力降低，稳定性破坏，易使胶粒相互聚结而发生聚沉；②溶胶浓度，浓度增大时，粒子间距离缩小，引力增加，容易聚结而发生聚沉，所以制备比较稳定的溶胶，要有一定的合适浓度；③温度，升高温度能减弱胶体对离子的吸附，破坏胶粒的水化膜，使胶粒运动加快，增加胶粒间的碰撞机会，从而使胶粒聚沉，破坏它的稳定性；④稳定剂，标记后胶体金溶液需加入高分子非电解质稳定剂如蛋白质、聚乙二醇（PEG）20000、葡聚糖等，用量要足以在胶粒表面形成饱和的吸附层，如果浓度过低，不但起不到保护作用，还会降低胶体的稳定性。

（三）制备方法

胶体金制备分为分散法和还原法两种，目前多采用还原法制备胶体金，主要包括柠檬酸三钠还原法、白磷还原法、抗坏血酸还原法、乙醇－超声波还原法、硼氢化钠还原法和鞣酸－枸橼酸钠还原法等方法。柠檬酸三钠还原法在实践中最为常用，工艺过程简单，重复性好，而且可通过调整溶液中柠檬酸三钠浓度，来控制胶体金颗粒大小。白磷还原法制得的胶体金颗粒直径在 5nm 左右，通常需要制备小粒径胶体金时可考虑采用这种方法，但所形成的金粒子体积变化较大，均一性较差，且白磷易燃、有毒，制备的残液需要进一步处理，在使用时需十分小心。乙醇－超声波还原法在实践中很少应用，一方面是由于工艺过程不好控制，重复性差，另一方面是所制胶体金颗粒较小，粒径为 6 ~ 10nm，除了免疫组化电镜技术中用小颗粒胶体金外，免疫检测技术中所用胶体金颗粒一般在 50nm 左右。硼氢化钠还原法在实践中也很少应用，所制金颗粒粒径也较小，为 3 ~ 17nm。鞣酸 - 枸橼酸钠还原法适合于双标及多标的研究，可通过鞣酸的浓度来控制胶体金颗粒大小。但要注意，鞣酸溶液一定要避光保存，温度必须控制在 60℃，否则会影响胶体金的均一性。

1. 柠檬酸三钠还原法 胶体金最常用的制备方法（以制备 16nm 的胶体金为例）：取 0.01% 的氯金酸（$HAuCl_4$）水溶液 100ml，加热至沸腾，磁力搅拌下准确加入 1% 的柠檬酸三钠水溶液 2ml，此时可观察到淡黄色的氯金酸溶液在柠檬酸三钠加入后 2 分钟内很快变灰色，继而转为黑色，随后逐渐稳定成酒红色。继续煮沸 15 分钟，冷却至室温后加蒸馏水恢复到原体积。制备时加入不同剂量的柠檬酸三钠可获得不同粒径的胶体金颗粒（表 13 - 1）。许多研究证明，用该法制备胶体金的金颗粒大小是柠檬酸三钠用量的函数，基本的规律是柠檬酸三钠用量越多，胶体金颗粒直径越小，柠檬酸三钠用量越少，胶体金颗粒直径越大。

表 13 - 1 100ml 氯金酸中柠檬酸三钠加入量与胶体金粒径的关系

胶体金粒径（nm）	1% 柠檬酸三钠体积（ml）	胶体金特性	
		呈色	λ_{max}（nm）
16.0	2.0	酒红色	518
24.5	1.5	橙红色	522
41.0	1.0	红色	525
71.5	0.7	紫红色	535

2. 注意事项

（1）氯金酸易潮解，应干燥、避光保存。在配制其水溶液时，最好将整个小包装一次性溶解。1% 氯金酸水溶液在 4℃ 可稳定保持数月。

（2）氯金酸对金属有强烈的腐蚀性，因此，在配制氯金酸水溶液时，不要使用金属药匙称量氯金酸，并避免接触天平称盘。

（3）用于制备胶体金的蒸馏水应是双蒸馏水或三蒸馏水，或者是高质量的去离子水。

（4）玻璃表面少量的污染会干扰胶体金颗粒的生成，因此制备胶体金的玻璃容器必须绝对清洁，用前应先经酸洗并用蒸馏水冲净。最好是经硅化处理的，硅化方法可用含 5% 二氯甲硅烷的三氯甲烷溶液浸泡数分钟，用蒸馏水冲净后干燥备用。

（四）质量鉴定

胶体金的主要鉴定指标包括粒径大小、粒径的均一程度及有无凝集颗粒等。粒径大小可通过日光下观察胶体金的颜色和用分光光度计测定其 λ_{max} 来粗略估计，有条件时可用粒径仪检测，以精确地测定胶体金颗粒的粒径。一般需测量 100 个以上的胶体金颗粒，然后用统计学方法处理，计算胶体金颗粒的平均直径及标准差，前者反映颗粒的大小，后者说明颗粒是否均匀一致。良好的胶体金是清亮透明的，若制备的胶体金浑浊或液体表面有漂浮物，提示制备的胶体金有较多的凝集颗粒。

（五）保存方法

胶体金在洁净的玻璃容器中于室温避光无灰尘的环境可放置 3 个月左右，冰箱内放置半年左右。应避免低温冻存，因为冻存可导致胶体金凝集，破坏胶体状态。由于胶体金有不稳定和聚沉的可能性，因此，胶体金制备完毕后最好在 20 天以内进行标记。

（六）金标记物

金标记物（immunogold）也叫免疫金，是指胶体金与抗原或抗体等大分子物质的结合物。

胶体金标记，实质上是蛋白质等大分子被吸附到胶体金颗粒表面的包被过程。吸附机制尚不完全明确，目前认为是物理吸附性的，不影响被标记分子的生物活性：胶体金颗粒表面的负电荷，与蛋白质的正电荷基团因静电吸附而形成牢固结合体。用还原法可以方便地从氯金酸中制备出各种不同粒径、不同颜色的胶体金颗粒。胶体金颗粒具有高电子密度，能够对多种生物大分子物质的正电荷进行静电吸附结合，使其成为免疫反应的优良标记物。

免疫金的制备过程如下：①胶体金溶液 pH 的调整，原则上可选择待标记蛋白质的等电点或略为偏碱；②待标记蛋白质最适标记量的确定；③标记；④金标记物的纯化，目的是除去未标记的蛋白、未充分标记的胶体金以及在标记过程中形成的聚合物，可采用超速离心法和凝胶过滤法这两种方法。

免疫金复合物最终用稀释液配制成工作浓度保存。稀释液通常是含稳定剂的缓冲液。缓冲液常用中性的 PBS 或 Tris 缓冲液。多种蛋白质、葡聚糖、PEG20000、明胶等均为良好的高分子稳定剂，PEG 和 BSA 是最常用的稳定剂。如在结合物内加 50% 甘油置于 -18℃ 可保存一年以上。

二、荧光微球

荧光微球一般指微球的表面标有荧光物质（包括表面包覆）或微球体内结构含有荧光物质（如包埋或聚合）的微球，受到外界能量刺激能激发出荧光。荧光微球是一种载有荧光分子的功能性微球，其外形可以为任意形状，一般为球形。近年来，随着荧光探针技术研究的深入，人们已经能够制备各种各样粒径（从纳米级到亚微米级）的荧光微球。荧光微球有比较稳定的形态结构及发光行为，受溶剂、热、电、磁等外界条件的影响比纯荧光化合物小很多。

（一）基本类型

荧光微球的载体多为有机或无机聚合物材料，根据载体及荧光物质的不同，将荧光微球分为三大类：①无机/有机荧光微球；②无机/无机荧光微球；③有机/有机荧光微球。另外，根据荧光物质在载体微球中所处的位置不同，将荧光微球分为荧光物质处于载体微球表面的荧光微球和荧光物质处于载体微球内部的荧光微球两大类。

（二）制备方法

1. 物理吸附法 是将非水溶性的荧光物质溶解在丙酮、乙醇等水溶性有机溶剂中，再将其与微球载体的水分散体系相混合，这时荧光物质即会析出并被吸附（主要是静电作用）到微球表面。荧光物质通过物理方法直接吸附于微球表面，具有制备方法比较简单、成熟等特点。但是，它也有致命的缺点：荧光分子有可能占据微球表面过多的活性位置，而使生物活性大分子难以结合到微球表面或导致生物活性大分子失活；此外，荧光分子暴露在微球外表，容易受到外界环境及介质的影响，使检测的准确性及重现性不佳。

2. 自组装法 利用层状静电自组装方法制备荧光微球，该方法利用无机或有机的胶体球作为成膜模板，通过在其表面的静电吸附，将无机或有机荧光纳米微粒以交替的方式与不同种类的聚电解质组装成膜。但该方法制备荧光微球步骤繁多，过程复杂，不利于规模化生产。后来，人们又开发出了层层自组装技术，自组装技术制备的荧光微球大多具有核壳结构。此种方法主要利用无机或有机微球为核，通过在其表面组装荧光聚电解质或荧光纳米粒子来制备荧光微球。得到的微球壳厚度可以很容易地通过改变循环的次数来控制。同时，壳的尺寸与形状可由所用核的尺度预先确定。这样得到的核壳微球具有与核显著差异的特殊性质（如不同的化学组成、良好的稳定性、高比表面积、不同的磁和光学性质）。

3. 包埋法 将荧光材料（包括量子点）均匀分散在介质中，利用聚合反应或微胶囊化方法制备荧光微球。如果将多种荧光材料均匀分散在同一介质中，则制备出的荧光微球包含多种荧光材料，可发射出多个荧光信号。它可以制备无机/有机荧光微球、有机/无机荧光微球、无机/无机荧光微球及有机/有机荧光微球。

4. 化学键合法 带有活性基团的荧光物质单体或颗粒与表面带有功能基团的聚合物微球通过化学键合，可获得在聚合物表面带有荧光物质的“大”荧光微球。此荧光微球上的荧光物质是以“荧光点”状态结合在聚合物微球载体表面的。目前，聚合物微球的制备方法已比较成熟和完善。因此，荧光分子通过化学键合的方式结合于微球表面是制备荧光微球的一种相当具有吸引力的方法。国内外的许多制备荧光微球的研究报道都采用这种方法，而这其中的一个重要工作就是表面功能化微球的制备。

5. 共聚法 指带有可聚合官能团的荧光物质与可聚合官能团的有机单体进行聚合，制备均一结构的荧光微球。主要通过悬浮聚合、乳液聚合以及分散聚合方法共聚制备，这样制得的荧光微球较为稳定，荧光物质在微球中的分布均匀。共聚法是目前制备荧光强度分布均匀的荧光微球的最好方法。

（三）应用领域

荧光微球由于在单个微球中富集了能够发射荧光的有机或无机物质，在许多领域具有广泛的应用，如生物化学、生物医药、临床医学、基因分析以及光学仪器等。本章主要介绍在标记免疫分析方面的应用。

荧光微球含有荧光物质，作为免疫分析示踪物，激发后发出荧光信号。同时，微球表面含有功能基团，可偶联抗原或抗体分子，形成抗原包被或抗体包被的荧光微球。利用此种方式，荧光素不直接偶联抗原或抗体分子，不损失生物分子的活性，同时固相微球可包埋许多荧光分子，如此可获得满意的标记效率或标记比活性。如今荧光微球替代胶体金建立荧光微球免疫层析技术，获得满意的检测敏感度。不同编码的荧光微球同样用于悬浮免疫芯片技术中，实现高通量、高敏感度检测（详见第十五章流式细胞术）。

第二节 斑点金免疫渗滤试验

斑点金免疫渗滤试验（dot immunogold filtration assay，DIGFA）是 Spielberg 等最初于 1989 年通过检测 HIV 抗体建立的，随着胶体金技术、材料技术以及计算机的高速发展，斑点金免疫渗滤技术日臻完备。作为以膜为载体的胶体金快速诊断技术中的一种，其检测快速、便捷、无须特殊设备、结果判断直观等特点与免疫层析技术相似；与免疫层析相比，免疫渗滤成本低廉且便于手工操作，为其商业发展带来便利。凭借以上优点，免疫渗滤技术被广泛应用于医院、实验室、野外及公共场所的现场诊断。

一、分析原理

斑点金免疫渗滤试验是将抗原或抗体点加在硝酸纤维素膜上，制备成抗原或抗体包被的微孔滤膜并贴置于吸水材料上，依次滴加待测标本、胶体金标记物、洗涤液等试剂并与膜上的相应抗原或抗体发生反应，过量试剂很快渗入吸水材料中。抗原抗体反应后，形成大分子胶体金复合物，从而使阳性结果在膜上呈现红色斑点。根据测定模式不同，分为夹心法和间接法等。

1. 夹心法 包括双抗体夹心法和双抗原夹心法。双抗体夹心法用于检测抗原，将抗体包被在硝酸纤维素膜中央，滴加待测标本，若标本中有待测抗原则在渗滤过程中被膜上抗体捕获，其余无关物质则滤出膜片。随后加入的胶体金标记物也在渗滤中与已结合在膜上的抗原相结合。因胶体金本身呈红色，阳性者在膜中央呈红色斑点（胶体金聚集）。双抗原夹心法主要用于检测抗体。

2. 间接法 将抗原包被在硝酸纤维素膜中央，依次滴加待测标本、洗涤液和胶体金标记抗人 IgG，再加洗涤液洗涤，阳性者即在膜中央呈红色斑点。该法由于人血清标本中非目的 IgG 的干扰，容易因本底过高而产生假阳性结果，故临床上已较少应用。

二、技术要点

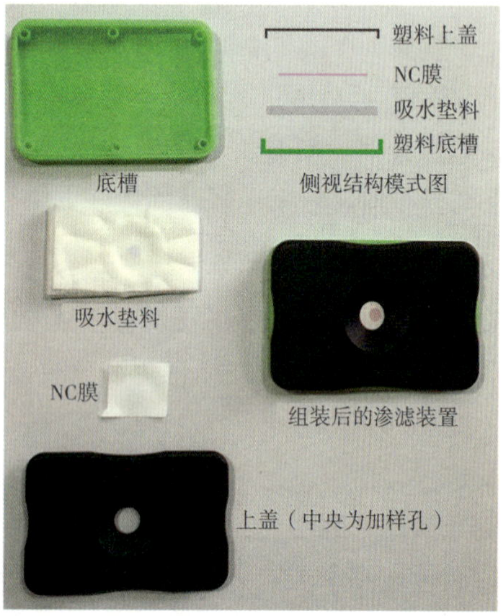

图 13－1　DIGFA 渗滤装置及内部构造

本节主要介绍试剂盒组成和操作程序。

1. 试剂盒组成 斑点金免疫渗滤试验的试剂盒包括：①渗滤装置（或称滴金测试卡），由塑料小盒、吸水垫料和包被了抗原或抗体的硝酸纤维素（NC）膜片三部分组成。塑料小盒盖的中央有一直径 0.4～0.8cm 的小孔（图 13－1）；②胶体金标记物，单独溶液；③洗涤液；④抗原或抗体阳性对照品。

2. 操作程序 斑点金免疫渗滤试验操作程序非常简单。①将测试卡平放于实验台上，于小孔内滴加待测标本 1～2 滴，待完全渗入；②于小孔内滴加胶体金标记物 1～2 滴，待完全渗入；③于小孔内滴加洗涤液 2～3 滴，待完全渗入；④结果观察：膜中央有清晰的红色斑点者判为阳性，反之则为阴性。斑点呈色的深浅相应地提示待测标本的阳性程度。

三、技术特点

DIGFA 技术特点：①反应一般需要 3～5 步，但所需时间仅 3～15 分钟，具有简便、快速的特点；②胶体金具有清晰的红色，使实验结果直观可见；③对操作人员的要求较低，只要经过简单学习即可完成，适合在基层推广，运用于普查筛检；④除试剂盒外，无须其他仪器设备。

早期的 DIGFA 仅仅是定性或半定量检测，如今同样具有检测仪器实现定量检测，但分析精密度有待提高。

第三节　胶体金免疫层析试验

胶体金免疫层析试验（dot immunogold chromatographic assay，DICA）又称为斑点金免疫层析试验，它是在 20 世纪 80 年代初期出现的将色谱层析技术和免疫技术相结合的一种体外快速检测技术，作为 POCT 方法中的一种。它是以硝酸纤维素膜为载体，将胶体金标记技术和蛋白质层析技术结合起来的快速固相膜免疫分析技术，与斑点金免疫渗滤试验的过滤性能不同，DICA 液体的移动不是纵向穿流，而是横向层析。目前广泛应用于畜禽传染病诊断、妊娠检测及食品安全等多个研究领域。其具有方便、快捷、廉价、易保存等特点，日益受到人们的重视，具有广阔的应用空间和发展潜力。

一、分析原理 微课/视频 1～3

测试时滴加在膜一端的标本溶液受载体膜的毛细管作用向另一端移动，犹如层析一般，在移动过程中，被分析物与途经硝酸纤维素膜上干燥的抗体结合形成可溶性复合物，继续层析与固定于载体膜上某一区域的抗体或抗原结合而被固相化，无关物则越过该区域而被分离，然后通过胶体金的呈色条带来判断实验结果。根据测定模式不同，分为夹心法、抑制法和间接法等。

1. 夹心法 包括双抗体夹心法和双抗原夹心法。经典的方法是双抗体夹心法，主要用于测定分子中至少含有两个抗原表位的多价抗原。以测定尿人绒毛膜促性腺激素（hCG）为例（图 13－2），试剂条中 A 区为加样区，G 区为胶体金标记的鼠抗人 β－hCG 单抗，T 区为包被的兔抗人 α－hCG 抗体，C 区为包被的羊抗鼠 IgG，B 区为吸水垫区。

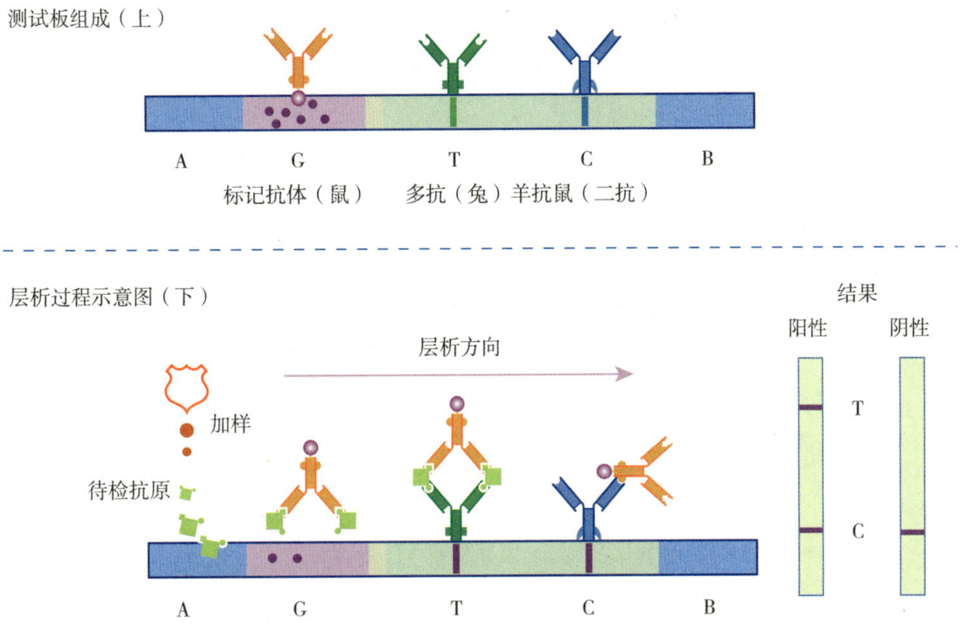

图 13－2 双抗体夹心法测定原理示意图

测试时在 A 区滴加尿液（或将 A 区浸入尿液中），通过层析作用，尿液向 B 区移动，流经 G 区时将胶体金标记的抗 β－hCG 复溶，若尿液中含 hCG，即结合形成胶体金抗 β－hCG－hCG 复合物；继续移行至 T 区时，hCG 复合物与抗 α－hCG 结合，形成胶体金抗 β－hCG－hCG－抗 α－hCG 复合物，胶体金抗 β－hCG 被固定下来，在 T 区显示红色线条，为阳性反应；多余的胶体金抗 β－hCG 继续移行至 C 区时，被羊抗鼠 IgG 捕获，显示红色质控线条。C 区呈现 1 条红线，T 区无红线，为阴性结果；C 区和 T 区各呈现 1 条红线，为阳性结果；C 区无红线出现，试验无效。

此外，双抗原夹心法也在临床应用广泛，用于检测感染性病原体的相关抗体，如 HIV 抗体等。

2. 抑制法 用于测定小分子抗原。如图 13－3 所示，试剂条中 G 区为干燥的胶体金标记特异性抗体（鼠源），T 区包被标准抗原，C 区包被有羊抗鼠 IgG。测试时待测标本加于 A 区，若待测标本中含有抗原，流经 G 区时结合金标抗体，形成待测抗原－胶体金标记抗体复合物；当复合物移至 T 区时，因无足够的游离胶体金标抗体与膜上标准抗原结合，T 区无红色线条出现，结果为阳性；若标本中不含待测抗原，游离胶体金标抗体则与 T 区膜上标准抗原结合，呈现红色条带，实验结果为阴性。游离胶体金标抗体或胶体金标抗体复合物流经 C 区时，与该区包被的羊抗鼠 IgG 结合出现红色质控条带，若 C 区无红色条带出现则试验无效。

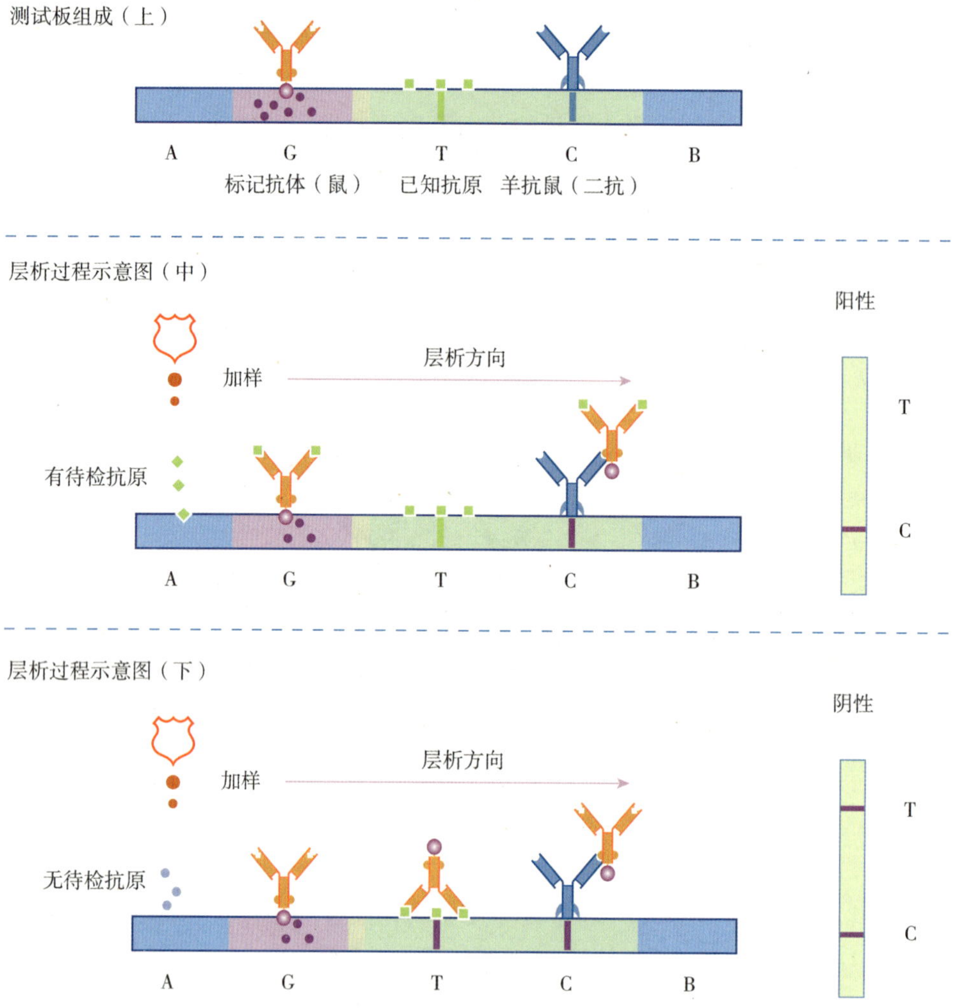

图 13－3　抑制法测定原理示意图

3. 间接法　用于测定抗体。为了消除待测血清标本中大量非特异性 IgG 与特异性 IgG 竞争结合胶体金标记的抗人 IgG 的影响，胶体金层析试验间接法常设计成反流免疫层析法（图 13－4）。

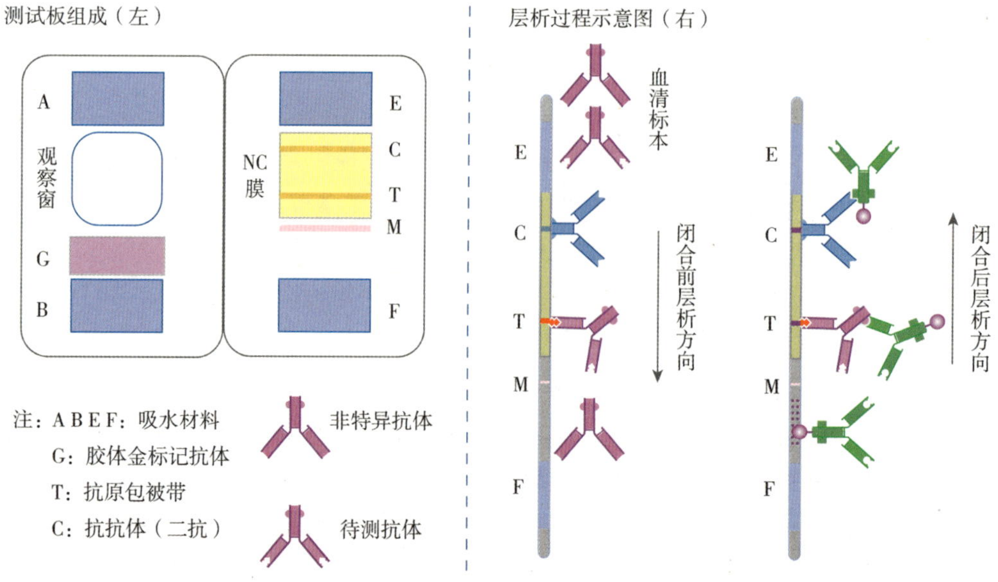

图 13－4　间接法测抗体原理示意图

测试卡分成左右折叠的两部分，右面中央纵向贴有硝酸纤维素（NC）膜条，T 区固定有已知抗原，C 区固定了羊抗兔 IgG，E 区为含能与蛋白结合的有色染料的标本加样区，G 区为干燥的金标记兔抗人 IgG，A、B、E、F 区为吸水材料。测定时先将缓冲液加在 B 区，层析至 G 区使胶体金标记物复溶，然后将标本加在 E 区使其与染料一起在膜的层析作用下向 F 端移动，若标本中有待测抗体存在，则与膜上包被抗原结合形成抗原 - 抗体复合物，待有色染料延伸至膜上标记线 M 区时，在 F 区加缓冲液，合上测试卡，A 区强大的吸水作用使膜上液体反向流动，标本中非特异性 IgG 及无关物被洗回 E 区，随后而来的胶体金标兔抗人 IgG 与抗原 - 抗体复合物结合，在 T 区出现红色线条，过量的胶体金标兔抗人 IgG 层析至 C 区，与羊抗兔 IgG 结合，出现红色质控线条。若标本中不含待测特异性抗体，胶体金标兔抗人 IgG 则不能固定在膜上 T 区已知抗原上，故 T 区不出现红色线条，实验结果为阴性，而质控带仍然出现红色线条。该法有效地排除了非特异性抗体对测试的干扰。

二、技术要点

胶体金免疫分析试验，特别是胶体金免疫层析试验，涉及的所有组分按预先设计的反应流程，以干化形式分布在检测试剂板相应区域，其技术要点主要涉及膜载体、抗原或抗体的包被与封闭、试剂盒组成和操作程序等方面。

（一）固相膜

胶体金免疫分析试验主要以固相膜为载体，固相膜的特点在于其多孔性、非共价键高度吸附抗体或抗原和易于漂洗等，固相膜像滤纸一样，可被液体穿过流出，液体也可以通过毛细管作用在膜上面向前移动。

1. 常用的固相膜　固相膜免疫测定中常用的膜为玻璃纤维素（fiberglass）膜、尼龙（nylon）膜、聚偏氟乙烯（PVDF）膜和硝酸纤维素（NC）膜等，其中最为常用的为 NC 膜。NC 膜在胶体金试纸中用做 C/T 线的承载体，同时也是免疫反应的发生处。NC 膜是生物学试验中最重要的固相载体之一，其本身为疏水性，在膜的制作过程中加入了表面活性剂，使其具有亲水性，对蛋白质有很强的吸附能力。

2. 技术要求　不同的厂家生产固相膜时使用的聚合物和表面活性剂的来源、类型和数量存在差异，对生产出的膜的性能产生较大影响——膜的孔径和分布结构不同。膜孔径越小，膜的实际可用表面积越大，膜结合蛋白的量也越多，同时层析速度也越慢，金标复合物通过检测线的时间就越长，反应也就越充分，因此灵敏度越高，但是同时也减慢了跑板速度，增加了非特异性结合的机会，导致假阳性增高。对于固相膜而言，其主要的技术指标有以下几个方面。

（1）孔径　即能通过粒子的大小，以微米表示。用于穿流法的膜一般选择 0.4μm 左右，用于横流法的膜可选择 5 ~ 10μm。

（2）流速　以 $ml/cm^2/min$ 表示。流速与孔径有一定关系，孔径大，流速快。在横流法中选择合适的膜时，流速较孔径更有参考价值。

（3）蛋白质结合力　吸附力很强，以 $\mu g/cm^2$ 表示。

（4）均一性　优质的膜应具有良好的均一性，这样才能保证试剂批内的均一性。

（二）包被与封闭

包被是将抗原或抗体结合在固相膜上，封闭则是为了消除在包被过程中由于蛋白质浓度过低所产生非特异性显色致本底偏高的干扰，而采取的再包被方法。

1. 包被　胶体金免疫分析试验是以固相膜为载体进行检测，因此制备固相的抗体或抗原是该技术的基础。固相膜表面的包被过程一般有两种物质的包被处理，即抗金标抗体（质控）和单克隆抗体或抗原（检测），质控和检测即 C/T 区上包被的所有的抗体或抗原，均需根据需要配置成合适浓度的溶液进行包被。

对于固相膜的包被，主要采用点样来完成。目前有两种点样方式：划膜式和非接触点膜式。非接触点膜式优于划膜式，划膜式需用软管将抗体划到膜表面，而膜本身的物理性质较为软脆，划管会在其表面留下印痕。划痕容易对层析的金标复合物形成阻力，导致假阳性，同时容易出现跑板时在 T 区位置出现若有若无一条细线，影响结果的判定。点样仪器不仅可以控制 T 区、C 区的点样位置，也可通过点膜仪器各种参数进行调控。

对固相膜进行包被时，T 区和 C 区上抗原或抗体的浓度、点膜条件、温度以及包被时间等，需要结合试验实际情况进行反复调整。包被过程中需要特别注意以下两点：①膜上 T 区和 C 区抗原或抗体的包被量要相对饱和；②包被后的膜一定要在适宜的温度下彻底干燥，否则会造成拖带、显色不清晰，灵敏度也大受影响。

2. 封闭 对于膜条来说，是否进行封闭需要结合试验的实际情况，理论上，购买的膜都是经优化处理过的，直接点膜就可使用。如果点膜前将膜浸泡在封闭液内进行封闭处理，则会扰乱膜内正常的物质分布，由此引发许多不必要的麻烦。在实际实验操作过程中，若发现没有进行封闭的膜出现非特异性条带或者出现拖带现象，或遇到膜不封闭就无法将蛋白质或抗体包被在膜上的问题，则应考虑封闭。因此，建议在制作试纸条过程中，根据各自标记物的性质及其在膜上的显色情况来选择封闭与否，如果标记效果比较好，且在膜上显色清晰而无拖带及假阳性现象出现，则完全没有必要进行膜的封闭。反之，可进行膜的封闭，查找不理想现象出现的原因。用来对膜进行封闭的物质很多，目前多选用大分子蛋白质如 BSA、PEG20000 等。常用的封闭方法有流动封闭和膜上定点封闭，前者将封闭物处理在样品垫上，后者将作用物质配成溶液喷涂在膜的特定位置上。

（三）试剂盒组成和操作程序

以常用的双抗体夹心法为例介绍。

1. 试剂盒组成 所用试剂全部为干燥试剂，它们被组合在一起成为胶体金试剂条。试剂条底板为单面胶塑料片，层析条可为多孔聚乙烯、硝酸纤维素、玻璃纤维素等，A、B 两端粘贴吸水性强的滤纸等材料。G 区为膜材料上干燥的胶体金结合物，T 区为固定的已知抗体或抗原（检测线），C 区固定有质控品（对照线），T、C 区物质以直线的形式包被在膜上（图 13－2）。以上各组分首尾互相衔接，因此在 A 区滴加液体标本，液流即向 B 区移动。当液体到达 G 区时，胶体金标抗体被溶解，同时与标本中的抗原反应而形成复合物。液流继续前移至 T 区，胶体金标记的复合物再与膜上的抗体结合而呈现红色条带，多余的胶体金标记抗体继续前移至 C 区，与 C 区的质控品结合并呈现红色条带。

2. 操作程序 胶体金免疫层析试验操作简单。①将试剂条标记线一端浸入待测标本中 2～5 秒或在标本加样处加一定量待测标本，平放于水平桌面上；② 5～20 分钟内观察结果；③结果判断：C 区出现红色条带，T 区无红色条带，为阴性结果；C 区和 T 区均出现红色条带，为阳性结果；C 区无红色条带出现，表明试验无效。如有胶体金判读仪，同时有内置校准曲线，同样可以进行定量分析。

三、技术特点

胶体金免疫层析试验是一种重要的 POCT 检测方法，所有试剂均内置于测试板内，且以干燥形式存在，稳定期长，易于保存和运输。同时，操作时无须任何前处理，将待检标本直接加入样本区，操作非常简单，无须相关知识和技术，操作者按说明书操作即可获得满意结果。基于上述特点，胶体金免疫层析试验适用于急诊项目，如呼吸道病毒抗原/抗体检测、炎症标志物等。此外，因胶体金免疫层析试验的层析过程即是抗原－抗体结合过程，且处于开放式环境中，受温度/湿度影响，造成结果的精密度不良，对准确定量产生一定影响。

第四节　荧光免疫层析试验

荧光免疫层析试验是免疫荧光和传统免疫层析相结合而发展的一种检测方法。该试验保留了胶体金免疫层析试验操作简便、检测快速、便携性强的优点，同时还能通过荧光示踪增强技术实现荧光持续稳定、检测结果精确定量的功能。

一、分析原理

荧光免疫层析试验是在免疫层析试验的基础上，利用荧光素标记相应的抗体或抗原，然后利用荧光检测仪检测试纸条上富集的反应结合物激发产生的荧光强度，从而对标记物浓度进行检测的一种方法。与胶体金免疫层析试验相比，荧光免疫层析试验的基本原理相同，但所用的标记物不一样，前者用的是胶体金，后者用的是荧光素。根据测定模式不同，可以分为夹心法、抑制法等。

二、技术要点

荧光免疫层析试验的试剂盒组成部分和操作程序与胶体金免疫层析试验相近，现以常用的双抗体夹心法为例，介绍荧光免疫层析试验的不同之处。

1. 试剂盒组成　试剂盒分区及各区的物质与胶体金免疫层析试验基本相同，不同的是，本试剂盒 G 区为膜材料上干燥的荧光素标记抗体。当含待测物的液流层析到达 G 区时，荧光素标记的抗体被溶解，同时与标本中的抗原反应而形成复合物。液流继续前移至 T 区，荧光素标记的复合物再与膜上的抗体结合形成抗原－抗体复合物，多余的荧光素标记抗体继续前移至 C 区，与 C 区的质控品结合并呈现复合物。

2. 操作程序　与胶体金免疫层析试验一样，操作简单，不同的是，本试剂盒反应结束后，需要将检测卡插入荧光检测仪，仪器自动读取并显示结果。如为夹心法，荧光信号的强弱与待测物的浓度呈正相关，即标本中待测物的含量越高，检测线上积聚的复合物越多，相应的荧光染料也越多，进而荧光信号也越强。需注意的是荧光标记物的检测波长不同，在检测时需选择相应的波长，或使用该试剂盒配套的荧光检测仪器。

三、技术特点

与胶体金免疫层析试验的分析性能比较，荧光免疫层析试验具有如下优势。

1. 灵敏度更高　荧光素标记免疫层析以功能化纳米微球载体，结合荧光标记物探针，仪器直接检测激发荧光信号，检测信号具有较高的信噪比、更高的信号检测量和灵敏度。

2. 检测范围更宽　与传统光度百分率分析及光密度扫描分析技术不同，荧光免疫层析试验采用荧光直接激发发光检测手段，荧光信号强度与荧光微球数量呈线性相关。同时避免了酶催化发光技术存在的催化效率及底物量限制等问题，定量范围与反应体系内参与反应的特异性蛋白量直接相关。与已经在临床应用的全自动化学发光检测技术相比，现有荧光免疫层析试验检出限可达到 0.05pg，产品变异系数（CV%）低于 10%，性能指标远远高于其他快速检测技术，接近全自动化学发光检测技术水平。

3. 定量分析　胶体金免疫层析试验多用于定性分析，而荧光免疫层析试验常用于定量分析。

第五节 侧向流免疫微流控试验

侧向流技术是一种快速检测试纸条技术，它通过在流动介质中引入侧向流体来改变原有的流动模式和流体特性。在主流动方向上加速或减速流体的运动，来改变流体的各种参数如流速、浓度等，达到控制流动等目的。侧向流层析也叫侧向层析、侧流层析，是20世纪90年代在单克隆抗体技术、胶体金免疫层析技术和新材料技术基础上发展起来的一项新型体外诊断技术，具有简便、快速的优点，现已广泛应用于医学检测、食品质量监测等领域。侧向流层析技术以大孔径的微孔滤膜（如NC膜）为载体，将抗原或抗体固定在NC膜上，当待测物加到试纸条一端的样品垫上后，通过毛细作用侧向移动，与结合垫上的已标记的试剂发生特异的免疫反应，其继续前行，被固定在NC膜表面的抗原或抗体捕获，聚集在检测带上，通过光反射信号的密度得到直观的显色结果。其他未结合的标记物则越过检测带，流入吸水垫中，达到自动分离的目的。根据测定中涉及的识别元素，可以分为侧向流层析免疫测定和核酸侧向流层析测定。侧向流层析免疫是于NC膜介质孔隙内的液体流动，其检测过程存在不能进行有效洗涤等不可控性因素，会导致检测结果存在灵敏度低、变异大的缺点，但是侧向流免疫微流控试验，是于微流控通道的液体流动，可以有效解决这些问题。

侧向流免疫微流控试验是一种新型精准POCT检测方法。根据标记物的不同，主要分为胶体金免疫微流控试验和荧光增强微流控试验。荧光增强微流控试验，融合荧光免疫层析试验和微流控技术的原理，是在胶体金免疫层析基础上的技术拓展，特点是用荧光微球标记，基于微流控原理，实现抗原-抗体的结合、游离标记物分离、荧光信号检测、检测结果的输出等。上述过程被整合为如“信用卡”大小的芯片中，检测卡中含干燥标记抗体、微米级反应通道、捕获抗体或抗原等，并通过芯片内置的微通道产生毛细作用作为驱动力，完成抗原抗体结合、游离标记物分离，通过小型仪器读取信号，内置软件换算并输出检测结果。

一、分析原理 微课/视频4

侧向流免疫微流控试验系统由检测仪器和微流控芯片组成，检测仪器负责芯片的移动定位以及信号的激发和检测，内置软件通过数学函数换算检测结果。根据测定模式不同，可以分为夹心法、抑制法。以荧光增强微流控试验的双抗体夹心法为例，微流控芯片为透光度较高的聚甲基丙烯酸甲酯（PMMA）材质，芯片中则含有样本缓冲液、荧光微球标记抗体和生物素化的抗体等。微流控芯片主要由控制器、混匀器和废液收集池等构成（图13-5），可以控制液体的流动与免疫反应的进行。芯片中所有试剂均干燥于一张PMMA材质的芯片基片上，与含有通道结构的芯片盖片嵌合后形成完整的微流控芯片。

微流控芯片内含有多个功能结构区：第一部分为样本加样孔，其表面含有预干燥的样本缓冲液，可通过样本孔加入血清或血浆样本。第二部分为控制器，盖片上含微流控功能结构，其作用是控制液体的流动速度，使样本与样本缓冲液有充分的作用时间。第三部分为荧光微球标记抗体，为干燥试剂。第四部分为混匀器，盖片上含微流控功能结构，其作用是控制液体的流动速度，使样本与荧光微球标记抗体混匀后进行充分结合。第五部分为生物素化抗体，通过亲合素预先包被在基片上。第六部分为废液收集池，同时盖片上含微流控功能结构，其作用是收集反应过程中的废液，并控制液体的流动方向和液流速度。当免疫反应结束后，激光器会扫描芯片内部的扫描区，在特定的波长下，光学系统会收集到检测区（T）和参比区（R）的荧光信号值，再通过仪器内部的计算机软件进行结果判读。

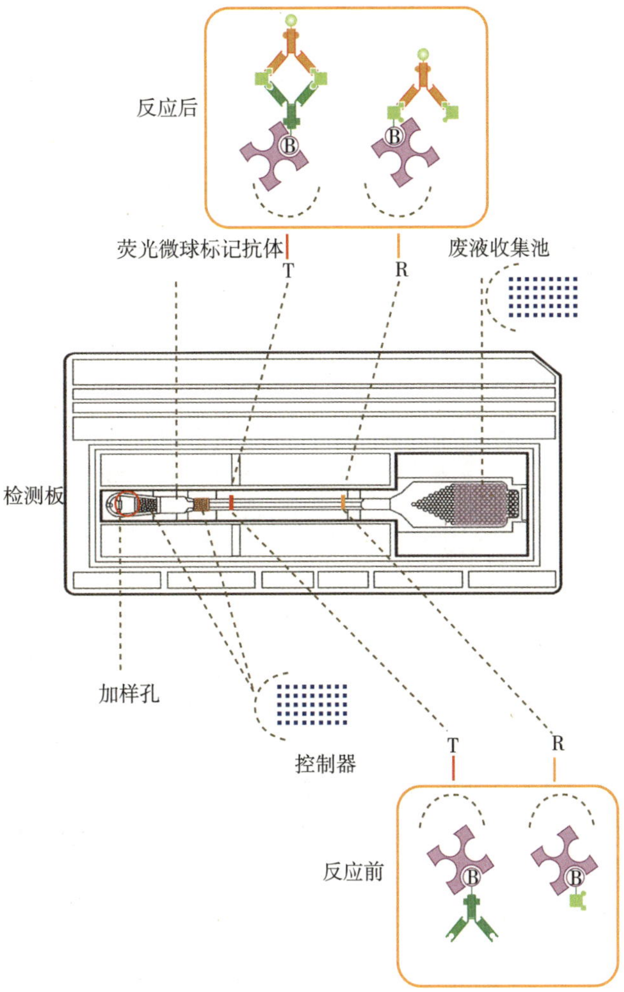

图 13－5　荧光增强微流控检测芯片结构示意图

这里以“心肌肌钙蛋白 I（cTnI）”为例，说明此种微流控芯片的分析原理。心肌肌钙蛋白 I 是心肌损伤坏死的血清标志物，对急性心肌梗死的诊断和危险分层有重要的临床意义。此项目常应用于急诊科室，要求检测试剂具有较快的检测速度、较高的分析灵敏度和分析精密度。此种微流控免疫荧光分析能够较好满足检测要求。以双抗体夹心法为例，选择一对单克隆抗体，分别标记生物素和荧光微球，参比区通过亲合素－生物素标记抗原，实现间接包被抗原。生物素标记抗体通过亲合素包被在检测区。在检测时，在样本孔加入一定体积的待测物，其首先将预干燥的样本缓冲液充分溶解；然后在控制器内样本与样本缓冲液充分作用，降低血液样本中的基质干扰；伴随液流将预干燥的荧光抗体充分溶解，在混匀器内样本与荧光抗体充分混匀形成待检抗原－荧光标记抗体的免疫复合物；随后免疫复合物通过预包被生物素化抗体的检测区，形成双抗体夹心复合物，而参比区的心肌肌钙蛋白抗原同样会捕获荧光微球抗体，从而使检测区和参比区携带可激发的荧光信号；最后持续洗涤反应通道，剩余物全部被收集在废液区，通道内的液体停止流动从而终止免疫反应。将反应结束的芯片卡放入检测仪器内，用激发光激发并测定荧光强度，荧光强度与待检样本中的抗原含量成正比。预先采用已知浓度的校准品，获得相应信号值，通过数学拟合获得函数方程。未知标本按同模式检测，获得荧光强度，并通过数学函数获得待检抗原浓度值。每张试剂卡都设置内部校准的参比区，结果计算时将检测区的信号值与参比区的信号值进行比较，降低检测系统内部的随机误差，从而降低产品的不精密度，提高检测结果的准确性。

二、技术要点

侧向流免疫微流控试验，作为一个检测系统，是由检测仪器和微流控芯片组成的。其操作与荧光免疫层析试验相近。

1. 检测仪器 包括温度控制、光学检测等模块。温度控制模块，将微流控芯片所处环境温度恒定保持在37℃，确保抗原-抗体结合效率。光学检测模块，需要激发光源和带有发射滤光片的光电倍增管来收集荧光，光源需要定期校准。

2. 微流控芯片 硅片、玻璃和多种聚合物材料等已成为人们研究微流控芯片的主要材料。聚二甲基硅氧烷（PDMS）材料具有比PMMA材料更强的疏水性，且改性后的PMMA芯片的亲水性优于PDMS芯片。为增加芯片亲水性，减少对蛋白质的非特异性吸附，多选择PMMA材料作为微流控芯片的制备基材。芯片表面的修饰，影响检测分析结果。很多基片材料表面是疏水的，疏水表面往往对蛋白有较强的吸附，如果吸附上非特异性蛋白，会影响目的蛋白的检测。在微流控免疫分析中，必须对其表面进行适当的修饰处理，比如利用物理方法进行亲水化处理、氧等离子体处理、醛基化修饰。抗体的固定是微流控芯片的一个技术难题，也是非均相微流控免疫分析芯片的一个关键问题。有很多方法可以将抗体固定在通道表面，包括通道壁对抗体的直接吸附、共价结合在基底面形成活性功能基团、微接触印刷等技术。抗体等生物分子可以通过疏水作用直接吸附在疏水性微通道的表面，但是可能引起抗体的构相改变而导致活性降低。同时对微通道表面的封闭是非常重要的，通过封闭可以限制蛋白和小分子物质的非特异结合，因为这些非特异结合会影响分析效率。在微流控芯片上，管道对液体的阻滞小，导致反应速度的控制较为困难。因此在设计芯片结构方面，需要更多的研究，比如增加管道表面积、芯片中采用流速控制技术、延长温育时间等。

三、技术特点

侧向流免疫微流控试验具有如下技术特点。

1. 多指标联合检测 可将多个抗原或抗体集成于一张芯片上，在数分钟、数十秒甚至数秒内完成多个指标的联合检测，提高疾病诊断效率。

2. 精准定量 每个微流控芯片都设置了参比区，在检测结果判读时行实时校准，检测区的信号值与参比区的信号值进行比较，有效降低系统误差。

3. 高灵敏度 可在微米级空间中对流体进行精确操控，并可与生物素-亲合素级联放大系统，及光学传感器结合，实现对样品的高灵敏度检测。

此外，与胶体金免疫层析试验相比，整个免疫反应过程在封闭微米级通道内进行，同时通过微流控功能区的设置，有效控制液流速度，实现标准化的免疫反应过程，为准确定量奠定基础。

第六节 免疫相关POCT技术的临床应用

利用免疫相关POCT技术制成的试剂具有简便、快速、灵敏、特异性高等优点，临床应用十分广泛。

一、技术评价

免疫相关POCT技术具有操作简便、快速、可单份测定、无须任何仪器设备、试剂稳定、便于保存和运输等特点。因此，特别适用于急诊检验、现场检验、家庭检验及需要大面积推广的筛查项目的检验等。其主要优势在于缩短样本周转时间，达到快速诊治的目的。此外，免疫相关 POCT 技术可以在采样现场即刻进行分析，不仅可以减少标本运输过程中诸多的影响因素，还能避免样本在运输途中被降解，达到快速、准确检测的目的。

免疫相关 POCT 技术凭借着以上优势，应用较广泛，但是目前仍存在一些问题。①质量控制及实验安全：样本不能与第三方质控品和其他临床样本同时检测，检测报告很多时候为非专业操作人员审核和解读；使用过后的试剂盒无法集中回收，可能会带来生物安全的隐患。②临床应用范围受限：现阶段的免疫相关 POCT 技术对于少数项目而言，其检测性能较好，甚至超越传统检验技术，但没有形成全面超越的优势，建议结合临床实验室对性能的需求合理选择检测项目。③产业环境：免疫相关 POCT 技术的前期研发和应用情景脱节，高端加工技术的欠缺也加大了产品开发的难度，一定程度上限制了推广应用。

二、临床应用

目前，涉及免疫相关 POCT 技术的试剂品种繁多，测定项目涵盖多种类别，包括激素检测系列、肿瘤标志物检测系列、感染性疾病检查系列、心血管疾病标志物检测系列、毒品检测系列、自身免疫疾病检测系列、过敏原检测系列等（表 13－2）。

关于 POCT 定量的问题，由于操作方式不同于液体试剂，变异很大程度决定产品之间的差异性。因此，在临床应用过程中，选择 POCT 进行定量分析时，需综合评估临床对检测方法变异的总体要求，如方法学本身变异、生理变异、病理变异等。当验证标志物时，病理变异本身较为明显，所以对方法学变异要求较低；当验证甲状腺激素时，病理变异较小，所以对方法学变异要求较高。

随着我国科学技术的发展，特别是移动无线互联技术的发展，给免疫相关 POCT 技术的发展带来了前所未有的机遇。患者随时可使用免疫相关 POCT 技术做检测，并将相关检测图片或数据同步上传至后端诊疗服务云平台，线下医师服务团队通过平台调阅图片并判读检测数据，帮助患者诊断并提供用药指导和自我健康管理建议。

表 13－2　免疫相关 POCT 技术在临床检测中的应用

应用类别	检测项目
激素检测	人绒毛膜促性腺激素（hCG）、促黄体激素（LH）、促卵泡激素（FSH）
肿瘤标志物检测	甲胎蛋白（AFP）、癌胚抗原（CEA）
感染性疾病检测	人类免疫缺陷病毒（HIV）抗体、乙型肝炎表面抗原（HBsAg）、乙型肝炎表面抗体（HBsAb）、梅毒抗体、丙型肝炎（HCV）抗体
心血管疾病标志物检测	心肌钙蛋白 I（cTnI）、心肌钙蛋白 T（cTnT）、肌酸激酶（CK）、肌酸激酶同工酶（CK－MB）、肌红蛋白（Mb）、*N*－端脑利钠肽前体
毒品检测	可卡因、吗啡、甲基安非他明、氯胺酮
自身免疫疾病检测	肾小球基底膜（GBM）抗体、抗丝氨酸蛋白酶 3（PR3）
过敏原检测	血清总 IgE 水平、特异性 IgE 抗体（过敏原）

三、质量控制

免疫相关 POCT 试剂在分析时，商品化的检测试纸条都带有可以作为检测正常与否或检测试纸条是否有效的质控设计。但需要说明的是，免疫相关 POCT 检测的质控线，不同于其他检测系统的质控品。“质控线”只能说明本次操作是否有效、试剂是否过期，而对检测结果的准确性，无实际监测作用。“质控线”出现条带，说明本次操作有效；若不出现条带，说明本次操作无效，可能存在试剂失效或人员操作不当的情况。

（一）质控标记

斑点金免疫渗滤试验和胶体金免疫层析试验测定时，增加了“对照线”或“对照点”的质控标记，在“对照线”或“对照点”处包被与金标记结合物能直接结合的物质。这两者的结合无须待测物的参与，因此，其可以作为检测有效与否，或检测试纸条是否有效的对照。根据金标记抗体的来源，质控标记抗体一般采用羊抗兔或羊抗鼠型 IgG，如果金标记抗体是鼠源性的，质控标记抗体就选用羊抗鼠型 IgG，如果金标记抗体是兔源性的，质控标记抗体则选用羊抗兔型 IgG。

而对于荧光免疫层析试验和侧向流免疫微流控试验，标记物为荧光微球，需要用专门的检测仪来读取结果。当测试卡正确插入仪器中时，仪器将完全识别，如果不正确的质控信息在检测仪上会显示出错误信息，需要进行重新测试。

（二）质控标记评价

由于免疫相关 POCT 测定时，有“对照线”或“对照点”的质控标记，可以反映检测板是否失效、层析或渗滤过程是否正常、被测物中有无干扰物等指标。因此，在实际操作过程中容易将“对照线”或“对照点”误认为质控线（点），但事实上，这类质控标记并不能反映试纸条检测的敏感性、特异性、重复性等质量指标。

（三）免疫相关 POCT 检测的影响因素

免疫相关 POCT 检测质量控制体系，包括检验前质量控制、检验过程质量控制和检验后质量控制。

1. 检验前质量控制 常见的影响免疫相关 POCT 检测的检验前影响因素如下。①样本标识的明确；②标本的状态：如溶血、脂血、黄疸；③操作者的准备：对于特定的仪器操作是否培训合格；④POCT 产品生产过程的质量控制：如标准化自动生产线的使用和质控抽检制度的执行情况，直接影响产品的均一性。

2. 检验过程质量控制 常见的影响免疫相关 POCT 检测的检验过程影响因素如下。①仪器的状态：在检测标本前的仪器开启和预热，以及维护保养情况；②试剂的状态：试剂是否在效期内，是否需要平衡至室温；③操作的规范化：检验项目需建立标准操作规程（SOP），操作人员应严格按照操作规程进行。

但存在的问题是，免疫相关 POCT 技术的每张测试卡是一个独立的检测单元，即使储存于相同环境的测试卡之间，也可能存在差异。当使用测试卡检测液体质控品时，只是对当前使用的这张测试卡的质量进行了验证，无法保证患者样本检测时测试卡的性能。虽然检测液体质控品可以对分析中的全过程进行质量控制，但实际上仅对当前使用的卡片进行了验证，对同一批号测试卡片，若过多地检测液体质控，其作用有限，且会增加时间和检测成本。仪器检测结果的再现性主要取决于测试卡片生产过程的质量控制。相较于测试卡片，微流控芯片 POCT 仪器主要发挥“电子读数仪”的功能。微流控芯片体积非常小，检测信号的仪器要具有更高的灵敏度和信噪比、更快的响应速度，才能满足临床检验低检测限、高灵敏度、良好的重复性和较宽的线性范围等要求。其配套的电子模拟器，即通常所说的“电子质控”，对仪器读取信号的性能进行监测也是其质量控制的重要内容。因此，对于微流控芯片 POCT 的室内质量控制，科学、合理地使用电子质控和液体质控是关键。

3. 检验后质量控制 常见的影响免疫相关 POCT 检测的检验后影响因素如下。①结果记录的正确性：无论是肉眼观察还是仪器判读，都存在结果输入的过程，在这个过程中可能出现差错；②报告的时效性：很多免疫相关 POCT 项目是急诊项目，需在合理的时间内发出结果；③检验后样本的保存及处理；④检验结果的解释与咨询服务：当与其他方法学的检测结果出现不一致时，应进行专业的、合理的解释。

知识拓展

量子点微球荧光免疫层析试验

量子点是一类微小颗粒或纳米晶体，即直径在 2～10nm（10～50 个原子）之间的半导体材料。它因为具有激发光谱宽、发射光谱窄、光稳定性好和抗漂白能力强等特点，可作为一种新型的荧光标记物，用于生物样品的定性和定量分析。通过量子点修饰偶联技术，采用包裹方式，实现相容性和对生物分子标记。如通过聚合物将成千上万量子点封装形成微球（quantum dot beads，QBs）可以进一步提高探针荧光信号强度，且量子点被聚合物包埋封装后具有更好的光学稳定性，利用 QBs 作为信号探针建立量子点荧光微球免疫层析方法可获得更高灵敏度，突破了传统荧光免疫层析技术平台的瓶颈。此项技术可广泛应用于疾病诊断、药物筛选、生物分子检测等方面。

思考题

答案解析

案例　用斑点金免疫渗滤试验的双抗原夹心法的分析原理检测 HIV－1 IgG 抗体，出现下面三种情况，分别为 A、B、C，测试区和质控区已在下表中指明。

结果	A	B	C
测试区	出现斑点	未出现斑点	未出现斑点
质控区	出现斑点	出现斑点	未出现斑点

问题

（1）请判读 A 的结果。

（2）请判读 B 的结果。

（3）请判读 C 的结果，该结果常见于什么情况？

（陈娟娟）

书网融合……

重点小结　题库　知识拓展

微课/视频 1　微课/视频 2　微课/视频 3　微课/视频 4

第十四章　生物素-亲合素标记免疫技术

PPT

学习目标

1. 通过本章学习，掌握生物素-亲合素相结合的基本特点、生物素-亲合素系统信号放大的基本原理、生物素-亲合素系统在固相包被环节的应用方式，熟悉生物素和亲合素的分子结构特征、生物素-亲合素系统的临床应用，了解常用活化生物素及其标记抗原或抗体的方法。

2. 具备根据标记免疫方法学需求不同，恰当选择生物素-亲合素系统的应用方式的基本能力。

3. 引入生物素-亲合素系统可提升检测敏感度，同时也会带来生物素干扰的问题，树立对立统一的观点和辩证思维的思想，做到具体问题具体分析。

生物素-亲合素系统（biotin-avidin system，BAS）是以生物素和亲合素之间独特的相互识别和结合特性为基础而建立的一种具有灵敏度高、特异性强、稳定性好等优点的信号放大标记技术。生物素分子和亲合素分子均可用于偶联抗原、抗体等生物大分子，且可用于偶联酶、荧光素和发光物等示踪物质。生物素和亲合素之间具有高度的亲和力，两者特异性结合后能产生信号放大作用，基于以上特点，生物素-亲合素系统极大地提高了标记免疫测定技术的分析性能。此外，生物素-亲合素系统同样可应用于固相包被，针对一些难于包被的小分子半抗原，采用生物素-亲合素系统可实现间接包被；同时，利用生物学技术标记的抗体，再经亲合素包被于固相材料，还能降低空间位阻以提升抗体生物活性。

生物素-亲合素技术建立于20世纪70年代后期并被应用于免疫学检验，现已广泛应用于标记免疫分析、分子生物学和组织化学等生物医学实验研究的各个领域，既可用于微量抗原、抗体及受体的定量分析、定性检测和定位观察研究，又可用于上述各类反应体系中反应物的分离和纯化，在分子识别、相互作用、纯化、检测、固定、标记、病毒载体及非放射性药物靶向系统等科学研究中发挥着重要作用。生物素与亲合素之间的高亲和力与级联放大效应使BAS的免疫标记和有关的示踪分析更加灵敏，在不同检测系统的医学检验领域得到广泛应用，例如目前大约超过70%的常见化学发光分析采用了基于BAS的检测方法。

第一节　生物素和生物素标记

1936年，两位德国科学家Kogl和Tonnis从煮熟的鸭蛋黄中分离提取出一种结晶物质，这种物质为酵母生长所必需的，也是人类和动物维持健康不可缺少的物质，因而称之为“生物素”。研究显示，生物素不但有防止掉发及头顶见光等功效，还能预防现代人常见的少年白发，另外，它在维护皮肤健康中也扮演着重要角色。至于安定神经系统方面的功效尚未获得证实，但对忧郁、失眠确有一定助益。20世纪60年代初，亲合素被发现，亲合素与生物素之间具有独特的亲和性，二者亲和力至少比抗原-抗体结合力高百万倍，是目前发现的自然界中具有最强亲和力的物质。一个亲合素分子可与四个生物素分子结合，从而产生放大效应，此外，二者亲和力极强且不可逆，在实际应用中呈现出巨大优越性。随着各种生物素衍生物的问世，生物素-亲合素系统很快被广泛应用于各医学领域。近年大量研究证实，生物素-亲合素系统几乎可与研究成功的各种标记物结合。生物素与亲合素之间高亲和力的牢固结合以及多级放大效应，使生物素-亲合素系统免疫标记和有关示踪分析更加灵敏。它已成为广泛用于微量抗原、抗体定性、定量检测及定位观察研究的新技术。本节重点介绍生物素的特性、结构以及对抗体进行生物素标记的方法。

一、生物素

生物素（biotin，B）是一种无色透明的小分子生长因子，又称维生素 H、辅酶 R，是水溶性维生素，属于 B 族维生素，又称维生素 B_7。生物素广泛分布于动、植物组织中，可从含量高的卵黄和肝组织中提取而得，现已能人工合成，且制备方便。生物素在机体内以辅酶形式参与各种羧化反应，能增强机体的免疫反应和抗感染的能力，并维持机体的正常生长发育。

生物素分子式为 $C_{10}H_{16}N_2O_3S$，分子量小，约 244.31D，等电点（PI）约为 3.5。生物素分子的基本结构为双环结构（图 14-1），其中Ⅰ环为咪唑酮环，是与亲合素结合的部位；Ⅱ环为噻吩环，含一个戊酸侧链，其末端羧基可与生物大分子（蛋白质、多糖、核酸等）或各类标记物（酶、荧光素、胶体金、化学发光物及放射性核素等）连接，形成生物素标记的衍生物。生物素标记过程不会对被标记分子的理化性质、生物学活性产生明显影响。在与生物大分子，如蛋白质分子连接时，每个蛋白质分子可结合多个生物素分子，导致生物素标记物具有多价效应，也是生物素-亲合素多级放大作用的分子基础。

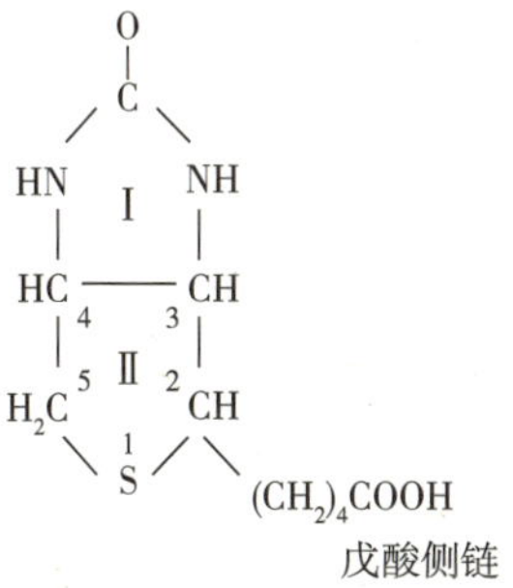

图 14-1 生物素分子结构式

生物素噻吩环上戊酸侧链的羧基需经化学修饰后，形成带有各种活性基团的衍生物，才能偶联各种生物大分子，修饰后的生物素称为活化生物素，也称生物素衍生物（图 14-2）。活化生物素及其衍生物可以和各种蛋白质、多糖、同位素、荧光素及胶体金等结合。

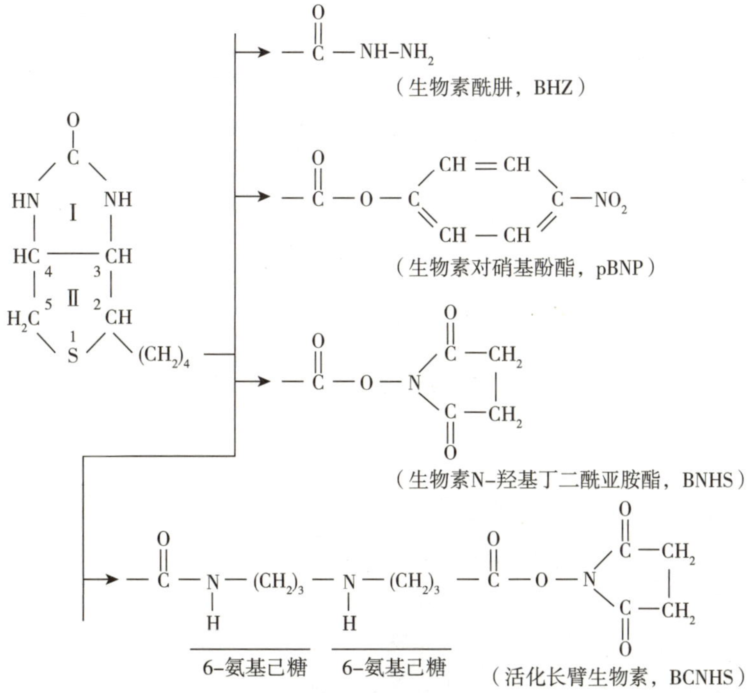

图 14-2 活化生物素的类别及其结构式

活化生物素中，生物素 N－羟基丁二酰亚胺酯（BNHS）、生物素酰肼（BHZ）及肼化生物素（BCHZ）等可与蛋白质糖基、醛基、巯基结合；生物素对硝基酚酯（pBNP）、BNHS、活化长臂生物素（BCNHS）可与蛋白质氨基结合。其中 BCNHS 因其具有的长臂作用，在结合时可减少位阻效应，增加检测的灵敏性和特异性。在生物素的实际应用中以 BNHS 和 BCNHS 最为常见。

二、标记方法

活化生物素既可以作为标记物直接标记抗原（含半抗原）或抗体分子，又可与酶蛋白、荧光素、胶体金结合后制成新的生物素偶联标记物。现以制备生物素标记抗体（IgG）为例，介绍生物素标记物制备方法。

（一）基本原理

常用于标记抗体的活化生物素是 BNHS。BNHS 的制备方法是将生物素与 *N*－羟基丁二酰胺在碳二亚胺的作用下进行缩合。BNHS 分子酯键中的“—C＝O”基团可与蛋白质分子中赖氨酸的氨基形成肽键，从而使蛋白质标记上生物素。该标记技术对含赖氨酸残基多且等电点（PI）>6.0 的蛋白质标记效果好，因此，BNHS 适用于对抗体和中性或偏碱性抗原进行生物素标记。

（二）技术要点

1. 用二甲基甲酰胺（DMF）将 BNHS 配成 1mg/ml 溶液。
2. 用 0.1mg/L，pH 9.0 的 $NaHCO_3$将纯化的抗体稀释为 1～2mg/ml。
3. 按 BNHS 和抗体的摩尔比为 20：1 左右混合，室温搅拌下反应 0.5～2 小时。
4. 装入透析袋，用 0.05mol/L、pH 7.2 的 PBS，4℃透析过夜，去除游离生物素。
5. 结合物内加等体积甘油，小量分装，－20℃冻存备用。

（三）注意事项

1. 依抗体分子所带可标记基团的种类（氨基、醛基或巯基）及分子的酸碱性，需选择相应的活化生物素和反应条件。
2. 标记反应时，活化生物素与待标记抗体应有适当的比例。
3. 为减少空间位阻影响，可在生物素与被标记物之间加入交联臂样结构。

需要特别说明的是，生物素与抗体结合后，一般不影响后者的免疫活性，但需要选择合适的标记比例，才能达到最佳的放大效果。生物素与酶结合后则有所不同，如生物素与 HRP、葡萄糖氧化酶（GOD）结合后，一般不影响酶的活性；但生物素与 AP 和 β－半乳糖苷酶结合后酶活性则会降低。

第二节　亲合素和链霉亲合素

亲合素（avidin，A）以及其与生物素的特异性结合能力的发现，使生物素－亲合素系统发展为一种新型生物反应放大系统。然而，由于亲合素带有糖基侧链，容易和细胞表面的多糖发生非特异性结合，因此又新开发了链霉亲合素。链霉亲合素分子由 4 条相同的肽链组成，其中每条肽链都能结合一个生物素，并且不带任何糖基，不易产生非特异结合，检测特异性高，这也使链霉亲合素的适用范围比亲合素更为广泛。本节重点介绍亲合素以及链霉亲合素的特性。

一、亲合素

亲合素亦称为抗生物素蛋白，是从卵白蛋白中提取的一种能特异性结合生物素的碱性糖蛋白。亲合素的等电点（PI）为10～10.5，含有糖基，分子量在67～68kD，在pH 9～13缓冲液中性质稳定，耐热并耐多种蛋白水解酶的作用。亲合素是由4个相同亚基组成的四聚体糖蛋白，每个亚基都可以结合一个生物素分子，即一个亲合素分子上有四个生物素结合位点，可以结合四个生物素分子，这一结合特征赋予生物素－亲合素系统的放大效应。亲合素的活性单位是以结合生物素的量来表示的，即以能结合1μg生物素所需要的亲合素质量作为1个亲合素活性单位。一般1mg亲合素含13～15个活性单位。亲合素与生物素具有较高亲和力，亲和常数（*Ka*）为10^{15} mol/L，比抗原与抗体间的亲和力（$Ka=10^{5\sim11}$mol/L）至少高1万倍。因此，亲合素和生物素的结合特异性高、稳定性好，且具有不可逆性。此外，由于亲合素为碱性蛋白，且富含糖基（可高达10%），与聚苯乙烯的非特异性吸附较高，易产生非特异性吸附，造成分析灵敏度的降低。因此，实际检测时更倾向使用链霉亲合素。

二、链霉亲合素

链霉亲合素（streptavidin，SA）是一种可由阿维丁链霉菌（*Streptomyces avidinii*）分泌产生的一种蛋白质，如今已可通过基因工程手段生产重组蛋白。链霉亲合素的分子量为65kD，PI 6.0，由四条相同的肽链组成，即一个链霉亲合素分子能结合四个生物素分子，活性单位可达到18。与亲合素相比，链霉亲合素碱性氨基酸含量低，且不带任何糖基，检测中出现的非特异性吸附远远低于亲合素。因此，链霉亲合素的应用更为广泛。

亲合素或链霉亲合素与生物素相结合，具有如下特征。

1. 高度特异性　生物素与亲合素或链霉亲合素之间具有极高的亲和力，二者一旦结合就不易分离，因此反应试剂能够进行高倍数稀释，可明显降低或避免可能存在的非特异性结合。

2. 高度灵敏性　一个生物大分子（抗原或抗体）可被多个生物素标记形成许多“触手”而活性不受影响，亲合素或链霉亲合素可通过4个结合位点结合生物素化的反应物或标记物，因此，整个反应体系可呈现多级放大效应，赋予检测系统极高的灵敏性。

3. 极强的通用性　生物素、亲合素或链霉亲合素与多种标记系统如酶、荧光素、放射性核素等联合用于抗原、抗体、蛋白、激素、受体、核酸系统等多种生物学反应体系，也可作为亲合介质用于上述各类反应体系中反应物的分离、纯化等。

4. 较高的稳定性　生物素－亲合素或链霉亲合素的结合非常牢固，二者结合形成复合物的解离常数很小，呈不可逆反应。同时，酸、碱、变性剂、蛋白酶以及有机溶剂均不影响其相互结合。因此，生物素－亲合素（链霉亲合素）系统稳定性较强，干扰因素少，能够提高检测方法的精确度。此外，生物素标记容易，所得标记物稳定，可于4℃存储两年而效价不变。

第三节　基于生物素－亲合素系统的信号放大技术

在非均相免疫分析中，生物素－亲合素系统有两种方式，一种是基于信号放大环节，另一种是基于固相包被环节。本节主要介绍生物素－亲合素信号放大技术。如前文所述生物素－亲合素系统的信号放大原理体现在：一个抗体（或抗原）分子可以共价偶联3~5个生物素或亲合素分子，而亲合素或生物素分子又可与酶或荧光素结合，偶联了亲合素的酶或荧光素与生物素化的抗体（或抗原）很容易结合形成一个生物放大系统，增强检测信号，从而显著提高对特异性抗原（或抗体）的检测灵敏度。

1979年Guesdon等首先建立了两大类方法：一类以标记亲合素连接生物素化大分子反应体系，称为标记亲合素-生物素法（labelled avidin-biotin technique，LAB或BA）；另一类以游离亲合素居中，分别连接生物素化大分子反应体系和标记生物素，称为桥联亲合素-生物素法（biotin-avidin bind，BAB；bridged avidin biotin technique，BRAB）。BAB法被进一步改良后，又开发了亲合素-生物素化酶复合物法（avidin-biotin-HRP complex，ABC）。如下介绍均是以酶标记免疫技术为例说明，这些方式同样应用于荧光标记免疫分析和化学发光免疫分析中。本节重点介绍基于生物素-亲合素系统的信号放大技术，主要包括亲合素-生物素标记酶模式，以及生物素-亲合素-生物素-复合物模式两种放大技术，并介绍了生物素干扰对生物素-亲合素系统信号放大技术的影响。

微课/视频1

一、亲合素-生物素标记酶模式

亲合素-生物素标记酶模式（labeled avidin biotin，LAB法）是以标记亲合素为特点，需制备亲合素-酶结合物，同时也需制备生物素标记抗体，在检测时形成酶-亲合素-生物素-抗体-抗原复合物。以基于生物素-链霉亲合素系统的双抗体夹心检测抗原为例说明LAB的检测原理（图14-3）。首先需要一对抗体，分别标记生物素（B-Ab）和固相包被作为捕获抗体，同时，需要链霉亲合素标记酶（A-E）。

操作过程：将待检抗原和生物素标记抗体一并加入反应孔内，待检抗原分别与固相捕获抗体和生物素标记抗体结合形成双抗体夹心复合物（固相载体-Ab-待检抗原-Ab-B）；洗涤去除游离Ab·B，再加入A·E，形成固相载体-Ab-Ag-Ab·B-A·E复合物，最后加入酶作用底物进行显色。

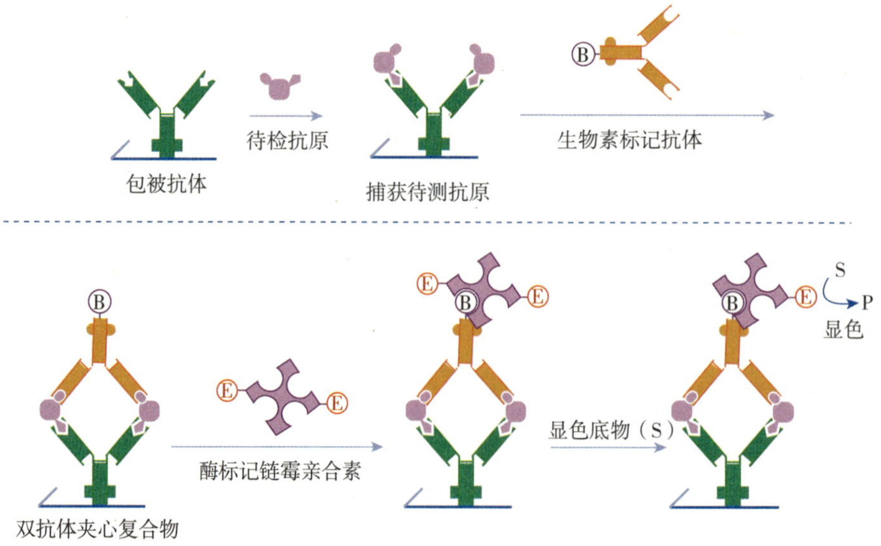

图14-3　LAB-双抗体夹心检测原理示意图

如采用间接法检测待检抗体时，需要固相抗原与待检抗体（Ab1）形成复合物，再陆续加入生物素化的二抗（Ab2·B）、标记亲合素（A·E）等，形成固相载体-Ag-Ab1-Ab2·B-A·E复合物。与经典间接ELISA相比，因为引入生物素-亲合素系统，分析敏感度得到显著提高。

二、生物素-亲合素-生物素复合物模式

生物素-亲合素-生物素复合物模式（bridged avidin biotin，BAB 法）又称亲合素-生物素桥法，此方法以游离亲合素为特征。现以基于生物素-链霉亲合素的双抗体夹心法为例，说明 BAB 方法的检测原理（图 14-4）。首先需要一对抗体，分别标记生物素（B-Ab）和固相包被作为捕获抗体。同时，需要游离的链霉亲合素和生物素标记酶（B-E）。

操作过程：将待检抗原和生物素标记抗体一并加入反应孔内，待检抗原分别与固相捕获抗体和生物素标记抗体形成双抗体夹心复合物（固相载体-Ab-待检抗原-Ab-B）；洗涤去除游离 Ab·B，再加入游离的链霉亲合素，亲合素与复合物中的生物素结合，形成固相载体-Ab-Ag-Ab·B-A 复合物，进行洗涤去除游离链霉亲合素，再加入生物素标记酶（B-E），与链霉亲合素结合，洗涤去除游离的 B-E，再加入酶底物显色。

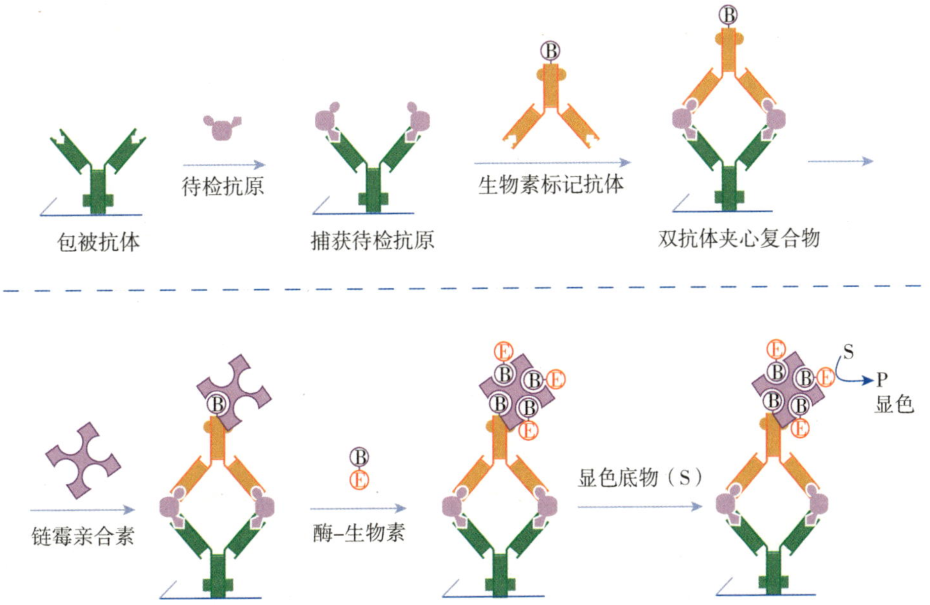

图 14-4 BAB-双抗体夹心法检测原理示意图

由于生物素化抗体分子上连有多个生物素，最终形成的抗原-生物素化抗体-亲合素/链霉亲合素-酶标生物素复合物可积聚大量的酶分子，加入相应酶作用底物后，会产生强烈的酶促反应，检测灵敏度得以提升。

三、生物素干扰

生物素广泛分布于动物及植物组织，是维持人体自然生长、发育和人体机能健康必要的一种营养素。生物素还被广泛添加于各种营养保健品，甚至当作药物治疗某些疾病如多发性硬化症、甲状腺功能亢进症等。而且很多时候，由于营养保健品成分的复杂性和名称的多样性，很多患者并未意识到自己服用了生物素，但体内大量存在的生物素，会对使用生物素-亲合素检测系统的临床免疫检测技术产生干扰，称为生物素干扰。生物素干扰是基于生物素-亲合素检测系统的检测方法中普遍存在的问题。采用亲合素-生物素系统进行免疫检测时，如果待测样本中存在高浓度的游离生物素，这些游离的生物素分子将与生物素化抗体竞争结合亲合素的结合位点，从而影响检测结果。

在生物素-亲合素检测系统的实际临床应用中，很多基于生物素-亲合素系统的标志物检测试验

均受到样本内游离生物素的影响，比如促甲状腺激素（TSH）、甲状腺素等甲状腺功能检测，甲状旁腺激素（PTH）、促肾上腺皮质激素、催乳素、睾酮、皮质醇等内分泌检测，肿瘤标志物检测，心脏功能性标志物检测等。在许多此类案例研究中，当患者停止服用生物素时，实验室检测结果发生显著变化证实了生物素干扰的存在。因此，为消除干扰，生物素-亲合素检测系统是否适用于某项检测，需要根据检测指标和检测对象近期是否有服用生物素等因素进行判定。

目前有几种方法可以降低生物素干扰，或者提高试剂对生物素干扰的耐受性。其中，最直接的方法是稀释样本用于检测，该方法可以有效降低样本中外源生物素的干扰，但可能导致样本中被检测物浓度过低。也可以加大亲合素偶联磁珠的浓度，以提高反应体系对生物素的结合能力，但这样会增加试剂的成本，而且改善的程度有限，不利于商品化试剂和临床检测的成本控制。另外，提前将亲合素组分和生物素化组分预混，从而让亲合素分子先与生物素化抗体反应，也可以减少样本中游离生物素对检测系统中生物素-亲合素反应的干扰。还有一种方法是加入抗生物素干扰的抗体，以中和样本中游离的生物素，比如一种抗生物素干扰的抗体能够特异性结合游离生物素，但不结合标记在抗体表面的生物素，因此可以作为抗干扰组分添加至反应体系中，通过结合样本中游离的生物素而减少干扰。

知识拓展

警惕生物素干扰

理论上，所有采用生物素-亲合素系统的检测方法都会受到不同程度的生物素干扰，其特征如下：检测方法的反应模式不同，则生物素干扰的结果影响方向不同；生物素干扰存在生物素剂量的依赖性；不同检测项目之间生物素干扰程度不同；生物素干扰程度与待测物浓度无关。

双抗体夹心法常用于大分子检测，例如促卵泡激素（FSH）、促甲状腺激素（TSH）、甲状腺球蛋白等。以基于生物素-亲合素系统的双抗体夹心法为例，样本中游离的外源生物素能与亲合素结合，阻止部分夹心复合物中生物素化抗体与亲合素的结合，造成捕获信号减弱，结果低于真实结果或假阴性。竞争法常用于小分子检测，如游离甲状腺素（fT_4）、睾酮、皮质醇等。以基于生物素-亲合素系统的竞争法为例，待测样本和标记抗原竞争结合连接固相亲合素的生物素化抗体。若样本中存在外源生物素时，外源生物素将与亲合素结合，但与目标分析物结合的生物素化抗体由于未与亲合素连接将被洗去，造成游离信号增强，结果高于真实结果或假阳性。

生物素已成为最常见的保健药物之一，复合维生素补充剂是最常见的口服生物素来源，主要用于成人、儿童或者孕期的维生素补充，一些“健康头发、指甲、皮肤”的保健品也极有可能含有生物素，从而导致服用者样本检测时出现生物素干扰现象。因此，在对检验结果进行判定时需警惕生物素干扰的影响。检验工作者需要熟知生物素干扰检测结果的机制，能准确甄别生物素的影响，并提醒患者需要在停用生物素后进行相关指标的复查。

第四节　基于生物素-亲合素系统的固相包被技术

生物素-亲合素系统同样可应用于固相包被环节，固相吸附分离是非均相免疫分析重要的分离方法。抗体与固相载体连接后，其分子构象与液相不同，会产生空间位阻效应，抗体分子的效能（利用率和生物活性）将有所降低。包被抗原时，由于抗原分子的复杂性影响其与固相载体的连接效果，而非蛋白类抗原（甾体激素）与固相载体连接效果差。利用生物素-亲合素系统有助于解决上述问题，优先将亲合素包被于固相载体表面，再与生物素标记的抗原或抗体结合，实现间接包被，有助于降低空间位阻效应，解决甾体激素的包被难点。生物素-链霉亲合素系统同样可应用于固相包被环节，原理与生物素-亲合素系统的固相包被类似。本章重点介绍基于生物素-亲合素系统的固相包被技术，主要包括亲合素-生物素抗原/抗体模式、生物素标记蛋白-亲合素-生物素抗原/抗体模式两种固相包被技术。

微课/视频2

一、亲合素-生物素抗原/抗体模式

亲合素/链霉亲合素为弱碱性蛋白，可以直接吸附在固相载体表面，以链霉亲合素为例，抗体或抗原先与生物素结合，然后通过链霉亲合素-生物素反应而使生物素化的抗体或抗原固相化，欲包被的抗体（或抗原）即可通过生物素与固相材料表面的链霉亲合素稳定结合，形成链霉亲合素-生物素-抗体/抗原包被的固相载体（图14-5）。与上述固相载体包被方法相比，此包被法简便、高效、省时省材，因此，实际应用中多采用此种方式进行抗原或抗体的包被。

生物素-亲合素系统连接固相载体的包被模式，不但可增加抗原（或抗体）包被数量，而且使其结合位点充分暴露，减少空间位阻效应，提高抗原/抗体的利用效率，有利于免疫反应的高效进行，提高检测的灵敏度和准确度，防止产生钩状效应等。

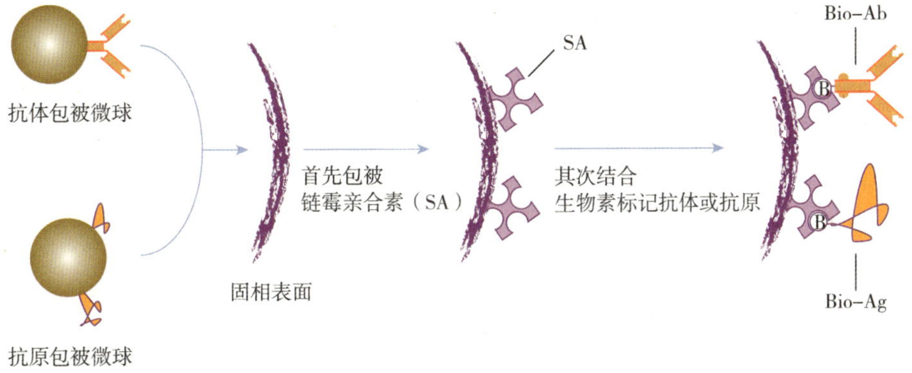

图14-5　SA-Bio-Ag/Ab固相包被模式示意图

此外，如测定前固相材料不与生物素化抗原（或抗体）结合，待生物素化抗原（或抗体）与待检抗体/抗原反应后，再加入亲合素预包被磁性纳米微球，含有生物素的免疫复合物同样会结合在固相载体表面。利用此微球还可对需要的特异性抗原或抗体进行分离和纯化。此时，亲合素预包被磁性纳米微球可作为通用试剂，用于不同项目的检测，此方式在发光免疫分析（化学发光或电化学发光）中比较常见。亲合素-生物素抗原/抗体模式与链霉亲合素-生物素抗原/抗体模式类似，将链霉亲合素替换为亲合素即可。

二、生物素标记蛋白-亲合素-生物素抗原/抗体模式

利用牛血清白蛋白（bovine serum albumin，BSA）或牛血清丙种球蛋白（bovine gamma globulin，BGG）易与固相载体结合特性，在聚苯乙烯板微孔或纳米微球表面分别包被有生物素化的牛血清白蛋白（Bio-SA-serum albumin）；以链霉亲合素为例，洗涤后再加入链霉亲合素，在固相载体表面形成BSA-生物素-链霉亲合素结合物；洗涤后再将生物素化抗体（或抗原）加入此固相载体中，欲包被的抗体（或抗原）即可通过生物素与固相材料表面的链霉亲合素稳定结合，形成生物素标记蛋白-链

霉亲合素-生物素-抗体（或抗原）包被的固相载体（图14-6）。生物素标记蛋白-亲合素-生物素抗原/抗体模式与生物素标记蛋白-链霉亲合素-生物素抗原/抗体模式类似，将链霉亲合素替换为亲合素即可。

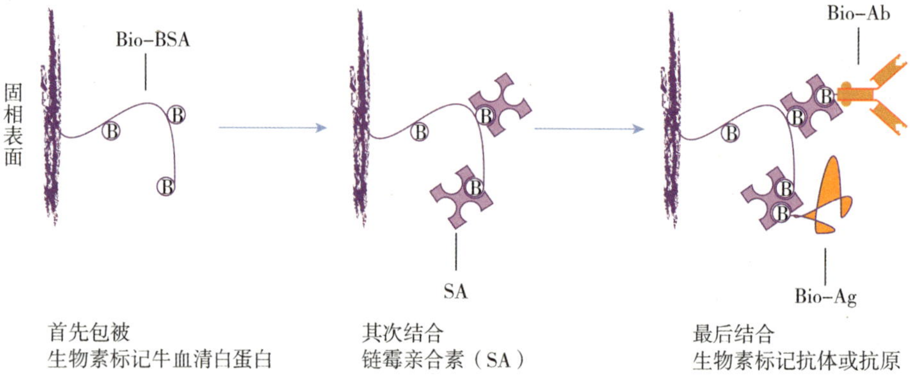

图14-6 BSA-Bio-SA-Bio-Ag/Ab固相包被模式示意图

思考题

答案解析

案例 患者，男，45岁，因反复胸痛就诊，初步诊断心肌梗死，实验室使用基于BAS的化学发光技术检查cTnT-hs为0.019ng/ml，显示在正常范围内。患者体格检查和相关辅助检查都支持心肌梗死的诊断，因此，主治医生对cTnT-hs的检测结果表示质疑，希望检验科协助解释检验结果。经与患者及家属沟通，得知患者持续服用生物素含量较高的“保健品”。

问题

（1）本案例中cTnT-hs检测结果出现假阴性的可能原因是什么？

（2）本案例中cTnT-hs检测结果出现假阴性的可能机制是什么？

（3）本案例中如何解决cTnT-hs检测结果假阴性的问题？

（皮 江）

书网融合……

重点小结　　题库　　微课/视频1　　微课/视频2

第十五章　流式细胞术

PPT1　PPT2

学习目标

1. 通过本章学习，掌握流式细胞仪的基本结构和流式细胞术分析、分选原理和结果展示方式，熟悉流式细胞术在临床免疫学检验中主要应用和标本制备方法，了解流式细胞术对照设置和作用。

2. 具备使用流式细胞术分析样本细胞亚群表达情况，用于辅助临床疾病诊疗的能力。

3. 感知流式细胞术的技术革新对于临床细胞免疫功能评价的重要意义，树立开拓创新、勇于实践的科研创新精神。

流式细胞术（flow cytometry，FCM）也称流式细胞分析技术，是一种能精确、快速、高通量对液相的单个细胞或悬浮颗粒的理化及生物学特征进行多参数定量分析的现代技术，突出特点是可以在保持细胞完整的情况下，逐个对单个细胞的多个参数进行分子水平的分析。流式细胞术涉及多种现代高科技，包括电子、激光、计算机、流体力学、单克隆抗体和免疫荧光标记技术等；并综合运用了免疫学、血液学、细胞生物学和分子遗传学等多学科知识；具备短时间内同时分析多种参数的独特功能，可对感兴趣的细胞进行分选。1969 年 Van Dilla 研制出采用氩离子激光器为激发光源，用鞘液流技术传送细胞的流式细胞仪。1970 年，诞生了可对全血进行吖啶橙染色，并区分其中淋巴细胞、单核细胞和中性粒细胞的流式细胞仪。1972 年，第一台具有分选功能的流式细胞仪问世，1974 年流式细胞仪正式进入市场，20 世纪 80 年代后期 FCM 开始应用于临床。目前，FCM 已广泛应用在人体细胞免疫功能状态评估、血液系统疾病辅助诊断、自身免疫病、肿瘤、组织器官移植等多种疾病的免疫功能监测、微生物感染辅助诊断、干细胞治疗评估等，FCM 尤其在白血病的诊断和分型中发挥了独特优势。

第一节　流式细胞仪

常规流式细胞仪由三个主要系统构成：液流系统、光学系统和信号检测与数据分析系统。概括而言，三个系统相互垂直，X 轴方向为激发光轴线，Y 轴方向为荧光信号检测轴线，Z 轴方向为细胞流轴线。三个相互垂直的轴线的交点即为流式细胞仪的检测区（图 15－1）。此外，有细胞分选功能的流式细胞仪还配备有细胞分选系统。流式细胞仪分析和分选功能涉及流体力学、光学原理和光电转换等原理，并需要分析软件来处理数据。

微课/视频 1　微课/视频 2

一、基本结构

（一）液流系统

液流系统由两套紧密联系而又相互独立的液流组成，即鞘液流和细胞流。鞘液是无荧光本底的平衡电解质溶液，待测样本经荧光染色后和鞘液流同时进入流动室，在流动室内样品流由鞘液流包绕，流体聚焦效应使细胞沿轴心匀速流动（图 15－2）。鞘液流和样品流分别由独立的驱动系统控制流速。鞘液在液流系统中的流速通常是不变的，当增大样品流压力时，细胞间距离缩短，单位时间内流经激

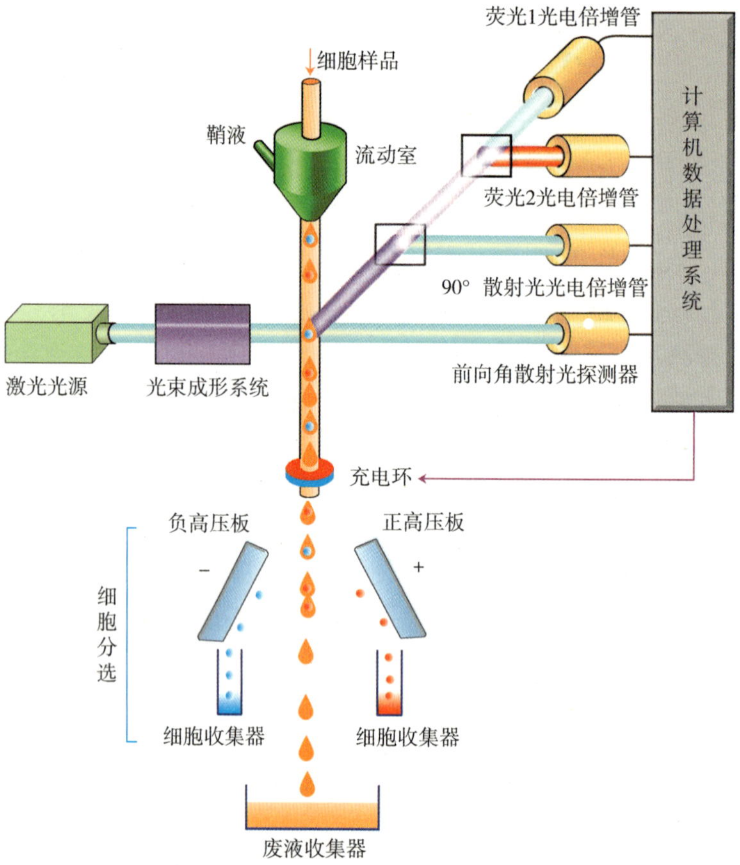

图 15－1　流式细胞仪基本结构示意图

光照射区的细胞数增多。流动室（flow chamber）是仪器精密的部件之一，其下端的喷嘴口直径很小，可使细胞单个排列（图 15－3）。液流系统的作用是把细胞传送到激光束中心，其理想的工作状态是特定的时间内，只有一个细胞或微粒被激光束照射。细胞流的液体必须是符合细胞需要的等渗溶液，如生理盐水和等渗 PBS 等。鞘液通常有商品化试剂供应，自行配制 PBS 可代替鞘液。分选型流式细胞仪要求鞘液必须为等渗溶液，以保证分选细胞的活性。由于鞘液流和细胞流并不混合，分析型流式细胞仪也可使用双蒸水代替鞘液。

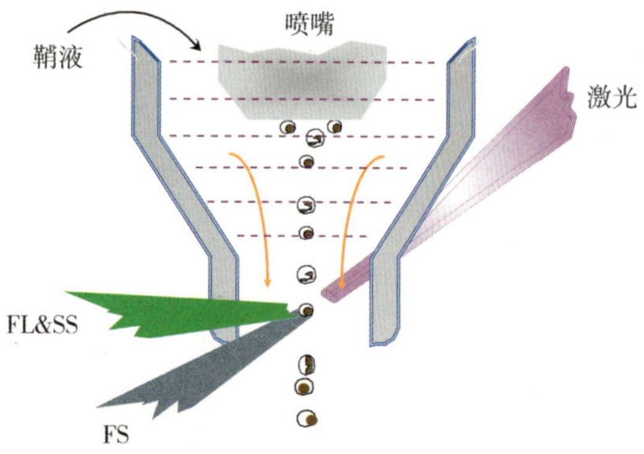

图 15－2　流动室工作原理示意图

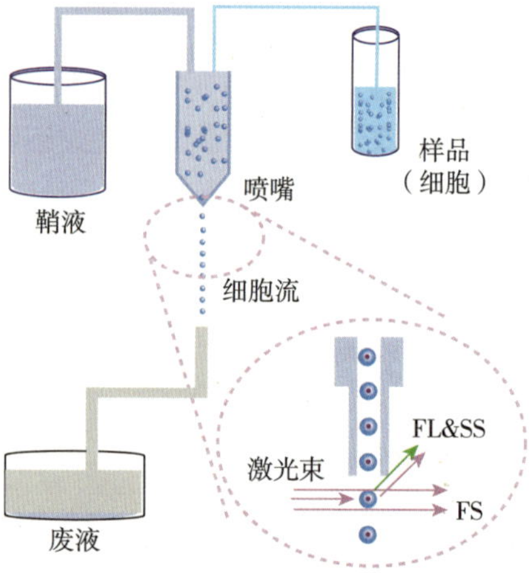

图 15－3　流式细胞仪液流系统示意图

（二）光学系统

流式细胞仪含有一系列光学原件，主要包括激发光光源、光束成形器和光信号收集通道。

1. 激发光光源 气体激光器是目前应用最广的光源。氩离子激光器的激发光波长为488nm（蓝激光器），适合多种常用染料的激发，是流式细胞仪最基本的光源配置。一台仪器还可选配635nm的红激光器，405nm的紫激光器和355nm的紫激光器等。

2. 光束成形器 光束成形器通常由两个十字交叉的圆柱形透镜组成，将激光束聚焦为宽15～25μm，高50～60μm椭圆形光斑。光斑的大小与细胞接近，为了保证样品中细胞所受到的光强度一致，需将样品流与激光束正交。台式机的光路通常在仪器安装时由工程师完成调试，使用者一般无须调试（也称固定光路）；而大型机和分选型流式细胞仪需使用者在工作前校准光路。

3. 光信号收集通道 光信号收集通道主要由多组透镜、光学滤片和小孔组成。核心部件为选择性光学滤片，其中长通滤片（long pass filter，LP）只允许特定波长以上的光通过；短通滤片（short pass filter，SP）只允许特定波长以下的光通过；而带通滤片（band pass filter，BP）则允许通过一定波长范围的光波。同时，需配置长波通二色性反射镜和短波通二色性反射镜，测定侧向角散射光时需加用双向分光滤片（dichroic filters）。不同荧光染料受激发后发射的不同荧光，分别由流式细胞仪的不同通道接受。光学系统的各种光学滤片工作原理如图15－4所示。流式细胞仪通过光学系统可实现两种散射光信号和多种荧光信号的采集。

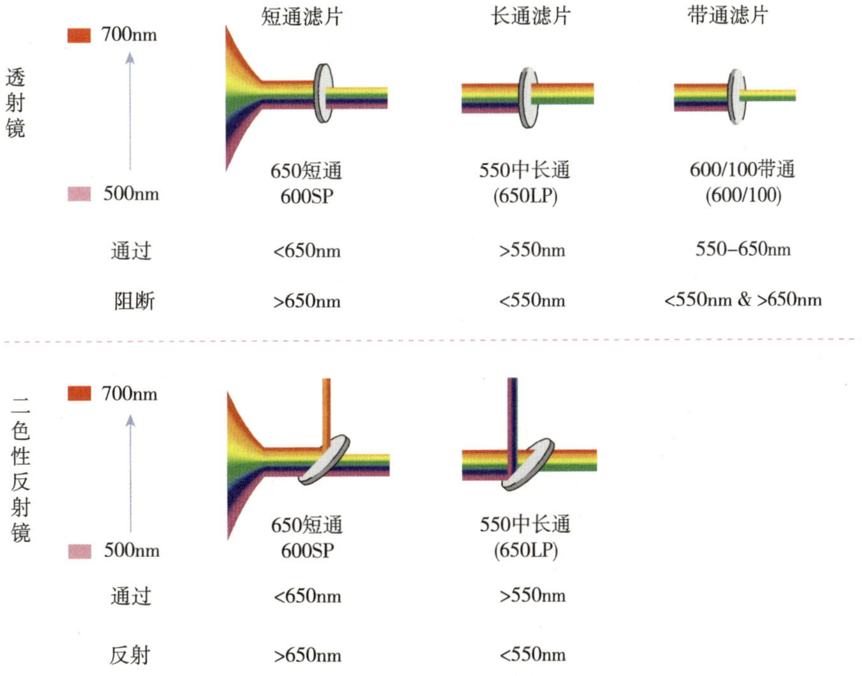

图15－4 光学系统的各种光学滤片的特性示意图

（三）信号检测与数据分析系统

信号检测与数据分析系统由光电转换器、前置放大电路、模数转换电路和数据处理系统组成。每个荧光通道分配一个光电转换器，其作用是将接收的散射光和荧光信号转换为电信号。单个细胞的散射光和荧光信号弱，因此要通过前置放大电路将其放大。信号放大的方式有两种，线性放大和对数放大。前者适用于DNA含量、RNA含量和总蛋白含量等分析，而后者适用于细胞膜分子等免疫荧光信号的检测。模数转换电路将放大的模拟电压峰值（模拟信号）转换为数字信号，并以通道数（channels）来表示。数据分析系统主要包括电子计算机和各种应用软件。操作者通过软件完成样本检测、数据采集和结果分析。

（四）细胞分选系统

电荷式分选装置主要由压电晶体、喷嘴、液流充电电路和高压电极板等部件组成。压电晶体位于流动室上端，通过高频电信号使液流产生同频震动并均匀断裂为稳定的小液滴，一般每秒产生 4 万滴，每个液滴含有一个细胞或不含任何细胞。

二、信号类型

流式细胞仪检测的信号包括两类：散射光信号和荧光信号。

（一）散射光

激光束照射细胞时，光以相对小的角度（0.5°～10°）向前方散射的光称为前向散射光（forward scatter，FSC/FS），FSC 由设置在激光束前 1°～6°方向的前向散射光检测器来检测。激光束照射细胞时，细胞内颗粒成分使光束发生折射，位于激发光轴 90°方向的检测器所检测的光信号即为侧向散射光（side scatter，SSC/SS）。FSC 信号的强弱与细胞大小成正比；而 SSC 由细胞内结构复杂性决定，细胞内颗粒多、结构复杂则 SSC 信号强（图 15－5）。

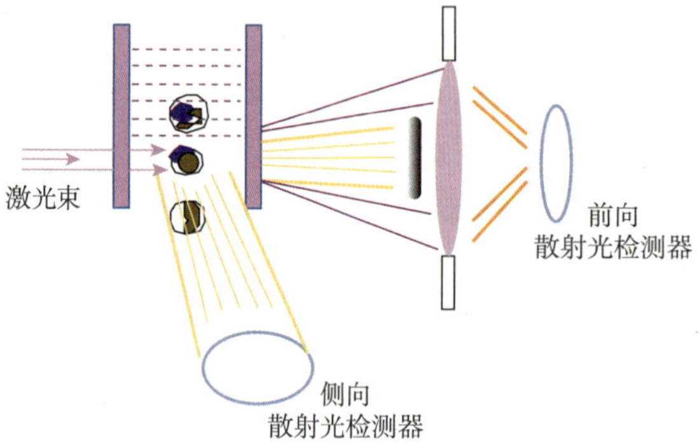

图 15－5　散射光与细胞物理特性之间关系示意图

FSC 与 SSC 组成的双参数散点图是目前流式细胞分析中一种常用的测量和显示方式。它能反映细胞群体及其不同亚群的形态学信息。实际工作中常用来识别样品中的不同细胞亚群，如在外周血白细胞中区分淋巴细胞、单核细胞和粒细胞；或在全血样品中设门找出血小板群体等。也用来鉴别细胞碎片和细胞团块，并通过设阈或设门等加以排除。

（二）荧光信号

荧光（fluorescence，FL）信号通常由被检细胞上标记的特异性荧光染料受激发而产生，波长混杂的荧光经多组滤光片分离，被筛选为不同波长的荧光信号，再由对应的荧光通道接收。荧光通道可按照波长或所检测荧光染料来命名，例如 FITC（FL1）、PE（FL2）、ECD（FL3）和 PerCP（FL4）通道。但一个荧光通道可检测的荧光素不只一个，除 FITC 外 FL1 通道还可检测绿色荧光蛋白（green fluorescent protein，GFP）和罗丹明 123（rhodamine，Rh123）等发射的荧光信号。流式细胞仪检测和识别多种荧光信号的能力是其在现代医学、生物学、药物学等领域得以日益广泛应用的主要原因。活细胞内某些成分如 DNA、RNA 可与某些荧光染料特异性结合，细胞膜表面或胞内的抗原可用荧光素耦联的特异性抗体标记。当染料标记的细胞经过流式细胞仪检测区受到激光束照射时，荧光染料被激发产生特定波长的荧光。

三、分类计数

流式细胞术分析涉及流体力学、光学原理和光电转换等原理，并需要专门的分析软件来处理数据。适当压力下，鞘液包绕着细胞（或微粒）通过喷嘴进入流动室；激发光照射到细胞上，光线发生散射和折射；标记于细胞表面或内部的荧光素被激发并发射出荧光。用检测器检测与激发光束成90°角的侧向散射光SSC、激发光束方向小角度（1°~6°）偏转的前向散射光FSC以及不同波长荧光。仪器的电子系统将FSC、SSC和各波长的荧光信号转换为电信号（模拟信号）并进行放大，再将模拟信号转换为数字信号，以列表模式（list mode，LSD）数据和图型形式储存于计算机。其中，LSD数据将每一个细胞的多个参数以列表方式存储。如每个细胞产生FSC、SSC、FL1、FL2、FL3和FL4参数，为一组数据，而10000个细胞将产生60000个数据，并且每组数据是关联的。采用分析软件对LSD进行单参数和多参数的组合分析后，显示细胞的各种信息。

四、细胞分选

具有分选功能的流式细胞仪配有分选系统，按工作原理，流式分选可分为两种：通道式分选和电荷式分选。通过分选可将符合特定要求的细胞从混杂群体中分离出来，并进一步培养和研究。例如，人外周血淋巴细胞表达不同的分化抗原（cluster of differentiation，CD），应用荧光素标记的抗CD3或CD19抗体，可分离T细胞或B细胞。

（一）通道式分选

通道式分选的核心装置为机械控制的捕获管。在封闭的流动室内捕获管伸入细胞流，将符合要求的细胞吸入收集管，不符合要求的细胞则流入废液桶。但由于机械惯性的影响，通道式分选速度较慢，分选后的细胞生物活性差，这种方式已经被电荷式分选取代。

（二）电荷式分选

电荷式分选的原理：频震液流由喷嘴喷出，形成分离的小液滴；充电电路由逻辑电路控制，对符合分选条件液滴（含目的细胞）进行充电；液滴经过喷嘴下方的两个高压电极板时，带电荷的小液滴在电场中偏转，落入下方的细胞收集管中，而不带电荷的液滴垂直落下，按废液被收集（图15-1）。

第二节 流式细胞术的技术要点

FCM不仅可分析人或动物血液、骨髓中分散的单个细胞，也可分析实体组织经消化处理后所形成的单个细胞。此外，植物细胞、细菌、病毒和人工合成微球等均可用FCM分析。临床FCM检测前，需先获取单细胞样品。

一、单个细胞悬液

（一）外周血和骨髓单细胞样本制备

外周血（peripheral blood）富含各种细胞，如白细胞（包括淋巴细胞、粒细胞和单核细胞）、红细胞和血小板；淋巴细胞又可分为T细胞、B细胞和自然杀伤（nature killer，NK）细胞等。外周血红细胞和白细胞的比例约为1000∶1，分析红细胞时取EDTA或肝素抗凝血，经300目尼龙网过滤即可；采用淋巴细胞分离液-密度梯度离心法可获得外周血单个核细胞（含淋巴细胞和单核细胞）；红细胞溶血法可获得白细胞。骨髓中含有分化发育不同阶段的造血干细胞、B细胞、粒-单核细胞、T细胞前体、巨核细胞、血小板和红细胞等，也可采用密度梯度离心法自骨髓分离有核细胞。

（二）培养细胞样本制备

体外培养的原代细胞、转化细胞和肿瘤细胞一般以悬浮或贴壁形态生长。悬浮生长细胞可通过吸管吹打使其充分分散，直接收集后低速度离心去除碎片，加入适量缓冲液重悬即可。而贴壁生长细胞需用酶消化或机械刮取等分离后，再行收集和洗涤。

（三）新鲜实体器官单细胞样本制备

将新鲜组织制备为单细胞悬液的关键是水解细胞外胶原纤维和其他蛋白，并尽可能保持细胞结构和功能不受损坏。常采用的方法有机械法、酶消化法和化学消化法。机械法适合结构松散的肝脏、胰腺和脾等器官。胰蛋白酶、胃蛋白酶或胶原酶可水解组织间紧密联结的成分，主要为胶原蛋白和弹力纤维等。钙离子螯合剂EDTA和胰蛋白酶共同处理，可在分散组织同时将细胞连接间的钙、镁离子置换出来，从而抑制细胞间黏附。医学研究中，新鲜实体器官多来自实验动物，或者临床的组织活检或内窥镜取材的标本，目前已经有专门的样本制备仪来制备单细胞悬液，但部分标本仍然需要人工制备。

（四）其他标本制备

除活检取得的实体组织外，临床工作中也可收集到人体多种自然脱落细胞，主要包括胸水或腹水细胞、尿液和内镜刷检到的细胞。这些细胞经过富集和过滤处理后，也是较好的单细胞悬液。石蜡包埋组织为免疫组化的经典标本，近年来，自石蜡包埋组织获取单细胞的技术已较成熟，促进了流式细胞术在回顾性研究中的应用。自石蜡标本获得的细胞可用于膜分子和细胞骨架成分的检测，但部分抗原可能丢失，必要时需要和新鲜标本配合使用。

二、荧光抗体选择

（一）荧光素

荧光素（fluorochrome）多是一些化学试剂，有天然的，也有人工合成的，还有一些荧光素是蛋白质。不同荧光素有其特定的激发光谱和发射光谱，多色流式细胞分析时可采用不同发射波长的荧光素标记细胞，其激发后发射的荧光被不同荧光通道接收。迄今已经有百余种荧光素用于FCM，常用于荧光抗体的荧光素已达30种以上，多为有机化合物或蛋白。伴随纳米技术发展，近年来出现了无机荧光素量子点（quantum dots，QDs）。QDs由半导体纳米晶体组成，目前有8种可供FCM选用，根据发射的波长来命名，如QD525、QD565、QD605和QD705等。QDs具有对激发光要求低、发射光波长集中、光强度高和偶联抗体后的制剂稳定时间长等优点，因此在多色FCM分析中受到重视。Alexa Fluor是近年上市的另一系列荧光染料，多达17种，发射光强度高、稳定性好，发射光波长范围为442~775nm，其中Alexa Fluor 488已在部分试剂盒中代替FITC。

（二）荧光抗体

与荧光素偶联的抗体，可以是多抗或单抗，但均要求预先纯化，要求抗体亲和力高、特异性强。单克隆抗体特异性高、试剂稳定性好和试剂批次间差异小，因此，荧光素标记单抗是多色FCM分析的首选。荧光素可以通过化学法、物理法和生物素-亲合素系统与抗体偶联。荧光素可标记第一抗体

（如用 FITC 标记鼠抗人 CD3 抗体，或用 PE 标记鼠抗人 CD19 抗体）；也可标记于识别第一抗体重链或轻链恒定区的第二抗体（如将 FITC 或 PE 标记羊抗鼠 IgG 抗体）。

三、荧光抗体染色

应用荧光素标记第一抗体直接与细胞膜分子结合，为直接免疫荧光标记，而应用非标记的第一抗体和荧光素标记的第二抗体可建立间接免疫荧光标记。

四、同型荧光对照

FCM 所显示的荧光强度是相对的和可调的。为了确认荧光素标记抗体与细胞膜分子（或细胞内靶点）结合的特异性，需要设置一系列对照，主要包括阴性对照（negative control）、阳性对照（positive control）、同型对照（isotype control）和荧光补偿（fluorescence compensation）。

（一）阴性对照

未染色细胞发出的荧光称为阴性对照，由于荧光强度弱，在显微镜下常不被注意，或通过观察荧光分布情况判断出是否为自发荧光。流式细胞仪可非常敏感地检测到微弱的荧光，但不能通过形态学特征判断荧光来源。因此不论细胞内自发荧光强或弱，均需要严格设置阴性对照。

（二）阳性对照

FCM 分析最终目的是特异性检测细胞特征，故也需要合理设置阳性对照。此外，还要通过荧光试剂种类、工作浓度、孵育时间和洗涤条件等的筛选，使阳性细胞群与阴性细胞群被完全分开。可靠的 FCM 分析，阴性对照和阳性对照缺一不可。

（三）同型对照

检测细胞膜分子时，通常要使用荧光素标记的单克隆抗体与细胞结合。但抗体除通过“高变区”与特定抗原的“抗原表位”结合外，抗体分子的其他区域也可能结合细胞表面的其他结构。因此，为确定抗体与膜分子结合的特异性，通常采用与特异抗体同一种属来源，且免疫球蛋白的类、亚类和型均相同的对照抗体（但不识别待测抗原）做同型对照。同型对照抗体要预先标记上与特异抗体相同的荧光素，工作浓度也与特异抗体相同。凡利用荧光素标记抗体对细胞膜、细胞内或细胞核内分子进行免疫标记时，都需要依据上述原则设置同型对照。

五、荧光补偿设计

当采用两种以上荧光素标记抗体对细胞膜分子（或细胞内分子）分析时，不同荧光素的发射光谱间有不同程度重叠。此时，两种荧光素的部分发射光能被同一个荧光检测通道检测到，将造成相互间的干扰。荧光补偿（fluorescence compensation）是指在 FCM 做多色分析时纠正荧光素发射光谱重叠的过程，即从一个被检测的荧光信号中去除其他来源的干扰信号的过程。实验前，需要准备单个荧光素单独染色的样本，通过软件调节流式细胞仪的电压和增益，扣除每个荧光通道中因重叠而来的荧光信号，因此也叫荧光补偿调节。如检测细胞膜 CD3 和 CD19 两种标志时，可采用抗 CD3 - FITC 和抗 CD19 - PE 抗体与细胞结合，分析 CD19 表达时，FL2 通道内的荧光来源于 PE 和 FITC 两者发射荧光，而且无法判断这两种荧光信号各自的比例。同理，检测 CD3 时，FL1 接收的信号也来源于 PE 和 FITC 两者发射荧光。为了让 FL1 检测的荧光信号代表 FITC 的荧光信号，而 FL2 检测的荧光信号代表 PE 的荧光信号，就需要用软件来调节流式细胞仪的信号检测和数据分析系统，排除 FL1 和 FL2 通道内受干扰而接受的荧光。如图 15－6A 中为 FITC 标记微球，理论上 FL2，即 PE 应无荧光信号出现，但实际在 PE 坐标上出现了阳性信号。这是由于 FITC 荧光漏入 PE 探测器而引起的，通过调节补偿参数，去除该部分干扰，使最终成为图 15－6B 状态。做多色标记样本分析时，可采用相同的策略调节参数，排除每一个荧光检测通道所受的干扰荧光。

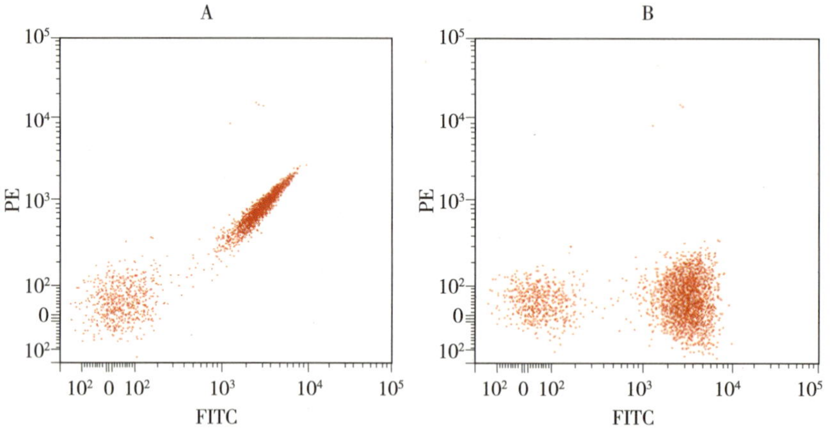

图 15－6　荧光补偿调节前（A）后（B）结果

第三节　数据分析和临床应用

流式细胞仪在收集细胞时，同时记录了细胞的多项信息，以 LSD 数据和图形模式储存。前者将每个细胞的各个检测参数以列表或矩阵方式存储，支持原始数据进行再处理和再分析，但文件体积较大；后者只能记录一次结果的图形数据，可用于显示或打印结果，不能进行再次分析。多种分析软件支持仪器关机后，对保存的 LSD 数据进行离线分析，以图形和数值结合方式显示数据的意义。

一、数据分析

（一）数据参数

流式细胞仪的数据参数是指仪器参加检测的用于分析的信号，包括散射光和荧光。

1. 散射光　即 FSC 和 SSC，分别反映细胞的大小和内部结构的复杂程度。

2. 荧光　反映细胞自发荧光或被染上荧光部分的数量多少。根据实验目的和标本处理不同，针对同一细胞可检测一种或多种参数。

（二）设门分析

流式细胞术通过“设门”（gating）技术选定符合特定参数的细胞群体，并对该群体做分析，“设门”技术是数据收集和分析的关键。所谓门（gate）是指在一张选定的图（例如单参数直方图和双参数散点图）上，按科学意义划分出特定的细胞群体。按形状可分为圆形门、多边形门、矩形门、线性门和十字门等。例如，对抗体 CD3－FITC、CD19－PE、CD4－ECD 和 CD8－PerCP 抗体标记的外周血数据进行分析，在图中用多边形门可将外周血白细胞分为淋巴细胞（绿色框部分），单核细胞和粒细胞（图 15－7A）。图 15－7B 显示不同强度 CD3－FITC 的相对细胞数量（单参数显示）。与门同时存在的是区，区在门内，或由门划分。若将 R2 区细胞在 FL3 - CD4 - ECD 和 FL4 - CD8 - PerCP 双参数散点图中展示，$CD3^+$ 细胞还可被分为 $CD8^+$ 和 $CD4^+$ T 的不同亚群（图 15 - 7C）。

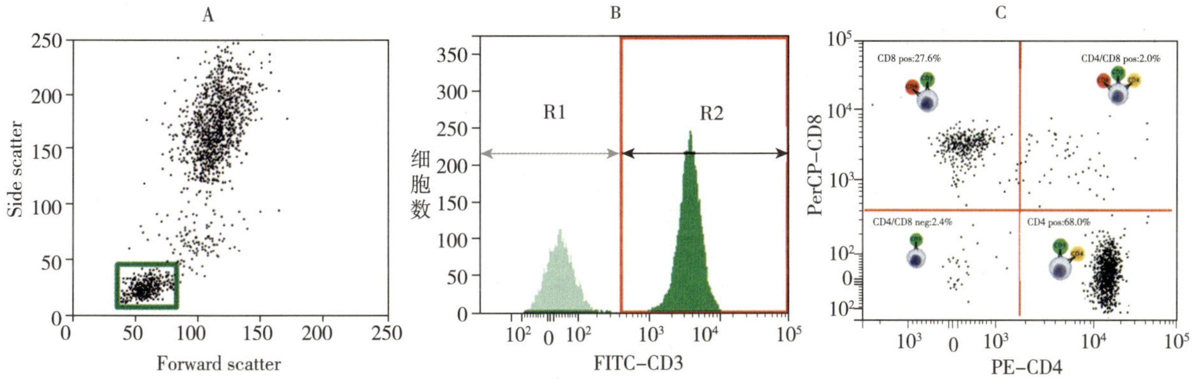

图 15 - 7　外周血细胞设门分选分析结果

（三）结果显示

1. 单参数直方图　单参数分析时可采用单参数直方图（single parameter histogram）来显示实验结果（图 15 - 7B）。图中的 X 轴代表某荧光检测通道的荧光或散射光强度，用通道数表示；通道数和转换前光信号强度呈对数或线形的对应关系；Y 轴代表检测通道内出现的具有相同光信号强度细胞的频度，即相对细胞数。在直方图内设门分析后，计算机可对选定区域的数据进行定性或定量分析，如区域内的细胞数目（event/count），门内百分比（% gated）和门内细胞占总检测细胞的百分比（% total），以及平均荧光强度（mean）、细胞的荧光变异系数（CV）、荧光强度中值（median）和峰值道数（peak channel）等。

2. 二维点图　为了研究两个参数或更多参数间的关系，可用二维或三维散点图（dot plot）来显示结果。以双参数散点图为例，图中每个点代表一个细胞，该点在图中有两个参数值（图 15 - 7C）。若把该图每个点分别投射到 X 轴和 Y 轴可分别得到两个直方图；但两个直方图无法反向转换为一个双参数散点图，因为双参数散点图中每个点联系着两个参数的对应关系，而两个直方图则无法建立这种联系。多个参数间的关联是以 LSD 数据储存的，所占存储空间大。因此，与流式细胞仪联机电脑内不宜存放过多的数据，以免影响软件运行速度。

3. 等高线图（contour plot）　是把代表相同数目的点依次连接起来所形成密闭的曲线，类似地图中所使用的等高线，越往里面的曲线代表细胞数目越多，等高线密集的地方代表着细胞数目变化快（图 15 - 8A）。当细胞数目变化不大时，等高线间可设为等间距，便于观察局部；当细胞数目变化较大时，等高线间可设为对数间距，便于观察总体。不同等高线代表不同的细胞数量，用不同颜色或标有不同细胞数的名称曲线轮廓表示。与等高线图显示数据原理类似的还有密度图，用不同的色彩显示不同的细胞数（图 15 - 8B）。

4. 假三维图（pseudo 3D plot）　是在双参数图的基础上，用计算机软件将细胞数目设为 Z 轴，来立体展示不同二维参数的细胞分布情况（图 15 - 8C）。图中的一维不是参数而是细胞数目，因此仍为二维图，也称为假三维图。

5. 多参数组合分析　当数据的参数多于 3 个时，单张图无法同时显示全部参数。目前多采用组合设门技术，先利用部分参数选定分析细胞群，再用多个双参数散点图和直方图进一步分析细胞群体特征。此外，还可采用多参数矩阵来统计多参数组合细胞的特征，如百分率和平均荧光强度等。

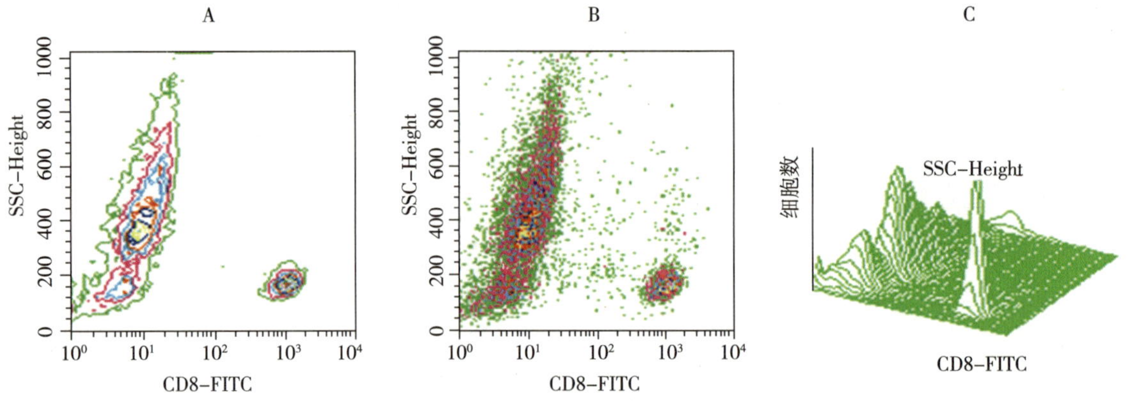

图 15-8 二维等高线图（A）、二维等高密度图（B）、假三维图（C）显示结果

二、临床应用

目前，临床免疫检验工作中，FCM 主要应用于以下方面。

（一）淋巴细胞及其亚群的分析

淋巴细胞主要包括 T 细胞、B 细胞和 NK 细胞，它们是执行免疫调节和免疫功能的免疫活性细胞。三类淋巴细胞还可分为不同功能亚群，以及活化与静止的不同状态。通过检测细胞表面的标志，可了解疾病过程中各细胞亚群的比例和动态变化，以辅助疾病的诊断、研究发病机制或监测治疗效果。

表 15-1 淋巴细胞及其亚群表面标志

淋巴细胞及其亚群	表面标志
Th1 细胞	$CD3^+/CD4^+/CD8^-/CXCR3^+$
Th2 细胞	$CD3^+/CD4^+/CD8^-/CCR4^+$
Th17 细胞	$CD3^+/CD4^+/CD8^-/CCR6^+$
Tc 细胞	$CD3^+/CD4^-/CD8^+$
B1 细胞	$CD19^+/CD5^+$
B2 细胞	$CD19^+/CD5^-$
NK 细胞	$CD3^-/CD56^+/CD16^+$

可检测 20 种以上荧光信号的大型分析型和分选型流式细胞仪的问世，必将促进新淋巴细胞亚群的发现与功能研究。

（二）淋巴细胞功能的分析

不同淋巴细胞亚群，或其活化后，细胞表面标志发生变化，并产生特征性的细胞因子，通过 FCM 检测细胞表面标志和细胞内细胞因子可分析不同淋巴细胞亚群的功能。例如，$CD3^+CD4^+CD8^-$ 细胞，按细胞因子表达情况可分为 Th1 和 Th2 亚群；可采用 FCM 检测 CTL 细胞、NK 细胞对靶细胞的杀伤活性；FCM 可直观的检测中性粒细胞被佛波酯醇（PMA）等刺激后的吞噬和氧化功能；也可通过 FCM 检测巨噬细胞吞噬荧光微球的能力来评价巨噬细胞的吞噬功能等。

（三）造血系统分化抗原与白血病免疫分型

骨髓造血干细胞分化为不同谱系血细胞的过程伴随着表面白细胞分化抗原的变化，检测细胞表面的分化抗原不仅可鉴定免疫细胞分化，也可辅助检查白血病细胞的来源和异常分化。目前，FCM 在白血病的发病机制、诊断、治疗和预后方面都具有重要的价值。多色免疫分型已成为临床淋巴瘤和白血病诊断的重要手段，目前常用5参数和6参数分析（包括FSC、SSC、3或4个荧光参数）。荧光参数主要用来分析白血病和淋巴瘤细胞的分化抗原、胞质抗原、胞质内免疫球蛋白和髓过氧化物酶等。白血病的分型研究是白血病的准确分型、治疗方案选择和判断预后的重要证据。同时FCM可对白血病复发的主要根源－微小残留病变进行高度特异性和敏感性的检测分析。在白血病缓解期进行检测，及早检测出微小残留病变并采取措施有助于减少复发。

（四）肿瘤耐药相关蛋白分析

多药物耐药基因编码P－糖蛋白等产物，将多种化疗药物跨膜运到细胞外，使细胞内药物浓度下降，肿瘤耐药。检测到外周血中的白血病细胞P－糖蛋白表达增加，说明患者对化疗药物耐药，提示临床医生应修改治疗方案。

（五）艾滋病检测中的应用

获得性免疫缺陷综合征（AIDS）是由于HIV感染人体后，选择性侵犯和破坏$CD4^+$T细胞而致的免疫缺陷综合征。FCM是AIDS免疫功能检测的最重要手段，动态监测T细胞总数、$CD4^+$和$CD8^+$亚群变化，可对HIV感染后患者的病情和发病阶段进行判断。HIV携带者的$CD4^+$T细胞可无显著变化；当发展为AIDS时，$CD4^+$T细胞显著下降。AIDS的特征性免疫诊断指标：T细胞总数减少，T细胞亚群的CD4/CD8比值倒置。发病阶段FCM分析可发现CD4/CD8比值小于1，$CD8^+$T数正常或略增加，NK细胞减少或活力减弱，B淋巴细胞亚群基本正常或活力减弱。

（六）自身免疫性疾病相关的人类白细胞抗原的分析

多种自身免疫病存在人类白细胞抗原表达异常，如强直性脊柱炎（ankylosing spondylitis，AS）与HLA－B27抗原关联。58%～97%的强直性脊柱炎患者为HLA－B27阳性，而正常人群仅为2%～7%。通常用FCM检测外周血白细胞HLA－B27/B7或HLA－B27/CD3表达，为诊断AS提供特异、敏感的实验室指标。阵发性睡眠性血红蛋白尿（paroxysmal nocturnal hemoglobinuria，PNH）患者红细胞、粒细胞和淋巴细胞表面CD59、CD55表达减少或消失。通过免疫荧光染色和FCM检测红细胞、粒细胞和淋巴细胞表面CD59和CD55，可辅助疾病诊断。

（七）移植免疫中的应用

移植排斥反应是影响移植器官存活的主要障碍，其主要靶抗原是HLA。目前，FCM主要用于交叉配型和群体反应性抗体（panel reactive antibody，PRA）的检测。应用FCM进行交叉配型比传统方法更敏感、特异；PRA可系统地检测受者体内抗体的情况，从而对是否适合移植及移植的时机提供准确的判断。免疫学指标的变化要早于移植排斥反应发生，因此器官移植后动态检测淋巴细胞亚群的数量和活化状态、细胞因子和趋化因子等变化，可早发现和控制移植排斥反应，延长移植物的存活时间。

第四节　荧光微球流式悬浮芯片技术

荧光微球流式悬浮芯片技术又称液相芯片（liquid chip）、多功能悬浮阵列（multi－analyte suspension array）、多指标同步分析（flexible multi－analyte profiling，xMAP），该技术是在不同荧光编码的微球上进行抗原－抗体、酶－底物、配体－受体的结合反应及核酸杂交反应，通过红、绿两束激光分别检测微球编码和报告荧光来达到定性和定量的目的，一个反应孔内可以完成多达100种不同的生物学反应，是继基因芯片、蛋白芯片之后的新一代高通量分子检测技术平台。

目前，全球已有数百套基于xMAP技术的检测平台用于免疫学、蛋白质、核酸检测、基因研究等领域，该技术已成为一种新的蛋白质组学和基因组学研究工具，也是最早通过美国食品与药物管理局（FDA）认证的可用于临床诊断的生物芯片技术。

微课/视频3

一、基本原理

液相芯片体系由许多大小均一的圆形微球（直径5.5~5.6μm）为主要基质构成，每种微球上固定有不同的探针分子，将这些微球悬浮于一个液相体系中，就构成了一个液相芯片系统，利用这个系统可以对同一个样品中的多种不同分子同时进行检测，这种被称之为xMAP的检测技术是1997年由美国Luminex公司开发出来的。

在液相系统中，为了区分不同的探针，每一种固定有探针的微球都有一个独特的色彩编号，或称荧光编码。在微球制造过程中掺入了红色和橙色两种荧光染料（这两种染料各有10种不同荧光强度的区分）（R1-R10；O1-O10），从而把微球分为100种不同的颜色，形成一个具有独特光谱地址的含有100种不同微球的阵列（分别对应，R1O1，R1O2…R10O10）。不同颜色微球在分类激光激发下产生的荧光强度互不相同，这种分类荧光是识别不同微球的唯一途径（图15-9）。利用这100种微球，可以分别标记上100种不同的探针分子。

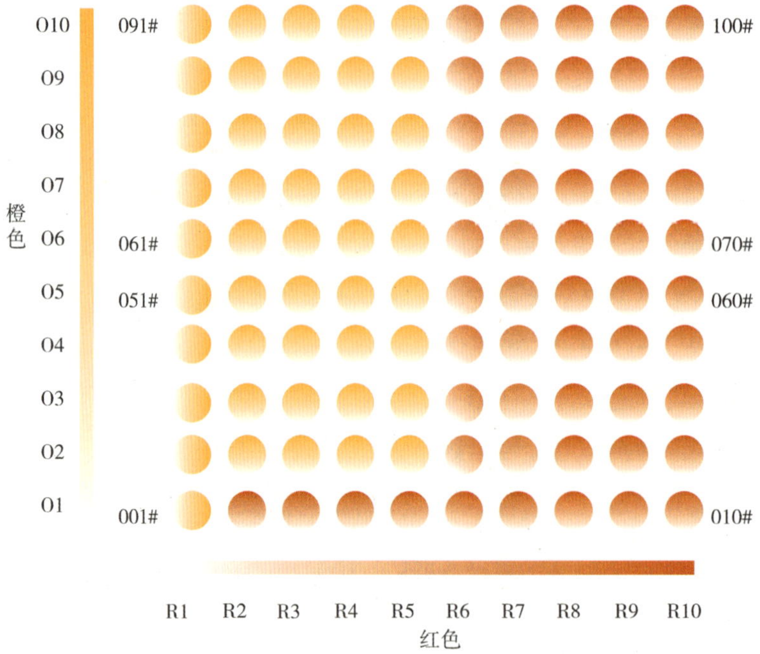

图15-9 荧光编码微球示意图

检测时先后加入样品和报告分子与标记微球反应，样品中的目的分子（待检测的抗原或抗体、生物素标记的靶核酸片段、酶等）能够与探针和报告分子特异性结合，使交联探针的微球携带上报告分子藻红蛋白，随后对微球进行检测和结果分析。红色激光可将微球分类，从而鉴定各个不同的反应类型（即定性）；绿色激光可确定微球上结合的报告荧光分子的数量，从而确定微球上结合的目的分子的数量（即定量）。因此，通过红绿双色激光的同时检测，完成对反应的实时、定性和定量分析（图15-10）。

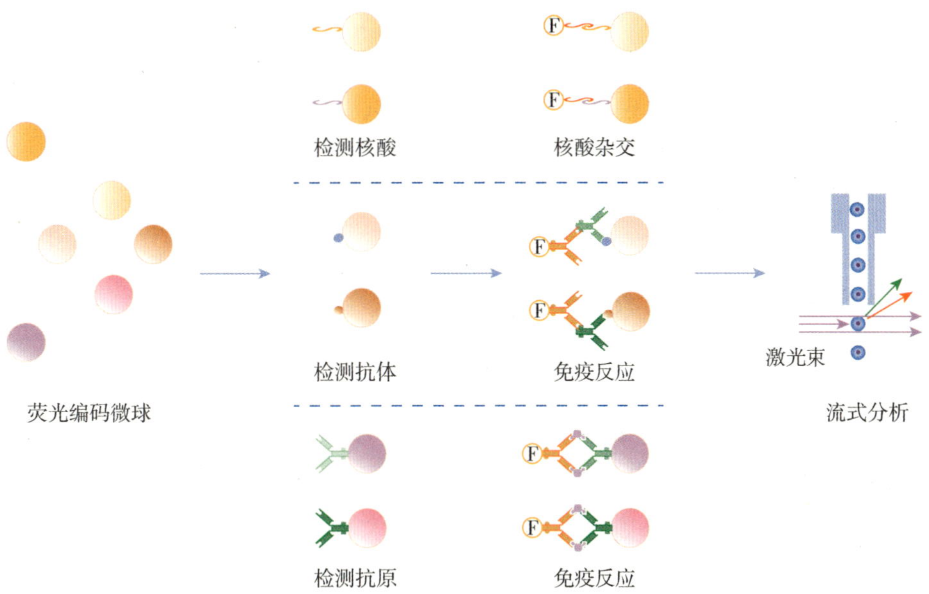

图 15-10　xMAP 方法原理示意图

二、技术特点

液相芯片技术最突出的优点在于，仅需少量样本即可同时定性、定量检测同一样本中的多种不同目的分子，即多重检测（multiplexing）。具体说来，与常规免疫学或核酸检测方法相比，液相芯片技术具有以下显著优点。

1. 高通量　可对同一样本中的多种不同目的分子同时进行实时、定性、定量分析。从理论上说，如果不存在交叉反应，检测的通量等于微球的种类数，目前最多可达到 100 种。这远胜过一次只能检测一个项目的传统免疫分析法。

2. 样本用量少　由于在同一个反应孔中可以同时完成 100 种不同的生物学反应，所以大大节省了样本用量，少至 1μl 的样本即可检测，非常适合分析小体积稀有样品。

3. 操作简单、快速　由于是基于液相反应动力学，因此反应速度快，孵育时间比传统的固相检测短。进行免疫学分析时，若使用高亲和力抗体，2~3 小时内即完成检测，而核酸杂交分析在 PCR 扩增后 1 小时内可得到结果。

4. 灵敏度高　微球表面积大，每个微球上可包被 100000 个捕获抗体，如此高密度的捕获抗体保证了能够最大程度地与样本中的抗原分子结合，提高检测灵敏度。最低检测浓度可达到 0.1pg/ml。

5. 检测范围宽　可达 3~5 个数量级，细胞因子检测试剂盒的检测范围可达到 0.2~32000pg/ml，样品无须浓缩或稀释。

6. 特异性强　无须洗涤就能够自行将和微球结合的与未结合的分子区分开来，只读取单个微球上的荧光信号，信噪比好。

7. 准确性高　微球上的报告分子荧光强度与结合的待测分子成正比。由于液相芯片技术的检测范围大，因此不需要像 ELISA 检测中那样需将样本多倍稀释，从而减小了误差。

8. 重复性好　与 ELISA 依靠酶放大作用的比色读数相比，液相芯片技术中的荧光读值更加直接、稳定、灵敏；而且每种微球检测 100 个，最终取荧光强度的中值作为结果，这相当于对每个样本重复检测了 100 次，而 ELISA 仅为双复孔或三复孔，因此液相芯片检测结果的准确性和重复性是 ELISA 无法比拟的。

9. 成本低 同时检测一个样本中的多项指标可节约时间、样本、试剂、耗材和人力（比 ELISA 法低 10～100 倍），降低检测成本，同时还提高了分析效率，仅需少量样本即可获得大量信息。

10. 灵活性好 适用于各种蛋白质和核酸的分析。商品化试剂盒的使用者只需增减探针交联微球和标记分子即可满足不同检测项目的需要。

三、临床应用

液相芯片是继平面芯片之后的一种新型芯片技术，是一种非常灵活的多元分析平台，在核酸、蛋白质等生物大分子的大规模分析中具有巨大的应用潜力，可用于免疫分析、核酸研究、酶学分析、受体配体识别分析等众多领域的研究，蛋白质与蛋白质相互作用、蛋白质与核酸相互作用分析等都可以在同一个平台上实现。

鉴于液相芯片技术在高通量定性和定量检测上令人瞩目的优势，目前它在基因组学研究、蛋白质组学研究、药物开发、基础研究和临床诊断等方面的应用十分广泛，近几年来，以此为平台的产品开发和应用十分活跃，研究者既可以根据研究需要自行制备探针交联微球，建立反应体系，也可使用种类繁多的商品化试剂盒进行分析。大体说来，液相芯片技术的应用包括两大部分：液相蛋白芯片和液相基因芯片，前者主要是基于抗原抗体反应，而后者实质为核酸杂交。目前液相芯片技术主要在检测细胞因子、病原微生物、基因突变以及 HLA 分型、基因表达分析、细胞信号转导途径研究等方面应用。

（一）定量检测细胞因子

细胞因子参与多种免疫功能，某些细胞因子具有相同功能，并且调节其他细胞因子的合成和分泌，因此，同时检测多种细胞因子有利于全面判断机体免疫功能、了解分子水平的免疫调节机制，在疾病的诊断、病程观察、疗效判断及细胞因子治疗监测方面有重要意义，还可用于研究发病机制、药物作用机理和药物临床试验。

目前最常用于检测体液和细胞培养上清中细胞因子的方法有 ELISA、TRFIA 等，这些方法灵敏度、特异性和准确性都较好，但是也存在一些局限：每次仅能检测一种细胞因子，如果需要同时分析多种细胞因子，则检测费用较为昂贵并且费时，完成检测所需的样本量较大，对于一些量少的样本（如鼠血清、儿童患者标本）就比较困难。能够同时检测数种细胞因子的方法有 RT－PCR、Northern blot 等，但它们均不能准确定量检测分泌性细胞因子，而且每次检测的细胞因子数目有限。

液相芯片可同时检测同一样品中的多种分子，而且具有特异、快速、灵活、重复性好的特点，其检测范围为 3～4 个数量级，检测灵敏度也远胜于 ELISA。因此定量检测细胞因子成为目前液相芯片技术应用最为活跃和广泛的领域之一。

（二）单核苷酸多态性的检测

单核苷酸多态性（single nucleotide polymorphism，SNP）是指在基因组水平上由于单个核苷酸改变所引起的 DNA 序列多态性。SNP 在人类基因组中广泛存在，平均每 500～1000 个碱基对中就有 1 个。随着人类基因组计划的完成，基因组多态性研究，尤其是 SNP 检测，已经成为一个重要的研究热点。

采用液相芯片进行 SNP 分析比 DNA 测序或者基因芯片操作简便、快速、高效、准确、重复性好、通量高、费用低，而且单管反应即可检测多种 SNP，在研究 SNP 与疾病（心血管疾病、肥胖、肿瘤等）发生、法医鉴定等方面具有显著的优势和广阔的应用前景。

（三）检测病原体和诊断感染性疾病

应用液相芯片技术不仅可用免疫学方法检测机体感染病原体（包括病毒、细菌、真菌、寄生虫等）后产生的血清抗体，或直接检测病原体抗原，也可在基因水平上检测病原体的核酸，其用途十分广泛，如血清学诊断、病原体分型、疫苗效力评价、食品安全、环境监测、生物反恐等。

（四）HLA 分型

人类白细胞抗原（HLA）是目前所知人体最复杂的遗传多态系统，HLA 不但与个体对某些疾病（如强直性脊柱炎）的易感性有关，其最重要的用途还在于器官移植之前的组织配型。传统的血清学和细胞学配型检测方法耗时较长，而利用液相芯片技术进行 HLA 血清学分型的灵敏度高于 ELISA，而且还具有 ELISA 所不能比拟的高通量、省时和高效率。利用液相芯片进行 HLA 基因分型，可检测出 HLA A、B、C、DP、DQB1、DRB1、DRB3、DRB4、DRB5 位点上的等位基因。

（五）分析基因表达

采用支链 DNA（branched DNA）与液相芯片技术相结合的方法，可定量检测多种基因的 mRNA 表达情况。小分子 RNA（microRNA；miRNA）是一组保守的单链短 RNA，约 22 个核苷酸长度，它们具有重要的基因表达调控作用。可采用液相芯片技术对多个标本（包括多种人类肿瘤）的多种 miRNA 进行表达分析。

（六）研究细胞信号转导途径

可分析磷酸化蛋白和总蛋白，评价其磷酸化状态，以确定细胞信号转导机制。

除上述应用外，液相芯片技术还可用于过敏原检测、自身抗体检测、肿瘤标志物及其他生物标志物分子检测，以及酶/底物、DNA/蛋白、蛋白/蛋白等分子相互作用的研究和分析蛋白表达等方面。

知识拓展

基于流式细胞术的 CBA 技术简介

流式细胞术不仅可用于细胞的检测，还可用于可溶性蛋白的定量分析。可溶性蛋白是指在血液等标本中以溶解状态存在的蛋白质。常见的可溶性蛋白包括细胞因子、趋化因子、激素和抗体等。流式微球阵列（cytometric bead array，CBA）是一种基于流式细胞检测系统的多重可溶性蛋白定量检测方法，它能够同时对单个样品中的多个指标进行检测。

CBA 的检测原理：将大小一致的微球包被不同的特异性捕获抗体，微球与荧光素 A 结合，不同种类捕获微球的荧光素 A 强度不同。将待测标本与捕获微球、荧光素 B 标记的二抗孵育，目标蛋白被微球捕获，同时结合荧光二抗，形成“三明治夹心复合物”。利用流式细胞仪分析复合物荧光强度，基于荧光素 A 的强度可区分结合不同种类抗体的微球，基于荧光素 B 的强度与标准曲线比较，可对待测蛋白进行定量分析。

CBA 技术有以下优点。①可以实现多重检测：可同时对一个样本中多达 50 种目的蛋白进行精确定量。②样本需要量小：一般 25μl 血清或血浆就满足一次检测需求，更适用于临床微量样本如脑脊液、眼内液的分析。③灵敏度高：分析灵敏度可达 pg/ml 级别。④检测范围宽：检测范围常可达 0 ~ 5000pg/ml。⑤检测指标灵活组合：可形成多种形式的、不同临床和研究需求的分析试剂盒。⑥只利用流式细胞仪，无须其他特殊设备，并可基于 CBA 技术进行试剂的研发。

流式荧光技术与 CBA 技术的区别

流式荧光技术是基于编码微球和流式技术的一种临床应用型的高通量发光检测技术，又称液态芯片、悬浮阵列及 Luminex 等。

检测仪器：Luminex 等悬浮阵列仪。载体：微球。检测目标：蛋白、核酸等；可同时测 100 种，高通量。

流式微球阵列（cytometric bead array，CBA）是一种基于流式细胞术的免疫检测方法，通过使用荧光标记的抗体对多种可溶性蛋白进行定量分析。每个 CBA 微球有特定的荧光强度，但种类没有 Luminex 多，一般只捕获蛋白。

检测仪器：流式细胞仪。目标蛋白：细胞因子等。目标蛋白种类：10 多种。

第五节　流式细胞分析的新技术进展

近年来，流式细胞术不断突破与创新，从定性检测发展为定量检测；从单参数分析发展为多参数分析；从检测蛋白表达水平发展为检测蛋白定位、蛋白功能及蛋白翻译后修饰等。一系列新兴的流式细胞分析技术不断涌现，光谱流式（spectral flow cytometry）和质谱流式（mass cytometry）两类单细胞多标记检测分析技术，可以提供40 色乃至更高的单细胞超高参数分析能力，配合高维数据降维或聚类分析，可以避免荧光光谱重叠所导致的补偿问题。

一、光谱流式

光谱流式是一种基于常规流式细胞术的技术，它通过使用光谱仪和多通道检测器代替常规系统中的传统反射镜、滤光器和光电倍增管，从而能够快速进行多参数收集并分析单个细胞或颗粒上的数据。这种技术改进了光谱相邻的各种信号帧和多色荧光染料的组合使用，通过解析荧光素的光谱特征，智能地消除常规流式中的荧光渗漏影响，从而降低了光路的复杂程度，并实现同等参数检测的仪器成本减少 80%。

光谱流式与传统流式的区别主要体现在以下几个方面。①分光方式：传统流式通常采用二向色镜和滤光片组合来对不同波段的荧光进行区分，而光谱流式采用棱镜或光栅进行全波段的色散分光。②信号检测器：传统流式使用滤光片系统和光电倍增管阵列来检测荧光信号，而光谱流式则通过棱镜或光栅分光产生的连续光谱信号，配合线性检测器阵列实现全光谱信号获取。③激光器配置：传统流式中，检测器和荧光素之间是一对一的关系，而光谱流式中，每根激光可以激发多个荧光素，产生的光谱信息被捕获并参与解混运算，从而提高荧光素之间的区分度。④实验方案设计：光谱流式能够简化多色流式实验的操作流程和试剂与样本用量。

二、质谱流式

质谱流式技术是传统流式细胞分析技术和质谱技术结合的新技术，用高稳定性的稀土金属元素（主要是镧系元素）代替荧光染料作为标记物，并通过电感耦合等离子体 - 飞行时间质谱仪对标记的细胞蛋白进行高通量和高分辨分析，在单细胞水平上能分析高达 40 多种参数，消除了常规流式细胞分析中的串色干扰，可直接对血液样本进行分析。质谱流式技术在单细胞蛋白质组学的表征、信号传导和功能中发挥了重要作用，非常适用于高度复杂细胞群的表征。

与荧光流式细胞技术相比，质谱流式细胞技术主要有两点不同：第一，抗体标记系统不同。前者使用荧光素作为抗体标记物，后者则使用金属元素作为标记物。理想的标记物需要满足四个特点：①生物样本中含量低；②无放射性；③易于标记及检测；④种类多。第二，检测系统不同。前者检测系统为激光器和光电倍增管，而后者使用电感耦合等离子体质谱技术 ICP - MS 作为检测手段。ICP - MS 技术检出限低、动态线性范围宽（ng/L ~ mg/L）、干扰少、分析精密度高、分析速度快（1 ~ 3 分钟/样本），相邻检测通道间的干扰小于0.3%。它将实现更为精确全面的免疫分型及细胞内信号网络分析等，在免疫细胞分型、肿瘤研究等领域有着广泛的应用前景。

三、纳米流式

纳米流式检测仪是一种基于鞘流单分子荧光检测技术开发的分析仪器，专门用于对纳米颗粒、亚细胞结构、细菌、病毒等进行高灵敏度、高通量的多参数定量表征。技术的原理主要是基于流体聚焦和激光聚焦技术，通过减小探测区体积、延长被测颗粒穿越激光探测区的时间、降低散射背景、提高激光功率等措施，实现200nm以下颗粒的检测。当被测颗粒通过激光检测区时，颗粒被激光照射产生散射光和荧光信号，通过一系列光学元件收集并分离散射光和各波段的荧光信号，经过电学系统中的信号转换和数据处理，获得样品的各种理化信息。纳米流式检测仪的应用领域广泛，包括肿瘤诊断、细胞免疫学、病毒学研究以及生物分子检测等，为生命科学和生物医学研究以及纳米科技的发展提供了新的表征手段。

思考题

答案解析

案例　健康体检者，男，68岁，体格检查未见异常，血常规检查及T细胞亚群分类计数和绝对计数情况：RBC 5.55 $\times 10^9$/L，HB 168（g/L），PLT 174 $\times 10^9$/L，WBC 34.21 $\times 10^9$/L，中性分叶核粒细胞百分率10%，淋巴细胞百分率88%，中性分叶核粒细胞绝对值3.42 $\times 10^9$/L，淋巴细胞绝对值30.10 $\times 10^9$/L。$CD3^+$ T细胞为38.4%（参考值66.9%～83.1%），$CD3^+CD4^+$ T细胞为17.00%（参考值33.19%～47.85%），$CD3^+CD8^+$ T细胞为18.30%（参考值20.4%～34.7%），$CD4^+/CD8^+$为0.93（参考值0.97～2.31），$CD3^+$ T细胞绝对计数（cells/μl）1837（941～2226），$CD3^+CD4^+$ T细胞绝对计数（cells/μl）813（471～1220），$CD3^+CD8^+$ T细胞绝对计数（cells/μl）873（303～1003）。

问题

（1）本案例中样本的T细胞亚群结果提示什么？

（2）本案例中样本的血常规结果提示什么？

（3）针对本案例的体检者，下一步的建议是什么？

（陈　捷）

书网融合……

重点小结　题库　微课/视频1　微课/视频2　微课/视频3

第十六章　免疫细胞分离与功能检测技术

PPT

学习目标

1. 通过本章学习，掌握外周血单个核细胞密度梯度离心分离法、T细胞和B细胞的免疫磁珠分离法；熟悉特定细胞流式细胞术分选技术，T细胞、B细胞和NK细胞的主要功能检测及其方法；了解吞噬细胞的功能测定。

2. 具备在临床和科研实践中开展免疫细胞分离和功能检测的能力。

3. 养成严谨细致的工作态度，树立勇于开展复杂检测项目精神和培养严谨细致的工作作风。

广义的免疫细胞主要包括造血干细胞、淋巴细胞（T淋巴细胞、B淋巴细胞、NK细胞）、抗原提呈细胞（单核-巨噬细胞、树突状细胞）及各种粒细胞、红细胞和肥大细胞等。分离和制备免疫细胞并对其数量及功能进行测定，是免疫学研究及临床应用中最常用、最基本的核心技术之一。

第一节　免疫细胞分离技术

免疫细胞的分离方法很多，主要是根据细胞物理性状、表面标志以及功能等方面的差异而设计的。采用何种方法，应根据实验的目的及所需细胞的种类、纯度及数量等要求来确定。分离细胞选用的方法应力求简便可行，收获细胞后应尽量保持其活性，兼顾较高的纯度和较高的获得率。免疫细胞的分离技术曾经采用过沉降法、E花环分离法、尼龙棉柱分离法、补体细胞毒法、亲和板结合分离法等，但由于操作复杂，分离效果不佳，限制了其推广使用。随着技术的进步，免疫细胞分离技术正朝着越来越精细化和尖端化的方向发展，如免疫磁珠分离、流式细胞仪分离细胞亚群及表达特定抗原的免疫细胞群体等。不过，常规的密度梯度离心法分离外周血单个核细胞等技术因其简单、快捷、实用而仍被广泛使用，且常常作为免疫磁珠、流式细胞仪等技术分离细胞前必不可少的基础准备和细胞富集方法。

一、密度梯度离心法 微课/视频1

外周血单个核细胞（peripheral blood mononuclear cell，PBMC）包括淋巴细胞和单核细胞，是免疫学实验中最常用的细胞群。获取高纯度高活力的PBMC是进一步分离纯化T、B淋巴细胞的基础，是开展免疫细胞检验的重要前提条件。采用最多的，也是最简便实用的方法是密度梯度离心法。

密度梯度离心法，是将样品加在梯度介质中进行离心沉降，在一定的离心力下把颗粒分配到梯度中某些特定位置上，形成不同区带的分离方法。该法的优点有：①分离效果好；②适用范围广；③细胞不会挤压变形，所以能保持细胞活性，并防止已形成的区带由于对流而混合。

（一）Ficoll - Hypaque 分层液法

聚蔗糖-泛影葡胺（Ficoll - Hypaque）分层液法是一种单次差数密度梯度离心分离法。聚蔗糖（Ficoll）分子量为40kD，具有高密度、低渗透压和无毒性的特点。常用的聚蔗糖溶液浓度为6%，密度为1.020。由于高浓度的Ficoll溶液黏性高，常在聚蔗糖溶液中加入适量密度为1.200、浓度为34%

的泛影葡胺（urogarfin，商品名 Isopaque 或 Hypaque）以增加密度，配制成密度合适的聚蔗糖－泛影葡胺分层液，故又称为 Ficoll－Hypaque 分层液，其密度为 1.077±0.002，可作为常规的淋巴细胞分层液。

分离人外周血细胞时，将肝素抗凝全血用 PBS 或 Hanks 液稀释后，沿管壁缓慢叠加在等量（或1/2量）的分层液上面，使两者形成一个清晰的界面，2000r/min 20 分钟水平离心后，由于血液中各种有形成分的密度存在差异，便可形成不同层次的液体和细胞区带。红细胞密度为 1.093，粒细胞密度为 1.092，均大于分层液，沉积于试管最下层；血小板密度最小，为 1.030～1.035，故悬浮于最上层血浆内；中间层是分层液；血浆层与分层液交界处可见到灰白色混浊薄层即为单个核细胞层，是密度为 1.075～1.090 的淋巴细胞和单核细胞（图 16－1）。沿管壁吸出单个核细胞，经洗涤、离心、计数、台盼蓝染色检查细胞活力后稀释备用。分离实验动物 PBMC 使用的分层液密度，大鼠为 1.084～1.087，小鼠为 1.080。

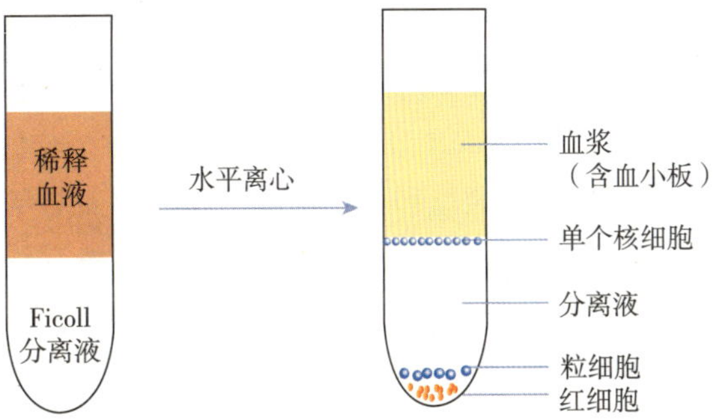

图 16－1　Ficoll 分层液分离单个核细胞示意图

本法分离的细胞纯度可达 95%，细胞获得率可达 80% 以上。但细胞获得率与室温有关，当室温超过 25℃时可影响获得率。另外，在获取细胞后的试验操作应尽量在低温（4～8℃）条件下或置于冰块中进行。

（二）Percoll 分层液法

Percoll 是经聚乙烯吡咯烷酮（PVP）处理的大小不一的硅胶颗粒混悬液，原液密度为 1.135，对细胞无毒性和刺激性，可高压灭菌，但压力过高可形成凝胶。长期储备时会析出结晶，但不影响其使用。

1. 连续密度梯度离心法　分离细胞时，先将 Percoll 原液与等量 PBS 均匀混合，置 15ml 锥形离心管内，高速离心（21000r/min 40 分钟），因硅胶颗粒大小不一，故使分层液形成一个从管底到液面密度逐渐递减的连续密度梯度；再将已制备的 PBMC 悬液（或抗凝全血）轻轻叠加在液面上，低速离心（1000r/min 20 分钟），可使密度不等的细胞分离纯化。此时可见试管中的细胞分成 4 层，顶层不透明细胞带为死细胞、残片和少量血小板，其下为单核细胞层，再下为淋巴细胞层，底层为粒细胞和红细胞，收集所需的细胞群（图 16－2）。该法是分离淋巴细胞和单核细胞一种较好的方法，淋巴细胞纯度可高达 98%，单核细胞纯度可达 78%，但操作流程较长、步骤较繁琐，设备条件要求较高，试剂耗费亦较大。此外，硅胶颗粒也有活化单核细胞的可能。

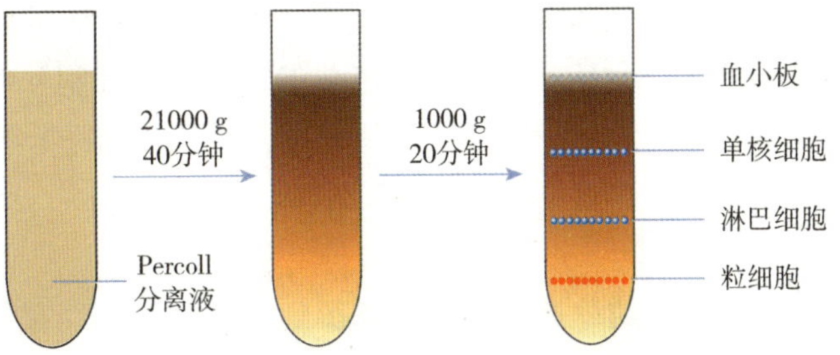

图 16－2　Percoll 连续密度梯度离心法分离单核细胞与淋巴细胞示意图

2. 不连续密度梯度离心法　将 Percoll 原液用 Hanks 液配制成不同浓度的分离液，再按浓度大小依次叠加至离心管中，形成不连续密度梯度分层液，然后加入待分离细胞悬液离心，可进一步分离PBMC 悬液中的各细胞组分。

二、免疫磁球分离法

免疫磁性微球（immunomagnetic microspheres，IMMS），或称免疫磁珠（immunomagnetic beads，IMB），是表面结合有单克隆抗体的磁性微球。该法是将特异性抗体交联于磁性颗粒（磁珠）表面形成IMB，再与细胞悬液反应，磁珠借抗体结合于相应细胞群或亚群表面，将细胞悬液置于外加磁场中，结合免疫细胞的IMB被磁场吸引，使磁珠结合的细胞与未结合的细胞分离。目前，通过磁珠分选细胞越来越简便，且纯度和获得率越来越高，而对细胞的影响也越来越小。该技术分为阳性选择和阴性选择，且都能由直接或间接抗体标记方法完成。阳性选择又叫作正选法，即磁珠结合的细胞就是所要分离获得的细胞；反之，阴性选择叫作负选法，磁珠结合的细胞为不需要的细胞。

1. 直接法 将特异性抗体直接与磁珠（平均直径小于1.5μm）交联形成IMB，再与表达相应膜抗原的细胞结合，对特定细胞进行阳性或阴性分选（图16－3）。例如，常采用直接法阳性分选B淋巴细胞。分选时将偶联抗CD19抗体的免疫磁珠与淋巴细胞悬液或PBMC悬液混合，充分振荡，用磁性装置或强磁铁将磁珠吸至管壁，弃去管底未结合细胞后，将培养瓶或离心管脱离磁场，重悬磁珠，解离与B细胞结合的磁珠，即可得到高纯度的B细胞。

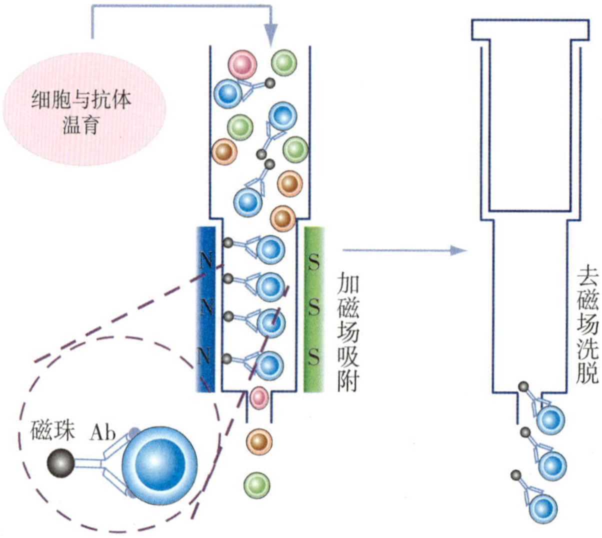

图16－3 免疫磁珠直接法分离淋巴细胞示意图

2. 间接法 用羊（或兔）抗鼠IgG抗体（第二抗体）包被磁珠后，可与任何已结合鼠源性单克隆抗体（第一抗体）的细胞发生反应，从而对细胞进行分离。例如，间接法阴性分选T细胞亚群。分选时将羊（或兔）抗鼠IgG抗体（第二抗体）包被磁珠形成IMB。将T细胞悬液与针对某种需去除的T细胞亚群表面抗原的特异性单克隆抗体温育，再与IMB温育，则需去除的T细胞亚群与IMB结合，在外加磁场的作用下，IMB连同结合的细胞一起快速、高效地沉降而被去除，留下的悬浮细胞即为所需的T细胞亚群。

该法还广泛地用于其他多种细胞的分离纯化。①单核细胞的分离：用鼠抗人CD14免疫磁珠，经阳性分选从PBMC中获得单核细胞；②NK细胞的分离：用羊抗鼠IgG免疫磁珠，经阴性选择从已包被CD3、CD4、CD19、CD14单抗的PBMC中去除T淋巴细胞（$CD3^+/CD4^+$）、B淋巴细胞（$CD19^+$）、单核细胞（$CD14^+$），从而分离NK细胞；③造血干细胞的分离等。近年来，免疫磁珠技术还与生物素－亲合素系统（biotin－avidin system，BAS）结合，利用生物素与亲合素间的高亲和力及生物放大作用，可增强IMB与靶细胞的特异性结合，进一步提高分离效率。如生物素化单抗－亲合素/链霉亲合素-生物素结合磁珠（BAB法）。

免疫磁珠分离法的优点还在于可同时进行细胞的阳性分选和阴性分选，所获细胞的纯度可达95%～99%，获得率高达90%，活细胞率大于95%，其分离效果可与流式细胞术媲美，但比后者省时且费用低，操作简便、快速，无须特殊设备。缺点是阳性分选中抗体可导致细胞活化或细胞凋亡。目前，全自动磁性细胞分选仪（auto-magnetic activated cell sorter，autoMACS）已问世，可通过直接和间接细胞分选方法对所有类型的细胞进行分选，操作简单，只需磁性标记细胞后，再选择分选程序，其他都将自动进行。autoMACS还可与流式细胞仪兼容，同时对细胞进行磁性和荧光标记，用作流式分选前的磁性预选。例如，将抗-FITC或者抗-PE微型磁珠偶联到经FITC或PE染色了的细胞上，先经autoMACS磁性分选出阳性和阴性组分，再用于流式分选。通过autoMACS预选，甚至可对罕有细胞进行精确的分析和定量。

三、流式细胞仪分选法

如前所述，从PBMC分离所需细胞的方法很多，如离心、免疫磁珠等，但在对目的细胞进行高速、高纯度、高精度分选、单个细胞分析，特别是需进行多分子标记、多参数分析才能确认目的细胞时，流式细胞仪（flow cytometer，FCM）则更具优势。用来分离、鉴定细胞的流式细胞仪又被称为荧光激活细胞分类仪（fluorescence activated cell sorter，FACS），是分离和鉴定细胞群及亚群的一种强而有力的应用工具（详见第十五章）。

FCM具有高灵敏度、高精密度、多参数分析、高纯度分选和高速度分析等众多优点。FCM的细胞免疫表型分析广泛用于外周血淋巴细胞亚群分析，白血病细胞免疫表型分析以及各类细胞的膜抗原、黏附分子和受体等的检测。

四、细胞活力检测

活力即指细胞存活的数量，一般用百分比表示。活力的大小直接影响实验结果，故分离得到的细胞需经活力检测，通常细胞活力应大于95%。细胞活力检测最常用的是一种染料拒染法，即台盼蓝染色法。台盼蓝（trypan）是一种阴离子型染料，活细胞具有完整的细胞膜，染料不能通过（拒染）而不着色，死细胞的细胞膜不完整，通透性增加，染料可进入细胞而着色呈蓝色。取2滴细胞悬液与1滴台盼蓝染液混合，室温或37℃孵育3～5分钟，取1滴计数200个细胞，计算细胞存活百分率。细胞存活率（%）＝（细胞总数-死亡数）/细胞总数×100%。

该方法简单、快速，无须特殊仪器。但存在的问题是，活力检测是由细胞膜的完整性来间接反映，因此，即使细胞膜是完整的，通过细胞生长能力或功能检测所反映的真正细胞活力也可能很弱；相反，细胞膜不完整时，细胞可通过自我修复而具活力。另外，细胞膜破坏不严重而染色浅时容易被忽略。与台盼蓝染料拒染法相比，荧光染料拒染法能更多地检测到没有活力的细胞，必要时可采用通过细胞对光的散射能力和对碘化丙啶（P-propyl iodide，PI）的摄取来检测细胞悬液中死细胞的数目。

第二节　免疫细胞分类计数和功能测定

正常情况下，机体各部分各类淋巴细胞的数量保持相对稳定，而许多疾病包括免疫系统疾病可导致这些细胞数量发生变化。临床常借助不同的淋巴细胞具有特定的表面标志，对不同的淋巴细胞及其亚群进行数量检测，为相关疾病的诊断、治疗、疗效评估等提供重要依据。同时，为了进一步深入了解机体免疫状态，开展对各类淋巴细胞的功能检测是非常必要的。

一、淋巴细胞的分类计数

由于T、B、NK淋巴细胞在不同发育阶段，以及不同的发育谱系，其分化抗原的表达各有特点，故可以通过识别其特征性表面分化抗原来实现淋巴细胞的计数（表16－1）。由于实验室技术的进步，某些曾经用于临床的淋巴细胞计数方法目前已经少用或者不用，如免疫组织化学法、微量细胞毒法等，取而代之的是采用适当的荧光素（单色、双色、三色等）标记CD的特异性单抗，对淋巴细胞进行直接荧光染色，通过流式细胞仪测定，即可快速、准确地检测出相应淋巴细胞的阳性百分率、细胞荧光强度和绝对细胞数（细胞浓度），还可对淋巴细胞进行分选。

表16－1 淋巴细胞亚群及特征性分化抗原

淋巴细胞及其亚群	特征性分化抗原
辅助性T细胞	$CD3^+/CD4^+/CD8^-$
细胞毒性T细胞	$CD3^+/CD4^-/CD8^+$
调节性T细胞	$CD3^+/CD25^+$
B1细胞	$CD19^+/CD5^+$
B2细胞	$CD19^+/CD5^-$
NK细胞	$CD3^-/CD56^+/CD16^+$

二、T细胞的功能测定

（一）T细胞增殖试验

T细胞在体外受到有丝分裂原或特异性抗原刺激后，可引起胞内蛋白质、核酸合成增加和细胞增殖，并向淋巴母细胞转化，故该试验又称为淋巴细胞转化试验（lymphocyte transformation test，LTT）。淋巴细胞转化率的高低可直接反映机体的细胞免疫水平。

常用于体外刺激T细胞增殖反应的刺激物可分为非特异性有丝分裂原和特异性抗原，前者包括植物血凝素（PHA）、刀豆蛋白（ConA）、美洲商陆（PWM）等。后者包括白喉类毒素、破伤风类毒素、纯蛋白衍生物（PPD）和白假丝酵母菌等。此外，同种异体组织抗原、自身非T细胞及抗CD3单抗等也可刺激T细胞增殖。需要注意的是，不同种属的T淋巴细胞对有丝分裂原的敏感性不同，如人T淋巴细胞对PHA较敏感、鼠淋巴细胞对ConA较敏感。用特异性抗原刺激只能使相应抗原致敏的淋巴细胞发生转化，故转化率较非特异性转化率低。

MTT比色法是测定细胞增殖最常用的方法。MTT是一种可溶性四氮唑盐类黄色染料，化学名为3－(4,5－二甲基－2－噻唑)－2,5－二苯基溴化四唑[3－(4,5－dimethylthiazol－2－yl)－2,5－diphenyl tetrazolium bromide]。淋巴细胞受到刺激增殖时，活细胞可摄取MTT，在细胞内MTT被线粒体琥珀酸脱氢酶还原为不溶于水的蓝紫色结晶甲臜（formazan）沉积于细胞内或细胞周围，其生成量与细胞增殖水平呈正相关。将细胞裂解并用有机溶剂（二甲基亚砜、盐酸异丙醇或无水乙醇）溶解甲臜后，用酶标仪测定细胞培养物的A_{570nm}值，间接定量分析细胞增殖水平，以刺激指数（SI）判断淋巴细胞增殖程度。

$$SI = 试验孔A_{570nm}均值/对照孔A_{570nm}均值$$

本方法无须特殊仪器，操作简便，结果准确，无放射性污染，灵敏度高。但甲臜需被溶解后才能检测，从而增加了处理样品的时间和工作量以及出错的概率，同时有机溶剂对实验者也有损害。近年来，MTT 的类似物——水溶性裂解产物 XTT、MTS、WST-1 等试剂盒已问世，尽管这些新型产品比 MTT 贵，但其甲臜性质均为水溶性，无须溶解等后续步骤即可分析，且灵敏度与 MTT 相当或更高，使得它们具有明显的优势。

XTT 是一种与 MTT 类似的四唑氮衍生物，可被活细胞还原形成水溶性的橘黄色甲臜产物，不形成颗粒，可直接用酶联免疫分析仪检测吸光度，从而检测细胞的增殖和活性，加上电子耦合剂如硫酸酚嗪甲脂（PMS）后可大大提高 XTT 的检测效率。

在使用特异性抗原激活 T 细胞而进行的功能测定实验中存在着一定的困难，一是难以获得足够量的待检特异性 T 细胞，二是 T 细胞识别抗原有 MHC 限制性。MHC-肽四聚体技术可以解决后者带来的难题。四聚体（tetramer）是借助生物素-抗生物素蛋白（或亲合素）级联放大原理构建由 1 个荧光素标记的抗生物素蛋白（或亲合素）与 4 个生物素化的 MHC Ⅰ类分子-抗原肽复合物形成的复合体，即 MHC Ⅰ类分子-抗原肽四聚体（图 16-4）。它能同时结合 1 个抗原特异性 T 细胞的 4 个 TCR，亲和力大大提高。制备特异性抗原肽四聚体，直接染色抗原特异性 T 细胞，然后，通过流式细胞仪即可定量检测外周血及组织中抗原特异性 T 细胞种群的数量及所占比率，也可用于抗原特异性 T 细胞增殖功能检测。当然，该方法也有其不足之处，由于 MHC-抗原肽在生产中需要完全清楚所用抗原肽的序列，所以并非所有情况下均能使用这种方法。

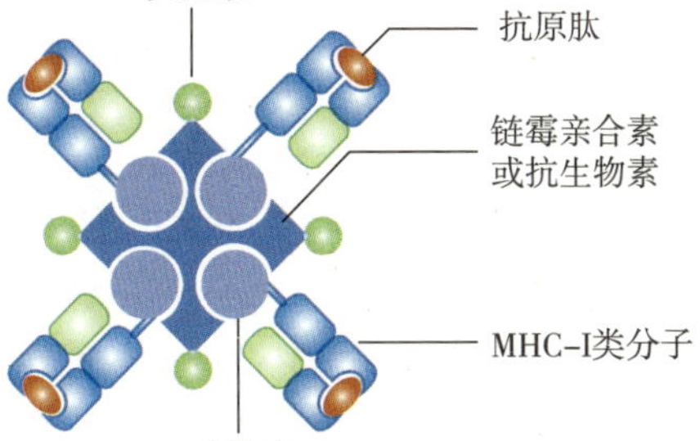

图 16-4　多肽-MHC 分子四聚体示意图

（二）T 细胞分泌细胞因子功能

T 细胞经各种丝裂原或者特异性抗原刺激后，能活化并分泌不同类型的细胞因子，可以通过生物学活性检测、免疫学测定和分子生物学检测等多种方法对其含量、活性、基因表达水平等进行检测，以间接反映 T 细胞的功能。

结核分枝杆菌感染机体后，被巨噬细胞吞噬，由巨噬细胞抗原提呈而激活 T 淋巴细胞。大量研究表明，结核抗原刺激特异分泌 IFN-γ 的 T 细胞是结核分枝杆菌感染的可靠标志物，反过来，也可以通过结核杆菌刺激后 IFN-γ 的产生量来判断特异性 T 细胞的增殖程度，从而检测特异性 T 细胞的功能。

ELISPOT 为酶联免疫斑点检测（enzyme-linked immunospot assay），它结合了细胞培养技术与酶联免疫吸附技术（即 ELISA 技术）的优势，能够在单细胞水平检测细胞因子的分泌情况（详见第十一章）。其检测原理是：细胞受到抗原刺激后局部产生细胞因子，此细胞因子被特异性单克隆抗体捕获。细胞分解后，被捕获的细胞因子与生物素标记的二抗结合，其后再与碱性磷酸酶标记的亲合素结合。与碱性磷酸酯酶显色试剂 BCIP/NBT 底物孵育后，聚偏氟乙烯（PVDF）孔板出现“紫色”的斑点，表明细胞产生了细胞因子，通过 ELISPOT 酶联斑点分析系统对斑点的分析得出结果。该方法灵敏度高、可重复性强，因此目前在临床上用于特异性 T 细胞分泌细胞因子功能的检测。

同样的原理，将过敏原诱导相应 T 细胞活化，通过检测分泌的细胞因子 IL-10，即可特异性检测

Th2 细胞的功能，方法同上。

（三）CTL 细胞毒效应评价

T 细胞介导的细胞毒性是被抗原致敏的细胞毒性 T 细胞（cytotoxic T cells，CTL）再次遇到相应的靶细胞后，使之破坏溶解的反应（待检 T 细胞应能识别靶细胞 MHC）。其破坏靶细胞的机制主要是通过释放穿孔素裂解靶细胞，以及释放颗粒酶与表达 FasL 使细胞凋亡。所以，CTL 的细胞毒功能既可通过靶细胞被破坏后发生形态学变化或各类释放性试验来反映，也可通过对 CTL 颗粒酶的胞泌作用进行分析或用细胞凋亡来检测。该试验是评价机体细胞免疫水平的一种常用指标，可对病毒性疾病、体内细胞免疫功能，特别是肿瘤患者 CTL 杀伤肿瘤细胞的能力进行了解，常作为判断这些疾病预后和观察疗效的重要指标。

将靶细胞（如肿瘤细胞）与同源性的 CTL 混合一段时间后，可通过以下实验来观察靶细胞被杀伤的情况。

1. ^{51}Cr 释放法 用 $Na_2{}^{51}CrO_4$ 标记靶细胞，若待检细胞能杀伤靶细胞，则 ^{51}Cr 从靶细胞内释放出来，用 γ 计数仪测定靶细胞释放的 ^{51}Cr 放射活性（cpm）。靶细胞溶解破坏越多，^{51}Cr 释放越多，上清液的放射活性越强，通过计算 ^{51}Cr 特异释放率，判断淋巴细胞的杀伤活性（图 16－5）。此法在测定数目少于 2000 个抗原致敏的 CTL 时是不敏感的，故需在体外对离体细胞先行刺激扩增。

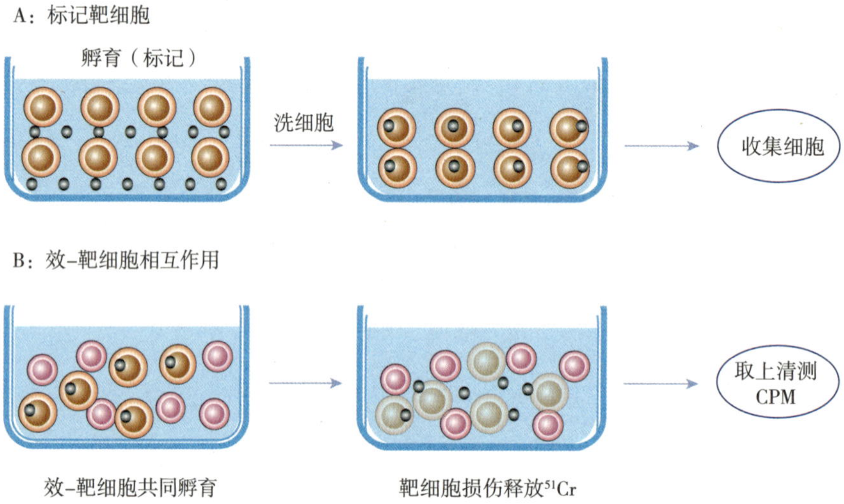

图 16－5 CTL 细胞毒试验（^{51}Cr 释放法）原理示意图

2. 流式细胞仪检测法 在 CTL 的作用下，靶细胞出现凋亡，用检测细胞凋亡的方法，可判断 CTL 对靶细胞的杀伤能力。处于不同增殖周期时相（G_0/G_1，S，G_2/M）的细胞，其 DNA 含量分布在 2～4n 之间。凋亡细胞因核断裂，DNA 裂解成许多小片段，小分子量的 DNA 片断可通过细胞膜渗透到细胞外，使细胞原有的 DNA 部分丢失，仅剩下大片段 DNA，呈亚二倍体。由此可导致对 DNA 染料着色能力下降，用流式细胞仪检测其 DNA 含量时会在 G_1 峰前出现亚二倍体峰（DNA 含量 $<2n$），称为亚 G_1 峰，处于亚 G_1 峰的细胞代表样品中的凋亡细胞。结果分析可见，在直方图上 G_1 峰前出现一个呈正态分布的亚 G_1 峰（图 16－6），分析亚 G_1 峰的百分率即可得出凋亡细胞的百分比，正常细胞无亚 G_1 峰。或有些细胞系可有自发性细胞凋亡发生，但其百分率不超过 5%；发生坏死的细胞或机械性损伤的细胞在 G_1 峰前不出现呈正态分布的亚 G_1 峰，但可出现一个连续的 DNA 小片段分布曲线，以此可与凋亡区分开来。

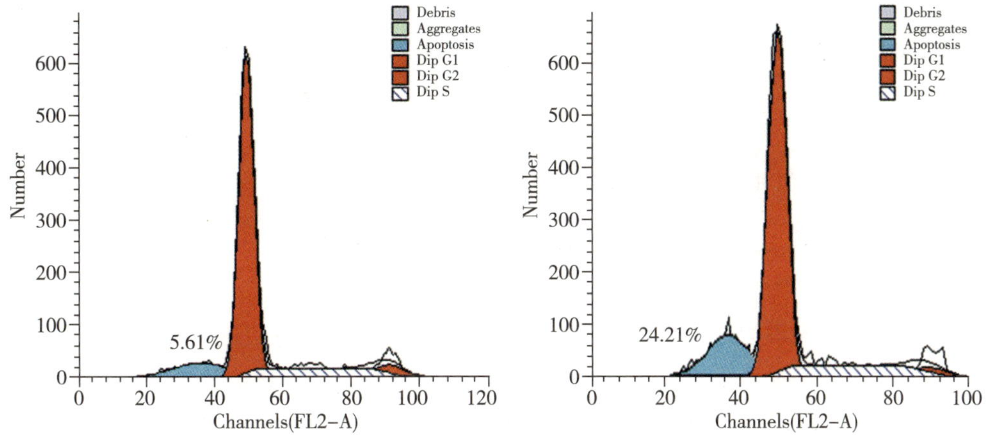

图 16-6　Jukat 细胞凋亡亚二倍体（亚 G_1峰）分析

三、B 细胞的功能测定 微课/视频 2

B 细胞受抗原刺激活化增殖并分化为浆细胞，再分泌抗体参与体液免疫应答。同时，类似于 T 淋巴细胞，在有丝分裂原的刺激下可分化增殖为淋巴母细胞（有丝分裂反应），故实验室多采用检测 B 细胞产生和分泌 Ig 的能力、Ig 含量及体外 B 细胞增殖能力等来评价 B 细胞的功能状态。

（一）血清免疫球蛋白水平测定

B 细胞功能减低或缺陷，可表现为体内 Ig 和血型抗体量下降或缺乏，患者对外源性抗原的应答能力减弱或缺乏，仅产生极低或不能产生特异性抗体。故临床定量测定受检者血清中各种 Ig 量和相应血型抗体可判断 B 细胞功能，也是诊断体液免疫缺陷的重要指标。反之，如血清中一种或多种 Ig 或轻、重链片段异常增高，表明 B 细胞产生 Ig 的功能异常（详见第七章）。

（二）分泌抗体能力试验

无论是 T 淋巴细胞增殖试验还是 B 淋巴细胞增殖试验，都只是从总体上反映其对有丝分裂原或某种特定抗原刺激的反应能力，而不能反映其产生效应分子的能力，ELISPOT 则可检测已致敏 B 细胞在特异性抗原刺激下分泌某种抗体的能力。

其原理（以间接法为例）是：用已知抗原包被固相载体，加入待检的抗体产生细胞（如免疫小鼠脾细胞或 LPS 刺激的脾细胞），诱导抗体的分泌，分泌的抗体与包被抗原结合，在抗体分泌细胞周围形成抗原 - 抗体复合物，使细胞吸附于载体上，加入酶标记的第二抗体与细胞上的抗体结合，通过底物显色反应的深浅，可测定出生成的抗体量，并可在低倍镜下计数着色的斑点形成细胞（spot - forming cells，SFC），每个着色斑点代表一个独立细胞分泌抗体的情况。该方法既可通过测定斑点的数目来检测抗体分泌细胞的数量，以及利用双色法可检测分泌两种不同抗体的细胞数量，又可通过斑点的大小和染色程度来反映淋巴细胞分泌抗体的水平。其优点是：①稳定，特异，抗原用量少；②可同时检测不同抗原诱导的不同抗体分泌，并可定量；③可检测组织切片中分泌抗体的单个细胞。

四、NK 细胞的功能测定

NK 细胞具有细胞介导的细胞毒作用，能直接杀伤靶细胞，在抗病毒、抗肿瘤、免疫调节等方面发挥重要作用。人 NK 细胞典型的表面标志为 $CD3^-$、$CD16^+$（80% ~90%）、$CD56^+$（>95%），通过这些表面标志可将大多数的 NK 细胞与 T 细胞区分开来。血细胞中 NK 细胞的数量很少，要获得足够量的纯化的 NK 细胞来完成功能试验是很困难的。目前，国内外多采用检测 NK 细胞活性来研究不同疾病状态下 NK 细胞的杀伤功能。测定人 NK 细胞活性多以 K562 细胞株作为靶细胞，而测定小鼠 NK 细胞活性常采用 YAC－1 细胞株作为靶细胞。这主要是基于两种细胞表面缺乏 MHC－Ⅰ类分子，而使 NK 细胞表现为有效的杀伤效应。

观察 NK 细胞的杀伤功能，以前多采用形态学法、酶释放法、^{125}I－UdR 释放法，但目前多采用 MTT 法（如前述）、化学发光法和流式细胞术。

（一）化学发光法

NK 细胞杀伤靶细胞时发生呼吸爆发，产生大量活性氧自由基，包括超氧阴离子（O_2^-）、过氧化氢（H_2O_2）、羟自由基（OH^-）和单态氧（$^1O_2$）等。它们与细胞内某些可激发物质发生反应，产生微弱的发光现象。在反应体系中加入鲁米诺（luminol）能起增强效应，因其受活性氧自由基作用后成为电子激发态分子氨基肽酸盐，此分子以光量子辐射形式返回基态时即可产生化学发光（chemiluminescence，CL），从而使发光强度大大增强，发光强度与 NK 细胞活性呈正相关。化学发光测定法操作简便快速，样品用量少，是氧化爆发检测中最为敏感，并可直接定量的方法。

（二）流式细胞仪法

选用 K562 细胞作为测定人 NK 细胞活性的靶细胞，利用碘化丙啶（PI）只能渗透到死亡细胞内与 DNA 和 RNA 结合，在 488nm 波长的激光激发下产生红色荧光；同时，NK 细胞体积及光散射特性均不同于靶细胞。据此，可用 FCM 检测靶细胞受 NK 细胞作用后的死亡率来反映 NK 细胞的活性。

NK 细胞活性(%)＝NK 细胞实验组靶细胞死亡率(%)－靶细胞自然死亡率(%)

五、吞噬细胞的功能测定

吞噬细胞主要包括大吞噬细胞（血液中的单核细胞和组织中的巨噬细胞）和小吞噬细胞（中性粒细胞）两大类。它们均具有非特异性吞噬杀灭病原体和衰老、损伤的细胞或癌细胞的功能，是机体固有免疫的重要组成部分。吞噬细胞功能障碍、数量减少等均会导致机体固有免疫缺陷，所以，吞噬细胞功能检测有助于判断机体固有免疫水平。吞噬细胞的吞噬运动大致分为趋化、吞噬和胞内杀伤作用三个阶段，可分别对这三个阶段进行功能检测。

（一）中性粒细胞功能检测

1. 趋化功能检测 中性粒细胞（neutrophil granulocyte，NPG）对趋化刺激物产生强烈的反应，能在趋化因子如微生物的细胞成分及其代谢产物、补体活性片段 C5a、C3a、某些细胞因子等作用下产生趋化运动。趋化运动是整个吞噬过程的第一步，对吞噬功能影响很大，检测其趋化强度有助于了解吞噬细胞的趋化功能。趋化功能检测采用滤膜渗透法，采用一种改良的微孔小室趋化试验装置。与单孔 Boyden 小室相比，多孔小室具有快速、准确、可多孔同时测定的优点。趋化室分上下两室，中间隔以一定孔径的微孔滤膜。检测时于上室加中性粒细胞悬液，下室加趋化因子，中性粒细胞受趋化因子的吸引，向下层小室迁移，并穿过微孔滤膜进入下层膜面，经染色计数从滤膜穿过来的中性粒细胞数，计算趋化指数（chemotactic index，CI）即可测出趋

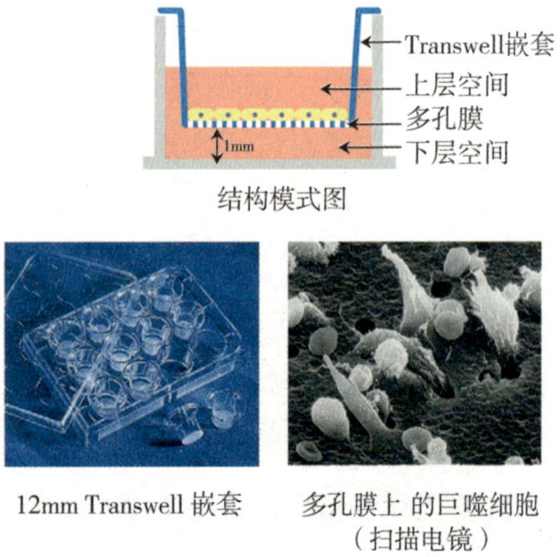

结构模式图

12mm Transwell 嵌套

多孔膜上的巨噬细胞（扫描电镜）

图 16－7 微孔小室趋化试验装置示意图

化因子的趋化活性及中性粒细胞的趋化功能（图16－7）。该法适用于能趋化性主动迁移的各类细胞，如单核－巨噬细胞、中性粒细胞、淋巴细胞等。

$$\text{趋化指数(CI)} = \text{试验孔趋化细胞数}/\text{阴性对照孔趋化细胞数}$$

2. 吞噬和杀菌功能测定

（1）显微镜检查法　将中性粒细胞与白假丝酵母菌（或葡萄球菌）悬液混合温育后，滴片，加入亚甲蓝染液做活体染色，油镜观察中性粒细胞对该菌的吞噬情况，如白假丝酵母菌（或葡萄球菌）被染成蓝色，说明已被杀死，而活菌对染料排斥不着色。计数100个吞噬和未吞噬白假丝酵母菌（或葡萄球菌）的中性粒细胞及所吞噬的细菌数。按下式计算吞噬率（phagocytic rate）和吞噬指数（phagocytic index），还可根据被吞噬的细菌是否着色测定杀菌率。参考值：吞噬率91.0%±5.8%；杀菌率32.7%±7.8%。

$$\text{吞噬率\%} = \frac{\text{吞噬细菌的白细胞数}}{\text{计数的白细胞数}} \times 100\%$$

$$\text{吞噬指数} = \frac{\text{吞噬的细菌总数}}{\text{计数的白细胞数}}$$

$$\text{杀菌率（\%）} = \frac{\text{胞内含着染菌体的细胞数}}{\text{计数的白细胞数}} \times 100\%$$

（2）溶菌法　将中性粒细胞悬液与经新鲜人血清调理过的细菌（大肠埃希菌或金黄色葡萄球菌）按一定比例混合，温育。定时（0、30、60、90分钟）取定量培养物，于蒸馏水中使细胞溶解后，取一定量接种于固体平板培养基。37℃培养18小时，计数生长菌落数，以判断中性粒细胞的杀菌能力。参考值：正常情况下，对大肠埃希菌的杀菌率>90%；对金黄色葡萄球菌的杀菌率>85%。本法还可测定待测血清的调理活性；若在共育15～30分钟后涂片检测，可测定中性粒细胞吞噬率。

$$\text{杀菌率（\%）} = \left(1 - \frac{\text{30、60、90分钟菌落数之和}}{\text{0分钟时的菌落数}}\right) \times 100\%$$

（3）硝基蓝四氮唑还原试验　中性粒细胞在吞噬杀菌过程中，能量消耗剧增，细胞内氧化代谢明显增强，磷酸己糖旁路的代谢活性增强，葡萄糖－6－磷酸脱氢酶使葡萄糖的中间代谢产物6－磷酸葡萄糖氧化脱氢转变为戊糖，释放的氢被摄入吞噬体的硝基蓝四氮唑（nitroblue tetrazolium，NBT）所接受，使原来呈淡黄色的NBT被还原成点状或块状的蓝黑色甲臜颗粒，沉积于中性粒细胞胞质中，称NBT阳性细胞。NBT阳性细胞百分率可反映中性粒细胞杀菌功能，正常参考值为7%～15%，平均为10%，慢性肉芽肿病患者NBT阳性细胞百分率显著降低，甚至为零。

（4）化学发光测定法　该法可用于中性粒细胞吞噬功能、巨噬细胞吞噬功能的测定，敏感性高于NBT还原试验，其发光原理见NK细胞活性测定。

（5）流式细胞仪检测　中性粒细胞在活化、吞噬过程中，通过呼吸爆发使无荧光的二氢罗丹明123（dihydrorhodamine 123，DHR）还原为具有高强度绿色荧光的罗丹明123（rhodamine 123，Rho123），通过流式细胞仪检测，可直观地检测中性粒细胞被佛波酯醇（PMA）等刺激后的吞噬和氧化功能。

（二）单核－吞噬细胞功能检测

单核－吞噬细胞的功能检测也同样经历了技术上的更新。炭粒廓清试验、斑蝥敷贴法、巨噬细胞溶酶体酶测定、比色法、细胞毒作用测定等方法，均存在操作繁琐、误差大等缺点。

1. 巨噬细胞促凝血活性测定　激活的巨噬细胞可产生一种与膜结合的凝血活性因子，加速正常血浆的凝固。取37℃预温的正常兔血浆和$CaCl_2$混合液，加入经黏附有单层巨噬细胞的试管中，移置37℃，即时记录血浆凝固时间。巨噬细胞与LPS、肿瘤相关抗原或HBsAg等混合温育后，可使血浆凝固时间明显缩短。本法稳定方便，也是检测不同疾病患者巨噬细胞功能的指标之一。

2. 流式细胞仪检测　通过检测小鼠腹腔巨噬细胞吞噬荧光微球的能力来评价巨噬细胞功能。基本方法是先将荧光微球经 BSA 预调理，再与已激活的巨噬细胞 37℃避光共孵育，弃上清，刮下贴壁的巨噬细胞，收集细胞悬液用 PBS 定容后，FCM 分析。在流式细胞仪散点图上，根据前向角散射（FSC）与侧向角散射（SSC）两个参数设“门”，圈定巨噬细胞群并排除细胞碎片，然后对巨噬细胞作 FITC 荧光强度检测，数据显示于 FL1 - FSC 二维散点图和 FL1 直方图中，分析吞噬不同荧光微球的巨噬细胞比例，计算吞噬百分率和吞噬指数。该法比镜下检测获取的细胞数多，样本的代表性大，克服了形态学检测的主观性，具有灵敏、精确、重复性好、操作简便、快速等特点。

吞噬百分率(%) = (吞噬荧光微球的巨噬细胞数)/(计数的巨噬细胞数) × 100

吞噬指数 = (被吞噬的荧光微球总数)/(计数的巨噬细胞数)

知识拓展

造血干细胞与树突状细胞分离

随着人类社会的发展、科学技术的进步，对免疫细胞的科学研究和临床需求越来越强烈，越来越多的医院和（或）企业对患者或者健康状态良好的人群，进行多种免疫细胞的分离、检测和保存，比如，造血干细胞和树突状细胞的分离与检测、人源外周血单个核细胞存储等。

造血干细胞（hematopoietic stem cell，HSC）具有自我更新能力且能分化为各种血细胞，目前常用分离技术是流式细胞术和免疫磁珠分选，常用的表面标记是 CD34 和 CD117。树突状细胞（dendritic cell，DC）是非常重要的专职抗原提呈细胞，分离方法主要是基于细胞物理性状的方法如贴壁法，以及流式细胞术和免疫磁珠分选，后者可用 CD3/CD14/CD19/CD56 单抗包被磁珠分选出相应免疫细胞后，再用 CD83 单抗包被磁珠将人外周血中的树突状细胞分选出来。

答案解析

思考题

案例 患儿，女，6 岁。因“不明原因发热半个月以上，消瘦明显”入某三甲医院住院。做了系列检验排除感染后，继续检查。

问题

（1）影像学检查（CT）发现颈部、纵隔、肺门等多处淋巴结肿大，若怀疑为淋巴瘤，首选的免疫学检测项目是什么？推荐用何种免疫学检验技术和方法？

（2）为了进一步确诊是否为淋巴瘤，须进行淋巴结组织学检查，比如切肿大浅表淋巴结或者穿刺活检。请问为什么需要做这样的有创检查？

（3）行淋巴结穿刺术后局部组织发现淋巴组织增生性病变，可见核分裂。进一步免疫组织化学检查结果显示 ALK（核 +），目前确诊为间变大细胞淋巴瘤。请问淋巴瘤与白血病有什么异同点？

（张　冉）

书网融合……

重点小结　　题库　　微课/视频 1　　微课/视频 2

第十七章　标记免疫检测程序的性能验证

PPT

学习目标

1. 通过本章学习，掌握标记免疫检测程序性能验证分类，定性免疫检测程序性能验证各主要指标的含义；熟悉定量免疫检测程序性能验证的主要指标；了解定性和定量免疫检测程序性能验证的验证方案。

2. 具有完成定性免疫检测程序精密度和符合率性能验证的能力，能准确理解标记免疫检验程序主要性能指标的含义和验证要点。

3. 树立临床诊断试剂质量管理的科学理念和严谨求实的工作态度。

随着科技的不断进步，临床免疫学领域涌现出许多新的技术和方法，为实验室提供了更科学、准确的检验结果。这些检验程序或方法因其检测原理及性能特点的不同，应用范围也有所差异。目前，临床免疫学实验室主要使用商品化的仪器设备和试剂建立检测项目，且多为一体化的封闭系统。如何确保临床免疫学检验结果的质量成为实验室面临的一大挑战。

对技术和方法进行性能评估是将其应用于临床免疫学实验室的前提条件。性能评价包括性能确认（performance validation）及性能验证（performance verification）。前者是指通过提供客观证据对特定的预期用途或应用要求已得到满足的认定，该过程是厂家声明和制订说明书中性能参数的过程；后者是指通过提供客观证据对规定要求已得到满足的认定，该过程是临床实验室凭借自身条件能否复现说明书中规定性能参数的过程。所以，临床免疫学实验室在引入新的检验方法时，必须对说明书中提到的检测性能进行验证，并在必要时对方法的基本性能进行方法学确认，以确保检测方法的准确性和可靠性。本章将基于中国合格评定国家认可委员会（China National Accreditation Service for Conformity Assessment，CNAS）发布的最新文件，简要介绍免疫检验程序性能验证的主要内容。免疫检验程序根据方法学、临床应用及报告方式的不同，可分为定量和定性两种系统。不同的检测系统需要采用不同的性能验证指标和方法。由于定量免疫检测程序的性能验证与定量生化检测遵循相同的规则，本章将重点介绍定性免疫检测程序的性能验证。

微课/视频 1　微课/视频 2

第一节　定性免疫检测程序的性能验证

临床免疫检测程序性能验证包括一系列指标，而这些评价工作的实施是确保检测质量的前提。本节将介绍定性检测程序性能验证涉及的基本概念及验证方法。

一、主要性能指标

定性免疫检测程序是指以“阴性和阳性”（类似的如有反应/无反应、检出/未检出）报告检测结果的临床免疫检验方法或程序，包含半定量（阴性、1＋，2＋，3＋）、吸光度值/临界值（S/Co）、临界指数（COI）的形式。对于结果报告为阴性、1＋，2＋，3＋或滴度的半定量方法，本节所提及的精密度和方法符合率验证仅适用于其临界值。在对以 COI 或 S/Co 比值报告结果的检测程序进行性能验证时，尽管使用了定量免疫检测的性能验证方法，但该程序本质上仍属于定性免疫检测范畴。定性免疫检测程序的分析性能参数一般包括精密度、符合率、检出限、抗干扰能力、临界值、血清与血浆结果一致性等（图 17－1）。性能验证指标的选择应满足该项目的预期用途。实验室应根据不同检验项目的预期用途，选择对检验结果质量有重要影响的参数进行验证。下面将介绍不同指标的含义。

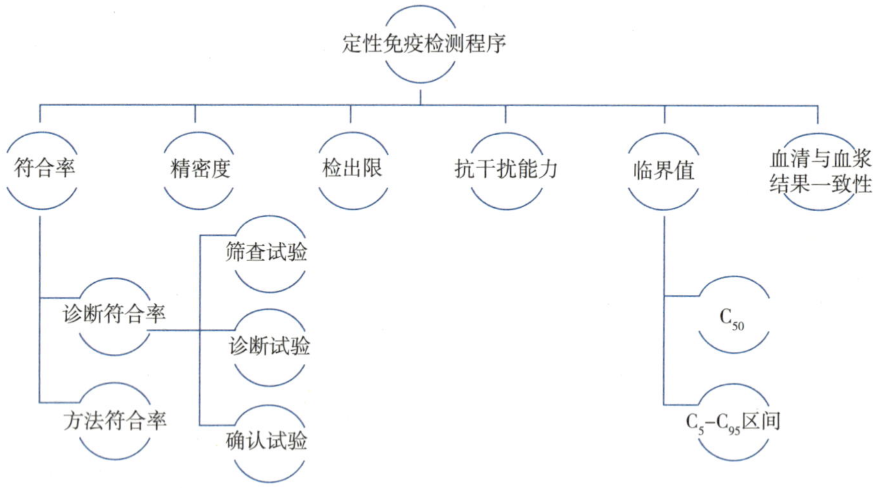

图 17－1　定性免疫检测程序的性能验证指标

（一）精密度

精密度（precision）是指一个阳性或阴性的标本，重复多次测定得到阳性或阴性结果的比率。精密度评价的是检测系统的随机误差，反映检测系统在一定时间内的变异性。变异源可在不同程度上影响检测的精密度，通常在进行精密度评价时要充分考虑所有影响总不精密度的变异源，但不必去评价每个来源的相对大小。

（二）符合率

一般分为诊断符合率和方法符合率。

1. 诊断符合率　临床免疫学定性检验程序可根据诊断准确度标准是否明确来验证诊断符合率。当诊断和被检测物的结果明确，即用金标准进行检测，且满足诊断准确度标准时，可采用评估临床敏感性和临床特异性的方法来验证诊断符合率。

（1）临床敏感性（clinical sensitivity）　指在患有明确临床疾病的患者中，诊断性试验检测为阳性或超过决定限（临界点）例数的比例，反映新试验正确判断是否罹患某种疾病的能力，即检测程序的真阳性率。

（2）临床特异性（clinical specificity）　指在没有特定临床疾病的患者中，诊断性试验结果为阴性或在决定限（临界点）范围内的比例，特异性反映新试验正确排除某病的能力，即检测程序的真阴性率。

2. 方法符合率　当疾病诊断标准不明确时，可采用评估方法符合率的方式来验证符合率，包括用候选方法评估已知能力验证或室间质评的样本以及不同方法学和（或）相同方法学在不同实验室之间的比对。参比系统（在用检测方法）是经验证性能符合设定标准，日常室内质控、室间质评/能力验证合格的在用检测方法。优先选用符合以上要求的经 CNAS 认可的医学实验室的检测方法。

（三）筛查试验、诊断试验和确认试验

1. 筛查试验（screening test）　用于检测人群中分析物的存在情况。一般有较高的临床敏感性

（临床检出率大于95%），对其特异性和阳性预测值的要求则取决于对各种因素的综合考虑，也就是说，筛查试验结果阴性提示被检测人分析物阴性的可能性很大，而筛查试验结果阳性仅提示患某种疾病的可能性，但是否真的患有此种疾病则需进一步确认。

2. 诊断试验（diagnostic test） 用于检测临床上已怀疑某种分析物的存在情况。如果待测的感染性病原体抗原或相关抗体对于治疗及判断预后有重要的意义，则该诊断试验应当具有足够高的敏感性；如果实验结果可以很容易地通过确认试验进行确认，那么诊断试剂的特异性要求可适当降低。

3. 确认试验（confirmatory test） 用于验证筛查试验或者诊断试验的结果，特异性和阳性预测值比敏感性和阴性预测值更重要。在大多数情况下，一种试验如果不属于筛查试验或诊断试验，那么就应属于确认试验。如果筛查试验或诊断试验本身特异性和阳性预测值就很高，那么就没必要再使用确认试验进行结果的确认。

（四）检出限

检出限（limit of detection，LoD）是指可重复检测出待测物质的最低浓度水平。不同类型的样本，测定下限可能会有所不同。也称为检测低限、最小检出浓度和分析敏感性（analytical sensitivity）。它用于评估分析方法的可靠性和精度。在实际应用中，必须对检出限进行准确的测定和控制，确保检测结果的准确性。检出限验证需要有国家参考品的条件下进行。

（五）抗干扰能力

抗干扰能力是指一种检测方法仅对样本中的待测物质反应，而与其他物质不发生反应的能力。也被称作分析特异性（analytical specificity）。

（六）临界值及相关概念

临界值（Cut－off value）是指在定性试验中，检测反应的某个检测值。当检测结果低于此值时，则判定为阴性反应；当高于此值时判为阳性反应。

C_{50}是指处于或接近临界值的分析物浓度，多次重复检测此浓度的单一样品时可获得50%的阳性结果和50%的阴性结果。

$C_5 \sim C_{95}$区间（$C_5 \sim C_{95}$ interval）是指临界值附近的分析物浓度，可认为如果待测样品在此浓度区间（高于或低于）之外，则所测得的结果始终为阴性反应（浓度＜C_5）或始终为阳性反应（浓度＞C_{95}）。

注：C_5为被检测样品中有5%通过检测判定为阳性反应的分析物浓度；C_{95}为有95%的被检测样品可被判定为阳性反应的分析物浓度；不精密度的存在使得这一区间之内的检测结果并非始终一致，故$C_5 \sim C_{95}$区间为定性检测不精密度的表述形式，区间越窄精密度越优良。

二、验证方法简介

临床中至少要开展精密度和符合率的验证，若试剂厂家已声明检出限应对其进行验证。大多数定性试验是根据检测的实际数值，通过与临界值比较判断阴、阳性结果（如酶联免疫吸附试验、化学发光试验等）。而对于只能用肉眼判断检测结果的试验（如免疫层析试验等），往往使用重复性试验来进行评价。

（一）性能验证的时机

当发生以下几种情况时，应启动性能验证程序。

1. 新检测程序上线前的验证 在新的检测程序上线前，需进行性能验证以确保其性能指标符合预期要求。性能验证包括但不限于精密度、准确度、临床敏感性和临床特异性。

2. 现有检测程序要素变更的验证 现用检测程序的任何要素（仪器、试剂、校准品等）变更，如试剂升级、仪器更新、仪器设备重要部件的更换维修、校准品溯源性改变、试剂制备用原材料的改变等，应重新进行验证。

3. 检测程序的外部条件改变的验证 任何严重影响检测程序分析性能的情况发生后，应在检测程序重新启用前对受影响的性能进行验证。影响检测程序分析性能的情况包括但不限于仪器搬迁、设施（如纯水系统）和环境的严重失控等。

4. 到达实验室质量管理要求的验证 周期常规使用期间，实验室可基于检测程序的稳定性，利用日常工作产生的检验科质控数据，定期对检验程序的分析性能进行评审，应满足检验结果预期用途的要求。

5. 实验室自建系统的性能确认 由于实验室自建系统（laboratory developed tests，LDTs）是由实验室自行设计、开发、验证和使用的检测方法，具有定制化的特点，在不同的实验室之间存在差异。这些差异可能来自于实验室的设备、环境条件、操作人员的技术水平等。因此，需要对 LDTs 在特定实验室环境下的性能进行确认而不是性能验证。

（二）性能验证前准备

首先，在性能验证前需对实验室技术人员进行必要培训，内容包括：①试剂和仪器设备的熟悉；②样本的处理和保存；③试剂的处理和保存；④合理的检测程序；⑤对检测结果的合理预判和解释；⑥系统的质量控制；⑦必要的培训书面考核，并由厂商或上级负责人判别是否具备上岗资格。

其次，需要制订质量保障计划，内容包括：①制订操作规程，并严格依据此实施；②使用试剂厂商自带或第三方质控品时，应严格遵循说明书使用；③质控品的选择可参考临界值附近的检测信息。使用接近临界值的阳性和阴性质控品比极高或极低的质控品更易检出错误，但过于临近 C_5 ~ C_{95} 区间的质控品，精密度难以得到保障容易引起不必要的失控结果。

（三）精密度验证

在以“阴性和阳性”为报告形式的定性免疫检测程序中，精密度的验证主要关注阴阳性结果的比率。最差的精密度对应的浓度值为 C_{50}，此时重复检测将得到 50% 的阳性结果和 50% 的阴性结果。随着浓度值的增减，重复检测所得的阴性或阳性结果比例会逐渐增加，即大于 50%。当浓度值的增减对应的浓度点重复检测阳性结果达到 95% 或阴性结果达到 95% 时，该两点即为 C_5 和 C_{95} 浓度点。小于 C_5 点的浓度值重复检测将得到持续阴性的结果，大于 C_{95} 点的浓度值重复检测将得到持续阳性的结果。这两个区段的重复性较好，一致性优良。

如果三种检测方法得出的 C_{50} 值一致，说明它们之间不存在系统误差。然而，如果方法一的 C_5 ~ C_{95} 区间明显小于方法二和方法三，那么在以 C_{50} 为基点的前提下改变相同浓度，方法一将更容易得到完全阳性或阴性的结果。因此，C_5 ~ C_{95} 区间的宽窄可以表述某方法的不精密度。区间越窄，区间以外重复检测越易得到一致结果。对于定性项目精密度的验证，本质上是判断 C_5 ~ C_{95} 区间是否处于允许的要求范围内（图 17 - 2）。

1. 样本选择 验证方案需获得三个临床血清样本，浓度值分别为 C_{50}、C_{50} + 20%、C_{50} - 20%。

若厂家说明书已声明 C_{50} 浓度值，可通过日常临床试验寻找该浓度点样本；若厂家未标注该浓度值，临床实验室应收集结果为绝对阳性的标本与绝对阴性血清进行梯度稀释得到 C_{50} 标本。

2. 试验方案

（1）临床实验室收集绝对阳性和阴性血清标本后，开展梯度稀释。建议阳性标本加入量固定，阴性标本随比例逐渐增加。

（2）重复检测各稀释点 8 次，得到阴阳性结果各占 50% 的稀释度，以此标本作为本方法初选的

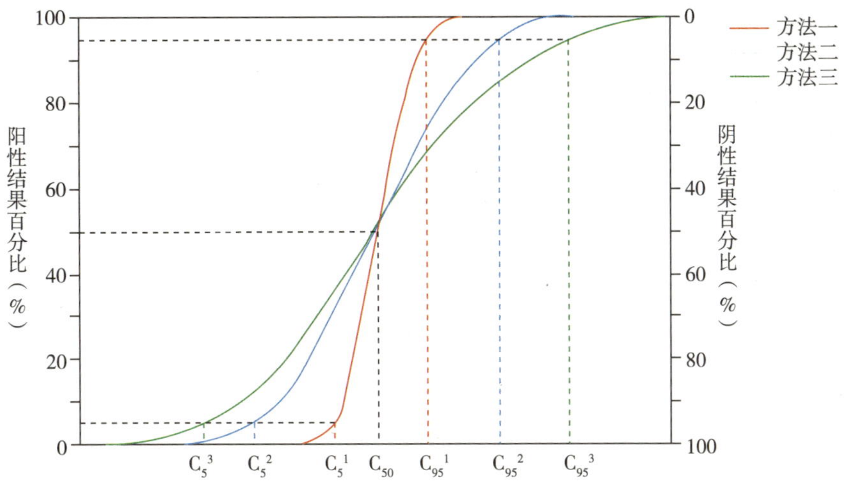

图 17-2　三种检测方法的不精密度曲线

C_{50}浓度。

（3）对以上初选 C_{50}浓度样本重复检测 40 次，以验证选定的 C_{50}可靠性。

（4）若以上 C_{50}浓度样本可靠，追溯（1）步骤对应稀释度，以此稀释度为基础，配置 $C_{50}\pm20\%$浓度点（如 C_{50}对应稀释度为 1∶400，$C_{50}+20\%$对应样本稀释度为 1.2∶400，保持阳性样本加入量固定的情况下换算得到 1∶333，$C_{50}-20\%$以此类推），分别检测 40 次，计算阴阳性结果所占比例。

3. 质量要求　$C_5\sim C_{95}$区间应小于等于 $C_{50}\pm20\%$，即 $C_{50}\pm20\%$包含 $C_5\sim C_{95}$区间。

4. 结果判读　由于检测样本为梯度稀释得到，理论上很难得到 C_{50}恰好等于临界值的标本，也就是很难得到各 50% 的阴阳性比例，所以试验允许一定比例置信区间的存在。对于验证结果的分析，应该分以下两个步骤判断是否满足上述质量要求。

（1）C_{50}是否准确判断。40 次检测，阳性结果次数在 14～26 次判定 C_{50}为准确可信。

（2）分别计算 $C_{50}\pm20\%$的阳性比例，并与 C_5、C_{95}比较。

具体结果见表 17-1。当（临界浓度+20%）阳性结果≥36/40（90%），且（临界值-20%）阴性结果≥36/40（90%）表明（临界值-20%）至（临界值+20%）的浓度范围位于这种方法 95%。否则，应重点考虑 C_{50}样本选择是否得当。这是因为 C_{50}估计不准，将直接导致±20%浓度范围发生变化，浓度范围一侧落在 $C_5\sim C_{95}$区间之外。

表 17-1　$C_{50}\pm20\%$浓度点对应样本阴阳性结果判读

样本浓度	阴阳性结果所占比例	结论
$C_{50}+20\%$	阳性结果≥90%（36/40）	用该方法检测，浓度超过 $C_{50}\pm20\%$的样本检测结果一致，验证通过
$C_{50}-20\%$	阴性结果≥90%（36/40）	

（四）符合率评价

在临床实验室完成精密度验证并符合临床要求后，新检测系统应用于临床前，最重要的评价指标是符合率。

1. 诊断符合率评价　诊断符合率对临床工作至关重要，但经过临床诊断、金标准方法检测和商品化血清样本盘的样本临床实验室较难获得，若可获得以上标本将符合开展诊断符合率评价的基本条件。

（1）样本选择　依据 CNAS-GL038《临床免疫学定性检验程序性能验证指南》要求：选取阴性样本 20 份（包含至少 10 份其他标志物阳性的样本）、阳性样本 20 份（包括至少 10 份浓度在临界值和 2-4 倍临界值之间的弱阳性样本，1 份极高值阳性样本），随机盲法重新分号使用新检测系统检测。

（2）试验方案　40 份样本持续检测 10 天，样本均匀分布于每天；理想状态下多数样本检测时应为新鲜样本，检测尽可能在每天相同时间段完成收集和检测；将结果汇总于诊断符合率评价的 2×2 表（表 17-2）。

表 17-2　诊断符合率评价 2×2 表

待验证检测系统	临床诊断		总数
	疾病组	对照组	
阳性	真阳性数（TP）	假阳性数（FP）	TP + FP
阴性	假阴性数（FN）	真阴性数（TN）	FN + TN
总数	TP + FN	FP + TN	N

（3）统计计算

$$临床(诊断)敏感性 = TP/(TP+FN)\times100\%$$

$$临床(诊断)特异性 = TN/(FP+TN)\times100\%$$

$$阳性预测值 = TP/(TP+FP)\times100\%$$

$$阴性预测值 = TN/(FN+TN)\times100\%$$

$$阳性似然比 = 敏感性/(1-特异性) = [TP/(TP+FN)]/[FP/(FP+TN)]\times100\%$$

$$阴性似然比 = (1-敏感性)/特异性 = [FN/(TP+FN)]/[TN/(FP+TN)]\times100\%$$

$$基于标本估计的疾病流行率 = (TP+FN)/N\times100\%$$

注：预测值仅适用于以上计算的流行率与实际检测人群的疾病流行率（100000 单位人群中病例总数）相近的情况。依据本方案设计，实际人群疾病流行率为 50% 左右时，该方案计算的预测值才具有指导意义。

由于以上抽样是对真实性能的估计值，可对临床敏感性和临床特异性的置信区间进行估计，本方案使用计分可信区间（score confidence interval），具体计算公式可参见 WS/T 505—2017《定性测定性能评价指南》或使用 MedCalc 软件计算。

（4）质量要求　应不小于试剂说明书声明的临床敏感性及特异性，并依据定性试验类型的不同，符合以下基本要求。

筛查试验：临床敏感性 >95%。

诊断试验：临床敏感性和临床特异性均 >95%。

确诊试验：临床特异性 >98%。

2. 方法符合率评价

（1）方案　样本选择及试验方案同诊断符合率评价；同一标本使用新检测系统（待验证系统）和参比系统同时检测，比较阴阳性配对结果；将结果汇总于待验证检测系统与参比系统相比较的 2×2 表（表 17-3）。

表 17-3　方法学符合率评价的 2×2 表

待验证检测系统	参比系统结果		总数
	阳性	阴性	
阳性	a	b	a + b
阴性	c	d	c + d
总数	a + c	b + d	N

（2）统计分析

$$阳性百分比符合度\ PPA = a/(a+c) \times 100\%$$

$$阴性百分比符合度\ NPA = d/(b+d) \times 100\%$$

$$总符合率\ OPA = (a+d)/N \times 100\%$$

符合率置信区间计算方法同诊断符合率，具体计算公式可参见 WS/T 505－2017《定性测定性能评价指南》或使用 MedCalc 软件计算。

（3）质量要求　无明确要求，需结合临床需求针对不同项目制订相应符合率要求。

（五）检出限验证

对于定性检测系统，检出限即为重复检测能够得出阳性结果的最小样本浓度，反映试剂及整个检测系统的检出能力，可以通过厂家说明书追溯该试剂声明的检出限，临床实验室需依据此声明参数开展性能验证。

1. 样本选择　临床实验室开展检出限验证理论上需使用与厂家声明检出限参数一致的标准物质。厂家评估试剂检出限所使用的样本，若检测项目有国家参考品，则使用国家参考品或经国家参考品标化的参考品进行检测；若无国家参考品，则使用可以溯源或量化的标准品或样本（国家标准物质、商业标准物质或与国际标准物质溯源的样本）。

2. 试验方案

（1）将以上定值标准物质的样本梯度稀释至厂家声明的检出限浓度。

（2）在不同批内对该浓度标本进行测定，如测定 5 天，每天测定 4 份样本，测定结果不得少于 20 个。

（3）稀释液可根据情况选用定值标准物质提供商建议的稀释液或阴性血清。若采用阴性血清，应被证明不含目标物质，并且声明的干扰物质应在允许范围内。

（4）计算阳性结果占比。

3. 质量要求　大于等于 95% 的样本检出阳性，检出限验证即通过。

（六）抗干扰能力验证

一般情况下，厂家说明书会明确声明胆红素、血红蛋白、脂质、生物素（试剂应用生物素系统的）及常用药物等干扰因素对实验结果产生影响的最大浓度或活性值。

1. 样本选择　收集阴性、弱阳性（临界值附近）、阳性不同浓度各 5 份血清标本。

2. 试验方案

（1）临床实验室通过购买或厂家提供获得干扰纯物质，干扰物加入以上样本，配制成厂家声明的最大干扰浓度。

（2）干扰组加入干扰物的量应小于样本量的 10%，对照组加入等量的健康人阴性血清。

（3）对所有样本重复检测 2 次，计算均值，判断阴阳性。

3. 质量要求　加干扰物的阳性组及弱阳性组结果与对照组相比阴阳性符合率应≥80%；阴性组和阴性对照组结果应均为阴性。

（七）临界值验证

若试剂厂家提供临界值，则在以下实验中可将其作为代替 C_{50} 的近似值。如果没有提供临界值，则可以从阳性样本中进行系列稀释，并且重复检测释度样本，以估计产生 50% 阳性和 50% 阴性结果的浓度，对应于该浓度即为 C_{50}。

1. 当临界值基于阴性样本或阴性人群确定时

（1）健康人群验证　选择 40 份健康人新鲜血清样本，检测结果用“1/3”原则来排除离群值；即将疑似的离群数据与其相邻数据之差 D 除以数据全距 R，若 D/R≥1/3 则为离群值，检测过程中将发现的离群值舍弃，并用新的健康体检人群个体代替，最终确保 40 例检测结果都不含有离群值。若 40 例样本检测结果均小于说明书提供的临界值或仅有不多于 2 例样本超出说明书提供临界值，则验证通过。

（2）样本选择　选择 30 份健康人新鲜血清和 30 份新检测系统目标检测项目阴性而有其他免疫标志物阳性的患者新鲜血清。

（3）试验方案　所有标本分 3～5 批安排 3～5 天进行检测，计算所有样本 COI 或 S/Co 比值的平均值（M）和标准差（SD）。

（4）质量要求　计算的 M＋3SD 不大于说明书提供临界值（或者在说明书提供临界值±20%内）。

2. 当临界值同时基于阴性样本或阴性人群和阳性样本或阳性人群确定时　除了 1 方案外，还需增加阳性样本的验证。选择弱阳性（浓度均匀分布在临界值±20%内）的新鲜血清共 60 例，分 3～5 批 3～5 天进行检测，计算平均值 M 和标准差 SD，临界值验证值为 M－3SD。若验证值与说明书提供的临界值接近（或者在说明书提供临界值±20%内），则验证通过。

知识拓展

血清转换盘及病原体抗体检测程序的临床敏感性验证

血清转换盘（seroconversion panels）是一种广泛应用于性能确认、性能验证、质量控制或科研等目的的疾病进展状态全面评估工具。常用血清盘含有超过 160 种覆盖 HIV、HBV、HCV、EBV 和 Zika 等感染的血清样本，不同的血清样本是在同一感染者的疾病发展的不同阶段连续采集的、时间跨度通常为几个月。每个血清盘都有明确的待检物浓度参数，这使得它们可以用于多种比较分析，并且特别适用于病原体抗体检测程序的性能评价。

当进行临界值验证时，在检测大量阴性及阳性样本基础上，检测转化型血清（从阴性转变为阳性过程中的系列血清）样本，取假阳性和假阴性发生率最低，且能区别抗原转化至抗体出现点的吸光度值作为临界值。由此确定的临界值有最佳区分阴阳性样本的能力，也就是临床敏感性、临床特异性。同一患者自发生病原体感染，随后产生特异性抗体，再到抗体效价逐渐提升，抗体的亲和力不断成熟。因此，比较不同检测系统检出抗体阳性的时间点，能够反映待测系统的临床（诊断）敏感性的水平。

（八）血清与血浆结果一致性验证

依据厂家说明书声明，若明确指出该试剂适应于血浆和血清，则需对血清与血浆结果一致性开展验证工作，若说明书明确声明该试剂只适应于血浆或血清，无须开展此验证工作。

1. 样本要求及试验方案　分别收集临床 20 位患者血浆和血清配对标本，要求包含新检测系统目标检测项目阴性、弱阳性（临界值附近）、阳性标本，同时检测。

2. 质量要求　血清和血浆检测阴阳性结果一致性为 100%。

第二节　定量免疫检测程序的性能验证

定量免疫检测程序是根据检测信号值及其与待测物质的关系换算得出待测物质的含量或活性的临床免疫检验方法。

一、主要性能指标

定量免疫检测程序的分析性能参数一般包括精密度（含重复性和中间精密度）、正确度、抗干扰能力、检出能力（含空白限、检出限、定量限）、可报告范围（由线性区间、定量限和最大稀释度共同决定）、参考区间等（图 17－3）。实验室应根据不同检验项目的预期用途，选择对检验结果质量有重要影响的参数进行验证。

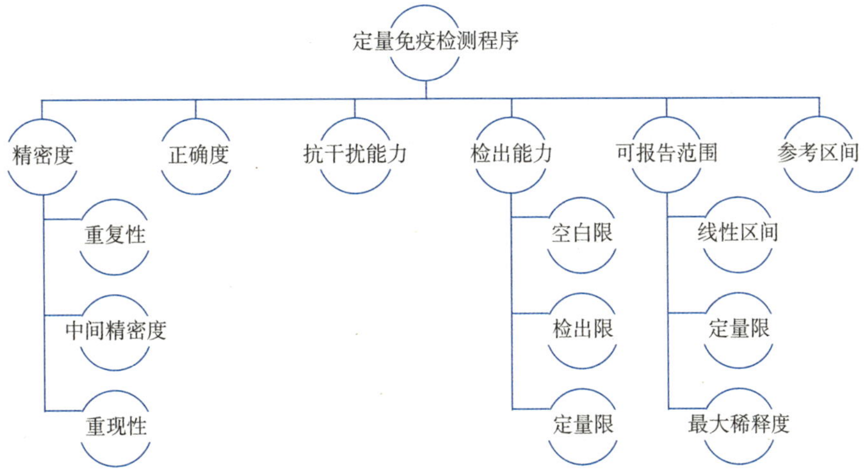

图 17－3 定量免疫检测程序的性能验证指标

（一）精密度

精密度（precision）是指在规定条件下，多次重复测量同一样品时各测定值之间彼此相符合的程度。其中包括重复性、中间精密度及重现性。精密度反映了随机误差（random error），通常用不精密性以数字的形式表示，如标准差（standard deviation，SD）或变异系数（coefficient of variation，CV）等。

1. 重复性（repeatability） 指在相同条件下，对同一被测量连续测定结果间的一致程度。

2. 中间精密度（intermediate precision） 指规定时间和操作者范围，在同一机构内使用相同仪器条件下的精密度，又称期间精密性或实验室内精密度。

3. 重现性（reproducibility） 指在不同测试条件下，在不同机构不同仪器对同一检测项目进行检测所得结果的一致程度。重现性主要体现在室间质评活动中。

（二）正确度和准确度

1. 正确度（trueness） 指多次重复检测结果的平均值与一个参考量值间的一致程度。正确度能反映检测程序的系统误差，通常用偏倚以数字的形式表示。

2. 准确度（accuracy） 指被测量的测得值与其真值之间的一致程度，反映检测程序的总误差。

（三）抗干扰能力

含义与定性免疫检测程序的抗干扰能力相同。值得注意的是，定性免疫检测是通过检测结果的阴阳性符合率评价抗干扰能力，而定量免疫检测则是通过检测结果的均值计算偏差，后者与允许标准相比较得到评价。

（四）检出能力

1. 空白限（limit of blank，LoB） 指测量空白样本时可能检测到的最高测量结果。值得注意的是，空白限并非样本中实际被测物的浓度，LoB 也称为净状态变量临界值。

2. 检出限（limit of detection，LoD） 指由给定测量程序获得的测得值，其声称的物质成分不存在的误判概率为 β，声称的物质成分存在的误判概率为 α。国际理论和应用化学联合会（International Union of Pure and Applied Chemistry，IUPAC）推荐的 α 和 β 默认值为 0.05，LoD 也被称为检测低限、最小可检测浓度或活性。

3. 定量限（limit of quantitation，LoQ） 指满足声明的精密度和正确度，在声明的实验条件下能够可靠定量的分析物的最低浓度。

（五）临床可报告范围

1. 临床可报告范围（clinically reportable range） 是针对临床诊断、治疗有意义的分析物浓度或活性范围。在临床测量过程中，可能会出现检测浓度或活性超出测量区间的情况，为得到相对准确的结果，以便协助临床诊疗，需通过对检测样本进行必要的预处理，包括稀释、浓缩等手段，使分析物浓度处于测量区间内。因此，临床可报告范围的验证包括线性区间验证、LoQ 验证以及最大稀释度验证。

2. 线性区间（linear interval） 指系统最终的输出值（浓度或活性）与被测量分析物的浓度呈正比的范围，此时的非线性误差应小于允许误差。

（六）参考区间

参考区间（reference interval）是指在健康人群中，某个实验室检测指标的数值范围。这个范围通常是基于大量健康人群的检测结果统计分析得出的，用于评估个体的检测结果是否在正常范围内。参考区间的确定需要考虑年龄、性别、种族、生理状态等多种因素，以确保其科学性和准确性。

二、性能验证要点

定量免疫检测程序性能验证与定量生化检测遵循相同的规则，以下将不再赘述验证方法及过程，仅简述各指标的验证要点。

（一）精密度验证

在临床工作中，检测结果的精密度对于确保重复检测结果的一致性至关重要。大多数定量项目在单次检测后即发出报告，因此，检测结果在不同浓度区间的精密度对于辅助临床疾病的诊断和治疗具有重要意义。厂家的说明书通常会明确声明已确认的不精密度参数及其对应的浓度点。在验证样本时，应严格按照说明书中已确认的不精密度数据的浓度点进行选择。可采用新鲜或冻存的患者样本。当样本中待测物不稳定或样本不易得到时，也可考虑使用基质与实际待检样本相似的样本，如质控品。理想情况下，浓度值应覆盖临界值、临床决定水平、参考区间上下限，实际操作中应结合说明书中已确认不精密度参数的浓度值选择相近浓度点样本。进行多天、多批次、重复测定，计算批间不精密度（S_{BR}）及实验室内不精密度（S_{WL}），与厂家说明书所声称的不精密度参数进行对比评价。如果检测结果的不精密度小于说明书中声明的不精密度，则验证过程通过。然而，若检测结果的不精密度大于说明书中声明的不精密度，则需要进一步比较其与说明书中声明的不精密度验证值之间的大小关系。具体验证方案及计算过程参考 WS/T 408—2024《定量检验程序分析性能验证指南》。

（二）正确度验证

正确度是大批重复检测结果的均值与真值的一致程度，通常用偏倚表示。由于真值只是一个概念，一般是无法得到的，因此测量正确度只能以程度（不足、足够等）表示。

正确度验证依据方案的不同，分为使用参考物质验证及使用患者样本验证。在使用患者样品的正确度验证方案中，使用新检测系统与参比程序同时检测患者样本，比较两者之间的一致性，实际上这种“正确度”验证方案，得出的不是真正的“偏倚”，而是两种方法之间的系统误差，通常用偏差表示。具体试验方案及计算方法参见 WS/T 408－2024《定量检验程序分析性能验证指南》。

（三）抗干扰能力验证

对于定量检测程序抗干扰能力验证，厂家会在说明书中列出已确认干扰物质的最高浓度，临床实验室可依据该信息开展验证工作。根据检测方法的原理和预期用途选择常见的可能产生干扰作用的物质，还应考虑文献中提及的有关干扰物，如药物、抗凝剂等。依据说明书声明向样本中添加干扰物质至说明书声明浓度，获得合适而纯的潜在干扰物质。WS/T 408—2024《定量检验程序分析性能验证指南》建议干扰物浓度一般选用临床样品常见的较高浓度（如医院患者人群的 90% 分位浓度附近）。重复检测实验样本和对照样本，分别计算两组结果均值以及均值间的差值。说明书声称的干扰物浓度应在以上分析中所致偏差未超过允许标准。

（四）检出能力验证

检出能力包括针对检测限低值附近的检测准确性进行评估的一组性能参数，包括空白限、检出限和定量限。以上三者之间的主要差异在于空白限和检出限是基于检测方法的变异和Ⅰ类及Ⅱ类错误设置的统计学术语，而定量限的确立与定量分析项目的临床应用需求及方法建立者选择的可接受目标有关。值得注意的是，临床实验室仅需验证厂商声明的检出能力，而且并非对所有的检验项目进行检出能力的验证，主要针对那些低浓度对疾病的诊疗决策非常重要的项目，比如毒物及治疗药物浓度、某些激素（促甲状腺激素等）、心脏标志物（肌钙蛋白、脑钠肽等）和某些肿瘤标志物（前列腺特异性抗原等）。具体的样本选择及试验方案参考美国临床和实验室标准协会（CLSI）发布的《EP17－A2：Evaluation of Detection Capability for Clinical Laboratory Measurement Procedures》文件。

（五）线性区间验证

验证线性区间需依据厂家说明书声明的线性区间高低值，寻找相应浓度临床标本，将高低值样本梯度混合，记录不同浓度样本重复检测结果，通过绘制散点图、剔除离群值对测定数据的可用性进行初步检查。随后运用统计软件对记录数据开展多项回归分析，得出多项式和回归的剩余标准差，评估厂家所提供的检测区间是否线性。具体试验方案及计算方法参见 WS/T 408—2024《定量检验程序分析性能验证指南》。

免疫检测程序通常依赖抗原与抗体之间的特异性结合反应来进行定量分析，这种分析往往采用二阶或三阶多项式来准确描述抗原抗体反应的复杂动力学特性。与免疫检测程序相比，定量生化检测程序主要基于酶促反应进行定量，如终点法、速率法，常使用一阶方程进行线性区间验证。由于检测原理和反应体系的不同，定量化学检测考虑的影响因素也不同，如样品的基质效应、信号噪声比等。

（六）最大稀释度验证

可报告范围验证包括线性区间验证、LoQ 验证以及最大稀释度验证。对于最大稀释度的验证，可选择线性区间验证所用高值和低值样本，沿用线性区间对两标本赋值。线性区间验证通过后，将该两样本针对厂家说明书声明的已确认的稀释倍数做倍比稀释，并进行重复检测，利用理论值、实测值得到的偏差应小于相应性能规范。具体试验方案和质量要求可参考 CNAS GL—037《临床化学定量检验程序性能证指南》。

（七）参考区间验证

临床实验室通常采用制造商提供的参考区间。然而，验证这些参考区间是否适用于本实验室所服务的特定临床患者群体，对于确保准确性和可靠性至关重要。应筛选合格参考个体每个分组不少于 20

人，征得志愿者知情同意，通过问卷调查、体格检查、实验室检查筛选参考个体，具体入选标准、试验方案和质量要求可参考 WS/T 402—2024《临床实验室定量检验项目参考区间的制定》。

答案解析

思考题

案例 为了验证基于 ELISA 方法的乙肝核心抗体定性检测程序性能，临床实验室以其对应的化学发光法作为对照。具体操作如下：收集 20 份化学发光法检测结果为阴性的样本（其中包含 10 份类风湿因子阳性的样本）以及 10 份阳性样本。所有样本被冷冻保存于冰箱，并以随机盲法重新编号后进行检测。在连续 5 天内，对这 30 份样本进行检测，样本均匀分布于每天。同时，对每个样本使用 ELISA 和化学发光法进行平行检测，将所得结果汇总至下表。

乙肝核心抗体方法学符合率评价表

ELISA	化学发光结果		总数
	阳性	阴性	
阳性	41	14	55
阴性	4	91	95
总数	45	105	150

问题

（1）请计算阳性百分比符合度、阴性百分比符合度、总符合率。

（2）案例的验证过程中影响方法学符合率的因素有哪些？

（3）请优化该方法学符合率的验证过程。

（崔丽艳）

书网融合……

重点小结　　题库　　微课/视频 1　　微课/视频 2

第十八章　临床免疫检验的质量控制

PPT

学习目标

1. 通过本章学习，掌握质量控制的基本概念和基本要求，以及室内质量控制的方法及失控后的处理；熟悉室间质量评价的方法，检测标本的质量控制，以及基质效应、钩状效应的原因及应对措施；了解抗原抗体的异质性。

2. 具备参与临床免疫检验室内质量控制和室间质量评价工作的能力。

3. 强化临床检验质量控制的重要性，树立良好的职业精神和职业素养。

质量控制（quality control，QC）是临床实验室为保证检测项目数据的客观可靠性所采取的一系列措施和活动。实验室通过分析检测过程中影响结果的各个环节，采取相应的措施，以保证其工作满足临床实验室所确定的质量要求。临床免疫检验的质量控制与临床生化和临床基础检验等的质量控制一样，对于确保临床免疫检验项目的质量有着十分重要的意义，是临床免疫室质量管理的重要部分。

第一节　临床免疫检验常规质量控制介绍

实验室质量控制的主要目的是保证检验结果对疾病的诊断、治疗、预防或科学研究的有效性。质量控制的内容涵盖了实验室进行的所有活动，不仅包括室内质量控制和室间质量评价部分，还包括一些其他的作业技术活动，比如实验室环境条件、试剂方法的性能评价以及人员的培训等。

一、基本要求

实验室的硬件和软件，如实验环境、仪器设备、试剂耗材、人员及培训等是完成临床检验的基本保障，也是实验室质量控制的关键环节。做好这些环节的管理是实验室质量控制的基本要求。

（一）环境与设施

临床免疫室必须确保实验室的环境条件满足仪器设备、试剂和试验操作对环境的要求。足够的空间、良好的照明和通风、不间断电源或双路供电，是保证做好实验室工作的前提。合适的温湿度，不仅是实验设备正常运行的基础，同时也是临床免疫学检验的要求。实验室开展的免疫学检验项目与抗原抗体反应有关。常规的实验室温度为18℃～25℃，相对湿度为35%～80%。实验室的温湿度计需要定期进行检定，以保证其准确性。此外，还需要对实验室的恒温箱及保存试剂、标本的冰箱等设备设置目标温湿度和允许波动的范围，并每天进行监控。

（二）人员培训

大量的自动化分析仪已经进入临床免疫室，检验项目的数量和种类在不断的增多。不同项目的检测需要的专业知识及实验技能不同。不同工作人员检测同一项目或操作同一台设备得到的检测结果亦会存在差异，可能导致结果的不一致。因此，实验室应根据开展的检验项目，进行岗位设置，明确不同岗位的职责和权限，针对不同层次人员提供相应培训。对于新上岗尤其是新入职人员，在最初6个月内应至少进行2次能力评审并考核。离岗6个月以上再次上岗时，需进行再培训、评审和考核，合格者才能授权，以保证实验室检验结果的质量。

（三）标准化操作规程的建立

项目的检测需要经过标本的采集、保存、试剂准备、加样、温育、洗板、显色（或信号激发）和结果判读等过程。在此过程中，每一步骤必须实行标准化，否则会影响测定的结果。为了保证结果的一致性，每个检测项目必须建立标准化操作规程（standard operating procedure，SOP），并要求工作人员严格按照SOP操作。

实验室应制定严格的设备操作规程。为保证仪器设备的正常运行，新设备使用前，应对仪器设备进行校准。国家法规要求强检的设备（如酶标仪等）由法定授权的计量院所进行检定，其他设备可由实验室工作人员或制造商工程师进行校准。化学发光分析仪、全自动酶免疫分析仪等全自动分析仪需对加样系统、检测系统和温控系统进行校准。仪器使用过程中也需定期进行校准。实验室还应定期对设备进行维护保养。

（四）试剂的选择与性能评价

检测试剂的质量是影响结果准确性的重要一环。选择的试剂必须是国家药监局正式批准的具有生产文号或进口文号的试剂。对国家规定“批批检”的试剂盒，必须有国家“批批检”报告证书。新引进的试剂在使用前需进行性能验证，包括精密度、符合率、检测限和参考区间等，达到厂家声称的或实验室验证可接收的标准，才能使用。更换试剂批号时，新旧批号试剂必须平行检测以保证结果的一致性。

二、室内质量控制

室内质量控制（internal quality control，IQC）是由实验室工作人员采取一定的方法和步骤，使用质控品连续评价实验室工作的可靠程度，旨在确保检验结果在偏差和精密度方面达到预定的标准，提高批内、批间样本检验的一致性，以确定当批次测定结果是否可靠，能否发出检验报告的一项措施。

（一）质控品的选择

质控品（quality testing materials）是指专门用于质量控制目的的标本或溶液，不能用作校准。质控品可以是液体的或冻干的粉状，包装于小瓶中便于使用。

临床检验产生的误差有两类，即系统误差和随机误差。系统误差是由操作者使用的仪器设备、试剂、标准品或校准品出现问题而造成的，通常表现为质控品测定均值的漂移。随机误差主要由实验人员的操作等随机因素所致，表现为测定值SD的增大。室内质量控制的功能是发现和分析误差产生的原因，并采取相应措施。临床免疫检验包括定量测定和定性测定。开展室内质量控制前应根据不同的检验类型选择不同的质控品。定量检测应采用高、中、低三个浓度的质控品，定性检测应采用弱阳性和阴性质控品。

（二）室内质量控制方法

室内质量控制的方法分为统计室内质量控制方法和非统计室内质量控制方法。统计室内质量控制就是与患者样本一起，有规律地检测质控品，然后将质控品测定结果（又称为质控值）用统计学方法进行归纳和整理，根据统计学原理判断临床检验是否在控、检验报告是否可以发出的一种质量控制措施，适用于定量测定和用数值表示的定性测定。非统计室内质量控制是指将弱阳性和阴性质控品与样本同时进行检测，质控品结果与预期相符，则表示在控，适用于用阴性和阳性表示结果的定性测定。

1. 定量测定的室内质量控制方法 采用全自动免疫分析仪进行的定量免疫检测项目及用数字形式表示的（如S/Co值、Cut－off值等）定性免疫检测项目，均可以使用定量测定的室内质量控制方法。

使用的质控品最好包括高、中、低三个浓度水平，以监测不同浓度标本的测定变化。

（1）基线测定　是使用质控品确定实验在最佳条件和常规条件下的变异。最佳条件下的变异（optimal conditions variance，OCV）是指在仪器、试剂和实验操作者等可能影响实验结果的因素均处于最佳时，连续测定同一浓度同一批号质控品 20 批次以上，得到的一组质控数据，经计算得到其均值（$\bar{x}$）、SD 和 CV。此 CV 即为 OCV，为批间变异。需注意的是，所有测定数据不管其是否超出 3S，均应纳入上述统计计算。常规条件下的变异（routine conditions variance，RCV）则是指在仪器、试剂和实验操作者等可能影响实验结果的因素均处于常规实验条件下时，连续测定同一浓度同一批号质控品 20 批次以上，得到的一组质控数据，经计算得到其均值（$\bar{x}$）、SD 和 CV，此 CV 即为 RCV。同样，所有测定数据不管其是否超出 3S，均将用于上述统计计算。当 RCV 与 OCV 接近，或小于 2OCV 时，则 RCV 是可以接受的，否则，就需要对常规条件下的操作方式采取措施予以改进。

（2）质控规则　在室内质量控制的结果判断中，必须依赖于质控规则，它是判断测定批的值在控或失控的一个标准。通常质控规则以符号 A_L 来表示，其中 A 为质控测定中超出质量控制限的测定值的个数，L 为质控限，通常用均值（$\bar{x}$）或标准差（SD）表示。当质控测定值超出质控限 L 时，即可将该批测定判为失控。例如常用的 1_{3S} 质控规则，表示 A 为 1，L 为 3S，其含义为：在质控测定值中，如果有一个测定值超出均值 ±3S 范围，即将该批测定判为失控。常见的质控规则的表达方式和定义见表 18－1。

表 18－1　常见质控规则的表达方式和定义

符号	表达内容
1_{2S}	一个质控测定值超出 $\bar{x}$ ±2S 控制限
1_{3S}	一个质控测定值超出 $\bar{x}$ ±3S 控制限
2_{2S}	两个连续质控测定值同时超出 $\bar{x}$ +2S 或 $\bar{x}$ −2S 控制限
R_{4S}	同一批内，两个不同浓度质控物的测定值之间的差值超出 4S 控制限
4_{1S}	四个连续的质控测定值同时超出 $\bar{x}$ +1S 或 $\bar{x}$ −1S 控制限
$10\bar{x}$	十个连续的质控测定值同时处于均值的同一侧

（3）质控图　临床实验室质控方法包括 Levey－Jennings 质控法、Westgard 多规则质控法和即刻法等。常用的质控图有 Levey－Jennings（L－J）质控图、Westgard 质控图、Z－分数图和 Youden 图等。

1）Levey－Jennings（L－J）质控图　也称 Shewhart 质控图，由美国的 Shewhart 于 1924 年首次提出。Levey 和 Jennings 在 20 世纪 50 年代初将其引入临床检验的质量控制，后经 Henry 和 Segalive 进行了改良，即为目前的 Levey－Jennings 质控图（图 18－1）。最初的 L－J 质控图每天做 2 个水平的质控品检测，只要有质控值超出 1_{3S} 限值即可确定为失控。修改后的 L－J 图只做 1 个质控品的检测，只要质控值超出 1_{2S} 限值即判定为失控。L－J 质控图的优点是简单明了，但存在不足。若以 ±2S 定为失控限，误差识别能力不强，假失控的概率太高，通常难于接受。若以 ±3S 为失控限，假失控概率太低，误差检出能力不强。

室内质控数据是用来控制实际过程的，表达要清楚和直接，在质控图上记录结果时，应同时记录测定日期、所用试剂品牌、质控品批号和含量、测定项目名称和测定者姓名等。

2）Westgard 多规则质控方法　是由 Westgard 等在 Levey－Jennings 质控图基础上结合多个质控判断规则建立起来的一种质控方法，即“Westgard 多规则质控方法”。其主要特点有：①在 Levey－Jennings 质控图方法的基础上产生，具有 Levey－Jennings 质控图方法的优点，可通过相似的质控图来进行分析；②假失控和假报警概率低；③误差检出能力增强。当失控时，能确定产生失控分析误差的类型，帮助分析失控的原因，有助于采取相应的措施去解决问题。

设定均值：2.516	实际均值：2.533
设定 SD：0.302	实际 SD：0.105
设定 CV%：12	实际 CV%：4.145

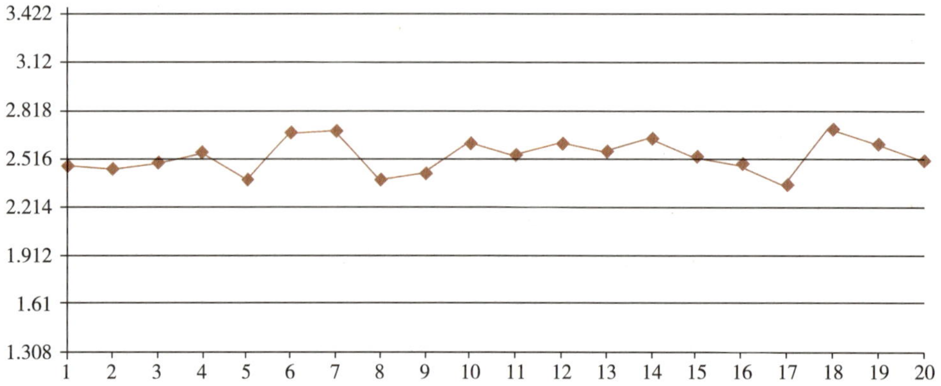

图 18-1　Levey-Jennings 质控示意图

Westgard 多规则质控方法最初常用的有六个质控规则，即 1_{2S}、1_{3S}、2_{2S}、R_{4S}、4_{1S}和 $10\bar{x}$，其中 1_{2S}规则作为警告规则。当出现质控测定值违反 1_{2S}规则时，则启动其他规则进行判断。通常，1_{3S}和 R_{4S}规则反映的是随机误差，2_{2S}、4_{1S}和 $10\bar{x}$ 反映的是系统误差。当系统误差超出一定的程度，也可从 1_{3S}和 R_{4S}规则反映出来。

2. “即刻法”　实质是一种统计学方法，即 Grubs 异常值取舍法。Grubs 法适用于试剂有效期短，批号更换频繁或不常开展的检验项目。这些项目如按常规 RCV 作图原则进行室内质控，得到平均数和标准差有很大难度。然而用 Grubs 法，只要有连续 3 批质控测定值，即可对第三次结果进行质控。Grubs 法已广泛运用于临床免疫室室内质控工作中。具体步骤是：①将连续的质控测定值按从小到大排列，即 x_1、x_2、x_3、x_4、x_5、x_6、……x_n（x_1 为最小值，x_n 为最大值）；②计算均值（$\bar{x}$）和标准差（S）；③按下述公式计算 $SI_{上限}$和 $SI_{下限}$值；④将 $SI_{上限}$和 $SI_{下限}$值与 SI 值表（表 18-2）中的数值比较。

$$SI_{上限} = \frac{x_{最大值} - \bar{x}}{S}, \qquad SI_{下限} = \frac{\bar{x} - x_{最小值}}{S}$$

表 18-2　“即刻法”质控 SI 值表

n	n_{3s}	n_{2s}	n	n_{3s}	n_{2s}
3	1.15	1.15	12	2.55	2.29
4	1.49	1.46	13	2.61	2.33
5	1.75	1.67	14	2.66	2.37
6	1.94	1.82	15	2.71	2.41
7	2.10	1.94	16	2.75	2.44
8	2.22	2.03	17	2.79	2.47
9	2.32	2.11	18	2.82	2.50
10	2.41	2.18	19	2.85	2.53
11	2.48	2.23	20	2.88	2.56

质控结果判断：$n \geqslant 3$ 时，计算出 S，再根据公式算出 SI 值，将其值与 SI 界值表中数据作比较。当 $SI_{上限}$和 $SI_{下限}$值均小于 n_{2S}时，表示处于控制范围之内，是可以接受的；当 $SI_{上限}$和 $SI_{下限}$有一个值处于 n_{2S}和 n_{3S}值之间时，说明该值在 2～3S 范围，处于“警告”状态；当 $SI_{上限}$和 $SI_{下限}$有一个值大于 n_{3S}时，

说明该值已在3S范围之外，属“失控”。当处于“警告”和“失控”状态时，应重新测定该项质控品和患者标本。

3. 定性测定的室内质量控制方法　临床免疫检验中的定性测定包括定性测定、半定量（滴度）测定和以数字或量值形式表示而报定性结果的免疫测定。使用的质控品至少要采用阴性和接近试剂盒Cut－off值的弱阳性两个质控品。每个检测日或分析批，应使用弱阳性和阴性质控品进行质控。实验室应依据影响检测过程性能的变化来定义或调整质控批长度。

质控判定规则如下。

（1）定性结果判定规则　阴性、阳性质控品的检测结果分别为阴性和阳性即表明在控，其中任一质控检测结果出现不符，则为失控。

（2）滴度（稀释度）判定结果的规则　阴性质控品结果必须为阴性，阳性质控品结果在上下一个滴度（稀释度）内，为在控。

（3）数字或量值判定结果的规则　可以使用定性结果的判定规则，也可使用定量测定室内质量控制判定规则，但至少采用一个偶然误差及一个系统误差规则，而且阴性质控品结果必须为阴性，阳性质控品结果必须为阳性。

（三）失控后处理

失控后的最佳处理，首先是确定失控原因，提出妥善解决问题的方法，消除原因，防止再次发生同类原因的失控。若出现失控，本批检测的患者结果不能发出，需评估失控对失控前患者样品检测结果的影响。如果失控影响了患者的检测结果，在失控纠正后，需要复测部分或全部患者样品，然后发出正确的检测结果报告。发现失控、解决失控问题较好的做法步骤如下。

1. 判定误差的类型　检查质控图或失控规则，确定误差的类型。首先要确定造成失控的误差类型是随机的还是系统的。不同的失控规则对检出不同类型误差具有不同的敏感性。如果1_{3S}和R_{4S}规则失控，通常提示是随机误差增大造成的失控。而1_{2S}、4_{1S}和$10\bar{x}$规则失控，常提示有连续的质控值超出同一个控制限的失控，它提示存在系统误差问题。出现失控时，仔细检查质控图上质控值的分布对失控误差类型的判别有很大帮助。当出现系统误差失控时，可以看到质控值具有定向漂移，并随时间而增大，逐渐形成失控；而随机误差的失控则表现为突然，失控的质控值相对于均值的离散度比往常大。

2. 分析误差的来源　误差的类型有随机误差和系统误差两类，它们来自不同的原因。产生系统误差的原因主要有使用不同批号的试剂、校准品，试剂的质量问题或放置不当造成变质，以及仪器的光电比色源过度使用造成光强度不足等。而随机误差主要来源于吸样误差（试剂或标本）、试剂未充分混匀、试剂瓶或试剂管道中有气泡、洗板不充分、温育时间及温度不符合要求、检验人员操作不熟练等。产生系统误差的原因较产生随机误差的原因更为常见，而且较易解决。失控时出现的系统误差一般和试剂或校准因素有关，突然出现的漂移常与近期发生的事件有关联。比如，出现失控前刚换了试剂，工作人员应该确认试剂批号是否正确、试剂和校准品的校准值是否有误，新批号试剂和新批号校准品的新组合经重新校准后校准是否被认可。为了落实原因，必须用重做的实验数据来说明问题。

临床工作中根据误差类型及其原因，逐一排除，找到真正失控的原因。消除失控原因，防止今后再次发生同类原因的失控。出现失控，又查不出原因的，可以参照厂商排除故障的指导和建议去寻找原因或请求厂商工程师帮助解决问题。失控纠正后，需将出现的失控事件、原因和纠正过程记录下来。

（四）室内质量控制的局限性

室内质量控制通过对质控品的检测确保临床检测的稳定性，但不能保证在单个的测定标本中不出现误差。如标本识别错误、吸取标本错误、结果记录错误等。此类误差的发生率在不同的实验室有所不同，可发生于分析前、分析中和分析后的不同环节。

知识拓展

基于患者样本的实时质量控制

基于患者样本的实时质量控制（patient - based real - time quality control，PBRTQC）是一种基于统计学和数学模型的质量控制方法，根据患者样本检测结果，利用统计学模型建立的一套实时监测实验室检测质量的模型或规则。早在1965年Hoffmann和Waid提出类似方法，当时因受限于实验室信息系统软硬件条件，并未大量普及。

PBRTQC由算法和其对应的参数构成，包括上截断值（UTL）、下截断值（LTL）、浮动窗口大小（N）、上控制限（UCL）、下控制限（LCL）等常规的参数。针对PBRTQC系统本身建立选用的算法及参数是否适合的评价指标包括评价特异性指标，假阳性报警率（false alarm rate，FAR），以及评价敏感度指标，误差检出所需样本数（number of patient until error detection，NPed）。PBRTQC具有实时、无额外质控成本投入等特性，与常规室内质量控制形成互补。日常使用时，检测系统当天首次质量控制应使用常规室内质量控制方法，其余时间均可使用PBRTQC方法监测。PBRTQC是目前医学实验室在提高质量控制体系方面研究的热点，我国实验室质量管理者也在此基础上发明了如回归调整实时质量控制（regression - adjusted real - time quality control，RARTQC）等新系统。

三、室间质量评价 微课/视频1

室间质量评价（external quality assessment，EQA）由外单位机构采取一定的方式连续、客观地评价临床实验室的检测结果与靶值的差异，发现误差并校正结果，使各实验室之间的结果具有可比性。这是一种回顾性的评价，用于改进检验质量，而不是用来决定实时测定结果的可接受性。当利用室间质量评价结果来评价实验室的检验能力时，常被称为实验室能力验证（proficiency testing，PT）。

（一）室间质量评价的方式

1. 发放质控物调查 是国内外室间质评的最常用方式。国家临床检验中心及各省（市、自治区）临床检验中心定期发放质控物（也称为质评样本）至各专业实验室，要求实验室在规定的日期进行检验，并将检验结果回报至发放质控物的临床检验中心，以评估实验室检测结果的准确性。

2. 现场调查 是指不定期、不事先通知，临时派调查员到实验室进行实地调查，现场抽样，封样带走检验，也可携带质控样本到实验室，指定用实验室常规方法对质评标本进行检验。随机对实验室进行监控，发现问题，现场指导，提高检验质量。

（二）质评样本的要求

用于室间质量评价的标本应符合以下几个条件：①标本基质与临床患者标本要尽量一致，即临床标本为血清，则质评样本也应为血清；②标本浓度与试验的临床应用相适应，也就是说，根据临床上最为常见范围及通常所用试剂盒或方法的测定下限去设计质评样本，避免出现与临床实际相差甚远的情况；③发放的标本稳定性要好；④无感染危险性。

在室间质量评价的程序设计中，质评标本靶值的确定是一个关键部分，在一定程度上决定了参评实验室质评成绩的好坏。临床免疫检验室间质评样本，在定性测定中应有明确的阴性或阳性结果，其靶值应是采用多家质量较好的筛检试剂盒检测，最后用确认试剂确定的值。对于定量测定，则以参考方法值或参加质评实验室的修正均值（剔除超出均值 ±3S 以外的值后计算得到的均值）或参考实验室均值 ±2S 或 ±3S 为准。

（三）评分方法

对参评实验室的评分根据其与其他实验室得分之间的关系，可分为绝对评分和相对评分两种模式。绝对评分就是根据已定的靶值对参评实验室测定的每份质评标本计分，然后再计算该次质评的总分，以得分的高低评价参评实验室的水平。相对评分则是将参评实验室的质评得分与所有参评实验室的平均分进行比较，观察其得分在全部参评实验室中所处的位置。

（四）室间质量评价未通过的原因

如果室间质量评价未能通过，实验室应全面调查错误可能出现的原因，并及时纠正，避免类似错误再次发生。室间质量评价未通过的原因主要包括：①校准和维护系统计划失败；②室内质量控制失败；③实验室相关操作人员能力欠缺；④结果的评价、计算和抄写错误；⑤室间质量评价样本处理不当，如冻干质评标本的复融、混匀、移液和存储不当；⑥室间质量评价样本本身存在问题。

（五）局限性

在某些情况下，室间质量评价对参评实验室的检验水平的反映存在局限性：①参评实验室没有同等的对待质评标本和患者标本，这种质评的结果不能反映实验室的真实检验水平；②用单一靶值时，难于评价单个实验室和测定方法（不同的方法或不同的试剂盒间的测定值存在较大差异所致）；③妨碍新方法对实验结果的判断；④在不同的室间质量评价程序中，对实验室的评价标准存在差异。由于不同的外部机构，其所发标本的类型、浓度、数量或评价方法可能会有所差异。因此，同一个实验室参加不同外部机构组织的室间质量评价，评价的结果很有可能出现较大的差异。尽管存在一些缺陷，但是室间质量评价仍是评价实验室检验质量的主要工具，它在发现实验中存在的问题、确保现行实验方法的有效性以及对评价实验室工作人员能力方面都具有积极的作用。

第二节 临床标本的质量控制

检测标本是临床免疫检验中的重要环节，也是分析前质量控制的重要组成部分。标本的质量控制与检测结果的准确性息息相关，本节将从标本的采集、运输、保存、验收及干扰因素等方面进行阐述。

微课/视频2

一、标本采集

正确的免疫检验结果是诊断临床疾病的关键，但在临床检验中，有多种因素可影响免疫检验结果的准确性。其中，分析前检测标本正确采集与处理是保证检验结果准确与否的关键环节之一，如果标本采集不当，将直接影响检验结果的准确性。

标本采集前，医护人员应完整填写检验申请单，选择适当的容器。尽可能使用条形码，标明科别、床号、姓名、性别、年龄、门诊号/住院号等，以保证受检者的唯一性标识。同时标注标本类型、检验项目、标本采集时间和送检时间等。标本采集前后应仔细逐项核对检验单，以防差错发生，做到及时采集、及时送检。

二、标本运输及保存

标本自采集后送达到检验部门的过程即标本的运输。标本的运输过程应保证标本密闭、防震、防漏和防污染。运送过程尽可能快捷，特殊检验项目的标本，如胰岛素、C 肽等，应尽量置冰盒中送检。随着信息化和智能化技术的发展，为保证标本传送的可靠和及时，部分实验室已经安装了气动（真空）或履带式标本智能化传送系统，可方便地实现标本在病区、门诊、急诊和实验室间的传送。

三、标本验收

实验室人员对临床免疫检验项目的标本进行查验时，发现不符合要求的标本，应拒绝接收，同时登记并告知相关科室。当样本出现以下情形时应拒收。

（1）标本严重溶血或严重脂血，可能影响检测结果。

（2）标本采血量不足，不能满足临床检验需求。

（3）抗凝剂选择不当。

（4）标本采集后放置时间过长。

（5）送检的标本类型与送检报告单或条形码上标注的标本类型不相符。

（6）患者的基本信息与标本上标注的信息不相符。

四、干扰因素 微课/视频3

临床免疫检验中常用的标本类型为血清或血浆。有时因为特定的检测目的，也采用尿液或脑脊液等标本。标本的采集时间、患者体位变化、标本采集或保存不当、患者使用的药物及血液中的其他免疫分子等均可干扰检验结果。根据干扰因素的来源分为内源性干扰因素和外源性干扰因素两大类。

（一）内源性干扰因素

内源性干扰因素一般包括类风湿因子、补体、异嗜性抗体、医源性诱导的抗鼠免疫球蛋白抗体、其他自身抗体和交叉反应物质等。在日常检测的血清标本中，可能存在上述干扰物质而影响测定结果的准确性。

1. 类风湿因子 在类风湿关节炎等疾病及一些正常人的血清中常含有不同浓度的类风湿因子。类风湿因子主要为 IgM 型，也有 IgG 型和 IgA 型。在 ELISA 测定中，类风湿因子可与固相包被的 IgG 抗体及酶标记的 IgG 抗体结合，从而导致检测结果出现假阳性。类风湿因子对不同检测系统的干扰程度有所差异，影响程度并不与类风湿因子的浓度成正比。为避免类风湿因子对 ELISA 测定的干扰，可采取如下措施。

（1）稀释检测标本 在一些急性感染时，血循环中特异的 IgM 抗体滴度通常很高，而类风湿因子滴度通常较低。在测定前对标本进行稀释，特异性抗体因滴度高仍可检测到，而稀释后类风湿因子滴度变得非常低，可减少其对测定的干扰。在临床检测中，一般使用对标本做 1000 倍稀释的 ELISA 试剂盒进行检测，以保证检测项目结果的可靠性。

（2）改变酶标抗体 将待标记抗体的 Fc 片段酶切去除，仅留下具有特异结合功能的 F（ab'）$_2$部分标记酶。由于类风湿因子结合的是 IgG 的 Fc 段，故此方法可避免类风湿因子的干扰。

（3）用变性 IgG 预先封闭标本中的类风湿因子 先将经热变性（63℃，10 分钟）的动物 IgG 加入标本稀释液中，或连接至固相如聚苯乙烯微球或微孔板，然后加入临床血清样本，可去除样本中的类风湿因子。

（4）使用还原剂测定抗原时，可在标本中加入可使标本中的类风湿因子降解的还原剂，如 2－巯基乙醇。2－巯基乙醇可使抗体的巯基裂解，去除类风湿因子的干扰。

2. 补体 在固相酶免疫测定中，来自哺乳动物的固相特异性抗体和酶标二抗均有激活人补体系统的功能。一方面，固相包被抗体和酶标二抗因其在固相吸附和结合过程中，抗体分子发生变构，使其 Fc 段的补体 C1q 结合位点被暴露出来，成为一个中介物将抗体交联，从而出现假阳性结果。另一方面，固相抗体也会因为活化补体的结合，封闭抗体的抗原表位结合能力，从而导致假阴性结果或使定

量测定的结果偏低。由补体引起的干扰可通过以下方法避免，

（1）采用56℃ 30分钟加热可使标本中的补体C1q灭活。

（2）包被或酶标记二抗时，使用特异的鸡抗体，鸡抗体无激活人补体系统的作用，可避免测定结果出现假阳性或假阴性。

3. 异嗜性抗体　是一类针对不同物种之间共同抗原的抗体。异嗜性抗体分为两大类：一类可结合于山羊、小鼠、大鼠、马和牛IgG的Fab区域，但不与兔Fc区结合；另一类可结合于小鼠、马、牛和兔IgG的Fc区表位，但不与山羊和大鼠IgG的Fc区表位结合。异嗜性抗体可通过交联固相和酶等标记的IgG类单抗或多抗，导致假阳性反应。人类血清中含有抗啮齿类动物抗体，即天然的异嗜性抗体。异嗜性抗体引起的干扰，可通过以下措施避免。

（1）在标本或标本稀释液中加入过量的动物免疫球蛋白，封闭可能存在的异嗜性抗体。

（2）使用靶抗原特异的兔F（ab′）$_2$片段作为固相或标记抗体。

（3）使用靶抗原特异的非IgG的亲和蛋白替代固相或标记抗体。

（4）使用靶抗原特异的鸡抗体作为固相和标记抗体。

4. 医源性诱导的抗鼠IgG抗体　临床开展的鼠源性单克隆抗体治疗及运用放射性核素标记鼠源性抗体的影像学诊断等新技术，均可能使患者体内产生抗鼠IgG抗体。另外，被鼠等啮齿类动物咬伤的患者体内也可以产生抗鼠IgG抗体。对这些患者的血清进行免疫测定时均可产生假阳性。为避免由抗鼠IgG抗体引起的干扰，可采取以下措施。

（1）测定抗原时，在标本中加入足量的鼠IgG，中和血清中的抗鼠IgG抗体，避免由抗鼠IgG造成的假阳性。

（2）使用靶抗原特异的抗体F（ab′）$_2$片段作为固相或标记抗体。

（3）使用靶抗原特异的鸡抗体作为固相或标记抗体。

5. 其他自身抗体　如抗甲状腺球蛋白和抗胰岛素抗体等，能与其相应靶抗原结合形成复合物，从而干扰相应抗原的测定。为避免上述情况出现，可在测定前用理化方法将其解离。

6. 交叉反应物质　地高辛类和甲胎蛋白等物质，与某些靶抗原存在交叉反应。用多克隆抗体测定时对测定结果影响不大。用单克隆抗体测定抗原时，如果交叉抗原表位正好是所用单克隆抗体相对应，则会出现假阳性结果。

7. 标本中其他成分的影响　由于患者的个体差异引起的血清脂质、胆红素、血红蛋白、纤维蛋白及血液黏度过高等，均可干扰临床免疫测定结果。

（二）外源性干扰因素

外源性干扰因素包括标本溶血、标本被细菌污染、标本贮存时间过长和标本凝固不全等。

1. 标本溶血　采血时，一些不良习惯和劣质采血器具均可造成标本溶血。标本溶血后，使含有血红素基团的血红蛋白游离。血红蛋白具有类似过氧化物的活性，故在以辣根过氧化物酶为标记物的测定中易吸附于固相，与后面加入的底物反应显色。

2. 标本被细菌污染　标本在采集及分离血清的过程中可被细菌污染。细菌生长所分泌的某些酶可能会对抗原和抗体等蛋白产生分解作用。一些细菌产生的内源性酶如大肠埃希菌的β-半乳糖苷酶会对用相应酶做标记的测定产生非特异性干扰。

3. 标本贮存时间过长　标本在2～8℃下保存时间过长，IgG可聚合成多聚体，导致在间接法ELISA测定中本底过深甚至造成假阳性。

4. 标本凝固不全　在没有促凝剂和抗凝剂存在的情况下，正常血液采集后半小时开始凝固，2小

时后完全凝固。在日常检验中，如在血液还未开始凝固时离心分离血清，易在“血清”中残存部分纤维蛋白原，在免疫检测过程中尤其是ELISA方法检测时，可以形成肉眼可见的纤维蛋白块，容易造成假阳性结果。因此，血液标本采集后，应使其充分凝固后再分离血清。通常采用带有分离胶的采血管或于采血管中加入适当的促凝剂。

5. 冷冻保存的标本 标本反复冻融所产生的机械剪切力会对标本中的蛋白等分子产生破坏作用，从而导致假阴性结果。因此，冷冻保存的标本应避免反复冻融。

第三节 免疫分析的特殊问题

临床免疫检验技术已经成为当前医学检验技术中发展最快的组成部分之一。在临床实验室中，相当比例的生化检验指标、感染性疾病指标和血液性疾病指标等都是基于免疫学技术原理。抗原抗体反应本身的特点、免疫标记分析中使用的标记酶及抗原抗体的异质性均会影响检测结果，导致出现基质效应、钩状效应等特殊效应。

一、基质效应

基质是指样本中除被检测物以外的其他组分。用检测系统测定样本中的被检测物时，基质中的非检测物质可干扰被检测物参与的反应，并影响检测结果的准确性，这些影响和干扰被称为基质效应（matrix effect）。基质效应与临床免疫学实验的主要检测样本——血清或血浆有关。

（一）产生基质效应的原因

血清或血浆样本是脂质、蛋白质、碳水化合物、盐和水等的混合物。所有样本组分对被检测物的干扰的总和形成基质效应，使得检测试剂与被检测物的亲和性降低。在酶标记免疫分析中，标本溶血后红细胞裂解释放的血红蛋白具有类似过氧化物的活性，可影响以辣根过氧化物酶为标记物的免疫测定。引起基质效应的样本组分还包括血浆样本中的抗凝剂。例如，肝素和EDTA可影响肌钙蛋白的检测。因此，心脏标志物肌钙蛋白仍应以血清样本进行检测。此外，血清或血浆中的药物成分也可能引起基质效应。除了样本本身的因素外，产生基质效应的原因还与仪器的设计、试剂的组成成分、测试方法、质控品的组成及处理技术等因素密切相关。

（二）消除基质效应的措施

1. 基质效应的评价 通过回收实验可以评估检测方法是否受基质效应的影响。在以回收实验评估基质效应时，需要待评估检测系统、对比检测系统、新鲜的患者样本和处理过的样本。样本内的被检测物浓度或活性的分布范围应覆盖已处理样本的检测物浓度或活性。实验中分别用待评估方法和对比方法对新鲜样本和已处理样本进行检测。分别计算两种方法的回收率，对待评估检测系统进行基质效应的方法学评价。在评价时要注意，即便所有已处理样本均存在预期区间的恒定偏差，也不能排除其可能存在基质效应。

2. 消除基质效应的措施 可以通过校正曲线来消除或降低基质效应，即通过已知检测物浓度的标准样本，建立校正曲线（calibration curve），尽可能保持样本中的基质不变。对于复杂的或者未知组分基质的影响，可以采用标准添加法（standard addition method）（图18－2）。在这一方法中，先测定和记录样本的响应值。然后在样本中加入少量、浓度递增的标准溶液，记录样本的响应值。实验过程中使用的标准样本的体积应该尽可能小，尽量降低对基质的影响。

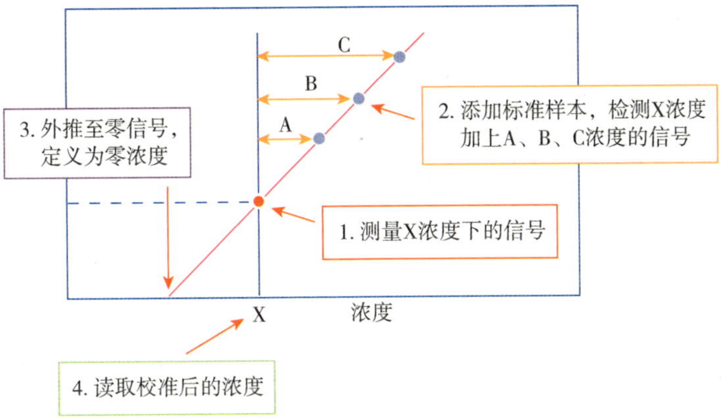

图 18-2 基质效应的校正曲线（标准添加法）示意图

二、钩状效应

钩状效应（hook effect）是指免疫检测中由于抗原、抗体比例不合适而导致检测结果呈假阴性的现象。

（一）钩状效应产生的原因

产生钩状效应的基础是抗原抗体结合具有比例性。以双抗体夹心检测抗原为例，分析体系包括固相捕获抗体和液相标记抗体。当待检物质浓度较低时，标记抗体和捕获抗体是过量的，信号值的强度随待检抗原增加而增加。在最适点浓度附近，待检抗原和捕获抗体、标记抗体结合形成固相捕获抗体－待检抗原－标记抗体复合物，比例最为合适，无游离标记抗体和捕获抗体，信号值最强。但是，当待检抗原的浓度超过最适点的浓度，标记抗体和捕获抗体的分子数相对不足，且待检抗原相对过量，从而与捕获抗体、标记抗体分别形成复合物，不能产生检测信号（图 18-3）。

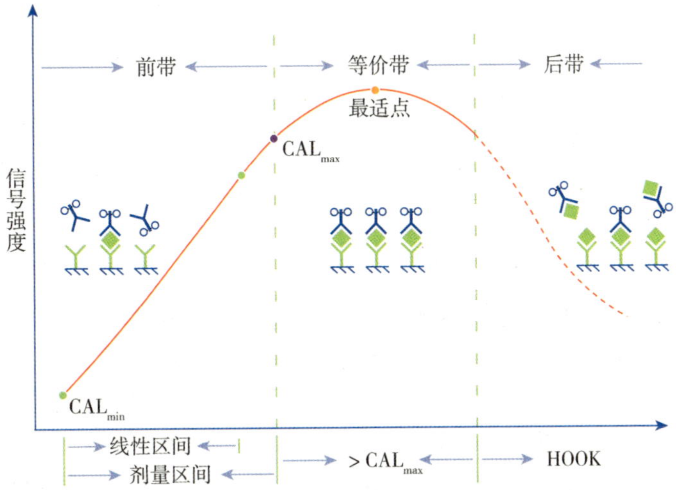

图 18-3 免疫检测体系钩状效应示意图

一般情况下，采用最适点之前的部分作为剂量－反应曲线，校准品（calibrator，CAL）的最高浓度点（CAL_{max}）设置视临床需求和抗 HOOK 能力设定（一般低于最适点的浓度），校准曲线包括线性部分和非线性部分。线性区间的样本结果呈一定线性关系。在 CAL_{max} 和 HOOK 点之间的样本，检测结果报告“大于 CAL_{max} 浓度”，但需要稀释才能获得具体结果。当样本浓度大于 HOOK 点时，检测结果报告“具体浓度”（低于 CAL_{max}），但非真实结果，需要结合临床进行甄别判断。

在标记免疫分析中，钩状效应多出现于一步法检测，如酶联免疫吸附一步法。酶联免疫吸附一步法耗时短，操作简单，且经济实惠，已广泛应用于乙型肝炎病毒和梅毒螺旋体等的筛查。但是在检测过程中，由于待检样本和酶标抗体（或抗原）同时存在于检测体系中，当样本中的抗原（或抗体）浓度过高时，样本中的抗原（或抗体）可竞争性抑制酶标抗体（或抗原）与固相抗原-抗体复合物的结合，导致显色降低或不显色，出现假阴性的现象。

（二）钩状效应的应对措施

免疫学检验是依据测得信号的强度来换算检测结果，即根据信号强度推算出抗原或抗体的浓度。免疫学指标的检测结果范围非常宽泛。如C反应蛋白在样本间的检测范围相差可达100倍，一些肿瘤标记物的检测范围可高达万倍以上。在临床实际检测中，如果不同个体的检测反应存在抗原过剩或抗体过剩的情况，就无法得出唯一的抗原浓度值。因此，在应对钩状效应时，往往采取保持检测体系中的抗体试剂过量，在必要时对抗原样本进行稀释，以避免出现待测抗原过量的情况。在临床免疫学检测中，一些自动化分析仪具有用于识别待测抗原过量而对其进行稀释的系统，对抗原过量的样本发出警告，并对样本进行稀释。

减少钩状效应的措施有：①引入胶乳颗粒作为载体，进行检测物（抗原）和抗体之间的反应；②通过捕获抗体与待测抗原反应之后的洗涤步骤除去多余的抗原，再以标记抗体与抗原或捕获抗体进行反应；③增加捕获抗体和标记抗体的量，减少所需的检测样本的量。

三、结果异质性

在抗原抗体反应中，抗原和抗体本身是影响反应的重要因素。抗原和抗体的异质性可导致对同一样本的检测结果出现明显差异。抗原除了其理化性状、表位种类和数目外，抗原异质性是影响抗原抗体反应的重要因素。在抗体因素方面，由于抗体的异质性，即抗体所识别抗原表位的差别，以及多克隆抗体动物之间和批次之间的差别，均可导致结果的异质性。

（一）抗原异质性

1. 定义 抗原异质性（antigen heterogeneity）又称抗原的不均一性，是指在人群中相同抗原之间的差异。抗原异质性是由遗传因素和后天因素共同决定的。对于侵入人体的病原体以及抗原性异物而言，也包括其种系之间的变异，这些变异均能影响基于抗原抗体反应的免疫学检测方法的准确性。

2. 产生的原因 抗原异质性产生的原因和机制主要包括遗传和环境两个方面。在遗传方面，包括基因的突变、基因表达的改变、基因的重组以及病原体抗原的相位变异。在环境方面，抗原的特异性也会受到人体内环境以及免疫学检测方法和体系中的pH、温度、气体环境等影响。

3. 抗原异质性对免疫分析的影响和应对措施 在临床免疫学检测中，抗原检测常用于人体抗原以及感染性病原体的测定。对于病原体而言，抗原变异不仅使其抗原不再被宿主的免疫系统识别，实现对机体应答的免疫逃避，而且直接影响基于病原体抗原的免疫学检测。为此，在设计免疫学检测方法时，就需要考虑待测抗原的保守表位。对于人体抗原，应进行大样本的筛查，以确定用于抗原检测的抗体系统。对于病原体的抗原，由于存在氨基酸变异、翻译后修饰不同、降解剪切不同和复合物不同等因素，则需要开发出针对各型别抗原的检测系统，并进行广泛的流行病学调查，选择最合适的检测系统。

（二）抗体异质性

1. 定义 抗体异质性（antibody heterogeneity）即抗体的不均一性。抗体极为复杂，由成千上万、多种多样的免疫球蛋白分子组成。免疫球蛋白分子在形状、大小、结构以及氨基酸的组成和排列上，既相似又有差别。抗体异质性是免疫球蛋白在结构和功能上的差异的总和。不同抗原表位刺激产生的免疫球蛋白分子，其识别抗原的特异性不同，重链类别和轻链型别也有差异。即使是同一抗原表位也可诱生不同类型的免疫球蛋白。此外，抗体分子本身的抗原性也存在差异。

2. 产生的原因　对抗体多样性的遗传控制曾提出 3 种学说。①种系学说（又称胚系学说）：抗体形成细胞具有编码免疫球蛋白分子的全部基因，即有限数量的 C 基因和未知数量的 V 基因。它们是通过长期进化形成并通过生殖细胞从亲代传给子代。②体细胞突变学说：在生殖细胞内只继承了数量有限的 V 基因，免疫球蛋白多样性的形成是由于体细胞在发育过程中发生突变或基因重组，从而产生许多不同的 V 基因。③V 区基因相互作用学说：免疫球蛋白可变区是由 V 基因、J 基因和 D 基因组成，V、D、J 基因相互连接导致免疫球蛋白多样性。免疫球蛋白的多样性不能简单地归因于上述的某一学说，它可能与上述多种机制有关，也可能还与基因片段连接点上的连接多样性以及轻链和重链 V 基因的不同配对有关。

3. 抗体异质性对免疫分析的影响和应对措施　在临床免疫学检测中，常通过检测人体免疫反应的产物——特异性抗体来确定病原体的感染以及自身抗体的存在。抗体由重链和轻链组成，不同类型的重链和轻链的组合导致了抗体的多样性。每一个 B 细胞克隆产生的抗体又具有自身的独特型，也可造成抗体的异质性。在感染免疫过程中，由于感染时限不同，或个体反应性差异，待检抗体的组成或亲和力亦会存在差别。个体免疫反应的差异也可导致对同一自身抗原产生的自身抗体存在差异。与抗原异质性类似，抗体异质性会影响检测试剂盒中的抗原抗体的结合能力。此外，目前临床免疫学实验绝大多数是应用特异性抗体（或抗原）来检测抗原（或抗体），作为检测试剂的单克隆抗体来源于杂交瘤细胞。培养细胞的生长条件和筛选条件也会导致抗体的异质性。因此，应该优化和固化抗体生产条件和程序，尽可能减少抗体异质性的产生，以保证抗体的质量及临床免疫学检测的稳定性。

思考题

答案解析

案例　实验室人员在用化学发光法检测血清感染性标志物质控时发现 HCV 抗体项目质控值（S/Co）偏高，随后重新开一瓶同批号的质控品进行复测，但质控值依然偏高。查看工作日志后发现，前一天下班前另一名同事更换了新批次的 HCV 抗体试剂，并对该批次试剂做了定标和试剂批号更换验证。

问题

（1）简要分析质控值偏高的原因。

（2）下一步应采取什么措施？

（3）该临床检验报告是否可以发出？依据是什么？

（黄俊琼　杜文胜）

书网融合……

重点小结　题库　微课/视频 1　微课/视频 2　微课/视频 3

下篇 临床常见免疫性疾病及检验

第十九章 超敏反应性疾病与免疫学检测

PPT

学习目标

1. 通过本章学习，掌握血清 tIgE 和 sIgE 抗体检测的临床价值和相关技术方法；熟悉 IgE 介导超敏反应的发生机制并理解相关检测项目的含义，过敏原组分解析诊断的含义和临床价值，免疫复合物病的免疫学检测指标；了解接触性皮炎的实验诊断方法。

2. 具备超敏反应性疾病免疫学检测的能力，特别是常见过敏性疾病实验诊断指标和相关检测方法的选择，能够合理解释检测结果并为临床医生提供过敏原特异性免疫治疗依据。

3. 具备高尚的道德品质和仁爱之心，善于与过敏患者沟通，耐心解释检验报告，指导合理规避过敏原，用医者仁心和精准技术为过敏患者服务。

超敏反应（hypersensitivity）是机体受到抗原持续刺激或再次受到相同抗原刺激后产生的、以组织损伤或功能紊乱为特征的病理性免疫应答。根据发生机制和临床特点，超敏反应分为Ⅰ型（速发型）、Ⅱ型（溶细胞型）、Ⅲ型（免疫复合物型）和Ⅳ型（迟发型）。因超敏反应导致病理损伤或功能紊乱而引起的临床症状或引发的疾病，统称为超敏反应性疾病。其中Ⅱ型、Ⅲ型和Ⅳ型超敏反应参与自身免疫性疾病病理损伤过程，同时也是移植排斥反应的病理损伤基础，Ⅳ型是胞内寄生菌和病毒等感染性疾病免疫损伤的基础。本章将重点阐述Ⅰ型和Ⅳ型超敏反应和相关检测，与自身免疫病相关的内容详见第二十章。

第一节 Ⅰ型超敏反应与免疫学检测

Ⅰ型超敏反应亦称为变态反应（allergy）或过敏反应（anaphylaxis），主要由免疫球蛋白 E（IgE）介导，且具有鲜明的特征：①发生迅速，消退迅速；②以生理功能紊乱为主，较少发生组织细胞损伤；③明显的个体差异性和家族遗传倾向；④主要由 IgE 介导发生。近十几年来，过敏反应发病率呈逐年上升趋势，成为 21 世纪重大公共卫生问题。

一、发生机制

导致Ⅰ型超敏反应的抗原称之为过敏原或变应原，分为药物、动物血清、植物花粉和食物蛋白等。实验诊断学检测的过敏原，依据进入机体的途径分为：①吸入性过敏原，主要是各种植物（豚草、蒿草）花粉、螨虫（分泌物）、真菌和霉菌等；②食入性过敏原，包括蛋、奶、坚果、水果、海产品等。

过敏原进入机体内，静息的 Th 细胞对抗原识别活化并分化为 Th2 细胞；活化的 Th2 细胞分泌 IL－4 和 IL－10，表达 CD40L 分子。同时，B 细胞通过抗原受体识别过敏原的抗原表位，细胞表面的 CD40 分子与 Th2 细胞表面的 CD40L 结合，IL－4 和 IL－10 促进 B 细胞活化、增殖和分化为浆细胞，分泌过敏原特异性 IgE 抗体（specific IgE，sIgE）。IgE 具有亲细胞特性，能与肥大细胞（mast cell）或嗜碱粒细胞（basophil）表面的高亲和性 IgE Fc 受体（FcεRⅠ）结合，使机体处于致敏状态。

已致敏的机体再次遇到相同过敏原，过敏原与肥大细胞或嗜碱性粒细胞表面的 IgE 抗体结合，形成“抗原桥”，导致 FcεRⅠ交联聚集，通过其胞浆内 γ 链免疫受体酪氨酸活化基序（ITAM）的磷酸化作用，使胞内蛋白酪氨酸激酶活化，最终导致肥大细胞和嗜碱性粒细胞活化，释放组胺、白三烯、前列腺素等生物活性物质。组胺作用于全身毛细血管或小静脉，导致血管通透性增强，造成全身性过敏性休克；白三烯等介质作用于呼吸道黏膜组织，造成平滑肌痉挛、分泌物增多等，引起过敏性鼻炎和过敏性哮喘等；同样，生物介质也可以作用于消化道黏膜，引起过敏性肠炎等；生物介质作用于皮肤组织引起荨麻疹等。

Ⅰ型超敏反应的发生过程如图 19－1 所示。

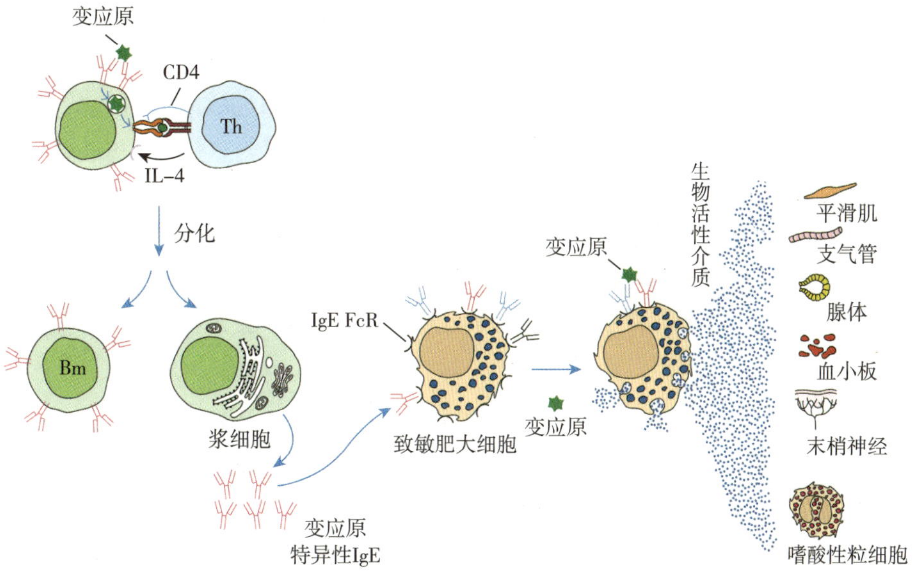

图 19－1 Ⅰ型超敏反应发生机制示意图

为准确理解 sIgE 抗体的检测，依据图 19－1，需要说明以下问题。

（1）抗原表位是 B 细胞克隆识别的最小功能单位，图中只显示单一克隆的免疫应答过程。多数蛋白质抗原具有众多抗原表位，可激活多种克隆产生多克隆抗体；同时，多数过敏原往往含有多种致敏蛋白组分，所对应的 sIgE 抗体是针对多种致敏组分抗体的混合物。图中致敏肥大细胞表面的 IgE 抗体分子是多种颜色的，其含义是 sIgE 抗体是一组多克隆抗体的混合物。

（2）IgE 具有很强的亲细胞性，通过 Fc 段结合肥大细胞或嗜碱性粒细胞，延长抗体的半衰期。在检测 sIgE 时，基于细胞学方法的试验，需收集细胞，被检测的是结合状态的 IgE 分子；而基于免疫化学方法（或血清学）的试验，需收集血清或血浆，被检测的是游离状态的 IgE 分子。

二、相关疾病

（一）过敏性休克

过敏性休克（allergic shock）是最严重的Ⅰ型超敏反应疾病，包括药物过敏性休克和血清过敏性休克。通过正规皮肤试验，两种过敏性休克均可积极预防。需要指出的是，食物过敏、花粉过敏、蚊虫叮咬等，或做体内激发试验时，同样可导致过敏性休克。此时，需严格按照规定进行皮肤点刺试验，同时做好应对措施。

（二）过敏性哮喘

过敏性哮喘（allergic asthma）即变应性哮喘，是肥大细胞、嗜酸性粒细胞、淋巴细胞、巨噬细胞、中性粒细胞和上皮细胞等多种细胞和细胞介质参与的呼吸道慢性炎症，这种炎症使易感者出现反复发作的喘息、呼吸困难、胸闷和咳嗽等症状，常在夜间或清晨发作。过敏性哮喘是临床上最常见的哮喘类型，约70%的哮喘由过敏引起或与过敏相关，儿童中过敏性哮喘占哮喘比例的80%左右。哮喘一般在儿童时期开始发病，且常与特应性体质或遗传因素相关，即对环境中常见过敏原容易产生IgE抗体。近年来，随着抗生素使用的增加、公共卫生水平的改善以及疫苗的广泛接种，病原微生物暴露水平逐渐下降，而儿童时期感染暴露水平下降可导致Th1表达水平不足，Th2则表现为相对过度表达。哮喘患者体内Th2细胞数往往明显增高，该细胞在过敏性疾病中起主要作用，这类细胞分泌的IL-4、IL-5等细胞因子分泌水平增加，促进炎症的发生发展。这一现象在工业化国家尤为显著，这些国家过敏性哮喘的发病率也相对较高。

（三）过敏性鼻炎

过敏性鼻炎（allergic rhinitis，AR）即变应性鼻炎，是机体接触过敏原后由IgE介导的鼻黏膜非感染性疾病，表现为不同程度的鼻部炎症。当易感个体接触致敏物质后，机体产生相应的IgE抗体，这些IgE结合于组织中的肥大细胞表面，当机体再次暴露于相同过敏原时，过敏原迅速与肥大细胞表面的IgE结合，引起肥大细胞活化并脱颗粒。在数分钟内引起组胺等化学介质释放，进而释放新合成的脂性介质，如白三烯C4、D4、E4及前列腺素D2等。这些介质共同作用引起急性鼻黏膜水肿、黏液分泌增加和血管通透性升高。患者经常有鼻痒、间歇性鼻塞、流清涕、打喷嚏等症状。

（四）食物过敏症

食物过敏症是由食物摄入引起的异常免疫反应。食物由蛋白质、碳水化合物、脂肪组成，多数食物的过敏原是水溶性蛋白质。一般这些过敏原经过加热、酸或蛋白酶等处理后仍可保持性质稳定。常见的食物过敏原包括鸡蛋、牛奶、坚果类、海鲜、鱼类、小麦等。多数食物过敏与IgE介导的过敏反应有关，这些食物蛋白sIgE抗体与肥大细胞和嗜碱性粒细胞上的高亲和力的受体结合，引起组胺、前列腺素、白三烯等介质释放，进而引起血管扩张、平滑肌收缩、黏液分泌等，造成恶心、呕吐、腹痛和腹泻等症状。需要强调，食物过敏同样会导致全身过敏性休克，还有一种运动激发的食物过敏性休克，必须引起足够的重视。

（五）荨麻疹和血管性水肿

荨麻疹和血管性水肿是以全身性、瘙痒性隆起的红斑为主要表现的疾病，可能暂时存在，数分钟内或数小时内消失，也可能在同一部位持续存在12～24小时。荨麻疹和血管性水肿均以组织水肿为特征，表浅组织水肿称为荨麻疹，深部组织水肿引起喉、眼睑、胃肠道的血管性水肿。诱发荨麻症的过敏原常来源于坚果、奶制品及海产品，此外也与感染、冷热环境的暴露等因素有关。尽管嗜碱性粒细胞含有组胺，但肥大细胞在荨麻疹和血管性水肿的发生中起主要作用。

三、免疫学检测 微课/视频1 微课/视频2

一般分为体内试验和体外试验，其中体外试验采集外周血分离细胞或血清，并基于细胞生物学或免疫血清学原理进行检测，属于实验诊断的范畴。

（一）体外试验

1. 血清总IgE检测 总免疫球蛋白E（total IgE，tIgE）指体内免疫球蛋白E（IgE）的蛋白质总量，包含针对各种过敏原（物种水平和蛋白水平）的sIgE抗体的总和。tIgE作为变态反应疾病首选检测项目，其水平升高提示由IgE介导的变态反应可能性较大。

疑似变态反应性疾病的诊断，首先是判断是否为超敏反应，是否由 IgE 分子介导，其次，如果由 IgE 介导，需确定具体病因即确定过敏原种类。

正常成人血清 tIgE 含量极微，20～200IU/ml（1IU＝2.4ng）。血清 tIgE 水平对过敏性疾病的诊断具有鉴别价值，低于正常参考下限的个体可初步排除 IgE 介导的变态反应。血清 tIgE 水平高的婴儿，患过敏性疾病的可能性较大，但婴幼儿的正常参考范围和成人不同。血清 tIgE 升高常见于支气管哮喘、过敏性鼻炎、特应性皮炎等，且血清 tIgE 水平与病情发作及缓解呈平行关系。某些非过敏性疾病 IgE 水平也可升高，如寄生虫感染；多发性骨髓瘤（IgE 类）患者出现高 IgE 综合征。此外，随着抗人 IgE 单克隆抗体作为生物治疗措施，监测 tIgE 水平也可作为疗效评估的客观指标之一。

虽然针对不同过敏原 sIgE 的可变区不同，但人体内所有 sIgE 具有相同的同种型抗原表位，位于免疫球蛋白的恒定区。采用人 IgE 作为免疫原能够制备抗人 IgE 的单克隆抗体或多克隆抗体，此类抗体能够识别血清 IgE 的恒定区表位。检测 tIgE 的相关技术包括乳胶增强比浊试验、酶联免疫吸附试验、发光免疫分析等技术。乳胶增强比浊试验采用速率法进行，需使用特种蛋白速率比浊分析仪检测，简单快速，但是速率法的线性范围较窄，有些高浓度标本需要稀释后检测。化学发光免疫分析法具有更好的分析敏感度和较宽的线性区间，适合对敏感度要求较高的婴幼儿患者的检测。

2. 特异性 IgE 抗体检测　临床习惯将特异性 IgE 抗体检测称之为“过敏原”检测。特异性 IgE 抗体（specific IgE antibody，sIgE）指由特定过敏原诱导产生且与此种过敏原特异性结合的 IgE 分子，一般表述为某种过敏原的 sIgE 抗体，如“蒿草 sIgE 抗体”或“蛋清 sIgE 抗体”。与 tIgE 不同，检测 sIgE 抗体时，需用特异性抗原作为探针分子，识别 IgE 分子的可变区（VH/VL）部分（图 19－2）。需要指出，无论从蛋白分子水平，还是抗原表位（亚分子）水平，任何一种 sIgE 抗体均是针对同一物种中不同致敏蛋白 sIgE 抗体的总和，也是针对同一蛋白质不同抗原表位（epitope）的抗体的总和。

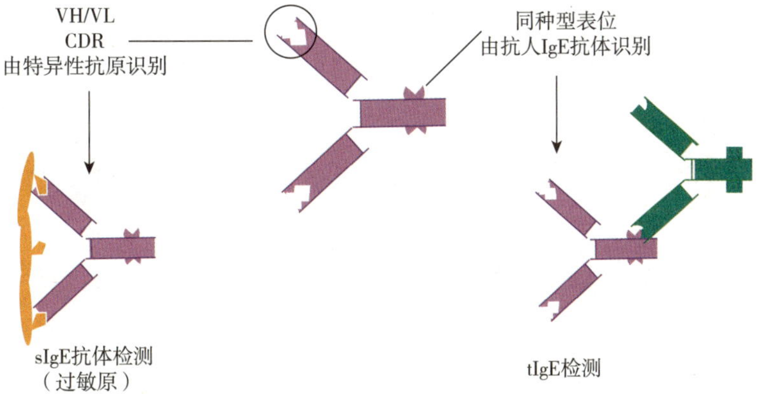

图 19－2　tIgE 和 sIgE 检测识别位点比较

检测过敏原（sIgE）对过敏性疾病诊断而言属于病因诊断，同时也是精准脱敏治疗的基础。如能确定过敏原，在可能的情况下，做到合理规避可减缓过敏症状；如有耐受原制剂，可作为过敏原特异性免疫治疗的依据。sIgE 抗体为定量分析，临界点设为 0.35kU_A/L，依据 sIgE 抗体的检测结果分为 6 个不同级别（表 19－1）。

表 19－1　sIgE 抗体分级标准

级别	范围（kU_A/L）	备注
0 级	<0.35	未检测出
1 级	0.35～0.70	低
2 级	0.70～3.5	中
3 级	3.5～17.5	高

续表

级别	范围（kU_A/L）	备注
4 级	17.5～50	非常高
5 级	50～100	很高
6 级	>100	极高

早期 sIgE 抗体的检测方法是1967 年由 Wide 建立的放射变应原吸附试验（radio－allergo－sorbent test，RAST），采用间接法模式，检测原理是将已知致敏物质的蛋白提取溶液吸附于固相载体表面，与待测血清中的过敏原 sIgE 抗体结合，洗涤后再结合放射性核素标记的抗人 IgE 抗体，继续洗涤除去未结合的标记抗体，再测定固相载体的放射活性来指示检测结果。目前，检测 sIgE 抗体的重要技术平台包括荧光酶免疫测定方法（fluorescence enzyme immuno－assay，FEIA）、斑点－酶联免疫吸附试验（dot－ELISA）、酶联免疫吸附试验（ELISA）、光激化学发光分析（LiCA）等。其中，dot－ELISA 习惯简称为膜条法，此方法的优势是以膜为固相载体，适合混合抗原包被，且为多种过敏原联合检测模式；此方法的缺点为组合方式固定，且耗时长，样本用量大。相反，基于化学发光免疫分析的技术平台，一般采用单一过敏原检测模式，视临床需求可随机组合不同过敏原种类。sIgE 抗体检测要求一定的分析敏感度，尤其是婴幼儿患者对分析敏感度要求更高。

荧光酶免疫检测被视为 sIgE 抗体检测的金标准，检测原理如图 19－3 所示。采用间接免疫分析模式，以活化纤维素颗粒作为固相材料，吸附已知过敏原作为捕获分子，称为“CAP”垫；视临床需求依次加入选定的 CAP 垫、待检血清样本、β－半乳糖苷酶标记的抗人 IgE 抗体，经温浴，待检 sIgE 抗体被特定抗原识别，并结合标记抗体。洗涤去除标记抗体，加入荧光底物（半乳糖苷－4－甲基伞形酮），在 β－半乳糖苷酶的水解作用下，产生荧光物质（4－甲基伞形酮）。通过荧光光度分析仪检测荧光信号，荧光强度和 sIgE 抗体含量呈正比例关系，通过校准曲线获得未知标本的检测结果。

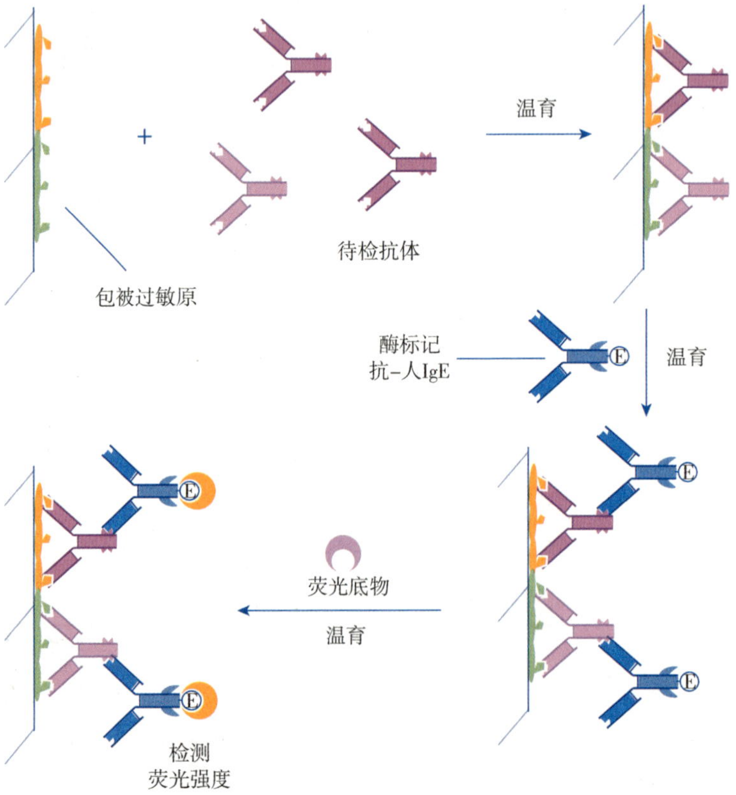

图 19－3　荧光酶免疫分析 sIgE 抗体（过敏原）检测原理示意图

此外，光激化学发光分析同样用于 sIgE 抗体的检测。此方法的特点为具有很好分析敏感度，标本用量少适合婴幼儿，无需分离洗涤，具有很好的分析精密度和较高的检测通量。

3. 特异性 IgE 抗体谱检测　传统过敏原检测是以蛋白提取溶液（protein extracts）作为已知抗原，是一种混合蛋白组分，以此为探针捕获待检抗体，只能具体到某一物种，不能精确至具体蛋白质，如花生 sIgE 抗体、豚草 sIgE 抗体等。伴随人们对致敏组分研究的不断深入，以及重组蛋白制备技术的创新，sIgE 抗体的检测已经深入蛋白分子水平，即过敏原组分诊断。组分解析诊断（component - resolved diagnostics，CRD）简称组分诊断，是一种在蛋白分子水平上用纯化的天然蛋白或重组蛋白来检测单类致敏蛋白 sIgE 抗体的检测方法。组分诊断也可理解为 sIgE 抗体谱的检测。组分诊断和蛋白提取溶液的区别如图 19 - 4 所示。与常规 sIgE 抗体检测相比，CRD - sIgE 检测的优势包括：①从免疫学方法角度来说，单组分抗原与相应抗体结合受到的干扰因素少，检测结果更准确；②可获得 sIgE 抗体谱信息，致敏组分精确到蛋白分子，使临床诊断更加精准；③有利于发现具有交叉反应的致敏组分，指导过敏患者规避相关食物；④sIgE 抗体谱反映个体异质性，易于有针对性的过敏原免疫治疗（精准脱敏）。然而，CRD - sIgE 检测同样存在局限性，一些尚未鉴定出的过敏原不能被检测，需要不断丰富和增加对新过敏原组分的认识。为了满足多种 sIgE 抗体谱的检测需求，必须依赖高通量的检测系统（即试剂）提供技术支持。同时，过敏原 sIgE 抗体谱在诊断中的价值，仍需通过深入研究挖掘，并在实践中不断完善。

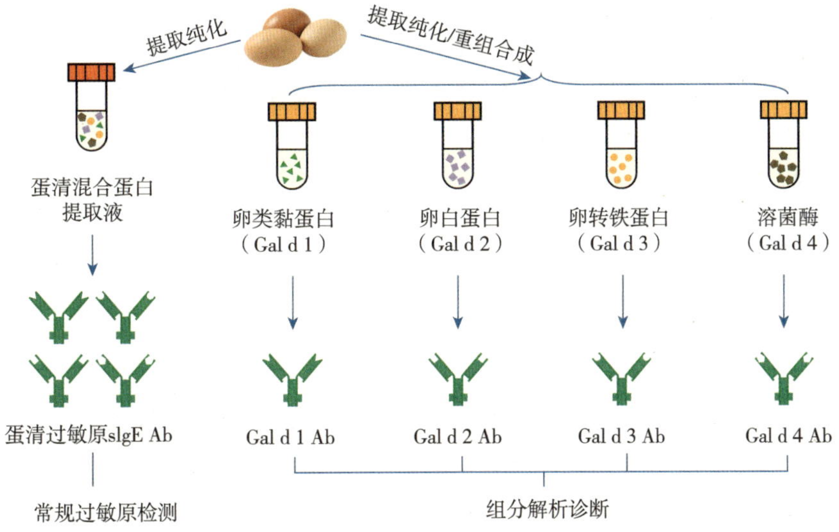

图 19 - 4　CRD - sIgE 检测和常规 sIgE 检测比较

知识拓展

禽蛋致敏组分和组分解析诊断

禽蛋是重要的过敏原，可导致食物过敏，尤其婴幼儿具有较高患病率。蛋清包括四种主要致敏组分，包括：卵类黏蛋白（ovomucoid，OVM，Gal d 1，28kDa）、卵白蛋白（ovalbumin，OVA，Gal d 2，45kDa）、卵转铁蛋白（ovotransferrin，OVT，Gal d 3，76kDa）和卵溶菌酶（egg lysozyme，Lsy，Gal d 4，14.3kDa）。此外，蛋黄已证实致敏组分为卵黄蛋白（α - livetin，Gal d 5，65 ~ 70kDa）。国内相关研究结果显示，在禽蛋过敏的患儿中，各组分 sIgE 抗体的阳性率存在差别，OVM - sIgE 抗体和 OVA - sIgE 抗体的阳性率较高，分别为 71% 和 77%。此外，在组分 sIgE 抗体谱的特征方面，存在一定程度的个体差异。

4. 嗜碱性粒细胞激活试验（basophils activation test，BAT） 基于细胞生物学原理，用过敏原刺激患者外周血中致敏的嗜碱性粒细胞，观察嗜碱性粒细胞活化情况，间接判断患者是否对此过敏原敏感。简单流程：采集外周血分离单个核细胞（或直接使用全血），已致敏患者的嗜碱性粒细胞表面分布结合状态 sIgE 抗体。加入已知过敏原溶液，与外周血单个核细胞共同温育，结合状态 sIgE 抗体通过结合过敏原分子，桥联细胞表面的 IgE 分子，导致致敏细胞被激活释放活性介质。细胞学检测方法基于致敏细胞活化过程设计的，模拟体内嗜碱性粒细胞活化过程，可真实反映 sIgE 抗体生物活性，与过敏患者的临床疾病过程具有较好相关性。

最初的细胞学检测方法通过检测细胞组胺（histamin）释放量实现，操作复杂且重复性差，不宜推广。1991 年 Knol 等人发现嗜碱性粒细胞活化后表达 CD63 分子，随后建立嗜碱性粒细胞激活试验。除 CD63 外，CD203c 同样是嗜碱性粒细胞活化的重要标志分子。CD63 又称为溶酶体相关膜蛋白 3，细胞未激活时固定于溶酶体颗粒膜表面。嗜碱性粒细胞活化时，经胞吐作用颗粒与质膜融合，转移至细胞膜表面同时释放组胺。因此，通过检测细胞表面 CD63 的表达变化可反映嗜碱性粒细胞的活化程度。在通常情况下，BAT 以全血为样本，外周血中嗜碱性粒细胞通过散射光和特定标志蛋白来鉴别。嗜碱性粒细胞具有低强度侧斜角散射光（SSC），介于淋巴细胞和单核细胞之间；同时，嗜碱性粒细胞表达 CD123、CD193，不表达 HLA－DR 等。目前，采用流式细胞术（flow cytometry，FCM）可实现 BAT 检测，操作流程如图 19－5 所示。首先，收集外周血细胞或分离外周血单个核细胞，加入已知过敏原溶液短时间共同温育，过敏原与致敏细胞表面 sIgE 抗体结合并诱导嗜碱性粒细胞活化；其次，分别加入 FITC－CD123 抗体、PE－CD193 抗体、APC－CD63 抗体，温育进行荧光抗体染色；然后，用流式细胞仪检测，分别通过侧向角散射光强度、前向角散射光强度，结合 FITC－CD123 抗体阳性、PE－HLA－DR 抗体阴性，圈选嗜碱性粒细胞群，再结合 APC－CD63 抗体染色阳性计数活化的嗜碱性粒细胞百分数量。阳性对照为抗 IgE FcR 的抗体，阴性对照为抗体稀释液。

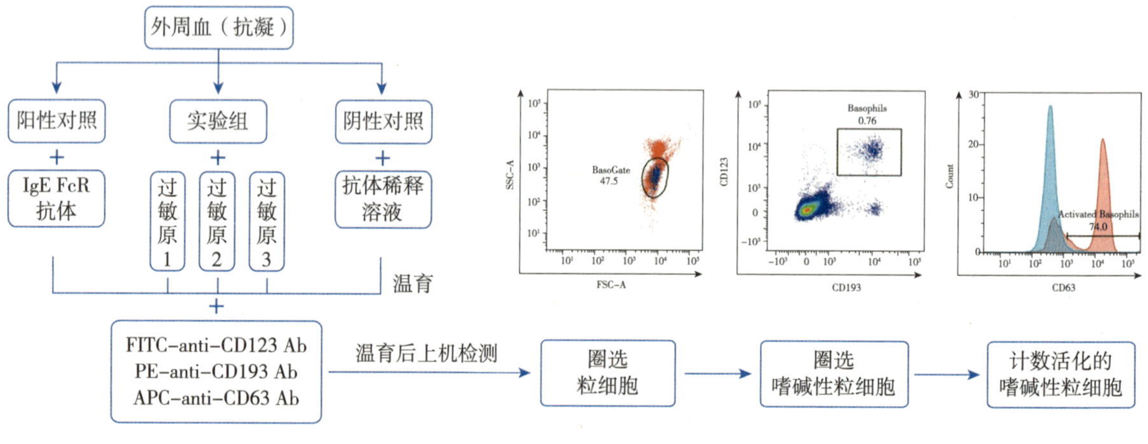

图 19－5 外周血嗜碱性粒细胞激活试验（BAT）的检测流程图

目前，BAT 已在临床实验室开展，具有准确度高的优点，可精确反映嗜碱性粒细胞活化程度和功能状态，对于间接评估过敏性疾病的严重程度，动态监测过敏性疾病的发展以及指导临床治疗具有重要价值。与血清学检测方法相比，BAT 需采用新鲜血液才能保证细胞活性状态，且操作较为复杂，技术含量较高，一定程度上限制了此项目在临床上的广泛使用。

5. 特异性 IgG4 抗体检测 免疫球蛋白 IgG4 是 IgG 的 4 个亚型之一，正常人血液中 IgG4 仅占 IgG 的 1%～7%。在过敏原免疫治疗过程中，会诱导患者产生过敏原 IgG4 抗体（sIgG4），sIgG4 直接与 sIgE 竞争结合过敏原，阻断过敏原与致敏细胞表面的 sIgE 抗体结合来缓解临床症状。为此，动态监测过敏原 sIgG4 抗体，或 sIgG4/sIgE 比值，可辅助判断免疫治疗效果。

总之，实验诊断对变态反应性疾病的诊断具有至关重要的作用：①明确是否属于变态反应疾病；②明确是否属于 IgE 介导的变态反应疾病；③明确引起变态反应的病因即过敏原。变态反应性疾病的诊断需耐心询问病史，结合体内试验和体外试验等做出正确诊断。由 IgE 介导变态反应性疾病实验诊断路径如图 19－6 所示。

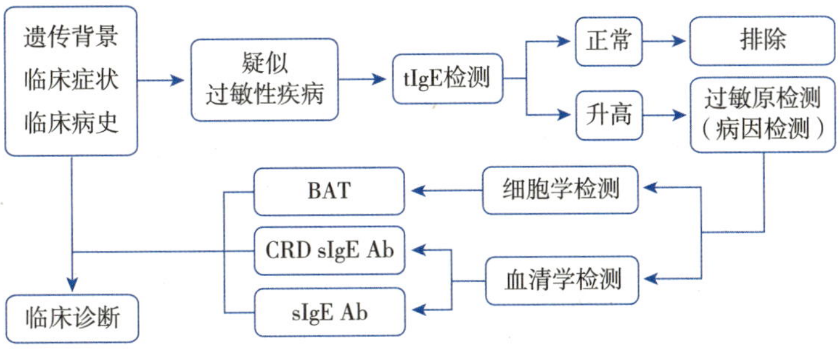

图 19－6　疑似 IgE 介导变态反应疾病的免疫检验路径

（二）体内试验

皮肤点刺试验（skin prick test，SPT）为经典体内试验，在临床获得广泛应用，特别是药物过敏。将极低浓度的过敏原溶液经皮肤注入疑似过敏患者皮内，过敏原与体内已致敏肥大细胞和嗜碱性粒细胞膜表面过敏原 sIgE 抗体结合，导致致敏细胞被激活释放活性介质，20 分钟内注射部位出现红晕、红斑、风团等症状。SPT 作为过敏检测的重要方法，具有较好的诊断敏感性，但是，存在出现过敏性休克的风险。针对食物过敏原，食物单盲或双盲激发试验同样是过敏原检测的重要方法，需严格规范操作流程，提前做好风险预案管理措施。

第二节　Ⅱ型超敏反应与免疫学检测

Ⅱ型超敏反应的特征是由抗体介导，巨噬细胞和 NK 细胞参与，或活化补体系统导致细胞溶解或细胞损伤。相反，还有一种针对细胞受体的抗体，当结合细胞表面的受体抗原时，导致细胞的分泌功能增强，即刺激型Ⅱ型超敏反应。

一、发生机制

引起Ⅱ型超敏反应的抗原包括：①细胞固有抗原，如血型抗原、人类白细胞抗原（human leukocyte antigen，HLA），或细胞表面受体，如促甲状腺激素（TSH）受体；②黏附在细胞表面的半抗原或半抗原－抗体复合物等。介导Ⅱ型超敏反应的抗体可以是天然型的抗体（IgM），如 ABO 血型抗体，也可以是诱导型的抗体（IgG），如 Rh 抗体。细胞表面抗原与相关抗体结合，在细胞表面形成免疫复合物，活化补体系统造成靶细胞的溶解或损伤，吞噬细胞和 NK 细胞通过抗体介导的细胞毒效应（ADCC）造成靶细胞的损伤，或吞噬细胞直接的吞噬效应或调理吞噬效应完成靶细胞的杀伤。此外，某些甲状腺功能亢进的患者，通过刺激型Ⅱ型超敏反应导致毒性弥漫性甲状腺肿（Graves 病）的发生。患者体内产生甲状腺刺激激素受体的抗体，与细胞表面受体结合，导致甲状腺细胞活化，分泌功能亢进。

二、相关疾病

（一）输血反应

多发生于ABO血型不合的输血中。ABO血型存在天然IgM类血型抗体，即使是首次输入不匹配红细胞或全血时也会发生输血反应。但是，人体不存在天然的Rh抗体，Rh阴性个体首次输入Rh阳性红细胞或全血时，不会发生输血反应（需ABO血型相符），但随后受血者因接触Rh抗原，会诱导机体发生免疫反应造成机体致敏并产生IgG类Rh抗体。此后，若再次输入Rh阳性的红细胞或全血就会发生严重的输血反应。同时，除溶血性输血反应外，还有非溶血性输血反应，尤其是多次输血的患者，主要是因为受血者产生针对HLA的抗体，造成白细胞和血小板的损伤。关于输血反应的免疫学检测，详见临床输血学检验技术，本教材不做介绍。

（二）新生儿溶血症

新生儿溶血症发生因母亲和胎儿之间血型不合所致，包括Rh血型不合和ABO血型不合，针对亚洲人群而言，前者症状严重但不多见，后者常见但症状较轻。母亲Rh阴性，胎儿Rh阳性，在首次分娩过程中，胎儿红细胞进入母体，诱导免疫应答产生Rh抗体（IgG类）和免疫记忆细胞。当母亲再次妊娠时，胎儿Rh阳性，母体受抗原刺激，产生Rh抗体（IgG）通过胎盘屏障进入胎儿体内，与胎儿Rh阳性红细胞结合，激活补体系统导致胎儿红细胞溶解，影响胎儿发育、导致流产，或分娩为新生儿溶血症的患儿。需要说明，怀孕史、流产史、输血史也能导致Rh阴性的妇女致敏，此后即使为首次妊娠，同样有导致新生儿溶血症的风险。此外，对于ABO血型不合，因O型母体存在天然抗A和抗B的抗体，此类抗体（IgM）不能通过胎盘屏障，但能阻断胎儿红细胞对母体的致敏，既使发生新生儿溶血症，其症状也较为轻微。此种情况，可监测孕妇的IgG类抗A或抗B抗体的产生情况和必要的胎儿发育监测。

（三）血小板输注无效

血小板输注主要用于预防和治疗血小板数量或功能异常所致出血，以恢复和维持机体正常止血和凝血功能。血小板输注无效（platelet transfusion refractoriness）指血小板减少症患者接受血小板输注，血小板上升低于预期值，甚至比输注前还要低，导致输注无效的情况，通常由免疫因素和非免疫因素所致，其中免疫因素的损伤机制为Ⅱ型超敏反应。反复输注血小板或有妊娠史的妇女，体内可产生针对血小板的同种抗体，如HLA抗体，当再次输入具有相应抗原的血小板时，受者体内抗体与输注血小板表面抗原结合形成免疫复合物，激活补体系统，或通过ADCC和调理吞噬机制等造成血小板数量减少，影响输注效果。

此外，Ⅱ型超敏反应参与自身免疫性疾病的损伤过程。针对细胞表面抗原的自身抗体与细胞表面抗原结合，导致细胞溶解或细胞损伤。如自身免疫性血细胞减少症，包括自身免疫性贫血、粒细胞减少症、抗肾小球基底膜型肾小球肾炎和特发性血小板减少性紫癜等。此部分内容详见自身免疫性疾病与免疫学检测（第二十章）。

三、免疫学检测

（一）红细胞不完全抗体的检测

为预防Rh血型不合导致新生儿溶血症的发生，应对Rh阴性的孕妇尽早进行Rh抗体的监测。IgG类的Rh抗体，与红细胞结合但不出现红细胞凝集现象，此类抗体称为不完全抗体。1945年，Coombs

建立抗人球蛋白试验，引入一种针对人免疫球蛋白 G 恒定区抗原表位的第二抗体，即兔抗人免疫球蛋白抗体，或羊抗人免疫球蛋白抗体，连接与红细胞表面抗原结合的特异性抗体，发挥桥联作用而使红细胞凝集。关于抗人球蛋白试验的内容详见本教材第五章凝集试验。同样，ABO 血型不合的新生儿溶血症，可动态监测 IgG 类抗 A 和抗 B 的效价。

（二）血小板 HLA 抗体的检测

人类血小板有两类抗原，一种是血小板特异性的糖蛋白抗原（HPA），另一种是 HLA－Ⅰ类基因（HLA－A、HLA－B 和 HLA－C）编码的 HLA（抗原）。由于 HLA 复合体的基因具有丰富多态性，不同个体间具有显著差异性。女性因妊娠会接触胎儿 HLA，故经产妇的体内存在 HLA 抗体，特别是 HLA－I 类抗原的特异性抗体。同时，具有输血史的个体，即使是成分输血，如血小板输注，同样会产生 HLA 抗体。为解决血小板输注产生同种免疫反应导致输注无效，需采用血小板交叉配合试验，做到配合型输注提升临床效果。具体技术可采用流式细胞术和化学发光免疫分析等技术。

此外，尚有其他一些关于血细胞抗体的检测项目，详见输血技术相关教材。

第三节　Ⅲ型超敏反应与免疫学检测

Ⅲ型超敏反应因免疫复合物沉积在血管基底膜所致，通过激活补体系统和血小板引起中性粒细胞浸润并导致血管炎。因免疫复合物沉积所致的疾病称为免疫复合物病，病理特征为充血水肿、局部坏死和中性粒细胞浸润。

一、发生机制

Ⅲ型超敏反应的发生机制涉及三个环节：①产生中等大小复合物。中等大小复合物是指 19S 的复合物，抗原为可溶性抗原，抗体是 IgG、IgA 和 IgM 类，二者需要一定比例才能形成中等大小复合物。此类复合物既不容易被吞噬细胞吞噬，也不容易通过肾小球过滤排除，最终形成循环免疫复合物（circulating immune complex，CIC）。②复合物沉积血管基底膜。复杂的血管分布（迂回曲折）或血液流动缓慢，或易造成漩涡，极易导致循环免疫复合物沉积；此外，早期免疫复合物沉积导致炎症发生，炎症导致血管内皮细胞损伤，往往会加重免疫复合物沉积。③沉积免疫复合物导致病理损伤。免疫复合物沉积可激活血小板，释放血管活性物质，增强毛细血管通透性，导致组织液渗出并引起水肿；血小板激活、聚集形成微血栓导致组织缺血和坏死。同时，沉积的免疫复合物同样会激活补体系统，生成血管活性介质（C3a、C5a），增强毛细血管通透性，导致组织液渗出并引起水肿；产生趋化因子致使中性粒细胞浸润，而中性粒细胞在吞噬免疫复合物的同时，释放溶酶体酶，同样导致局部组织的损伤。因此，水肿、坏死、中性粒细胞浸润是此类超敏反应的重要病理特征。

二、相关疾病

（一）血清病

血清病通常发生在初次使用大量异种血清（如抗毒素血清）后的 7～14 天。此时，体内已产生相应的抗体，而血清中的异种血清蛋白尚未完全清除，二者结合形成中等大小的免疫复合物，不能及时被清除，随血液循环至全身沉积在毛细血管基底膜，特别是肾小球和关节组织，产生发热、关节痛、轻微蛋白尿及淋巴结肿大等临床症状。血清病常为自限性疾病，伴随免疫复合物的清除，症状减轻并消退。一般情况，此病不涉及实验诊断。

（二）链球菌感染后急性肾小球肾炎

急性肾小球肾炎（免疫复合物型）一般发生于 A 族溶血性链球菌感染后 2 ~ 3 周。链球菌感染诱导产生抗链球菌蛋白的抗体，此类抗体与链球菌可溶性抗原结合形成中等大小免疫复合物。免疫复合物沉积于肾小球基底膜引起炎症和基底膜损伤。免疫复合物型肾小球肾炎约占肾小球肾炎的 80%，除溶血性链球菌外，葡萄球菌、肺炎球菌等感染也能诱导急性肾小球肾炎的发生。

此外，将马血清经皮下反复注射家兔体内，在注射部位会出现红肿、出血和坏死，称为 Arthus 反应，此为实验性免疫复合物病。糖尿病患者经皮肤注射胰岛素出现上述现象，称之为类 Arthus 反应，一般不涉及实验诊断。Ⅲ型超敏反应同样参与系统性红斑狼疮和类风湿关节炎的病理损伤过程。系统性红斑狼疮患者机体产生针对细胞核组分的抗体，与细胞核组分形成免疫复合物且未及时排出体外，引起全身血管炎症；类风湿关节炎患者免疫系统针对变性的免疫球蛋白 G（IgG）发生免疫应答，诱导产生抗变性 IgG 的自身抗体（类风湿因子），二者形成免疫复合物沉积在关节滑膜组织血管，引起类风湿关节炎。此部分内容详见自身免疫病与免疫学检测（第二十章）。

三、免疫学检测

与Ⅲ型超敏反应相关的免疫学检测包括总补体活性检测、循环免疫复合物的检测、沉积免疫复合物的检测等。总补体活性检测详见第七章，与自身免疫性疾病的相关检测内容详见第二十章。

（一）循环免疫复合物的检测

检测血清 CIC 含量可直接反映人体内免疫复合物的生成和清除情况，浓度升高见于感染免疫和自身免疫性疾病。动态监测 CIC 的变化反映病情发展或治疗效果。一些关节痛、血管炎、浆膜炎、紫癜症状的患者，可考虑检测 CIC 水平，并结合临床表现明确是否和Ⅲ型超敏反应相关。

目前，临床实验室采用聚乙二醇比浊法检测血清 CIC 的浓度。此方法基于一定浓度（3% ~ 4%）的聚乙二醇（6kDa）溶液选择沉淀中等大小免疫复合物并形成浊度，紫外分光法检测浊度与 CIC 浓度相关。比浊法操作简单，但干扰因素多，存在非特异性沉淀。此外，还有 C1q 捕获法、补体活性抑制法等，操作复杂，难于标准化，未在临床推广应用。

（二）沉积免疫复合物的检测

较大网格的抗原 - 抗体复合物容易从液相中沉淀出来，免疫复合物的沉积与局部因素有关，在毛细血管分支多、血流缓慢或富含胶原组织的部位，容易发生免疫复合物沉积。如果免疫复合物在血流中形成，可通过循环沉积在全身各处，例如在动脉弹力层、血管周围、肾小球基底膜和关节滑膜等部位；所引起的病理现象可统称为血清病。高浓度的抗原 - 抗体复合物可以在某一局部形成，例如在皮肤注射部位，形成的免疫复合物不能进入循环，在局部就地沉积，引起局部型免疫复合物炎症，即类 Arthus 反应。与循环免疫复合物检测相比，通过免疫组化技术来检测活检组织中是否存在沉积的免疫复合物，特别是特异性抗原的免疫复合物，对阐明疾病发生机制具有更重要的价值。

第四节　Ⅳ型超敏反应与免疫学检测

与速发型超敏反应相比，Ⅳ型超敏反应的临床表现较为迟缓，故称为迟发型超敏反应。迟发型超敏反应为细胞免疫介导，与抗体和补体分子无关。针对胞内寄生菌或病毒的细胞免疫应答过程，存在生理效应和病理效应两个相互对立和相互统一的方面，超过一定强度的细胞免疫应答过程，同样会导致炎症的发生和组织的损伤。

一、发生机制

导致Ⅳ型超敏反应的抗原包括结核杆菌等胞内寄生菌、病毒等，亦可是农药、药物等化学类半抗原分子。上述病原体或半抗原通过 APC 加工提呈至细胞表面，$CD4^{+}$ Th 细胞通过 TCR 识别抗原和自身 MHC 分子，活化、增殖、分化为效应性 Th1 细胞，并分泌 IL－2、IFN－γ 等细胞因子。效应性 Th1 细胞通过自身活化增殖和分泌 TNF、GM－CSF、MCP－1 等，调动单核－巨噬细胞的趋化、富集、活化，形成单个核细胞浸润的炎症过程。此外，$CD8^{+}$ Tc 细胞识别抗原分子，在 $CD4^{+}$ Th1 细胞的帮助下，分化为效应性的 $CD8^{+}$ Tc 细胞，通过细胞凋亡途径，或穿孔素和颗粒酶途径对病原体感染后的宿主细胞展开攻击，即特异性的细胞毒效应。

二、相关疾病

（一）感染所致迟发型超敏反应

多发生于病毒感染、结核杆菌等细胞内寄生菌感染。如结核感染，病原体诱导细胞免疫应答发生，形成单个核细胞浸润为主的炎症和细胞毒效应。一方面，活化的巨噬细胞、NK 细胞可杀伤被病毒感染的细胞，抑制病毒复制和感染的扩散，发挥抗感染免疫的生理效果；另一方面，淋巴细胞的克隆增殖，会放大免疫效应，巨噬细胞释放溶酶体酶造成组织损伤，并形成肉芽肿和干酪样坏死。此外，超强度的免疫应答过程同样会分泌高水平炎性细胞因子，检测一些炎性细胞因子有助于评估感染免疫状况并监测感染进程。

（二）接触性皮炎

接触性皮炎发生于皮肤接触小分子半抗原，如油漆、染料、农药、化妆品中的有机物质，或重金属首饰之后，小分子半抗原和体内蛋白结合为完全抗原，经抗原提呈细胞加工提呈细胞免疫应答过程。机体再次接触或长期接触小分子半抗原，诱导迟发型超敏反应，产生细胞因子活化巨噬细胞、介导皮肤炎症损伤，出现红肿、皮疹和水泡，甚至造成皮肤脱落等。

此外，Ⅳ型超敏反应同样参与自身免疫性疾病的病理损伤过程，详见自身免疫性疾病与免疫学检测章节（第二十章）。

三、免疫学检测

（一）结核菌素试验

上臂外侧皮内注射旧结核菌素（old tuberculin，OT），诱导迟发型超敏反应，于 48～72 小时后观察注射部位有无红肿和硬结，通过反应直径的大小判定结果。目前，已采用结核杆菌的纯蛋白衍生物（purified protein derivative，PPD）替代 OT，效果更佳。PPD 或 OT 阳性说明受试者对结核杆菌已构建特异性免疫应答，同时也间接说明受试者的细胞免疫功能正常。此外，关于结核杆菌诱导的迟发型超敏反应的免疫学检测还包括外周血 T 细胞干扰素释放试验（T－SPOT），详见感染免疫学检测章节（第二十五章）。

（二）斑贴试验

斑贴试验（patch test）是目前用于检测接触性皮炎最简单、最准确的方法。疑似接触性皮炎的患者可通过斑贴试验明确是否与迟发型超敏反应相关，并发现其变应原。斑贴试验是将日常生活及各种职业经常接触并可能引起过敏的物质制备成商品化的斑贴试剂，实现标准化，将变应原物质涂布在特定的斑贴小室，由不同变应原组合的斑贴试剂贴附于前臂曲侧皮肤表面，经 24～48 小时后去除，观察结果，并以“＋”表示阳性程度的级别。注意，在测试前需暂停药物治疗。需要指出，斑贴试验阳性需认真询问病史，结合病史做出正确诊断。

答案解析

思考题

案例　患儿，男，9 岁。主诉鼻塞、流清涕 3 年，伴鼻痒、眼痒和流泪，症状常年发作，秋季加重。既往无哮喘和食物过敏史，患者父亲有鼻炎病史。

问题

（1）患儿症状疑似变态反应所致，首选的免疫学检测项目是什么？推荐何种临床免疫检验技术？

（2）血清 tIgE 水平：4789IU/ml。该检测结果对临床诊疗有何提示？应进一步做哪种免疫学检测？

（3）过敏原检测结果显示：屋尘螨Ⅲ级，葎草Ⅱ级，该检测结果对临床诊疗有何提示？是否有必要进行组分诊断（CRD），该检测项目的临床意义是什么？

（李会强）

书网融合……

重点小结　　题库　　知识拓展　　微课/视频 1　　微课/视频 2

第二十章　自身免疫病与免疫学检测

PPT

学习目标

1. 通过本章学习，掌握自身免疫病的概念、分类及基本特征，常见自身免疫病及其实验室辅助诊断项目；熟悉辅助诊断常见自身免疫病的自身抗体种类及检测方法；了解常见自身免疫病的分类标准、新的诊断标志物及其检测方法。

2. 具有指导临床采用合适的检测项目和检测方法来辅助自身免疫病筛查、诊断及监测的能力。

3. 树立对自身免疫病患者的人文关怀思想，提供积极的情感支持，鼓励患者积极面对疾病，减轻患者的精神压力，同时提供积极的专业支持，提高患者的自我管理能力，帮助患者掌握自我监测技巧，提高患者生活质量。

正常情况下，机体免疫系统能够识别“自身”与“非己”抗原，对自身抗原形成天然耐受，对非己抗原产生免疫应答，以清除外来抗原、体内畸变的细胞和自身衰老的组织细胞，发挥免疫防御、免疫监视和免疫自稳的生理功能。

生理情况下，机体免疫系统识别自身成分，不产生或仅产生微弱的自限性免疫应答，形成自身免疫耐受而维持机体的免疫平衡。但在某些情况下，这种自身免疫耐受遭到破坏，机体免疫系统对自身成分发生持久免疫应答，产生针对自身成分的自身抗体或自身反应性 T 淋巴细胞，继而引发自身免疫性疾病。临床上检测患者自身抗体或自身反应性 T 淋巴细胞对于该类疾病的诊断、鉴别诊断与治疗效果评价具有重要意义。

第一节　自身免疫病的发生和损伤机制

自身免疫病的发生与自身抗原因素、免疫调节紊乱、生理因素及遗传因素等有关。自身免疫病实际上是由自身抗体和（或）自身反应性 T 淋巴细胞引起的针对自身抗原的超敏反应性疾病。

一、自身免疫病的概念及分类

自身免疫性疾病（autoimmune disease，AID）简称自身免疫病，是指机体对自身抗原发生免疫反应而导致自身组织或器官损伤所引起的疾病。发生自身体液免疫应答时产生的是自身抗体；发生自身细胞免疫应答时，产生的是自身反应性 T 淋巴细胞。大多数自身免疫病由与疾病相关的自身抗体介导。但自身抗体可存在于无自身免疫病的正常人特别是老年人，只有自身免疫应答强度超过一定程度，自身抗体达到一定效价时才发生自身免疫病。

自身免疫病种类多，大多具有如下一些共同特征：①多数病因不明，可有诱因，也可无明显诱因；②患者体内可检出高效价的自身抗体和（或）自身反应性 T 淋巴细胞，不同自身免疫性疾病中自身抗体存在交叉重叠现象，部分疾病有标志性的自身抗体；③女性高发，且发病率随年龄增长而增加；④一般病程较长，多呈反复发作和慢性迁延不愈，疾病转归与自身免疫应答的强度密切相关；⑤有遗传倾向，某些特定基因与自身免疫性疾病的发病相关；⑥在某些实验动物中经免疫相关抗原或输注患病动物的血清或淋巴细胞可复制出相似的疾病模型；⑦应用免疫抑制剂治疗多可取得较好疗效。

目前已有80余种疾病被归属于自身免疫病，通常按疾病累及器官组织的范围将自身免疫病分为器官特异性和非器官特异性（系统性）两大类（表20-1）。器官特异性自身免疫病（organ specific autoimmune disease）指病变局限于某一特定器官或组织，其自身抗原为该器官组织的特定成分。非器官特异性自身免疫病（non-organ specific autoimmune disease）是指侵犯多种器官组织的自身免疫病，在国际上称其为系统性自身免疫病（systemic autoimmune disease），其自身抗原为多种器官组织所共有的成分，如细胞核成分、线粒体等，由于病变常累及结缔组织，故又称“结缔组织病”。通常，器官特异性自身免疫病的预后较好，而系统性自身免疫病的病变广泛，预后不良。

表20-1　常见自身免疫病的分类

类别	疾病名称	自身抗原
器官特异性	桥本甲状腺炎	甲状腺球蛋白、甲状腺微粒体
	Graves病	促甲状腺激素受体
	Addison病	肾上腺皮质细胞
	溃疡性结肠炎	结肠黏膜细胞
	重症肌无力	乙酰胆碱受体
	交感性眼炎	眼晶状体蛋白
	青少年型胰岛素依赖型糖尿病	胰岛B细胞
	原发性胆汁性胆管炎	小胆管上皮细胞
	自身免疫性溶血性贫血	红细胞膜表面分子
非器官特异性（系统性）	系统性红斑狼疮	核抗原、细胞浆成分
	类风湿关节炎	变性IgG
	混合性结缔组织病	核糖核蛋白（RNP）
	多发性肌炎	肌肉抗原、氨酰tRNA合成酶
	系统性血管炎	中性粒细胞

自身免疫病按发病部位的解剖学归属进行分类，可分为结缔组织（系统性红斑狼疮、类风湿关节炎、干燥综合征、混合性结缔组织病等）、内分泌系统（桥本甲状腺炎、Graves病、Addison病、青少年型胰岛素依赖型糖尿病等）、消化系统（萎缩性胃炎、溃疡性结肠炎等）、血液系统（恶性贫血、自身免疫性溶血性贫血等）、泌尿系统（自身免疫性肾小球肾炎、肺-肾出血综合征等）、神经系统（多发性硬化症）、肌肉系统（重症肌无力）等的自身免疫病。

自身免疫病按发病原因分为原发性自身免疫病与继发性自身免疫病。原发性自身免疫病病因不明，可以是器官特异性的，也可以是系统性的。继发性自身免疫病由特定的外因所致，如药物、外伤及感染等，如慢性活动性肝炎、交感性眼炎等，亦可继发于其他自身免疫病，如系统性红斑狼疮继发抗磷脂综合征，此类疾病多属器官特异性自身免疫病。

二、自身免疫病的发病相关因素

正常情况下，免疫系统对自身正常的组织和细胞不产生或仅产生微弱的免疫应答，此现象称为自身免疫耐受（autoimmune tolerance）。自身免疫耐受是机体维持免疫平衡的重要因素，其机制与胚胎期的免疫接触有关。根据Burnet的克隆选择学说，在胚胎期或新生儿期免疫系统尚未发育成熟时，抗原刺激不会引起免疫应答，只引起相应的淋巴细胞在阴性选择阶段被清除即克隆清除，产生自身免疫耐受。

当某些原因使自身免疫耐受遭到破坏时，免疫系统就会对自身正常组织细胞成分发生免疫应答，产生针对自身成分的自身抗体（autoantibody）或自身反应性 T 淋巴细胞（autoreactive T lymphocyte），此现象称为自身免疫（autoimmunity）。正常人体可产生针对自身衰老组织细胞的轻度自身免疫应答，属于正常的生理现象，不引起组织细胞损伤，协助机体清除衰老的自身组织细胞以维持免疫自稳。

（一）自身抗原因素

1. 隐蔽抗原的释放 隐蔽抗原（sequestered antigen）是指体内某些与免疫系统在解剖位置上隔绝的组织成分，如精子、眼内容物、脑、心肌和子宫等。正常情况下，其终身不与免疫系统接触，机体对这些组织细胞无免疫耐受性。在手术、外伤及感染等情况下，隐蔽抗原得以释放，与免疫活性细胞接触进而诱导相应的自身免疫应答，导致自身免疫病的发生。例如，因眼外伤使隐蔽抗原眼晶状体蛋白和眼葡萄膜色素进入血液和淋巴液，刺激机体免疫系统产生特异性的细胞毒性 T 淋巴细胞（cytotoxic T lymphocyte，CTL），CTL 可对健侧眼睛发动攻击，引发自身免疫性交感性眼炎（图 20－1）。临床上常见的还有甲状腺球蛋白抗原释放后，可引起桥本甲状腺炎；精子抗原释放可引起男性不育；脑脊髓和神经髓鞘蛋白抗原释放可引起脱髓鞘脑脊髓炎和外周神经炎等。

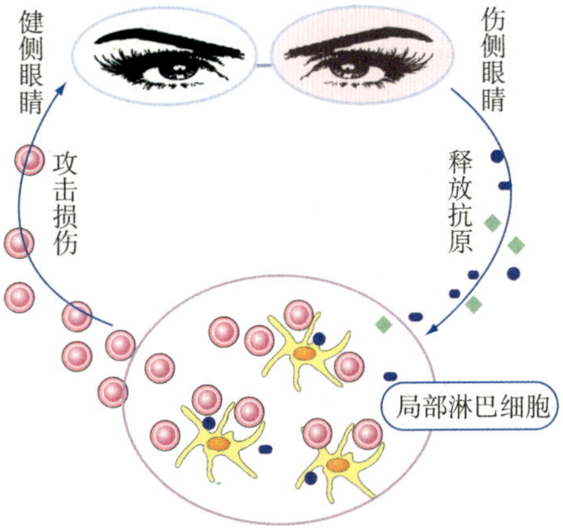

图 20－1 交感性眼炎发生机制示意图

2. 自身抗原的改变 生物（如细菌、病毒及寄生虫等）、物理（如冷、热及电离辐射等）、化学（如药物）等因素均可改变自身细胞抗原，诱导自身免疫应答，导致自身免疫病。如：多种药物可改变血细胞抗原引起自身免疫性溶血性贫血和血小板减少性紫癜；变性的自身 IgG 可刺激机体产生抗变性 IgG 的自身抗体，即类风湿因子（rheumatoid factor，RF）。RF 与变性 IgG 结合形成的免疫复合物可导致类风湿关节炎。

3. 共同抗原的存在 感染是诱发自身免疫的重要因素。某些病原微生物具有与宿主正常细胞或细胞外基质相似的抗原表位，宿主针对该病原微生物产生的免疫效应产物能与宿主体内共同抗原发生交叉反应，引起炎症反应和组织损伤，导致自身免疫病。例如，A 群溶血性链球菌细胞壁 M 蛋白与人的肾小球基底膜或心肌组织具有共同抗原表位，因此链球菌感染后容易发生肾小球肾炎或心肌炎；大肠埃希菌 O_{14} 和结肠黏膜具有共同抗原表位，可以引发溃疡性结肠炎；柯萨奇病毒感染激发的免疫应答可攻击胰岛 B 细胞，引发糖尿病。

4. 表位扩展 一个抗原分子可存在有优势表位（dominant epitope）和隐蔽表位（cryptic epitope）。正常情况下，优势表位是众多表位中首先激发免疫应答的表位，隐蔽表位并不引起免疫应答。在异常情况时，免疫系统在针对一个优势表位发生免疫应答后，可能对隐蔽表位相继引发免疫应答，此种现象称为表位扩展（epitope spreading）（图 20－2）。随着疾病的进程，机体的免疫系统不断扩大所识别自身抗原表位的范围，因而使自身抗原不断受到新的免疫攻击，使疾病迁延不愈并不断加重。表位扩展与类风湿关节炎、系统性红斑狼疮、多发性硬化症及胰岛素依赖型糖尿病的发病相关。

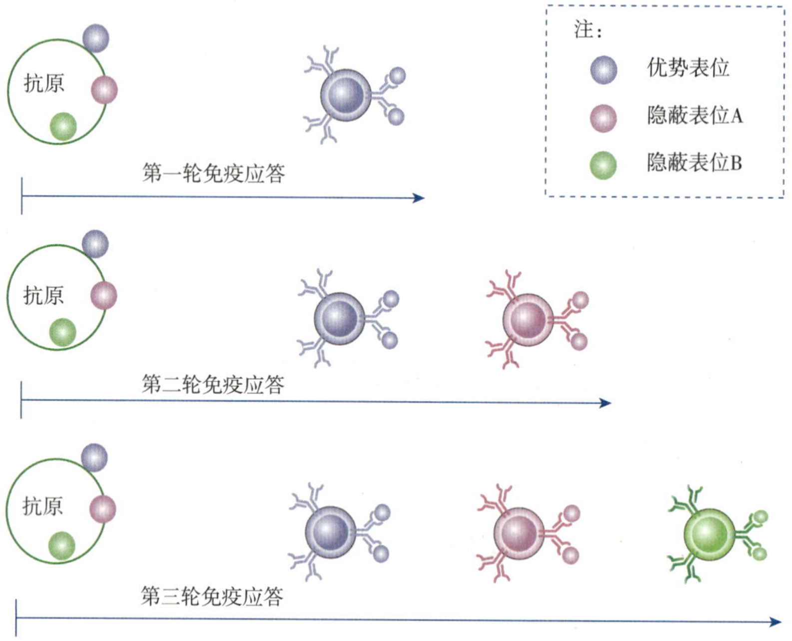

图 20－2　抗原表位扩展示意图

（二）免疫调节机制紊乱因素

1. 淋巴细胞的多克隆活化　某些超抗原或微生物成分可多克隆激活自身反应性 B 淋巴细胞产生自身抗体，引发自身免疫病。多克隆激活剂包括超抗原以及微生物如巨细胞病毒、EB 病毒、HIV 和某些革兰阴性细菌等。

2. 清除自身反应性淋巴细胞克隆的异常　T、B 淋巴细胞在发育过程中分别在胸腺和骨髓中经历阴性选择而被“克隆清除”，但是若胸腺和骨髓的微环境基质细胞缺陷，阴性选择出现障碍，则造成自身反应性 T 细胞及 B 细胞的“克隆清除”异常，产生针对自身抗原的免疫应答，而导致自身免疫病。

3. Th1 和 Th2 细胞的功能失衡　Th1 和 Th2 细胞的比例失调和功能失衡与自身免疫病的发生相关。Th1 细胞功能亢进可促进某些器官特异性自身免疫病的发生，如胰岛素依赖型糖尿病。Th2 细胞功能亢进可促进抗体介导的系统性自身免疫病的发生，如系统性红斑狼疮。

4. MHC－Ⅱ类抗原的表达异常　正常情况下，大多数组织细胞仅表达 MHC－Ⅰ类抗原，而不表达 MHC－Ⅱ类抗原。在某些因素如 IFN－γ 作用下，组织细胞表面可异常表达 MHC－Ⅱ类抗原，从而将自身抗原提呈给 Th 细胞，启动自身免疫应答，导致自身免疫病。研究发现原发性胆汁性胆管炎患者的胆管上皮和糖尿病患者胰岛 B 细胞表面均表达 MHC－Ⅱ类抗原。

5. 淋巴细胞的突变　由于理化因素、生物因素或自身因素的影响，导致淋巴细胞突变，其抗原识别能力异常，对自身抗原产生免疫应答，从而引发自身免疫病。

（三）生理因素

1. 年龄　临床上，老年人自身抗体的检出率较高。

2. 性别　某些自身免疫病与性别有关，好发于女性的自身免疫病有类风湿关节炎、系统性红斑狼疮和多发性硬化症等，好发于男性的自身免疫病如强直性脊柱炎。

3. 雌激素 系统性红斑狼疮患者多为育龄期妇女，高水平雌激素成为发病的诱因。实验显示，给系统性红斑狼疮小鼠应用雌激素可加重其病情。

（四）遗传因素

多种自身免疫病的发生与个体的 MHC 基因型有关。特定型别的 MHC 分子适合提呈某些自身成分的抗原肽，导致某些自身免疫病的发生。例如，携带 HLA－DR3 的个体易患系统性红斑狼疮、重症肌无力及胰岛素依赖型糖尿病；HLA－DR4 与类风湿关节炎有关；强直性脊柱炎患者 90% 以上为HLA－B27 阳性。

三、自身免疫病的免疫损伤机制

自身免疫病实际上是由自身抗体和（或）自身反应性 T 淋巴细胞引起的针对自身抗原的超敏反应性疾病。其免疫损伤机制类似于Ⅱ型、Ⅲ型及Ⅳ型超敏反应。

（一）自身抗体引起的免疫损伤

针对自身组织细胞表面或细胞外基质抗原的 IgG 类和 IgM 类自身抗体启动组织细胞损伤。

1. 自身抗体介导的细胞毒作用 自身抗体直接与细胞表面靶抗原结合，通过激活补体形成攻膜复合物，破坏靶细胞，或通过自身抗体对吞噬细胞的调理吞噬作用破坏靶细胞，也可通过自身抗体介导的 ADCC（antibody dependent cell－mediated cytotoxicity）效应即抗体依赖的细胞介导的细胞毒作用，增强 NK 细胞、单核－巨噬细胞及中性粒细胞等杀伤靶细胞作用。如某些药物可吸附在红细胞、血小板或中性粒细胞等表面并改变细胞抗原性，进而刺激机体产生抗红细胞、血小板或中性粒细胞等的自身抗体，自身抗体介导的细胞毒作用导致靶细胞的裂解，导致药物引起的溶血性贫血、自身免疫性血小板减少性紫癜和中性粒细胞减少症等。

2. 自身抗体激活补体系统引起的免疫损伤作用 自身抗体与自身抗原结合，激活补体造成免疫损伤。如肺出血－肾炎综合征（goodpastures syndrome）可能系患者感染病毒和（或）吸入某些化学性物质引起原发性肺损害，损伤的肺泡间隔和肺毛细血管基膜刺激机体产生抗肺基膜抗体，由于肺泡壁毛细血管基膜和肾小球基底膜存在交叉反应抗原，故内源性抗肺基膜抗体又能与肾小球基底膜结合，激活补体，吸引中性粒细胞和单核细胞，促进吞噬作用及局部释放炎症介质等，使细胞和组织损伤，导致肺出血伴严重进展性肾小球肾炎。

3. 自身抗体模拟配体作用 自身抗体与细胞表面受体结合，模拟其配体的作用，刺激靶细胞功能亢进。例如，Graves 病患者血清中存在抗促甲状腺激素受体（thyroid stimulating hormone receptor，TSHR）的自身 IgG 类抗体，此抗体与 TSHR 结合，可模拟促甲状腺激素的作用，刺激甲状腺细胞分泌过量甲状腺激素，导致患者甲状腺功能亢进；某些低血糖症患者体内产生抗胰岛素受体的激动剂样自身抗体，此类抗体与胰岛素受体结合，可发挥类似于胰岛素样的效应，引起低血糖症。

4. 自身抗体竞争性阻断作用 自身抗体与细胞表面受体结合，可阻断天然配体与受体结合，或改变受体结构，从而抑制受体功能。例如，某些胰岛素耐受性糖尿病患者体内产生抗胰岛素受体（拮抗剂样）的自身抗体，此类抗体可竞争性抑制胰岛素与受体结合，引发糖尿病。

5. 自身抗体介导细胞表面受体内化与降解作用 自身抗体与细胞表面受体结合后，介导受体内化并降解。例如，重症肌无力（myasthenia gravis，MG）患者体内存在抗神经－肌肉接头部位乙酰胆碱受体的自身抗体，该抗体可竞争性抑制乙酰胆碱与受体结合，并促使乙酰胆碱受体内化、降解，从而降低骨骼肌细胞对运动神经元所释放乙酰胆碱的反应性，出现以骨骼肌无力为特征的临床表现。

（二）免疫复合物引起的免疫损伤

可溶性自身抗原与相应抗体结合可形成循环免疫复合物，随血流抵达某些组织部位并沉积下来，激活补体，促进炎性细胞浸润，造成组织损伤和器官功能障碍，此类疾病属于Ⅲ型超敏反应引起的自身免疫病。系统性红斑狼疮为此类疾病的代表，患者体内持续产生针对自身细胞核抗原的自身 IgG 类抗体，形成大量循环免疫复合物，沉积在肾小球、关节、皮肤及其他器官的毛细血管，进而引起肾小球肾炎、关节炎、皮肤红斑及多部位脉管炎等多器官、多系统病变，最终导致广泛而严重的小血管炎性损伤。

（三）自身反应性 T 细胞引起的免疫损伤

自身反应性 T 细胞在多种自身免疫病尤其是器官特异性自身免疫病的免疫损伤中起重要作用。$CD8^+$ CTL、$CD4^+$ Th1 和 $CD4^+$ Th17 细胞均可介导自身组织细胞损伤，其机制为Ⅳ型超敏反应，主要引起淋巴细胞和单核细胞浸润为主的炎性病变。在胰岛素依赖型糖尿病发病中，CTL 特异性杀伤胰岛 B 细胞，Th1 细胞产生细胞因子引起炎症反应损伤胰岛 B 细胞，胰岛 B 细胞被破坏后致使胰岛素分泌严重不足。在实验性自身免疫性脑脊髓炎（experimental autoimmune encephalomyelitis，EAE）发病中，髓鞘碱性蛋白（myelin basic protein，MBP）特异性 Th1 细胞介导脱髓鞘，过继转移 MBP 特异性 Th1 细胞给正常动物，可成功诱发 EAE。此外，自身反应性 T 细胞在慢性淋巴细胞性甲状腺炎、恶性贫血及自身免疫性心肌炎等自身免疫病的发病中也起重要作用。

第二节　自身免疫病常用的免疫学检测

采用免疫学方法检测血清中的自身抗体、淋巴细胞、免疫球蛋白、免疫复合物和补体等，对于自身免疫病的临床诊断、预后判断、疗效观察以及指导临床用药具有重要意义。

一、自身抗体检测

自身免疫病患者体内存在高效价的自身抗体和（或）自身反应性 T 淋巴细胞，大多数自身免疫病由与疾病相关的自身抗体介导，因此，自身抗体检测成为辅助自身免疫病诊断的重要依据。自身抗体主要有抗核抗体（antinuclear antibody，ANA）、抗细胞胞浆抗体（anti - cytoplasmic antibodies，ACA）及抗心肌、抗内皮细胞、抗平滑肌及抗磷脂抗体等抗组织细胞的抗体。

（一）抗核抗体 e 微课/视频1

1. 抗核抗体　ANA 是指一组抗真核细胞内所有抗原成分自身抗体的总称，靶抗原包括细胞核、细胞浆、细胞骨架及细胞分裂周期蛋白。已知 ANA 至少有百种以上，大多数属于 IgG 型抗体。

ANA 作为自身免疫病患者中最常见的一类自身抗体，主要见于系统性自身免疫病，如系统性红斑狼疮（systemic lupus erythematosus，SLE）、干燥综合征（Sjögren's syndrome，SS）、系统性硬化症（systemic sclerosis，SSc）、多发性肌炎（polymyositis，PM）/皮肌炎（dermatomyositis，DM）及混合性结缔组织病（mixed connective tissue disease，MCTD）等，以上系统性自身免疫病的 ANA 阳性率不等。ANA 也可见于器官特异性自身免疫病、感染性疾病、肿瘤及健康人群中。

间接免疫荧光法（indirect immunofluorescence assay，IIFA）是目前国际上应用最广泛的自身抗体包括 ANA 的筛查方法，也是经典方法。IIFA 检测 ANA 所采用的常用抗原基质为人喉癌上皮（HEp - 2）细胞与猴肝组织切片。其基本原理是待测患者血清中存在的 ANA（第一抗体）与基质中相应的核、浆等成分相结合，再用荧光标记的抗人 IgG（第二抗体）与第一抗体反应，通过荧光显微镜观察结果。

ANA 阳性结果表现为基质细胞荧光阳染，基质细胞荧光核型有多种。呈现何种荧光核型主要取决于 ANA 所针对的抗原成分及其在细胞的分布。

2014 年 8 月在第 12 届自身抗体和自身免疫国际研讨会上，达成 IIFA 检测 ANA 荧光模型国际共识（international consensus on antinuclear antibody pattern，ICAP），提出关于 ANA 荧光模型标准化分类及命名的第一个国际共识，将 ANA 荧光模型分为 3 大类：细胞核荧光模型、细胞浆荧光模型和细胞有丝分裂荧光模型，同时定义了 28 种荧光模型，并对鉴定要点进行了详细描述。2015 年 9 月在第二届 ICAP 会议上形成了 IIFA 检测 ANA 结果报告的国际共识，检测结果主要包括定性结果、荧光模型及滴度。2017 年在第四届 ICAP 会议上增加并定义了新的荧光模型，2019 年 ICAP 明确了 IIFA 检测 ANA 不同荧光模型的临床相关性。IIFA 检测 ANA 的荧光模型分类及命名见图 20－3。

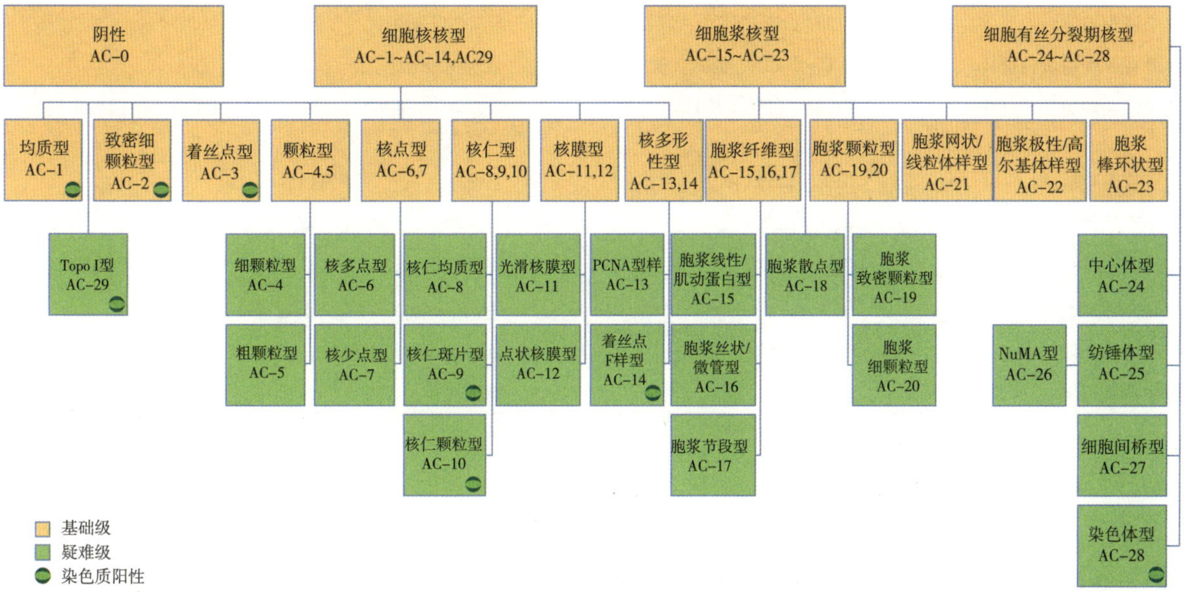

图 20－3　间接免疫荧光法检测 ANA 的荧光模型分类及命名

注：AC 指抗细胞（anti－cell），基于抗核抗体的国际分类和命名原则

IIFA 检测 ANA 是诊断系统性自身免疫病的初筛项目之一。但 IIFA 检测 ANA 阳性时，只能判断荧光型别，无法明确为何种 ANA，需要采用免疫印迹法（immunoblotting test，IBT）、ELISA（enzyme linked immunosorbent assay）、化学发光法、流式荧光法及液相芯片法对 ANA 特异性靶抗原进行确认。

2. 可提取核抗原抗体　可提取核抗原（extractable nuclear antigen，ENA）是可用盐水或磷酸盐缓冲液从细胞核中提取的核抗原，是由许多小分子 RNA 与各自对应的特定蛋白质组成的核糖核蛋白颗粒，呈酸性。主要包括 RNP、Sm、SSA、SSB、Ro－52、Scl－70、Jo－1 及核糖体 P 蛋白等。

目前，检测抗 ENA 抗体主要采用免疫印迹法。此外，化学发光法、流式荧光法及液相芯片法等亦应用到抗 ENA 抗体检测。

3. 抗核抗体谱　将与常见系统性自身免疫病相关的特异性 ANA 组合在一起，项目数从 7～15 项不等。如 15 项 ANA 谱包括 nRNP/Sm、Sm、SSA、SSB、Ro－52、Scl－70、PM－Scl、Jo－1、PCNA、CENP－B、dsDNA、核小体、组蛋白、核糖体 P 蛋白及 AMA－M2。检测方法有免疫印迹法、化学发光法、流式荧光法及液相芯片法等。

（二）其他相关自身抗体检测

其他自身免疫病相关的自身抗体及检测方法见表 20－2。

表 20-2 其他自身抗体的检测方法及其相关疾病

自身抗体	检测方法	相关疾病
抗甲状腺球蛋白抗体、抗甲状腺过氧化物酶抗体	IIFA、ELISA、流式荧光、液相芯片	桥本甲状腺炎
抗乙酰胆碱受体抗体	ELISA	重症肌无力
抗平滑肌抗体	IIFA、ELISA	原发性胆汁性胆管炎、慢性活动性肝炎
抗心肌抗体	IIFA	心脏术后综合征、心肌梗死后综合征、风湿性心脏病
抗线粒体抗体	IIFA、ELISA、流式荧光、液相芯片	原发性胆汁性胆管炎、慢性活动性肝炎、长期持续性肝阻塞
抗胰岛 B 细胞抗体	ELISA	胰岛素依赖性糖尿病
抗精子抗体	IIFA、ELISA	不育症、不孕症
抗心磷脂抗体	ELISA、流式荧光、液相芯片	SLE、自发性流产、抗磷脂综合征
抗肝特异性脂蛋白抗体	IBT、ELISA、流式荧光、液相芯片	自身免疫性肝炎
抗中性粒细胞胞浆抗体	IIFA、ELISA、IBT	Wegener's 肉芽肿、显微镜下多血管炎、嗜酸性肉芽肿性多血管炎
抗子宫内膜抗体	IIFA、ELISA	不孕症、流产、子宫内膜异位症
抗卵巢抗体	IIFA、ELISA	卵巢早衰、不孕症、流产、子宫内膜异位症
抗胃壁细胞抗体	IIFA	恶性贫血、Graves 病、桥本甲状腺炎、萎缩性胃炎
抗肾小球基底膜抗体	IIFA	Goodpasture 综合征、狼疮肾炎、增殖性肾炎
抗红细胞抗体	Coombs 试验	自身免疫性溶血性贫血
抗血小板抗体	ELISA	原发性血小板减少性紫癜

注：IIFA，indirect immunofluorescence assay；ELISA，enzyme linked immunosorbent assay；IBT，immunoblotting test。

二、免疫球蛋白测定

自身免疫病患者普遍存在 B 淋巴细胞激活，体内产生大量自身抗体，而自身抗体本质即为免疫球蛋白，故患者血清中免疫球蛋白水平升高，尤以 IgG 最为显著。免疫球蛋白水平与疾病的活动性相关，患者病情好转时异常升高的免疫球蛋白水平会下降，故动态观察血清或局部体液中免疫球蛋白水平的变化，可协助判断疾病进程。

免疫球蛋白测定目前多采用速率散射比浊法，速率法是测定免疫球蛋白与抗免疫球蛋白形成免疫复合物的速率峰值。反应体系中保证抗免疫球蛋白抗体过量，这样速率峰值的高低与免疫球蛋白的量成正比。

三、补体系统测定

在Ⅱ、Ⅲ型超敏反应介导的自身免疫病中，自身抗体与自身抗原形成免疫复合物，继而通过经典或替代途径激活补体，补体大量消耗，患者血清总补体活性（CH_{50}）及单一补体水平均可明显降低，而补体 C3、C4 等水平降低又导致体内免疫复合物和凋亡细胞的清除减少，机体释放更多的自身抗原，形成恶性循环。当疾病缓解时，补体含量又可逐渐恢复正常。

补体 C3、C4 测定目前多采用速率散射比浊法，速率法是测定补体与抗补体抗体形成免疫复合物的速率峰值。反应体系中保证抗补体抗体过量，以使速率峰值的高低与补体的量成正比。

四、免疫复合物检测

免疫复合物是抗原与相应抗体结合的产物。在正常情况下，体内小分子免疫复合物从肾小球滤过，大分子免疫复合物被巨噬细胞吞噬清除。但在某些情况下，体内形成的中等大小的免疫复合物不能被及时清除，随血液循环成为循环免疫复合物。循环免疫复合物沉积于机体某一部位，如皮肤、血管壁及脏器，称为局部免疫复合物，游离于体液中称为可溶性免疫复合物。免疫复合物介导Ⅲ型超敏反应，某些自身免疫病患者血清免疫复合物水平升高。

五、淋巴细胞亚群检测

成熟T淋巴细胞分为$CD4^+$T细胞和$CD8^+$T细胞两个亚群。$CD4^+$T细胞能分化为功能不同的Th1、Th2、Th17和调节性T细胞亚群。Th1亚群细胞主要分泌IL-2、IFN-γ、TNF-α和TNF-β，可以增强杀伤细胞的细胞毒作用，激发迟发型超敏反应，介导细胞免疫应答；Th2型细胞主要分泌IL-4、IL-5、IL10和IL-13，能促进抗体的产生，介导体液免疫应答。机体Th1/Th2失衡与变态反应性疾病、自身免疫病和移植排斥反应的发生相关。

调节性T细胞（regulatory T cells，Tregs）是$CD4^+$T细胞亚群中的重要成员，近年来研究发现Tregs参与了人类自身免疫病的发病机制，研究发现，SLE、SS患者外周血中Tregs数量明显减少，Tregs数量和功能下降在抗磷脂综合征的发病中也发挥了重要作用。自身免疫性肝炎患者Tregs减少且功能受损。此外，对自身免疫性溶血性贫血、皮肌炎及多发性硬化症等的研究同样发现Foxp3表达的改变。Tregs水平降低导致机体自身免疫反应抑制功能减弱，免疫耐受状态被打破，可能是引发自身免疫病发生发展的重要因素。

淋巴细胞免疫表型检测可监测自身免疫病病情，为临床调整Th1/Th2失衡及Tregs异常提供指导。目前，血液中淋巴细胞亚群检测多采用流式细胞分析。

六、细胞因子检测

自身免疫病患者机体存在Th1/Th2失衡，Th1与Th2细胞分泌的细胞因子不同，Th1型细胞因子主要为炎症性细胞因子，Th2型细胞因子则有抗炎作用，因此，自身免疫病患者亦存在细胞因子失衡。在类风湿关节炎、多发性硬化症、胰岛素依赖型糖尿病及慢性甲状腺炎中，Th1细胞及其细胞因子占优势；而在硬皮病和SLE中，Th2细胞及其细胞因子占优势。此外，近年来发现Th17细胞及其分泌的IL-17在介导自身免疫病的发生中起重要作用。

临床上已开始尝试用基因工程制备的抗细胞因子抗体治疗某些自身免疫病，其目的就是阻断异常表达、降低过高的免疫应答及缓解免疫病理损伤，如用抗IL-10单抗治疗SLE有一定疗效，用抗TNF-α抗体治疗类风湿关节炎有显著效果，均说明自身免疫病的发生、发展与细胞因子有关。故可检测不同细胞因子水平以监测病情。

第三节　常见自身免疫病及自身抗体检测

一、系统性红斑狼疮及相关自身抗体 微课/视频2

（一）系统性红斑狼疮

系统性红斑狼疮（SLE）是一种累及全身多系统、多器官的自身免疫性疾病。SLE与遗传、性激素及环境等多种因素有关，表现为面部蝶形红斑、光敏感、脱发及雷诺现象等，可伴随发热、疲乏，累及全身多系统脏器，且有反复复发与缓解的特点。男女患病比为1：（10~12），育龄期妇女多见。

美国风湿病学会（American Rheumatism Association，ACR）1982年制订了SLE分类标准，并于1997年进行了修订；2009年ACR会议上系统性红斑狼疮国际合作临床组织（Systemic Lupus International Collaborating Clinics，SLICC）对于ACR-SLE分类标准再次修订。2012年SLICC再次制订了新的SLE分类标准。所有已经制订的SLE分类标准均对长病程的SLE患者诊断效价优于新发SLE患者，所以制订一个适用于早期SLE分类诊断的标准势在必行。为此，2019年欧洲抗风湿病联盟（European League Against Rheumatism，EULAR）与ACR联合制订新指南，指南采用入围与分类双重标准，新增ANA为SLE“入围”标准，强调了ANA在诊断SLE的重要性：至少1次ANA滴度≥1：80（HEp-2细胞作为底物，IIFA检测），凡是ANA不符标准的不考虑SLE诊断。分类标准包括临床分类标准和免疫学分类标准。临床分类标准包括全身状态、血液学、神经精神症状、皮肤黏膜病变、浆膜炎、肌肉骨骼症状、肾脏病变；免疫学分类标准包括抗磷脂抗体、补体、SLE特异性抗体。该分类标准具有更高的诊断敏感度（98%）和特异度（96%）。

（二）SLE相关自身抗体

1. 抗核抗体（ANA） 为诊断SLE的“入围”标准，即以HEp-2细胞作为底物，采用IIFA检测ANA，至少1次滴度≥1：80。凡是ANA不符标准的不考虑SLE诊断。

2. 抗双链DNA（double-stranded DNA，dsDNA）抗体 是诊断SLE的特异性标志性抗体之一，但阳性率较低。抗体滴度的高低与病情活动度相关，故可作为病情监控指标。研究发现，抗dsDNA抗体阳性的SLE患者狼疮肾炎的发病率明显高于抗dsDNA抗体阴性的患者，因为抗dsDNA抗体与DNA结合成免疫复合物在肾小球基底膜沉积导致组织损害。但仅高亲和力抗dsDNA抗体与狼疮肾炎有显著相关性，绿蝇短膜虫IIFA特定检测高亲和力抗体，若抗dsDNA抗体阳性与临床表现不符时，建议采用IIFA进一步确认。

3. 抗Sm抗体 对SLE的诊断具有很高的特异性，为SLE标志性抗体。并且不受病情进度与治疗的干扰，抗Sm抗体与关节炎、肾受累、面部红斑及血管炎的发生有关。

4. 抗核小体抗体（antinucleosome antibody，AnuA） 其出现早于抗dsDNA抗体和抗组蛋白抗体，是SLE早期的一个标志性抗体，且与疾病的活动度呈正相关。研究发现，AnuA在抗dsDNA或抗Sm抗体检测为阴性的SLE患者血清中有较高的阳性率，故在SLE的诊断中AnuA可以与其他抗体互补，提高诊断率，对SLE的早期和不典型病例具有重要的诊断价值。

5. 抗核糖体P蛋白抗体（anti-ribosomal P protein antibody，ARPA） 是SLE的标志性抗体，与SLE活动性亦相关。此外，与SLE患者神经系统损害有密切关系，尤其是伴有典型神经系统症状的中枢神经系统损害型红斑狼疮患者，ARPA阳性的概率比较高。ARPA阳性患者较该抗体阴性患者发生肝脏并发症的概率更高，且ARPA的检出率随SLE患者慢性活动期肝炎的进展而升高。

6. 抗核糖核蛋白（nuclear ribonucleoprotein，nRNP）抗体 是SLE患者早期出现的一种自身抗体，且与狼疮患者的雷诺现象、肾脏受累、白细胞减少及尿细胞管型相关。

7. 抗组蛋白抗体 约30%的SLE患者能检出抗组蛋白抗体（anti-histone antibodies，AHA）。AHA与SLE的肾损害有关，其诊断狼疮性肾炎的特异性高于抗dsDNA抗体。

8. 抗C1q抗体 能反映SLE患者肾脏疾病的活动性。抗C1q抗体和抗dsDNA抗体同时阳性，表明患者肾脏疾病的活动性高，预后较差。抗C1q抗体与AnuA、抗dsDNA抗体联合检测可以提高狼疮性肾炎的检出率。

9. 抗磷脂抗体（anti-phospholipid antibody，aPL） 是一组以磷脂和（或）磷脂结合蛋白为靶抗原的自身抗体总称，是抗磷脂综合征（anti-phospholipid syndrome，APS）最具特征的实验室指标。

目前 APS 分类标准中的实验室指标包括狼疮抗凝物、抗心磷脂抗体、抗 β2 糖蛋白 I 抗体和抗磷脂酰丝氨酸/凝血酶原复合物抗体。aPL 见于 SLE 并发 APS。

二、类风湿关节炎及相关自身抗体 微课/视频 3

（一）类风湿关节炎

类风湿关节炎（rheumatic arthritis，RA）是一种多系统、炎症性自身免疫性疾病，发病高峰在30～50 岁，男女患者比约为1∶4。RA 的发病机制目前未完全明确，其临床表现多为慢性起病，以对称性双手、腕及足等多关节肿痛为首发表现，常伴有晨僵，最终导致关节畸形和功能丧失。RA 还可累及关节以外器官，如并发肺部疾病、心血管疾病、血液系统疾病、骨折及恶性肿瘤等。

1987 年 ACR 类风湿关节炎分类标准中涉及实验室检测指标的仅有类风湿因子（rheumatoid factor，RF），而 2010 年 ACR/ EULAR 制订的 RA 分类标准（表 20－3）新增了血沉（erythrocyte sedimentation rate，ESR）、C 反应蛋白（C－reactive protein，CRP）等炎性标志物及抗环瓜氨酸肽（cyclic citrullinated peptide，CCP）抗体。按照关节受累情况、血清学指标、急性期反应物、症状持续时间各自评分，评分 6 分以上可确诊 RA。

表 20－3　2010 年 ACR 类风湿关节炎分类标准

关节受累	血清学表现	持续时间	急性期反应物
1 处大关节（0 分）	RF 和抗 CCP 抗体阴性（0 分）	＜6 周（0 分）	ESR 或 CRP 异常（1 分）
2～10 处大关节（1 分）	RF 或抗 CCP 抗体低滴度阳性（2 分）	≥6 周（1 分）	
1～3 处小关节（2 分）	RF 或抗 CCP 抗体高滴度阳性（3 分）		
4～10 处小关节（3 分）			
＞10 处关节（至少 1 处小关节）（5 分）			

注：患者达 6 分则可确诊为 RA，低于 6 分的患者可能随时间推移分数增加继而被诊断为 RA

ACR 对 RA 的诊断标准主要依据临床表现（累及关节数及滑膜炎）和实验室检测（RF、抗 CCP 抗体、CRP 及 ESR）进行综合诊断。目前，RA 的检测项目包括：炎性标志物（CRP、ESR）及 RA 相关自身抗体（RF、抗角蛋白抗体、抗核周因子、抗 CCP 抗体）。当两个炎性指标均为阴性，则应考虑骨性关节炎或其他关节性疾病；若 CRP 和（或）ESR 阳性时，则结合 RF 及抗 CCP 抗体的阳性结果即可基本诊断 RA。此外，由于并非所有的 RA 患者 RF 和（或）抗 CCP 抗体会出现阳性，其他自身抗体如抗角蛋白抗体和抗核周因子对 RA 的诊断具有重要意义。

（二）RA 相关自身抗体

1. 类风湿因子　是一种存在于人或动物体内以变性 IgG 的 Fc 片段为靶抗原的自身抗体，以 IgM 型为主。长期以来，RF 被认为是 RA 的首要血清学标志物，在 RA 患者中的阳性率为 60%～80%，但特异性较低，也可见于其他疾病，如其他自身免疫病（SLE、SS、MCTD、原发性胆汁性胆管炎等）、慢性病毒性肝炎及感染性疾病等，甚至可见于正常健康人群。

2. 抗角蛋白抗体（anti－keratin antibody，AKA）　主要见于 RA 患者，阳性率为 36%～59%，特异性为 95%～99%，因此 AKA 阴性不能排除 RA 诊断。AKA 可以在 RA 发病前若干年出现，所以有早期诊断价值。对 RF 阴性的 RA 患者有补充诊断价值。AKA 与 RA 活动度有关，高滴度预示 RA 病情较严重。

3. 抗环瓜氨酸肽抗体　抗 CCP 抗体已经被公认为是 RA 的早期特异指标。阳性患者比阴性患者更易发展为影像学可见的骨关节损害。抗 CCP 抗体滴度与疾病进程和预后相关。

4. 抗核周因子（anti - perinuclear factor, APF） 与 RA 活动度有关，尤其对 RA 早期患者和 RF 阴性患者有较高诊断价值。

三、干燥综合征及相关自身抗体

（一）干燥综合征

干燥综合征（SS）是累及外分泌腺体的慢性炎症性全身性自身免疫病。眼干和口干是 SS 最常见症状，此外，还累及肺部、肾脏、消化系统、血液系统及神经系统等，受累器官可见大量淋巴细胞浸润。本病分为原发性和继发性两类，前者排除其他结缔组织病（connective tissue disease, CTD），而后者继发于另一诊断明确的 CTD，如 SLE、RA 等。

2012 年 ACR 提出 SS 诊断标准，包括：①抗 SSA 和（或）抗 SSB 抗体阳性，或 RF 阳性同时伴 ANA≥1∶320；②角膜染色评分≥3 分；③唇腺活检显示局灶性淋巴细胞性唾液腺炎，其灶性指数≥1 个淋巴细胞灶/4mm^2。以上 3 项满足 2 项或以上即可诊断。

（二）干燥综合征相关自身抗体

原发性干燥综合征（primary Sjögren′s syndrome, pSS）患者体内可检出 ANA、抗干燥综合征 A（Sjögren′s syndrome A, SSA）抗体、抗干燥综合征 B（Sjögren′s syndrome B, SSB）抗体、RF、抗着丝点抗体、抗线粒体抗体（anti - mitochon - drial antibody, AMA/M2）及抗平滑肌抗体（anti - smooth muscle anfibody, AMSA）等，抗 SSA 抗体和抗 SSB 抗体是 pSS 的标志性抗体。约一半 pSS 患者 ANA 和 RF 阳性，RF 联合 ANA（≥1∶320）对于抗 SSA 和抗 SSB 抗体阴性的 pSS 患者的诊断有重要参考价值。

四、抗磷脂综合征及相关自身抗体

（一）抗磷脂综合征

抗磷脂综合征（anti - phospholipid syndrome, APS）为一种系统性自身免疫病，而且是唯一一个被确证的获得性易栓症。患者中约 70% 女性，好发于育龄期，临床上 APS 主要表现为血小板减少、动静脉血栓形成、反复流产和胎儿宫内死亡等。SLE 患者易继发 APS，并被视为 SLE 预后不良的重要标志。APS 的确诊需要结合临床标准和实验室标准。

（二）抗磷脂综合征相关自身抗体

抗磷脂抗体（aPL）是一组以磷脂和（或）磷脂结合蛋白为靶抗原的自身抗体总称，是 APS 最具特征的实验室指标。根据 2006 年修订版 APS 分类标准，纳入标准的抗磷脂抗体包括狼疮抗凝物、抗心磷脂抗体（aCL）、抗 β_2GP Ⅰ抗体。近年来，新的 aPL 不断地被发现，研究表明非标准的抗磷脂抗体同样有着非常重要的临床意义，例如在国内多项专家共识中，均提到抗凝血酶原/磷脂酰丝氨酸抗体和抗 Domain1 抗体的重要临床意义。

1. 抗心磷脂抗体（aCL） 是一种以血小板和内皮细胞膜上带负电荷的心磷脂作为靶抗原的自身抗体，为 aPL 的一种，也是 APS 的标志性抗体。aCL 的免疫学分型有 IgG、IgA 和 IgM 三类，其中以 IgG 类 aCL 最具临床意义。

2. 抗 β_2糖蛋白 Ⅰ 抗体（anti - beta - 2 - glycoprotein 1 antibody, aβ_2GP Ⅰ） 可结合磷脂的带有负电荷的分子，由于 β_2GP Ⅰ可抑制由带有阴性电荷磷脂催化的凝血反应，如凝血酶原 - 凝血酶的转化，因此被认为是“天然的抗凝物”。aβ_2GP Ⅰ可通过中和β_2GP Ⅰ的抗凝作用引起血栓形成。

3. 狼疮抗凝物（lupus anficoagulsnt，LA） 是一种磷脂依赖性病理性的循环抗凝物质，为IgG型、IgM型或两者混合型的aPL。如果LA阳性，不管aCL和aβ_2GP Ⅰ是否阳性，都界定为高危。

4. 抗磷脂酰丝氨酸/凝血酶原复合物抗体 将磷脂酰丝氨酸（phosphatidylserine，PS）与凝血酶原（prothrombin，PT）结合在一起，构象发生改变，比PT或PS单体存在时显露出更多的临床相关抗原表位。因此，PS和PT的抗体对于APS临床表现缺乏特异性，而抗磷脂酰丝氨酸/凝血酶原复合物抗体（anti phosphatidylserine - prothrombin antibody，aPS/PT）与APS起的血栓和妊娠并发症相关性很高。当遇到APS标准抗体检测为阴性，而临床疑似性很高的病例，如果抗PS/PT抗体阳性，则大大增加APS诊断的准确性。并且aPS/PT检测结果不受抗凝治疗的影响，因此有望作为LA的替代指标。

5. IgG型抗β_2糖蛋白Ⅰ结构域1抗体 β_2GP Ⅰ是一种磷脂结合蛋白，由5个同源结构域组成。最新研究数据表明，在所有的β_2GP Ⅰ抗体中，针对结构域1的抗体与患者临床不良事件的相关性最强，故IgG型抗β_2糖蛋白Ⅰ结构域1抗体（IgG - anti - beta - 2 - glycoprotein 1 - D1 antibody，IgG - aβ_2GP Ⅰ - D1）可以显著地提高检测的特异性，且对患者将来发生高血栓风险和不良妊娠事件有预测意义。因此，抗aβ_2GP Ⅰ - D1检测可以辅助临床对不同患者根据风险高低分级管理，帮助患者避免不良事件的发生。

知识拓展

标准外抗磷脂抗体

aPLs检测的临床价值：①作为APS的实验室诊断指标；②作为结缔组织病特别是SLE或者结缔组织病继发性APS的诊断；③aPLs是复发性流产的重要致病因素之一，可作为预测病态妊娠的指标；④aPLs是血栓事件的独立危险因素，可作为血栓风险评估因子。目前已发现的标准外aPLs包括：aβ2GPI - D1、aPS/PT、aPS、aPT、抗膜联蛋白A5抗体（aANXA5）、抗蛋白S抗体、抗蛋白C抗体、抗波形蛋白抗体（aVA）、抗磷脂酰乙醇胺抗体（aPE）、抗磷脂酰肌醇抗体（aPI）、抗磷脂酰胆碱抗体（aPC）及抗磷脂酸抗体（aPA）等。

传统的标准aPLs无法完全满足临床实践的需求，标准外的aPLs临床意义重大。aPS/PT有望作为LA的替代指标，且已被纳入全球APS评分体系（GAPSS），用于评估与APS相关的血栓风险。aβ2GPI - D1是一种特异的生物标志物，用于识别具有血栓形成风险的APS患者。aANXA5具有诊断APS的潜在价值。抗蛋白C抗体和抗蛋白S抗体与严重的血栓事件密切相关。对于临床表现高度疑似APS但血清学检测结果阴性的患者，建议对这类患者进行标准外aPLs的检测。

五、多发性肌炎和皮肌炎及相关自身抗体

（一）多发性肌炎和皮肌炎

多发性肌炎（polymyositis，PM）是一种以肌肉损害为主要表现的自身免疫病，累及皮肤时称为皮肌炎（dermatomyositis，DM）。PM和DM属于最常见的特发性炎症性肌病（idiopathic inflammatory myopathies，IIM）。该病的发生发展不仅与基因相关，还与特定的环境有关，且女性多于男性，DM比PM更多见。PM主要见于成人，儿童罕见。DM可见于成人和儿童。

（二）多发性肌炎和皮肌炎相关自身抗体

1. 肌炎特异性自身抗体（myositis specific autoantibodies，MSA） 仅见于 IIM 患者，存在于高达 60% 的 IIM 患者中，目前已发现 16 余种 MSA，几乎每种 MSA 都与 IIM 不同的临床表型相关，对 IIM 的诊疗具有重要价值。MSA 包括抗氨基酰 tRNA 合成酶自身抗体（抗 Jo－1 抗体、抗 PL－7 抗体、抗PL－12 抗体、抗 EJ 抗体、抗 OJ 抗体、抗 KS 抗体、抗 Zo 抗体、抗 YRS 抗体）、抗 Mi－2 抗体、抗 SRP 抗体、抗 TIF1－γ 抗体、抗 NXP－2 抗体、抗 MDA5 抗体、抗 SAE 抗体、抗 HMGCR 抗体及抗 FHL1 抗体等。

其中，抗 MDA5 抗体阳性患者常有快速进展性间质性肺病，半年死亡率高达 40%，及时、准确的 MDA5 抗体检测对诊断至关重要，一经诊断需尽早启动积极的免疫抑制治疗，但相当比例患者呈难治性、进展性；抗 TIF1－γ 抗体阳性与成人肿瘤相关肌炎显著相关，是肿瘤发生的独立危险因素。

2. 肌炎相关性自身抗体（myositis associated autoantibodies，MAA） 为非特异性抗体，多见于 IIM 合并其他结缔组织病。包括抗 SSA/Ro 抗体、抗 Ro52 抗体、抗 Ro60 抗体、抗 La 抗体、抗 PM－Scl75 抗体、抗 PM－Scl100 抗体、抗 Ku 抗体、抗 U1RNP 抗体及抗 cN－1 抗体等。

在肌炎诊断方面 MSA 比 MAA 具有更高的临床价值，但 MAA 在肌炎致病方面起一定作用。其中，抗 Jo－1 抗体是 PM 和 DM 的标志性抗体，并与疾病的严重程度相关；抗 Mi－2 抗体则是 DM 的高度特异性抗体；而抗 PM－Scl 抗体和抗 Ku 抗体主要与肌炎有关的重叠综合征相关。临床实验室常规检测是将抗氨基酰 tRNA 合成酶自身抗体、抗 MDA5 抗体、抗 Mi－2 抗体、抗 SRP 抗体、抗 TIF1－γ 抗体、抗 NXP－2 抗体、抗 Ro52 抗体及抗 PM－Scl 抗体等组合在一起，称作肌炎抗体谱检测，项目数不等，目前最多 16 项。

六、系统性硬化病及相关自身抗体

（一）系统性硬化病

系统性硬化病（systemic sclerosis，SSc）是以皮肤局部广泛变硬和内脏进行性硬化为特征的结缔组织病，分局限性硬皮病和系统性硬皮病。目前病因不明，遗传、免疫血管损害及胶原合成异常等均参与发病过程。除常见的皮肤肿胀，继以变厚、变硬，最终萎缩外，还累及血管、肺、消化道、肾脏及心脏等多种内脏器官造成内脏受损，导致预后不良。

（二）系统性硬化病相关自身抗体

1. 抗 Scl－70 抗体 靶抗原为细胞核中一种非组蛋白的蛋白质，即拓扑异构酶－1（topoisomerase－1，Topo－1），故又称为抗 Topo－1 抗体。该抗体主要与系统性硬皮病有关，较少出现于局限性硬皮病及其他自身免疫病。抗 Scl－70 抗体阳性常提示预后不良，患者易早期便发生严重的器官损害和功能障碍如肾功能衰竭、间质性肺病及小肠病变等。

2. 抗着丝点抗体（anti－centromere antibody，ACA） 长期以来都被认为对 SSc 有较高特异性，特别是其中的 CREST 亚型。CREST 综合征患者主要临床表现为钙质沉着、雷诺现象、食管运动功能障碍、指端硬化及毛细血管扩张，一般具有上述症状的 3 项及以上即可诊断该病。ACA 在 CREST 综合征患者的阳性率为 40%～90%。ACA 在 SSc 中敏感性为 20%～35%。ACA 亦可出现在 CREST 综合征以外的许多自身免疫病以及一些非自身免疫病中，甚至正常人血清中有一定的阳性率。

七、自身免疫性肝病及相关自身抗体

（一）自身免疫性肝病

自身免疫性肝病是与自身免疫密切相关的特殊类型的肝病，其诊断和治疗完全不同于一般的慢性病毒性肝炎。目前自身免疫性肝病分为三种类型，即自身免疫性肝炎（autoimmune hepatitis，AIH）、原发性胆汁性肝硬化（primaryblilialy cirrhosis，PBC）和原发性硬化性胆管炎（primary sclerosing cholangitis，PSC）。同时，自身免疫性肝病的患者常伴有其他自身免疫病。此外，上述三种疾病常同时存在进而成为重叠综合征（overlap syndrome）。这类疾病具有相对特异性的自身抗体谱，因此，进行自身抗体检测对自身免疫性肝病的诊断及鉴别诊断具有重要意义。

1. 自身免疫性肝炎　是一种原因未明的慢性进行性炎症性肝病，组织学表现为汇管区单核细胞浸润，同时外周血中常存在各种自身抗体及高球蛋白血症。该病发病率约为160/100万人，以女性发病占优势，男女比例一般在1∶7左右。该病如果诊断及时、治疗得当，则预后较好，但如果不能正确诊断并及时有效治疗，病情进展最终导致肝硬化、肝功能衰竭，所以准确的早期诊断是关键。由于AIH的临床表现和病理特征与普通肝炎相似，因而自身抗体检测对AIH的诊断至关重要。

2. 原发性胆汁性肝硬化　是一种病因未明的慢性进行性胆汁淤积性肝脏疾病，其病理改变以肝内细小胆管的慢性非化脓性破坏、汇管区炎症、慢性胆汁淤积及肝纤维化为特征，最终发展为肝硬化和肝衰竭。女性患者多见，男女比例约为1∶9。目前尚无根治的方法，但早期及时治疗能延缓病程进展，一旦进入晚期，则需进行肝移植，因此早诊断、早治疗至关重要。

3. 原发性硬化性胆管炎　是一种原因不明的慢性胆汁淤积性疾病，其特征为肝内外胆管弥漫性炎症和纤维化，进而导致多灶性胆管狭窄。大多数患者最终发展为肝硬化、门静脉高压和肝功能失代偿。目前尚无有效的治疗药物，肝移植为终末期PSC的唯一有效治疗手段。与AIH和PBC不同，PSC好发于年轻男性，并且没有特征性的自身抗体。

（二）自身免疫性肝病相关自身抗体

1. 自身免疫性肝炎相关自身抗体　根据血清中常见的自身抗体，通常将AIH分为3个临床亚型。

（1）Ⅰ型　以血清ANA和（或）抗平滑肌抗体（ASMA）阳性为特征。部分患者有抗肌动蛋白抗体。此型最常见，约占全部AIH的80%，其中多数为40岁左右的女性患者。患者对免疫抑制剂治疗反应较好，少数发展为肝硬化或合并自身免疫性甲状腺炎、Graves病、RA及溃疡性结肠炎等肝外自身免疫病。

（2）Ⅱ型　血清抗Ⅰ型肝肾微粒体抗体（anti－liver kidney microsome Ⅰ antibody，aLKM1）阳性是Ⅱ型AIH的特异标志。aLKM1的靶抗原是细胞色素单氧化酶P4502D6。抗肝胞质Ⅰ型抗体（anti－liver cytosol Ⅰ antibody，aLC1）是本型AIH的另一特征性抗体。Ⅱ型AIH多见于儿童，呈进行性，重症肝炎及肝硬化的发生率较高，免疫抑制剂治疗缓解率较低，且易复发。

（3）Ⅲ型　该型的特征是血清中抗可溶性肝抗原抗体（anti－soluble liver antigen antibody，aSLA）及抗肝胰抗体（anti－liver pancreas antibody，aLP）阳性。患者的临床表现及对激素治疗的反应状况均与Ⅰ型AIH有类似之处，也主要见于女性患者。

2. 原发性胆汁性肝硬化相关自身抗体　根据欧洲肝病研究学会（European Association for the Study of the Liver，EASL）2009年关于PBC的诊断指南：①肝功异常（肝源性碱性磷酸酶升高超过6个月）且血清抗线粒体抗体（AMA）阳性即可确诊；②肝活检对诊断非必须，组织学上特征性胆管损害可协助诊断；③随访见碱性磷酸酶正常但AMA阳性者很有可能发展为PBC。

3. 原发性硬化性胆管炎相关自身抗体　在PSC中最常见的自身抗体为核周型抗中性粒细胞胞浆抗体（perinuclear antineutrophil cytoplasmic antibodies，pANCA），实验室采用IIFA进行检测。自身免疫性肝病自身抗体的检测性能与应用见表20－4。

表 20-4　自身免疫性肝病自身抗体的检测性能与应用

疾病类型	自身抗体	诊断性能		临床应用			
		灵敏度	特异性	疾病预测	辅助诊断	病情监测	预后判断
自身免疫性肝炎（AIH）	ANA（均质型、颗粒型）	80%	低		√		
	ASMA	30%～70%			√		
	aLKM1	30%	高		√		√
	aLC1	30%	高		√		√
	aSLA/aLP	30%	高		√		√
	pANCA	50%～70%	低		√		
原发性胆汁性肝硬化（PBC）	ANA（核膜型、核点型）				√		
	AMA	95%	高	√	√		
	Gp210	30%	高		√		√
	Sp100	30%	高		√		√
原发性硬化性胆管炎（PSC）	ANA						
	pANCA	50%～90%	低		√		

注：Gp210（抗核孔蛋白 210 抗体）；Sp100（抗斑点蛋白 100 抗体）

八、自身免疫性内分泌疾病及相关自身抗体

（一）自身免疫性甲状腺疾病及 1 型糖尿病

自身免疫性甲状腺疾病（autoimmune thyroid disease，AITD）主要指的是在感染、精神创伤等应激因素刺激下引起的器官特异性免疫性疾病，临床上以 Graves 病（毒性弥漫性甲状腺肿）和桥本甲状腺炎（hashimoto′s thyroiditis，HT）最为多见。分别以甲状腺功能亢进和甲状腺功能低下为特征。

Graves 病是一种伴甲状腺素合成增多的器官特异性自身免疫病，患者表现为甲状腺肿大、突眼，以及甲状腺素水平升高导致的高代谢症状，如怕热、多汗、心率过快、食欲亢进、体重下降、疲乏无力及易激动等。桥本甲状腺炎又称自身免疫性甲状腺炎，是一种以自身甲状腺组织为抗原的慢性自身免疫病。患者甲状腺双侧对称性、弥漫性肿大。甲状腺内淋巴细胞、浆细胞及巨噬细胞浸润与组织损伤引起甲状腺功能低下。患者常表现全身乏力，并常并发其他自身免疫病如恶性贫血、糖尿病及肾上腺功能不全等。

1 型糖尿病（Type 1 diabetes mellitus，T1DM）是由免疫损伤导致部分或全部胰岛 B 细胞破坏引起的一种糖尿病，患者需要终身依赖胰岛素维持生命。T1DM 约占儿童期各型糖尿病总数的 90%，是危害儿童健康的内分泌疾病。糖尿病慢性并发症是影响患儿长期生存的主要因素，常见有糖尿病肾病、糖尿病眼病变、糖尿病神经病变及大血管并发症等。除此之外，T1DM 患儿还存在较高自身免疫病患病率，如自身免疫性甲状腺疾病、Addison 病、恶性贫血、自身免疫性胃炎、RA 及 SLE 等。

（二）内分泌疾病相关自身抗体

1. Graves 病相关自身抗体　促甲状腺激素受体抗体（thyrotropin receptor antibody，TRAb）与促甲状腺激素受体结合，从而对甲状腺细胞产生刺激功能，导致甲状腺肿大，促使甲状腺细胞合成、分泌甲状腺激素，进而引起甲状腺功能亢进。

TRAb 对 Graves 病的诊断、治疗和预后均具有重要意义。Graves 病患者 TRAb 阳性率可达 95% 以上，故可作为 Graves 病的诊断依据。应用抗甲状腺药物治疗，随着病情缓解，TRAb 水平可明显下降。

当血中甲状腺激素水平正常后，若 TRAb 逐渐下降至正常，则停药后复发可能性小；若治疗后 TRAb 持续阳性，则说明治疗效果欠佳，停药后复发的可能性大。

2. 桥本甲状腺炎相关自身抗体　HT 患者常可出现抗甲状腺球蛋白抗体（anti－thyroglobulin antibodies，TGAb）及抗甲状腺微粒体抗体（anti－thyroid microsome antibodies，TMAb），但这些抗体不是引起 HT 的直接原因。

HT 患者 TGAb 阳性率为 36%～100%，TMAb 阳性率为 85%～100%，两指标联合检测的阳性率可达 98%。TGAb 与 TMAb 均阴性可排除 HT。部分正常人也可出现 TGAb 或 TMAb 阳性，但一般滴度较低。其他 AID 也可出现 TGAb 或 TMAb 阳性，如 Graves 病、Addison 病、原发性黏液性水肿及 T1DM 等，应结合临床表现进行诊断。

3. 1 型糖尿病相关自身抗体　T1DM 患者血液中存在胰岛自身抗体，包括抗谷氨酸脱羧酶抗体（glutamic acid decarboxylase antibodies，GADA）、抗酪氨酸磷酸酶 2 抗体（tyrosine phosphatase Ⅱ antibodies，IA－2A）、抗胰岛素抗体（insulin antibodies，IAA）、抗胰岛细胞抗体（islet cell antibody，ICA）及抗锌转运蛋白 8（zinc transporter 8 antibodies，ZnT8A）抗体等。应用胰岛相关自身抗体检测对糖尿病的诊断分型具有重要价值，可协助临床早期发现 T1DM，对 T1DM 早期免疫干预、采用胰岛素治疗以及高危人群的筛查均有重要的临床意义。

九、抗中性粒细胞胞浆抗体相关性血管炎及相关自身抗体

（一）ANCA 相关性血管炎

血管炎（vasculitis）是指发生于血管壁及其血管周围的炎症性疾病，其中，抗中性粒细胞胞浆抗体（ANCA）相关性血管炎（ANCA associated vasculitis，AAV）是以肉芽肿性和中性粒细胞组织炎症为特征的小血管炎，主要见于中老年人，男性多于女性，临床类型包括韦格纳肉芽肿（Wegener′s granulomatosis，WG）、显微镜下多血管炎（microscopicpolyangitis，MPA）和嗜酸性肉芽肿性多血管炎（eosinophilic granulomatosis with polyangiitis，EGPA）。本病可累及肾脏、肺脏、消化道、神经系统等。AAV 患病率为（46～184）/100 万，MPA 约占 80%，GPA 约占 20%，而 EGPA 相对少见。

按照 2022 年 ACR 和 EULAR 颁布的分类标准，其中 MPA 分类标准包括：①临床标准，鼻腔出血、溃疡、结痂等。②实验室、影像和活检标准。pANCA 或抗髓过氧化物酶阳性；胸部影像学检查示纤维化或间质性肺病；活检可见寡免疫复合物肾小球肾炎；血清嗜酸性粒细胞计数≥1×10^{9}/L。

（二）AAV 相关自身抗体

ANCA 是一组以中性粒细胞和单核细胞胞浆成分为靶抗原的自身抗体，是 AAV 的标志性抗体。

1. 胞浆型 ANCA　IIFA 是检测 ANCA 的金标准，至今亦是检测 ANCA 的最常用的经典方法。乙醇固定的人中性粒细胞是间接免疫荧光法检测 ANCA 的基本基质，可区分出两种不同的荧光模型，一种是均匀分布在整个中性粒细胞胞浆中的颗粒型荧光，细胞核无荧光，称为胞浆型 ANCA（cytoplasmic ANCA，cANCA），其主要的靶抗原为位于中性粒细胞嗜苯胺蓝颗粒中的蛋白酶 3（proteinase 3，PR3）。阳性见于 WG、变应性肉芽肿性脉管炎、微细型多动脉炎及坏死性肾小球肾炎等（图 20－4）。

2. 核周型 ANCA　另一种荧光模型呈现围绕中性粒细胞细胞核的平滑带状荧光，称为核周型 ANCA（pANCA），其靶抗原是中性粒细胞嗜天青颗粒中的髓过氧化物酶（myeloperoxidase，MPO）、粒细胞特异性弹性蛋白酶、乳铁蛋白、溶菌酶、α－葡萄糖醛酸酶和组织蛋白酶 G。阳性见于微细型多动脉炎、变应性肉芽肿性脉管炎、肺出血肾炎综合征及肼苯哒嗪诱导的 SLE 等（图 20－5）。

3. 抗蛋白酶3抗体 抗PR3抗体为韦格纳肉芽肿的标志性抗体，荧光模型以cANCA为主。

4. 抗髓过氧化物酶抗体 抗MPO抗体荧光模型以pANCA为主，阳性提示原发性或继发性血管炎、溃疡性结肠炎及抗肾小球基底膜肾病等。

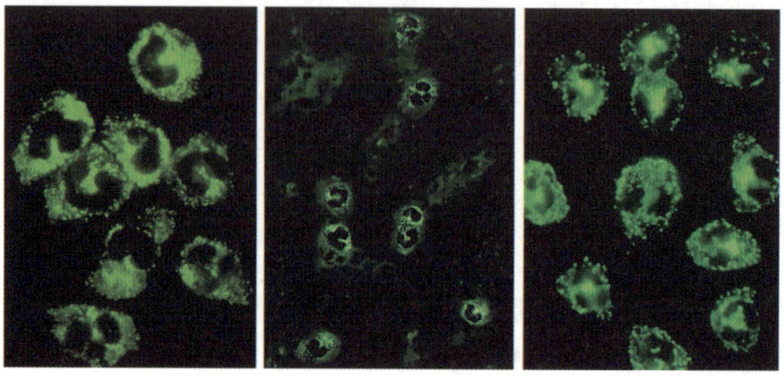

图20－4 胞浆型抗中性粒细胞胞浆抗体（cANCA）

注：左中右分别为乙醇固定的中性粒细胞、猴肝组织切片、甲醛固定的中性粒细胞

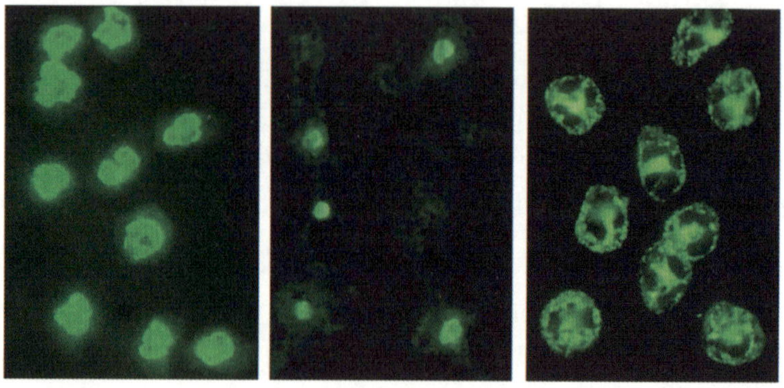

图20－5 核周型抗中性粒细胞胞浆抗体（pANCA）

注：左中右分别为乙醇固定的中性粒细胞、猴肝组织切片、甲醛固定的中性粒细胞

ANCA的主要检测方法有IIFA、ELISA、IBT及化学发光法等。IIFA检测ANCA呈现阳性结果时，进一步采用ELISA、IBT及化学发光法检测PR3抗体与MPO抗体，目前，IIFA、ELISA和化学发光法联合应用是检测ANCA的最佳方法。

思考题

答案解析

案例 患者，女，34岁。主诉无明显诱因下出现发热。现病史：体温38～38.5℃，伴咳嗽、咳痰。另有双侧腕、肩、膝、踝关节疼痛，乏力。患者双颊、鼻部出现片状暗红斑、红色斑丘疹、紫癜。脱发明显。胸部CT平扫示心包少量积液。实验室检查：RF 793 IU/ml↑，ESR 46 mm/h↑，WBC 2.41×10^9/L↓，RBC 3.03×10^9/L↓，Hb 82g/L↓，尿蛋白定量1108mg/24h↑，血清白蛋白19g/L↓，D二聚体21.83↑，纤维蛋白降解产物46↑，ANA 1：160阳性，抗dsDNA－IgG 319.6IU/ml↑。IgG 3120mg/dl↑，C3 18mg/dl↓，C4 <2mg/dl↓。

问题

（1）患者诊断什么疾病，诊断依据是什么？

（2）检测继发性 APS 的实验室指标有哪些？

（3）ANA 检测常采用何种方法？

（彭奕冰）

书网融合……

重点小结　　题库　　知识拓展　　微课/视频 1　　微课/视频 2　　微课/视频 3

第二十一章　免疫增殖性疾病与免疫学检测

PPT

学习目标

1. 通过本章学习，掌握免疫增殖性疾病的概念和免疫学检测方法；熟悉免疫增殖性疾病的分类、发病机制和免疫学特征；了解常见免疫增殖性疾病的临床特征。

2. 具备常见的免疫增殖性疾病实验诊断的能力，能够合理解释实验结果并为临床医生对于免疫增殖性疾病的诊疗提供依据。

3. 树立健康服务与医学科普宣传意识，为免疫增殖性疾病的早发现、早诊断做出贡献。

免疫增殖性疾病（immunoproliferative disease，IPD）是指免疫系统异常增殖引起机体病理损伤的一组疾病，表现为免疫功能异常及免疫球蛋白质和量的变化。免疫增殖性疾病包括多克隆细胞增殖性疾病和单克隆细胞增殖性疾病。本章主要介绍与单克隆浆细胞恶性增殖相关的免疫增殖性疾病及其免疫学检验。

第一节　免疫增殖性疾病的分类

免疫增殖性疾病有多种分类方式，可以按良恶性分类，可以依据增殖细胞的形成和疾病的临床表现分类，本章主要基于两个方面进行分类：一方面根据增殖细胞的表面标志进行分类，另一方面针对浆细胞异常增殖导致的丙种球蛋白病进行延续分类。

一、按细胞表面标志分类

根据增殖细胞不同的表面标志，免疫增殖性疾病主要分为五类（表21－1）。

表21－1　免疫增殖性疾病的分类

增殖细胞	疾病
T细胞	急性淋巴细胞白血病（20%）、T淋巴母细胞瘤
	部分非霍奇金淋巴瘤、Sezary综合征、蕈样真菌病
B细胞	慢性淋巴细胞白血病、原发性巨球蛋白血症
	多发性骨髓瘤、重链病和轻链病、传染性单核细胞增多症
	Burkitt淋巴瘤及大多数淋巴瘤
裸细胞	急性淋巴细胞白血病（80%）、部分非霍奇金淋巴瘤
组织－单核细胞	急性单核细胞白血病、急性组织细胞增多症
其他（分类不一）	霍奇金淋巴瘤、毛细胞白血病

二、丙种球蛋白病分类

由浆细胞异常增殖引起的免疫球蛋白异常增加称为免疫球蛋白病（immunoglobulinopathy）。由于免疫球蛋白电泳位置多在丙种球蛋白区域，故亦称丙种球蛋白病（gammopathy）。严格上讲，这并不是一种疾病，而是一组复杂的病理现象，主要表现为单克隆免疫球蛋白血症或其多肽链亚单位异常增多即高免疫球蛋白血症（hyperimmunoglobulinemia），其血清蛋白总量超过100g/L以上，这些超常增多的免疫球蛋白多数没有正常的生物学活性，但会增加血液黏滞度，发生高血黏度综合征，而正常的免疫球蛋白水平降低。

丙种球蛋白病按照异常增加的免疫球蛋白的性质，分为多克隆丙种球蛋白病（polyclonal gammopathy）和单克隆丙种球蛋白病（monoclonal gammopathy）。多克隆丙种球蛋白病是两个克隆以上的浆细胞同时增生，血清中多种免疫球蛋白异常增多和（或）尿中出现游离轻链或重链的病理现象，多为良性反应性增殖或继发于与免疫球蛋白产生有关的疾病，如肝病、结缔组织病、感染性疾病等，是机体受某些抗原物质长期刺激而出现的一种免疫应答状态，多数预后较好。单克隆丙种球蛋白病是以单株浆细胞过度增殖为特征的免疫增殖性疾病，多呈恶性发展趋势，预后较差。单克隆免疫球蛋白增殖病产生的大量异常免疫球蛋白无正常功能及完整结构，可导致相应器官的功能障碍。免疫球蛋白异常增殖性疾病多专指单克隆丙种球蛋白病。单克隆丙种球蛋白病按其病因和病情，分为原发性和继发性两类，原发性又分为良性和恶性（表21－2）。

表21－2　单克隆丙种球蛋白病的分类

分类	疾病名称
原发性恶性单克隆丙种球蛋白病	多发性骨髓瘤、原发性巨球蛋白血症
	孤立性浆细胞瘤、淀粉样变性
	重链病、半分子病、轻链病
	恶性淋巴瘤、慢性淋巴细胞白血病
原发性良性单克隆丙种球蛋白病	一过性单克隆丙种球蛋白病
	持续性单克隆丙种球蛋白病
继发性单克隆丙种球蛋白病	非淋巴网状系统肿瘤、单核细胞白血病
	风湿性疾病、慢性炎症、冷球蛋白血症
	原发性巨球蛋白血症性紫癜
	丘疹性黏蛋白沉积症、家族性脾性贫血

第二节　免疫增殖性疾病的发病机制

正常情况下，接受特异性抗原刺激后增殖分化的淋巴细胞克隆受机体一系列反馈机制控制。然而，当淋巴细胞发生恶性突变时，其脱离正常的控制机制而异常增殖，造成免疫系统的直接损害或通过其分泌的有关物质进一步损伤正常免疫细胞和其他正常组织，从而引起疾病即免疫增殖性疾病。该类疾病发病机制可能有以下方面。

一、浆细胞异常增殖

浆细胞异常增殖是指单克隆浆细胞异常增殖并伴有单克隆免疫球蛋白或其多肽链亚单位合成异常。其增殖的原因与其他血液病及肿瘤相似，是内因和外因两大因素相互作用的结果。内因包括遗传、HLA和染色体变异等，外因包括物理、化学及生物学等因素。

二、体液免疫抑制

正常的体液免疫是B细胞增殖分化产生免疫效应的过程，细胞因子可有序启动上述过程。IL-4能够激活休止期的B细胞，使其进入DNA合成期；IL-5则有助于促进B细胞的持续增殖；而IL-6则诱导B细胞分化为浆细胞。同时，IL-6亦能通过反馈机制抑制IL-4对B细胞增殖分化的调控。这些过程共同构成一个生物信息调节回路，精确调控体液免疫应答的有序进行。如果IL-6异常增高，直接效应是抑制IL-4的正常产生，抑制体液免疫过程而致病。临床检测表明，骨髓瘤患者血清IL-6确有异常升高，因此高水平的IL-6是浆细胞瘤发生的原因之一。

三、病理损伤及临床表现

单克隆浆细胞异常增殖产生大量无正常免疫活性和功能的单克隆免疫球蛋白或免疫球蛋白片段，如重链或轻链。大量的异常免疫球蛋白沉积于机体组织，导致组织变性和淋巴细胞浸润，使相应器官功能障碍，引起一系列临床表现（表21-3）。

表21-3 异常免疫球蛋白增殖所造成的病理损伤及相关临床表现

病理损伤	临床表现
轻链沉积→淀粉样变性	巨舌，唾液腺肿大，吸收不良，充血性心力衰竭，肾功能衰竭，神经功能紊乱
轻链蛋白尿，高钙血症与高尿酸血症，淀粉样变性，浆细胞浸润→肾性尿毒症	氮质血症，成人范可尼综合征（糖尿，氨基酸尿，肾小管性酸中毒）
单克隆蛋白浓度过高→血黏稠度过高	视力障碍，脑血管意外
纤维蛋白聚合的障碍，M蛋白包裹血小板→血液凝固障碍	紫癜，鼻出血，其他出血现象
正常球蛋白减少，迟发过敏反应降低→感染	肺炎球菌与葡萄球菌导致的肺炎，流感杆菌菌血症，革兰阴性脓毒症，带状疱疹

第三节 常见免疫增殖性疾病

单克隆丙种球蛋白病是指患者血清和尿中出现异常增多的理化性质均一的单克隆蛋白（monoclonal protein，MP）。M蛋白是异常增多的一类免疫球蛋白或免疫球蛋白的一种轻链，多无免疫活性。若κ或λ轻链的合成超过重链时，则轻链游离于血清中，由于分子量较小，容易通过肾小球从尿中排出。这种在尿中检出的免疫球蛋白轻链由Bence-Jones于1987年测知，故称为本-周蛋白（Bence-Jones protein，B-J protein）。

一、多发性骨髓瘤 微课/视频

多发性骨髓瘤（multiple myeloma，MM）是浆细胞异常增殖的恶性肿瘤，也称为浆细胞骨髓瘤（plasmocytoma）。目前，在世界范围内其发病率已超过白血病，仅次于淋巴瘤，是血液系统第二大常见恶性肿瘤。

（一）主要临床特征

1. 骨痛 是本病最常见的症状，发生率为70%~80%，腰背部和肋骨痛最多见。其原因考虑骨髓瘤细胞分泌IL-1、淋巴毒素、肿瘤坏死因子，激活破骨细胞，造成骨质疏松及病理性骨折。骨骼X

线一般表现为弥漫性骨质疏松，基质出现穿凿样溶骨性病变，以颅骨最为典型。

2. 肾脏损害 特点为不伴高血压，90%的患者可出现蛋白尿，几乎全为轻链，仅含少量白蛋白，免疫电泳或免疫固定电泳检测本-周蛋白尿的阳性率为80%。

3. M蛋白增多 大量M蛋白导致血液黏度增高，形成高黏滞综合征，或沉积于肾小管中，使肾小管上皮细胞发生淀粉样变性，造成肾病综合征。

4. 血液系统改变 贫血和血小板减少。

5. 神经系统症状 骨髓瘤细胞浸润骨髓可引起感觉功能障碍甚至瘫痪，血液高黏度可导致头痛、视力障碍及视网膜病变。

6. 免疫缺陷 正常多克隆免疫球蛋白减少及中性粒细胞减少，易发生感染。

7. 骨质破坏 原发性溶骨损害或广泛性骨质疏松。

8. 多发于老年人 肾功能衰竭和感染常为本病的死因。

（二）主要免疫学特征

1. 血清中出现大量M蛋白。通常情况下，血清IgG>35g/L或血清IgA>20g/L，尿中M蛋白量>1g/24h。

2. 血清中其他正常免疫球蛋白减少。通常情况下，IgM<0.5g/L、IgA<1g/L或IgG<6g/L。

3. 骨髓中不成熟浆细胞增多或组织活检证实有浆细胞瘤。

（三）分型

依据《多发性骨髓瘤诊治指南》（2024版），多发性骨髓瘤依照M蛋白类型分为：IgG型、IgA型、IgD型、IgM型、IgE型、轻链型、双克隆型以及不分泌型。进一步依据轻链的型别分为κ型和λ型。MM各型别的发生率，不同资料中的具体数据存在差别，总体上IgG型最高，其次为IgA型和轻链型。

1. IgG型骨髓瘤 发生率为50%左右，分为IgG（κ）和IgG（λ）。临床症状较为典型。

2. IgA型骨髓瘤 发生率为20%左右，分为IgA（κ）和IgG（λ）。

3. IgD型骨髓瘤 占1%~8%，国内稍多见，发病年龄轻、起病重，常合并髓外浸润、肾功能不全、淀粉样变性等临床特征，其中95%为λ型。常规免疫固定电泳鉴定为轻链型时需加测IgD，疗效评估需要依赖尿M蛋白/轻链定量及血清游离轻链。

4. IgM型骨髓瘤 占比<0.5%。临床症状与非IgM骨髓瘤类似，常伴高黏滞血症、获得性血管性血友病。需与华氏巨球蛋白血症（WM）及其他可分泌IgM的淋巴瘤相鉴别。

5. IgE型骨髓瘤 罕见。

6. 轻链型骨髓瘤 占20%左右，分为κ型和λ型，常表现为肾损伤。

7. 双克隆型骨髓瘤 不常见，占比<1%，表现出两种不同的单克隆蛋白，包括不同的重链、不同轻链等表现。

8. 不分泌型骨髓瘤 血清和尿液免疫固定电泳单克隆免疫球蛋白呈阴性，但克隆性骨髓浆细胞比例≥10%，常以骨破坏起病。

9. 寡分泌型骨髓瘤 血清和尿液免疫固定电泳阳性，但M蛋白量小于可测量范围（血M蛋白量<10g/L、尿M蛋白<0.2g/24小时、血清游离轻链<0.1g/L）。

知识拓展

血清游离轻链定量检测

在MM的实验室诊断中，以血清蛋白电泳或免疫固定电泳检测M蛋白是常用的方法或手段，但这些检测存在敏感度低、特异性不强、甚至漏诊等缺陷。近年来，随着临床免疫学检验技术的发展，血清游离轻链（serum free light chain，sFLC）的定量检测在临床实验室中逐步得到应用和推广。sFLC 检测方法包括酶联免疫吸附试验、免疫散射比浊、免疫透射比浊等，相较于免疫固定电泳方法检测 M 蛋白诊断 MM，其具有速度快、敏感度和特异性均较高的特点。但是，由于游离轻链目前尚无国际参考品，检测方法尚未统一，不同厂家试剂盒的检测结果尚不具可比性。

sFLC 的定量检测在 MM 诊疗中的临床应用价值主要有四个方面：①血清游离轻链测定比普通的 M 蛋白测定更为敏感，可以更早的预测多发性骨髓瘤的治疗效果以及复发的迹象；②在 MM 复发早期，血清游离轻链浓度升高则警醒需要及时治疗干预，是不可或缺的医学检测指导“标志”；③在 MM 治疗过程中血清游离轻链比免疫固定电泳更能深刻反映缓解深度；④血清游离轻链检测还可判断 MM 肾功能的指标。

二、原发性巨球蛋白血症

原发性巨球蛋白血症（primary macroglobulinemia，PM）是一种起源于能分化为成熟浆细胞的 B 淋巴细胞的恶性增殖性疾病，主要表现为骨髓中有浆细胞样淋巴细胞浸润，并合成单克隆 IgM。

（一）主要临床特征

1. 流行病学 发病年龄较大，平均 63 岁，男性稍多于女性。

2. 病情 疾病进展前数年可出现雷诺现象及周围神经症状，进展时多以肝、脾、淋巴结肿大为突出特征，溶骨性病变与肾脏损害均较少见。

3. 血液学检查 大分子 IgM 浓度过高导致血液高黏滞综合征；贫血，血沉增快及出血倾向。

（二）主要免疫学特征

1. 单克隆 IgM 明显增高，主要为 19S 五聚体，含量一般大于 10g/L，常致血清黏度 >4，发生高黏滞综合征。

2. 尿中有本－周蛋白，常为 κ 型。

3. 血清呈胶冻状难以分离，电泳时血清有时难以泳动，集中于原点。

4. 骨髓中浆细胞样淋巴细胞浸润。

三、重链病

重链病（heavy chain diseases，HCD）是突变的浆细胞所产生的重链异常增多或质量异常，不能与轻链结合，使血清重链过剩，血清和尿中出现大量游离的无免疫功能的免疫球蛋白重链而导致的疾病。

（一）分型和临床特征

1. γ－HCD 主要表现为乏力、发热、贫血、软腭红斑及红肿，肝、脾、淋巴结肿大，骨质破坏罕见。轻度红细胞、白细胞和血小板减少，外周血及骨髓中嗜酸粒细胞增多，并可见不典型淋巴样浆细胞。血清及尿液免疫电泳仅见单克隆 γ 重链，而轻链缺如，尿中出现重链片段。

2. α－HCD HCD 中最常见的类型。临床多表现为慢性腹泻、吸收不良和进行性消耗等疾病。外周血及骨髓可见异常淋巴细胞或浆细胞。血清、浓缩尿、空肠液免疫电泳仅有单克隆 α 重链，轻链缺如。

3. μ－HCD 多伴发于慢性淋巴细胞白血病或者恶性淋巴细胞疾病。肝脾肿大而浅表淋巴结肿大常不明显。血清蛋白免疫电泳仅见 μ 重链，而轻链缺如。

4. δ－HCD 本病较为罕见。其临床表现与多发性骨髓瘤相似，骨髓浆细胞明显增多及颅骨溶骨性病损。在血清蛋白电泳中证实有M成分，该成分可与单一特异性IgD的抗血清起反应，而不与抗重链或抗轻链的其他抗血清起反应。无蛋白尿。

5. ε-HCD 至今未见报道。

（二）免疫学特征

血象及骨髓象能提供HCD线索，重链蛋白鉴定是确诊HCD的关键。HCD患者血清、尿液中HCD蛋白量往往较低，有时蛋白电泳和免疫电泳无法检测，而常需结合更敏感的免疫固定电泳、免疫荧光、免疫组化等进行鉴定。

四、轻链病

轻链病（light chain disease，LCD）是由于浆细胞发生突变和异常增生，产生大量的异常轻链，致血浆中轻链异常增多，经肾脏从尿中排出，部分过多的轻链蛋白沉积于肾脏和其他内脏组织，引起淀粉样变性而导致的疾病。

（一）主要临床特征

1. 发病年龄轻，半数病例年龄小于60岁。
2. 以发热、贫血、严重的肾功能损害为主要症状。
3. 多数患者溶骨性损害严重。

（二）主要免疫学特征

1. 血清中免疫球蛋白水平轻度降低或处于正常水平低限，但免疫球蛋白κ/λ型比值明显异常。血清和尿中可同时检测出同类型的免疫球蛋白轻链片段。
2. 血清蛋白电泳几乎无M带，但尿蛋白电泳显示M带，位于β~γ区间。
3. 尿中可检测出本-周蛋白。

（三）分型

根据轻链蛋白类型，轻链病可分为κ型和λ型两大类。相较于κ型，λ型轻链病的肾毒性更强，肾功能衰竭是本病致死的重要原因之一。

五、冷球蛋白血症

冷球蛋白（cryoglobulin）是指血浆温度降至4~20℃时发生沉淀或胶冻状，温度回升37℃时又溶解的一类球蛋白，如冷免疫球蛋白（cryoimmunoglobulin）、冷纤维蛋白原及C反应蛋白等。正常血清仅含微量冷球蛋白，当血清冷球蛋白浓度超过0.1g/L时，称为冷球蛋白血症（cryoglobulinemia）。根据是否伴有原发病，可以将冷球蛋白血症分为原发性冷球蛋白血症和继发性冷球蛋白血症。

（一）主要临床特征

1. 皮肤症状 紫癜为最常见的皮肤症状，其他如寒冷性荨麻疹、雷诺现象、肢端发绀和网状青斑，以及皮肤坏死和溃疡。

2. 关节痛 是混合性冷球蛋白血症患者的常见症状，常发生在手、膝关节，为多关节痛，对称或不对称，偶有关节红肿。

3. 肾损害 可表现为急性和慢性肾炎，也可为肾病综合征、肾衰竭。

4. 其他 神经系统主要为周围神经病变。另外如肝脾肿大、严重腹痛、心包炎和全身淋巴结肿大等。

（二）分型及免疫学特征

根据免疫化学特性，将冷球蛋白血症分为三种类型。

1. Ⅰ型 单克隆型冷球蛋白血症。免疫球蛋白中以IgM为最多见，依次为IgG、IgA及轻链蛋白，常见于多发性骨髓瘤及原发性巨球蛋白血症（占50%），其他淋巴细胞增生性疾病及少数自身免疫性疾病占25%，原发性约占25%。

2. Ⅱ型 单克隆-多克隆型冷球蛋白血症。血清中含有一种单克隆免疫球蛋白，具有抗多克隆免疫球蛋白的活性，此种单克隆免疫球蛋白多为IgM，其次为IgG及IgA，故构成IgM-IgG型、IgG-IgG型及IgA-IgG型免疫复合物，多见于多发性骨髓瘤、原发性巨球蛋白血症及其他淋巴细胞增生性疾病（60%~70%），自身免疫性疾病占30%，原发性者占10%。

3. Ⅲ型 多克隆型冷球蛋白血症。血清中含有两种或两种以上的单克隆免疫球蛋白，构成IgM-IgG及IgM-IgG-IgA等复合物。多见于慢性感染及自身免疫性疾病（30%~50%），淋巴细胞增生性疾病占10%~15%，原发性者占40%。就冷球蛋白本身而言，Ⅱ型及Ⅲ型冷球蛋白血症易并发肾损害。

第四节 免疫增殖性疾病的免疫学检测

单克隆丙种球蛋白病的实验室诊断主要依靠血液学和免疫学手段，其中免疫学检测尤为重要。对免疫球蛋白异常增殖的检测有助于早期发现疾病、监控病情和判断预后。常用的免疫学检测方法有血清区带电泳、单向扩散法、免疫浊度法、免疫电泳和免疫固定电泳等。

一、血清蛋白组分分析

血清蛋白组分分析较常用的方法是血清区带电泳，血清区带电泳是测定M蛋白的一种定性实验，醋酸纤维薄膜和琼脂糖凝胶是目前最常采用的两大介质。蛋白质在碱性条件下带不同量的负电荷，在电场中由阴极向阳极泳动。由于等电点的差异，电泳后由正极到负极可分为白蛋白、α_1-球蛋白、α_2-球蛋白、β_1球蛋白、β_2球蛋白和γ球蛋白五个区带。根据形成的不同区带以及与正常的电泳图谱相比较，可了解血清蛋白组分。将这些区带电泳图谱扫描，还可计算出各种蛋白的含量和百分比。

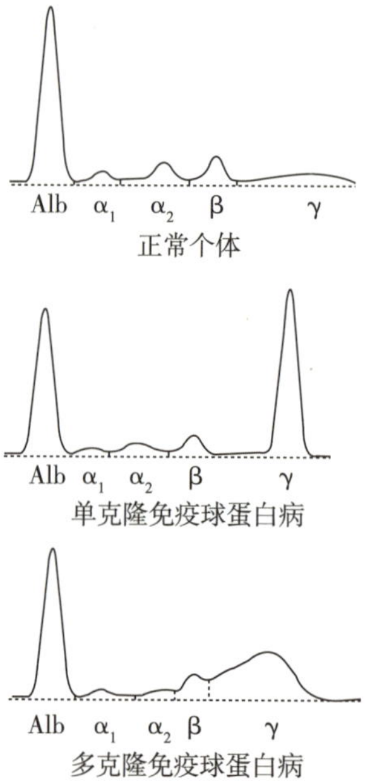

图21-1 血清蛋白区带电泳扫描图谱示意图

正常人血清γ区带较宽而且着色较淡，扫描图显示出低矮蛋白峰。γ-球蛋白区域主要由IgG免疫球蛋白组成。单克隆丙种球蛋白增高时常在γ区（有时在β或α区），呈现浓密狭窄的蛋白带，经扫描显示为高尖蛋白峰（高：宽>2：1），这是由于M蛋白的化学结构高度均一，因而其电泳迁移率十分一致。而多克隆丙种球蛋白增高时，如肝病、慢性感染和自身免疫病等，γ区带宽而浓密，扫描图显示为宽大的蛋白峰（图21-1）。

在某些情况下可出现假狭窄区带，易与M蛋白混淆，应注意区别。例如，溶血标本中血红蛋白形成的 β 位区带、陈旧血清中聚合 IgG 形成的近原位狭窄区带以及由类风湿因子形成的位于 γ 区中间的细区带易与 M 区带相混淆，遇到这些可疑情况时，应进一步做免疫电泳等分析加以区别。

二、血清免疫球蛋白定量

血清免疫球蛋白定量较常用的方法是单向扩散法和免疫浊度法，前者较为简便，后者更为准确迅速。在恶性单克隆丙种球蛋白病血清中，常呈现某一类丙种球蛋白的显著增高，大多在 30g/L 以上；而正常的免疫球蛋白，包括与 M 蛋白同类的丙种球蛋白的含量则显著降低。在良性丙种球蛋白病血清中，M 蛋白的升高幅度一般没有恶性单克隆丙种球蛋白病那么高，多在 20g/L 以下，M 蛋白以外的免疫球蛋白含量一般仍在正常范围之内。如在单向扩散试验中出现双圈状沉淀环，则标本中可能存在某种免疫球蛋白片段的 M 蛋白。多克隆丙种球蛋白病血清中常有多种类型的免疫球蛋白水平同时升高，每种类型上升的幅度不太大，但总的丙种球蛋白水平增高比较明显。

血清免疫球蛋白的定量，有时会由于不同实验室所用抗血清特异性的差异，而造成 M 蛋白定量结果不同，特别是在使用某一株 M 蛋白制备的抗血清检测其他患者的 M 蛋白时。如能配合使用区带电泳光密度扫描，常可纠正这种误差。

血清免疫球蛋白定量检测不仅有助于丙种球蛋白病的诊断，而且对丙种球蛋白病的良、恶性鉴别具有一定的帮助。如做动态观察，对丙种球蛋白病的病情和疗效判断有一定的价值。M 蛋白含量的多少常可反映病情的轻重，尤其对同一患者，M 蛋白含量明显增高常提示病情恶化；经有效治疗后，M 蛋白含量逐渐下降，而正常免疫球蛋白的含量则由降低趋向正常。

三、M 蛋白分类和分型

M 蛋白检测常用免疫固定电泳技术。其原理是将患者血清在琼脂糖凝胶介质上经电泳分离后，将固定剂和各类免疫球蛋白及其轻链抗血清加于凝胶表面的各自泳道上，经孵育让固定剂和抗血清在各自泳道对应的凝胶内渗透并扩散，若有对应抗原存在，则在适当位置形成抗原－抗体复合物并沉淀下来。电泳凝胶在洗脱液中漂洗，去除未结合蛋白质，仅保留贮存在凝胶内的抗原－抗体复合物。经染色后蛋白质电泳参考带和抗原抗体沉淀区带被 Acide Violet 染液着色。根据电泳移动距离分离出单克隆组分。

M 蛋白在免疫固定电泳上显示狭窄而界限分明的区带，而多克隆增生或正常血清则显示为宽大、弥散深染的区带（图 21－2）。

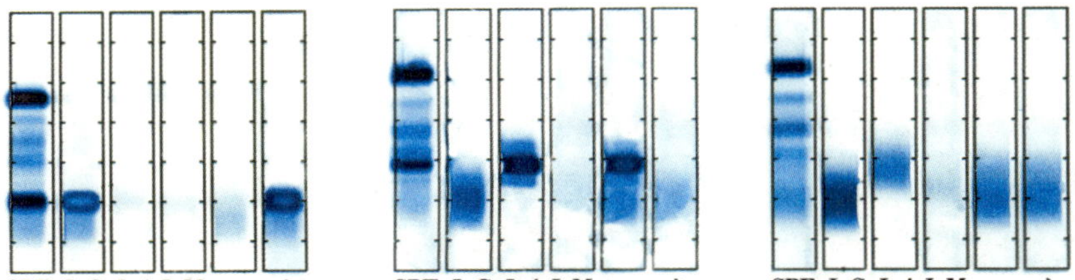

图 21－2　单克隆和多克隆免疫增殖病免疫固定电泳结果

该技术的最大优势是敏感性达 0.5～1.5g/L，操作周期短，仅需数小时，分辨率高，结果易于分析。目前已经取代了传统的免疫电泳技术，成为单克隆蛋白（M 蛋白）鉴定和分型的首要方法。

四、尿轻链蛋白检测

轻链蛋白检测传统上采用检测尿液中本－周蛋白的方法进行。其检测原理是根据其理化性质设定的，即其在 pH 5.0 加热至 50～60℃时发生沉淀，继续加热至 90℃后又重新溶解，再冷却又重现沉淀。因此，本－周蛋白又称其为凝溶蛋白。根据这一特点，可用较为简单的加热沉淀法即可对本－周蛋白进行定性检测。这种方法简便易行，但敏感度较低，不能确定轻链的型别。

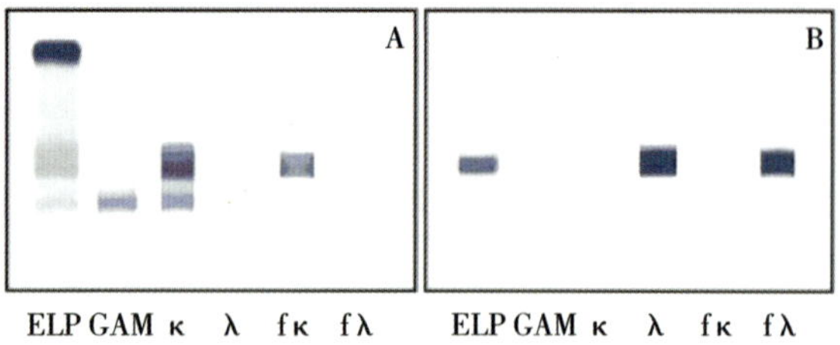

图 21－3　尿轻链蛋白电泳

目前，越来越多的实验室采用免疫固定电泳分析或散射比浊试验对血或尿中 κ 链和 λ 链蛋白进行检测分析，相较于加热沉淀法，实现了轻链分型，同时提高了检测灵敏度。对于免疫固定电泳方法检测尿轻链蛋白，可以将标本做透析浓缩 50 倍处理后再行分析（图 21－3）。

轻链病患者尿中可测得相应的轻链蛋白，但由于其分子量较小，易迅速自肾排出，故血中轻链蛋白检测反而呈阴性，这一点需要在检测分析时注意。

轻链蛋白检测主要用于诊断多发性骨髓瘤。当浆细胞恶性增殖时，可能有过多的轻链产生或重链的合成被抑制，致使过多的轻链通过尿液排出；部分多发性骨髓瘤及原发性巨球蛋白血症患者，其尿液可出现轻链蛋白；肾淀粉样变、慢性肾盂肾炎及恶性淋巴瘤患者等，其尿液中亦可检测到轻链蛋白。

思考题

答案解析

案例　患者，男，48 岁。到脊柱外科就诊，主诉 2 个月前出现腰部疼痛不适，无下肢麻木及无力，大小便均可。体格检查腰椎曲度可，椎旁痉挛压痛，屈伸活动受限，下肢肌力感觉可。CT 检查和磁共振检查提示有溶骨性改变，脊柱外科医生建议其到血液科就诊，排除血液系统疾病。

问题

（1）患者以腰痛就诊脊柱外科，脊柱外科医生为什么需要排除血液系统疾病？

（2）如果怀疑是多发性骨髓瘤，应做哪些实验室检查？

（3）该患者免疫固定电泳结果显示：IgG（－），IgA（＋），IgM（－），κ 链（＋），λ 链（－），M 蛋白 64.63g/L，M 蛋白为 56.10%。这个结果说明了什么，如何解释？

（周建伟）

书网融合……

重点小结　　题库　　微课/视频

第二十二章　免疫缺陷病与免疫学检测

PPT

学习目标

1. 通过本章学习，掌握免疫缺陷病的概念、分类以及原发性免疫缺陷病和AIDS的常用免疫学检测方法；熟悉原发性免疫缺陷病的代表性疾病及AIDS的发病机制；了解原发性免疫缺陷病的发病机制及分类。

2. 具备常规免疫缺陷常规项目、HIV感染筛查、确证和AIDS免疫功能监测相关技术操作和正确判读检测结果的能力。

3. 培养对艾滋病患者的人文关怀及保护其隐私的职业素养，树立高度的社会责任心及严谨求实的敬业精神。

免疫系统在机体内担负着免疫防御、免疫监视、免疫自稳等功能。由于遗传或其他因素导致的免疫系统先天发育障碍或后天获得性损伤，称为免疫缺陷。免疫缺陷可发生在免疫细胞发育、分化、增生、调节、代谢等不同阶段和环节，导致相应的免疫缺陷疾病。

第一节　概念与分类

免疫缺陷病（immunodeficiency disease，IDD）是指因遗传、感染等因素导致免疫细胞在发育、分化、增殖、调节、代谢等方面出现异常，进而引发免疫功能低下或缺失的一系列综合征，临床表现以反复或持续感染为主，并可伴发肿瘤、过敏、自身免疫病。免疫缺陷病种类繁多，按其发病原因可分为两大类：原发性免疫缺陷病（primary immunodeficiency disease，PIDD）和获得性免疫缺陷病（acquired immunodeficiency disease，AIDD）。

一、原发性免疫缺陷病

原发性免疫缺陷病是由于免疫系统遗传基因缺陷或先天性免疫系统发育障碍导致免疫器官、免疫细胞及免疫分子（如免疫球蛋白、细胞因子、补体和细胞膜表面分子）发生缺陷，最终导致机体免疫功能异常的一组临床综合征（图22－1）。PIDD又称先天性免疫缺陷病（congenital immunodeficiency disease，CIDD）。

原发性免疫缺陷病在我国的总发病率为1/5000，估计目前我国患儿总数在6万～12万，这一数量表明PIDD虽然总体发病率较低，但患病人数不少，已成为不罕见的罕见病。2017年，国际免疫学联合会（IUIS）首次提出使用免疫出生错误（inborn error of immunity，IEI）代替PIDD。原发性免疫缺陷病种类较多，迄今共发现485种，在更新的《原发性免疫缺陷分类》（2022版）中，原发性免疫缺陷病共分为10类：细胞和体液免疫联合缺陷病、伴有典型症状的免疫缺陷综合征、抗体免疫缺陷病、免疫失调性疾病、吞噬细胞缺陷病、先天免疫缺陷病、自身炎症性疾病、补体缺陷病、骨髓衰竭性疾病和原发性免疫缺陷拟表型。

（一）细胞和体液免疫联合缺陷病

细胞和体液免疫联合缺陷病为一组主要表现为 T 细胞缺陷，同时伴有其他细胞如 B 细胞、NK 细胞不同程度缺陷的异质性疾病。其中最为严重的类型为严重联合免疫缺陷病（severe combined immunodeficiency disease，SCID），其表现为 T 细胞和 B 细胞发育和功能障碍，导致细胞免疫和体液免疫联合缺陷，SCID 最常见的遗传形式是常染色体隐性遗传、X 连锁基因突变。

（二）伴有典型症状的免疫缺陷综合征

伴有典型症状的免疫缺陷综合征指一组存在免疫缺陷，同时伴有特征性临床表现的疾病，包括先天性血小板减少、胸腺缺陷伴先天性畸形、免疫－骨发育不良、高 IgE 综合征、维生素 B_{12}和叶酸代谢缺陷等。

（三）抗体免疫缺陷病

抗体免疫缺陷病是以抗体缺陷为主的原发性免疫缺陷病，包括 X 连锁无丙种球蛋白血症、普通变异型免疫缺陷病、选择性 IgA 缺陷、选择性 IgM 缺陷和选择性 IgG 亚类缺陷（伴有或不伴有 IgA 缺陷）等。其中普通变异型免疫缺陷病是一种常见的抗体缺陷病，以血清免疫球蛋白降低、抗体反应缺陷和慢性持续感染为特征。

（四）免疫失调性疾病

免疫失调性疾病是由于机体自我耐受缺陷所导致的自身免疫性疾病，分为 7 大类：①家族性噬血细胞性淋巴组织细胞增生症；②伴有色素减退的家族性噬血细胞性淋巴组织细胞增生症；③调节性 T 细胞缺陷；④伴或不伴淋巴细胞增生的自身免疫性疾病；⑤自身免疫性淋巴细胞增生性综合征；⑥合并结肠炎的免疫失调性疾病；⑦对 EB 病毒敏感的淋巴增殖性疾病。

（五）吞噬细胞缺陷病

吞噬细胞缺陷病分为先天性中性粒细胞减少症、趋化黏附缺陷病、呼吸爆发缺陷病和非淋巴缺陷病四大类。先天性中性粒细胞减少症是最严重的分化缺陷，常表现为严重感染，并可发生恶性转化，必要时需进行骨髓移植治疗。白细胞黏附缺陷综合征 1 型是最常见的趋化黏附缺陷病，疾病严重程度与蛋白表达程度相关，严重型预后差。慢性肉芽肿病是最常见的呼吸爆发缺陷病，起病早，主要表现为细菌和真菌感染以及肉芽肿形成。

（六）固有性免疫缺陷病

固有性免疫缺陷病是指与人体固有免疫相关的细胞、细胞因子或者受体发生缺陷的疾病。该病分 9 大类：①孟德尔遗传分枝杆菌病（mendelian susceptibility to mycobacterial disease，MSMD）；②疣状表皮发育不良；③严重病毒感染；④单纯疱疹病毒性脑炎；⑤侵袭性真菌感染；⑥慢性皮肤黏膜念珠菌病；⑦Toll 样受体信号通路缺陷伴侵袭性细菌感染；⑧其他非造血组织相关固有免疫缺陷；⑨白细胞相关固有免疫缺陷。

（七）自身炎症性疾病

自身炎症性疾病是一组由免疫系统某些炎症通路、调控因子相关基因突变引起的炎症性疾病，常见的临床表现包括发热、皮疹、关节炎、葡萄膜炎等各部位炎症反应。与自身免疫性疾病不同，在自身炎症性疾病患者体内无法检测到特异性抗原、高滴度自身抗体或特异性 T 细胞克隆异常活化，主要由机体固有免疫系统介导炎症反应。

（八）补体缺陷病

补体缺陷病是罕见的原发性免疫缺陷病，涉及补体系统的各个组成部分，大多数补体遗传缺陷属常染色体隐性遗传，少数为常染色体显性遗传。由于补体系统的某些成分可以通过共显性表达相互补偿，杂合补体缺陷状态并不增加感染风险，补体缺陷通常是由无效突变导致的纯合子蛋白表达缺失。由于补体缺陷基因在一般人群中的频率较低，因此这些基因在特定人群（如近亲结婚的家庭）中更为常见。

（九）骨髓衰竭性疾病

临床特点主要包括全血细胞减少、易患肿瘤以及反复感染，同时患者常表现出 T、B 或 NK 细胞数量异常或功能缺陷，以及低免疫球蛋白血症等免疫系统的异常。

（十）原发性免疫缺陷拟表型

原发性免疫缺陷拟表型指由于体细胞变异或自身抗体所致的与 PIDD 表型相似的一类疾病。

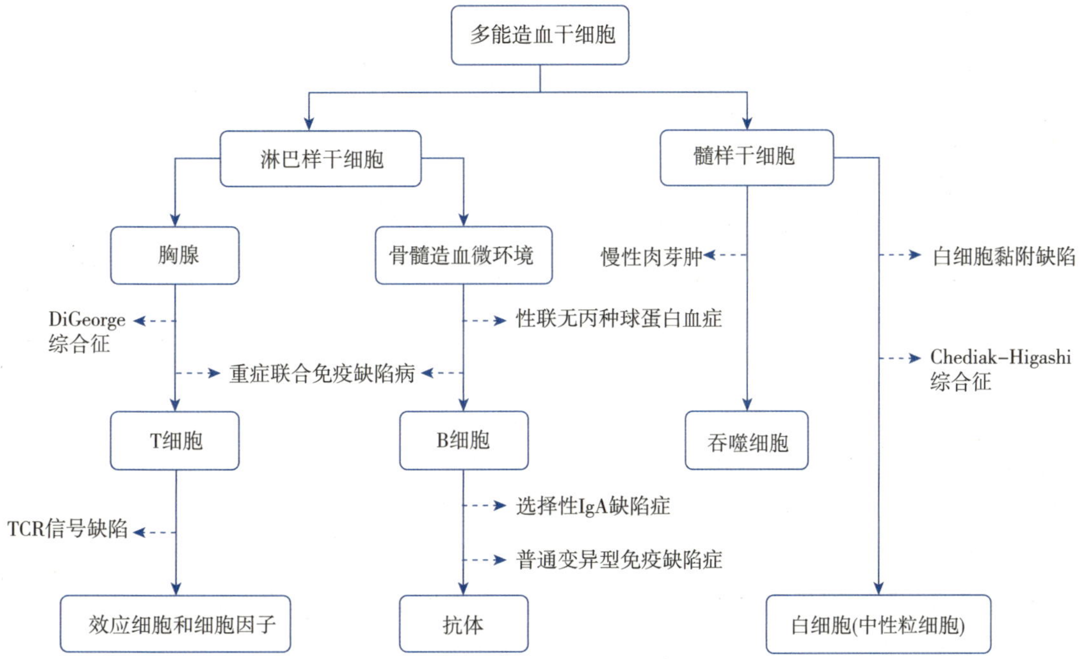

图 22－1　免疫细胞的发育异常与原发性免疫缺陷病

二、继发性免疫缺陷病

继发性免疫缺陷病（secondary immunodeficiency disease，SIDD）是免疫系统因感染、肿瘤、营养不良、服用药物等因素引起的免疫功能低下所致的临床综合征，又称为获得性免疫缺陷病。按其免疫功能受损类型可分为继发性 T 细胞功能缺陷、继发性低丙种球蛋白血症、继发性吞噬细胞缺陷和继发性补体缺陷。

获得性免疫缺陷病的诱发因素有营养不良、恶性肿瘤、长期或大剂量使用糖皮质激素、免疫抑制剂、放射损伤、病毒、细菌或寄生虫感染等，其中对人类危害最大的是感染人类免疫缺陷病毒（human immunodeficiency virus，HIV）后诱发的获得性免疫缺陷综合征（acquired immunodeficiency syndrome，AIDS）。

第二节　常见原发性免疫缺陷病及免疫学检测

原发性免疫缺陷病是由于免疫系统的遗传缺陷或先天发育不全所致，分为 B 细胞免疫缺陷病、T 细胞免疫缺陷病、联合免疫缺陷病、吞噬细胞缺陷病和补体系统缺陷病等。本节主要介绍常见的 PIDD，包括性联无丙种球蛋白血症、先天性胸腺发育不全、慢性肉芽肿病、重症联合免疫缺陷病和遗传性血管神经性水肿以及免疫学检测。

一、性联无丙种球蛋白血症

性联无丙种球蛋白血症（X - linked agammaglobulinemia，XLA）是最常见的以抗体缺陷为主的先天性 B 淋巴细胞缺陷病。1952 年由 Ogden Bruton 首次报道，又称 Bruton 型无丙种球蛋白血病或先天性丙种球蛋白缺乏症，为原发性 X 性联锁遗传病，多见于男性婴幼儿，缺陷的基因位于 X 染色体。该病的发生与 B 细胞信号转导分子酪氨酸激酶（Bruton's tyrosine kinase，Btk）基因突变或缺乏有关，造成 B 细胞分化成熟障碍，无法由前 B 细胞分化为未成熟 B 细胞，导致外周血成熟 B 细胞缺失或数量减少。患儿多于出生后 6 ~ 8 个月开始发病，由于婴儿自身不能合成免疫球蛋白，最突出的症状为反复持续的化脓性细菌感染，主要引起肺炎、支气管炎、中耳炎、鼻窦炎、肠炎、脓皮病等，但对病毒和真菌感染不敏感。患者接种抗原后不产生抗体应答，但因 T 细胞功能和数量正常，对病毒、真菌等细胞内寄生物有一定抵抗力，但肠道病毒除外，如因 *Btk* 基因突变导致的孤儿病毒（enteric cytopathic human orphan virus，ECHO virus）感染常发生脑炎，伴有全身红疹，死亡率较高；重症感染的 XLA 患儿有可能出现脑膜炎以及接种脊髓灰质炎活疫苗后引发的疫苗相关性脊髓灰质炎；患儿对支原体、贾第鞭毛虫的易感性较高，亦可并发真菌、耶氏肺孢子菌感染，但较为少见。另外，XLA 患儿容易并发自身免疫性疾病（关节炎常见）、生长激素缺乏症以及甲状腺激素紊乱。

主要免疫学特征：血清中各类免疫球蛋白含量明显降低（IgG < 2g/L，总免疫球蛋白 < 2.5g/L），外周血成熟 B 细胞和浆细胞几乎为零，淋巴结无生发中心，患者接种抗原后不产生抗体应答，但 T 细胞数量和功能正常。

二、先天性胸腺发育不全

先天性胸腺发育不全亦称为 DiGeorge 综合征（DiGeorge syndrome，DGS），于 1965 年由 Angelo DiGeorge 医生首例报道后，全球各地均有散在病例报道。该病是一种以 T 细胞缺陷为主的原发性免疫缺陷，研究发现 DGS 患者存在染色体 22q11.2 的缺失。其发病是由于妊娠早期胚胎第三、四咽囊发育障碍，导致起源于该部位的器官，如胸腺、甲状旁腺、主动脉弓、唇、耳等发育不全。新生儿期主要表现为心血管畸形（如法洛四联症和主动脉弓断离），面部异常（包括眼距宽、耳位低、下颌小等），甲状旁腺功能低下（出现低钙血症和手足抽搐）等。该病临床上常发生反复感染，以细菌、真菌、病毒为主，也会出现多种病原体混合感染；对于患有该病的个体，在接种卡介苗、麻疹疫苗等时，可能会发生严重不良反应，甚至致死。目前 DGS 病因尚不清楚，可能由于药物或病毒等因素引起宫内损害；也有相关报道指出母体酒精中毒与 DGS 有关。

根据免疫功能的水平以及胸腺发育不全的程度，DGS 通常分为完全型和部分型两种。临床上大多数患者为部分型 DGS，此型患者有不同程度的免疫缺陷，但一般并不严重，某些甚至仅有轻微 T 细胞计数异常，无免疫受损临床表现。患儿一般不会发生机会性或者致命性感染，T 细胞计数和功能随着年龄增长可能恢复正常。完全型 DGS 则多被认为是胸腺组织完全缺如致细胞免疫功能严重受损，极为罕见，是一种极为严重的联合免疫缺陷病。典型的表现为外周血 T 细胞计数低下，尤其是 $CD3^+$ T 细胞明显减少，数量不足循环淋巴细胞的 1% ~2%，且 T 细胞功能严重受损；胸部 X 线或胸部 CT 检查无胸腺影。此型若不早期进行免疫重建治疗，多于出生后 1 年内死亡。

主要免疫学特征：外周血 T 细胞显著减少，细胞免疫功能严重受损，B 细胞数量正常，但对 TD 抗原刺激不产生特异性抗体。

三、慢性肉芽肿病

慢性肉芽肿病（chronic granulomatous disease，CGD）是一种遗传异质性疾病，患者多数为 X 性连锁隐性遗传病，少数为常染色体隐性遗传，发病多在 2 岁以内，少数可晚至 10 岁以后。CGD 发生率约为 1∶200000，其发病机制是由于编码中性粒细胞内 NADPH 氧化酶系统的基因缺陷，使中性粒细胞呼吸爆发受阻，无法产生足量的有氧杀菌物质，如超氧化物、过氧化氢、单态氧离子等，使得吞入细胞内的微生物，尤其是能产生过氧化氢酶的微生物非但不能被杀死，反而得以继续存活、繁殖，并随中性粒细胞游走播散，造成反复的慢性感染。持续的感染引起巨噬细胞在局部聚集，并刺激 $CD4^+$ T 细胞招募和激活更多巨噬细胞，从而形成肉芽肿。患者表现为反复的化脓性细菌感染，最常见的感染部位是肺、皮肤、淋巴结、肝脏等，易出现各种器官的慢性化脓性肉芽肿或伴有瘘管形成，常规抗感染治疗效果差。

四、重症联合免疫缺陷病 微课/视频

重症联合免疫缺陷病（severe combined immunodeficiency disease，SCID）是 PIDD 中最严重的类型，是性联或常染色体隐性遗传病，发病率为 1/5.8 万新生儿，显著高于以往认为的 1/10 万。该病最主要的表现为 T 细胞数量严重减少，伴或不伴自然杀伤细胞（NK 细胞）减少及 B 细胞功能缺陷。患儿在出生后 6 个月内即表现严重的免疫系统功能障碍，常见早发、严重的感染及发育不良，包括肺炎、中耳炎、皮肤感染、播散性卡介苗感染等。部分患儿可能因缺乏典型症状而被误诊、漏诊，错过最佳治疗时机。根据 IUIS 最新的分类，引起 SCID 的基因缺陷通常表现为两大表型：T^-B^+ 型 SCID 和 T^-B^- 型 SCID，在此基础上根据 NK 细胞数量进一步分为四大类（表 22－1）。临床常见的 SCID 有性联重症联合免疫缺陷病和腺苷脱氨酶缺陷症。

表 22－1 重症联合免疫缺陷病的基因表型分类

<table>
<tr><th colspan="2">基因表型</th><th>致病基因</th><th>遗传类型</th><th>主要表现</th></tr>
<tr><td rowspan="4">T^-B^+ SCID</td><td rowspan="2">$T^-B^+NK^-$ SCID</td><td>*IL－2Rγ* 缺陷</td><td>X 连锁隐性</td><td rowspan="2">B 细胞数量增加但功能缺失，而 T 细胞和 NK 细胞显著减少</td></tr>
<tr><td>*JAK3* 缺陷</td><td>常染色体隐性</td></tr>
<tr><td rowspan="2">$T^-B^+NK^+$ SCID</td><td>*IL－7R* 缺陷</td><td>常染色体隐性</td><td rowspan="2">T 细胞（尤其是 $CD4^+$ T 细胞）绝对数值减低、T 细胞增殖反应低或缺失；B 细胞和 NK 细胞的数量正常但功能受损</td></tr>
<tr><td>*CD45* 缺陷</td><td>常染色体隐性</td></tr>
</table>

续表

基因表型		致病基因	遗传类型	主要表现
T^-B^- SCID	$T^-B^-NK^-$ SCID	*ADA* 缺乏	常染色体隐性	各类淋巴细胞数量减少严重，T 淋巴细胞功能缺失并常伴有多发性骨骼发育异常
		AK2 基因突变	常染色体隐性	
		RAC2 基因突变	常染色体显性	
	$T^-B^-NK^+$ SCID	*RAG* 缺陷	常染色体隐性	T 细胞及 B 细胞明显减少，NK 细胞减少（但仍可检测），甚至导致骨髓衰竭
		Artemis 缺陷	常染色体隐性	

五、遗传性血管神经性水肿

遗传性血管神经性水肿（hereditary angioneurotic edema，HANE）是常见的补体缺陷病，为常染色体显性遗传。其发病机制是由于 C1 抑制因子（C1 inhibitor，C1 INH）基因缺陷，导致 C1 INH 缺乏，无法有效抑制 C1 酯酶活性，使 C2 的裂解失控，产生过多的 C2a，血管通透性增高，引起血管神经性水肿。它分为Ⅰ型（C1 抑制蛋白的生成较低，为正常的 5% ~30%）和Ⅱ型（C1 抑制因子有功能缺陷，而血浆水平正常或增高）。典型的临床表现为急性、反复发作的皮下和（或）黏膜下组织水肿，具有非凹陷性、自限性、局限性等特点，常见受累部位为面部、四肢、躯干、生殖道、上呼吸道和胃肠道，其中喉头水肿是最危急的症状，一般进展迅速，会出现呼吸困难或窒息，致死率为 11% ~40%。

主要免疫学特征：C4 和 C2 减少，血清补体滴度明显降低，血清 C1 INH 含量减少或仅有无活性的 C1 INH。测定血清 C1 INH 活性可特异性诊断其基因缺陷。

六、免疫功能的综合评价

免疫缺陷病的病因和临床表现多种多样，其缺陷涉及免疫系统的多种成分，因此检测也是多方面、综合性的。免疫功能评价主要包括体液免疫和细胞免疫方面，如 T 细胞、B 细胞、吞噬细胞数量和功能的测定，免疫球蛋白、补体、细胞因子含量的测定等。检测方法主要采用免疫学方法和分子生物学方法。

（一）B 细胞缺陷的检测

B 细胞缺陷的检测主要包括 B 细胞数量和功能的检测以及免疫球蛋白水平的检测等。

1. B 细胞数量的检测

（1）B 细胞表面膜免疫球蛋白的检测　B 细胞表面膜免疫球蛋白（surface membrane immunoglobulin，SmIg）是 B 细胞最具特征的表面标志，在人外周血中以带有 SmIgM 的细胞数最多。检测 SmIg 不仅可以测算 B 细胞的数量，还可以根据 SmIg 的类别判断 B 细胞的成熟情况。所有体液免疫缺陷患者都有不同程度的 B 细胞数量和成熟比例的异常。其检测方法常采用免疫荧光法和流式细胞术。

（2）B 细胞表面 CD 抗原的检测　B 细胞表面存在着 CD10、CD19、CD20、CD21、CD22 和 CD29 等分化抗原，其中 CD10 只在前 B 细胞表面表达，CD19 和 CD20 在不同成熟度 B 细胞表面均存在，CD22 只在成熟 B 细胞表面表达。检测 B 细胞表面 CD 抗原可了解 B 细胞的数量、亚型和分化情况。其检测方法主要采用流式细胞术，其次可通过免疫组化进行检测。

2. 血清免疫球蛋白的测定

（1）血清各类免疫球蛋白的测定　免疫球蛋白测定的方法很多，IgG、IgM 和 IgA 常采用免疫浊度法，缺乏仪器设备的条件下也可采用单向免疫扩散法；IgD 和 IgE 由于含量低，多采用 RIA 或 ELISA

等技术测定；IgG 亚类可用 ELISA 和免疫电泳法测定。一般而言，年长儿童和成人总免疫球蛋白 >6g/L 视为正常，总免疫球蛋白 <4g/L 或 IgG <2g/L 提示抗体缺陷。总免疫球蛋白为 4～6g/L 或 IgG 2～4g/L 者为可疑抗体缺陷，应进一步做抗体反应试验或 IgG 亚类测定。由于个体差异，出生后至 2～3 岁期间各种免疫球蛋白水平可低于同年龄正常范围，如果临床上没有反复感染表现，可暂不考虑免疫缺陷，亦不给予进一步检查。IgE 水平增高通常见于某些吞噬细胞功能异常，特别是趋化功能缺陷。

在判断体液免疫缺陷病时，应注意以下两点：①血清中免疫球蛋白总量的生理范围较宽，不同测定方法检测的结果差异较大，对免疫球蛋白水平低于正常值下限者，应在一段时间内反复测定，才能判断有无体液免疫缺陷；②由于患者多为婴幼儿，其正常生理水平及变化规律应予以特别关注。

（2）同种血型凝集素的测定　同种血型凝集素，即 ABO 血型抗体（抗 A 抗体和抗 B 抗体），其不是先天产生的，而是出生后针对红细胞表面 A 物质和 B 物质应答产生的抗体。因此，检测其滴度是判定机体体液免疫功能简单而有效的方法。通常，除婴儿和 AB 型血外，其他体液免疫功能正常的人，均含有 1∶8（抗 A）或 1∶4（抗 B）或更高滴度的天然抗体。这种天然抗体属 IgM 类，可帮助诊断 Bruton 病、SCID、选择性 IgM 缺陷症等。

3. 抗体产生能力的测定

（1）特异性抗体产生能力的测定　正常人接种某种疫苗后 5～7 天可产生特异性抗体（IgM 类），若经过一段时间后再次接种同种疫苗，会产生更高效价的抗体（主要为 IgG 类）。因此，通过接种疫苗后检测特异性抗体产生情况，可判断机体是否存在体液免疫缺陷。常用的抗原为伤寒疫苗和白喉类毒素，可在接种后 2～4 周测定相应抗体。接种伤寒疫苗后，常采用直接凝集试验来测定抗体的效价，接种白喉类毒素后，常用锡克试验检测相应抗体。锡克试验是一种皮内试验，用于评估人群对白喉的免疫力，其原理是外毒素和抗毒素的中和反应。若皮内注射毒素后 24～48 小时反应呈阴性，说明体内存在抗毒素，对白喉有免疫力。反之，若皮肤出现红肿等阳性反应，则表明体内缺乏抗毒素，无免疫力。此外，锡克试验还可用于检查白喉疫苗接种后的免疫效果。

（2）噬菌体试验　人体清除噬菌体的能力被认为是目前观察抗体应答能力最敏感的指标之一。正常人甚至新生儿，均可在注射噬菌体后 5 天内将其全部清除；抗体产生缺陷者，清除噬菌体的时间明显延长。

（二）T 细胞缺陷的检测

T 细胞缺陷的检测主要包括 T 细胞数量和功能的检测。

1. T 细胞数量的检测

（1）T 细胞总数的测定　T 细胞占外周血淋巴细胞总数的 60%～80%，当外周血中 T 细胞总数低于 1.2×10^9/L 时，提示可能存在细胞免疫缺陷。通常采用流式细胞术或酶免疫组化技术检测 T 细胞标志 CD3 以反映外周血中 T 细胞总数。

（2）T 细胞亚群的测定　T 细胞按其功能不同分为许多亚群，如 $CD4^+$T 细胞、$CD8^+$T 细胞等，可通过检测 CD3/CD4 和 CD3/CD8 对其亚群进行检测，并观察 $CD4^+$T 细胞/$CD8^+$T 细胞比例。正常情况下，$CD4^+$T 细胞约占外周血 T 细胞的 70%，$CD8^+$T 细胞约占 30%。

2. T 细胞功能的检测

（1）皮肤试验　可检测体内 T 细胞的迟发性超敏反应能力，从而反映受试者的细胞免疫功能。常用于皮试的抗原是在自然界中易于接触而使机体致敏的物质，包括结核菌素、白色念珠菌素、毛发菌素、链激酶－链道酶（SK－SD）、腮腺炎病毒等。为避免个体差异、是否接触某种抗原、接触抗原的多少以及试剂质量和操作误差等因素的影响，试验常用几种抗原同时进行。若 3 种以上抗原皮试结果为阳性，则表示细胞免疫功能正常；若 2 种或少于 2 种抗原阳性，或在 48 小时内反应直径小于 1cm，提示细胞免疫缺陷或低下。然而，2 岁以下儿童可能因尚未接触足够抗原而出现阴性反应，只需对一种抗原反应阳性，即可判定细胞免疫功能正常。

（2）T 细胞增殖试验　是体外检测 T 细胞功能的常用技术，通过非特异性刺激剂（最常采用的是 PHA）或特异性抗原刺激淋巴细胞，观察淋巴细胞增殖和转化能力，从而反映机体的细胞免疫功能。T 细胞缺陷患者会表现出增殖应答能力降低，且增殖低下程度与免疫受损程度一致。新生儿出生后不久即可表现出对 PHA 的反应性，因此，若出生一周后的新生儿对 PHA 有正常刺激反应，则可排除严重细胞免疫缺陷的可能。

（三）吞噬细胞缺陷的检测

吞噬细胞包括单核细胞、巨噬细胞和中性粒细胞，吞噬细胞缺陷可表现为细胞数量减少和功能缺陷，包括细胞吞噬能力、胞内杀菌作用、趋化运动减弱或消失。

1. 白细胞计数　成人外周血中性粒细胞计数 $<1.8\times10^9/L$，儿童 $<1.5\times10^9/L$，婴儿 $<1.0\times10^9/L$ 时，可认定为中性粒细胞减少。在排除其他外来因素的情况下，应考虑是遗传因素所致。

2. 趋化功能检测　趋化运动是吞噬细胞发挥功能的前提。常采用滤膜渗透法（Boyden 小室法），用微孔滤膜将趋化因子和白细胞分开，观察白细胞穿越滤膜的能力，从而判断其趋化功能。趋化功能检测对于懒惰性白细胞综合征、家族性白细胞趋化缺陷症等有诊断价值。

3. 吞噬和杀伤试验　是检测吞噬细胞功能的经典试验。可将白细胞与一定量的细菌悬液混合孵育，取样涂片、染色、镜检，观察白细胞对细菌的吞噬和杀伤情况，用吞噬率和杀伤率表示。慢性肉芽肿患者由于吞噬细胞缺乏过氧化物酶而无法达到杀菌的目的，故表现为吞噬率正常，但杀菌率显著降低。

4. 氮蓝四唑染料（nitroblue tetrazolium，NBT）还原试验　是一种检测吞噬细胞还原杀伤能力的定性试验。吞噬细胞杀菌时，能量消耗剧增，耗氧量也随之增加，氢离子的传递使添加的淡黄色 NBT 被还原成蓝黑色甲臜颗粒，沉积于胞质中，称 NBT 阳性细胞。正常值为7%～15%，低于5%表明杀菌能力降低，可用于检测慢性肉芽肿病和葡萄糖-6-磷酸脱氢酶缺乏症。

（四）补体系统的检测

补体系统的检测包括总补体活性（CH_{50}）和补体单个成分的测定。CH_{50} 可反映补体系统总的活性，而单个补体成分常检测的是 C3、C1q、C4、B 因子、C1 酯酶抑制物等含量。由于补体缺陷涉及的成分众多，且存在多条激活途径，因此对补体缺陷的分析较为困难。此外，测定 C1 酯酶抑制物可协助诊断遗传性血管神经性水肿。

（五）基因检测

多数原发性免疫缺陷病为单基因遗传，采用分子生物学手段对疾病编码基因的序列分析可发现突变位点和形式，用于确诊及进行家系调查。常见的原发性免疫缺陷病的致病基因的染色体定位（表 22-2）。

表 22-2　常见的原发性免疫缺陷病致病基因染色体定位

疾病	致病基因的染色体定位
X-SCID	Xq13.1～13.3
XLA	Xq21.3
XLHM	Xq26.3～27.1
ADA 缺乏	20q13.2～13.11
PNP 缺乏	14q13.1
X-CGD	Xp21.1

第三节　获得性免疫缺陷综合征及免疫学检测

本节重点介绍人类免疫缺陷病毒的病原学特点，获得性免疫缺陷综合征及其血清学检测和细胞免疫功能检测等内容。

一、人类免疫缺陷病毒

1983 年，法国病毒学家 Montagnier 等从 AIDS 患者体内首次分离出一种 RNA 反转录病毒，WHO 于 1987 年将该病毒正式命名为人类免疫缺陷病毒（human immunodeficiency virus，HIV）。HIV 属反转录病毒科慢病毒属，成熟的病毒颗粒直径为 100～120nm，由病毒核心和外膜组成（图 22－2）。病毒内部为 20 面体对称的核衣壳，核心为圆柱状，含有病毒 RNA、反转录酶和核心蛋白（p24、p17）。包膜上嵌有病毒编码的刺突状结构的糖蛋白，其中 gp120 和 gp41 与 HIV 入侵宿主细胞有关。HIV 在体内增殖速度很快，每天可产生 10^9～10^{10} 个病毒颗粒，且易发生基因重组，每个复制周期重组率约为 2%，因此容易逃避宿主免疫系统的作用。

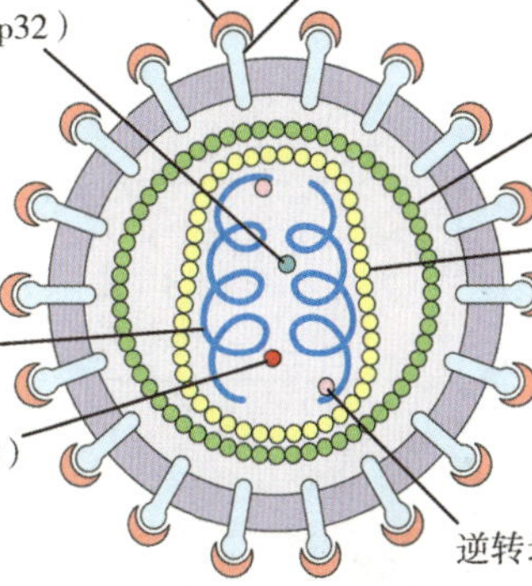

图 22－2　HIV 结构模式图

HIV 可分为 HIV－1 和 HIV－2 两型，这两型的氨基酸序列同源性为 40%～60%，但 HIV－1 比 HIV－2 亚型的传染力更强，在没有接受治疗的情况下，HIV－1 致死率更高。目前，全球流行的 AIDS 主要由 HIV－1 所致，约占 95%。HIV－1 起源于中非，扩散到海地、欧洲、北美及全世界，它选择性地侵犯 $CD4^+$ T 淋巴细胞和单核巨噬细胞亚群，也能感染 B 细胞、小神经胶质细胞及骨髓干细胞，是引起 AIDS 的主要毒株。HIV－2 是 20 世纪 80 年代中期从西非患者中分离出的另一种能引起获得性免疫缺陷综合征的反转录病毒，主要见于西非，但在美国、欧洲、南非、印度、中国等国家和地区也有少数病例。

HIV 基因组由两个拷贝的单股正链 RNA 组成，每条 RNA 长约 9.7kb，基因组两端长末端重复序列（LTR）发挥着调节 HIV 基因整合、表达和病毒复制的作用。HIV 基因组含有 *gag*、*pol* 和 *env* 3 个结构基因、2 个调节基因（*tat* 反式激活因子和 *rev* 毒粒蛋白表达调节因子）和 4 个辅助基因（*nef* 负调控因子、*vpr* 病毒蛋白 *r*、*vpu* 病毒蛋白 *u* 和 *vif* 病毒感染因子），其中 *vpu* 为 HIV－1 型所特有，而 *vpx* 为 HIV－2 型所特有。各基因的变异程度不同，*env* 基因变异率最高。

HIV 在外界环境中的生存能力较弱，对物理因素和化学因素的抵抗力较低。一般消毒剂如碘酊、过氧乙酸、戊二醛、次氯酸钠等 HIV 都有良好的灭活作用。除此之外，70% 乙醇也可灭活 HIV，但紫外线或 γ 射线不能灭活 HIV。HIV 对热很敏感，56℃处理 30 分钟可使 HIV 在体外对人的 T 淋巴细胞失去感染性，但不能完全灭活血清中的 HIV；100℃处理 20 分钟可将 HIV 完全灭活。

二、获得性免疫缺陷综合征

获得性免疫缺陷综合征（acquired immune deficiency syndrome，AIDS）又称艾滋病，是由 HIV 感染

免疫系统细胞，破坏或损伤其功能，导致免疫系统发生进行性衰退，当免疫系统不能抵抗感染和疾病时，出现“免疫缺陷”，最终导致的以机会性感染、恶性肿瘤和神经系统病变为特征的临床综合征。其特点是：患者以 $CD4^+$ T 细胞减少、细胞免疫功能严重缺陷为主要特征，临床表现为反复机会性感染，伴发恶性肿瘤及中枢神经系统退行性病变。自美国首次报道该病以来，全球感染人数不断上升，蔓延范围越来越广。目前尚无有效治疗方法，已成为人类最棘手的疾病之一。

（一）致病机制

HIV 的传染源主要是 HIV 携带者和 AIDS 患者。HIV 存在于传染源的血液、精液、阴道分泌物、胸腹水、脑脊液、乳汁和羊水等体液中。传播途径主要有：①性传播；②血液传播，输入 HIV 感染者的血液或被 HIV 污染的血制品，以及静脉毒瘾者共用 HIV 污染的注射器和针头等，均可造成传播；③垂直传播，HIV 可经胎盘或分娩时母亲血液传播，产后可通过乳汁传播。

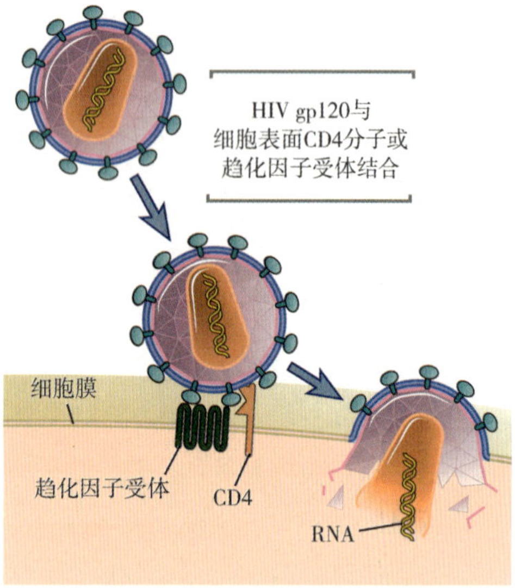

图 22－3 HIV 侵入免疫细胞机制示意图

进入机体的 HIV 主要侵犯 $CD4^+$T 细胞，此外，表达 CD4 分子的单核－巨噬细胞、树突状细胞、神经胶质细胞、皮肤的朗格汉斯细胞及肠道黏膜的杯状、柱状上皮细胞等少量表达 CD4 分子的细胞也是其侵犯的重要细胞。HIV 通过其包膜上 gp120 与靶细胞表面 CD4 分子高亲和性结合，同时也与表达在靶细胞表面的趋化因子受体 CXCR4 和 CCR5 结合，再由 gp41 插入细胞膜，介导病毒包膜与靶细胞膜融合，使病毒的核衣壳进入靶细胞（图 22－3）。HIV 感染靶细胞后，病毒 RNA 反转录产生的 DNA 可与宿主细胞 DNA 整合，形成潜伏感染，潜伏期可达数月甚至数年。当宿主受到微生物感染、细胞因子等刺激时，受感染的靶细胞转录因子 NF－κB 和 SP1 被激活，启动病毒复制，HIV 在细胞内大量复制，最终导致靶细胞死亡。此外，HIV 感染细胞表面表达的 gp120 分子可与未感染细胞表面的 CD4 分子结合，导致细胞融合形成多核巨细胞，加上抗 HIV 抗体和特异性 CTL 对靶细胞的攻击，使 $CD4^+$ T 细胞进行性减少，从而导致患者全身性、渐进性细胞免疫功能下降。

（二）临床特点

人体初次感染 HIV 后，病毒就开始在人体中复制和扩散，在临床表现大致分为 4 期。①急性期：2～4 周，出现类似流感样自限性症状和淋巴结肿大，血清 HIV 及其抗原阳性，$CD4^+$T 淋巴细胞计数先降低后升高（可短暂低于 500 个/μl）。②无症状期：一般为 6～10 年，感染 4～8 周后在感染者血清中可查出 HIV 抗体，但外周血中 HIV 抗原含量很低或检测不到，随病程发展血清中可查出 HIV，无症状期与感染病毒的数量、型别、感染途径、机体免疫状况、营养条件及生活习惯等因素有关。由于 HIV 在感染者体内不断复制，免疫系统受损，$CD4^+$T 淋巴细胞计数逐渐下降，降低至 500/μl。③前 AIDS 期：随着 HIV 大量复制并造成机体免疫系统进行性损伤，开始出现低热、盗汗、全身倦怠、慢性腹泻及全身持续性淋巴结肿大等症状，最初各种临床表现相对轻微，但是随着免疫功能的日渐减低，各种临床症状将相继加重。④典型 AIDS 期：是感染 HIV 后的最终阶段。

典型 AIDS 患者 $CD4^+$T 淋巴细胞计数明显下降，多 <200 个/μl，HIV 血浆病毒载量明显升高，引起严重免疫缺陷，常出现三大典型临床表现：①机会性感染，常见病原体是耶氏肺囊虫、白色念珠菌、巨细胞病毒、带状疱疹病毒、隐球菌和鼠弓形虫等，是 AIDS 死亡的主要原因；②恶性肿瘤，AIDS 患者易伴发 Kaposi 和恶性淋巴瘤，也是 AIDS 死亡的常见原因；③神经系统损害，可出现神经系统疾病，

如 AIDS 痴呆症等。未经治疗的患者通常在出现临床症状后 2 年内死亡。

（三）免疫学特征

AIDS 的主要免疫学特征是：①$CD4^+$ T 细胞数量明显减少，CD4/CD8 细胞比例倒置，常低于 0.5；②T 细胞功能严重障碍，细胞激活和应答能力降低、Th1 和 Th2 细胞平衡失调，潜伏期患者 Th1 细胞占优势，分泌 IL－2，刺激 $CD4^+$ T 细胞增殖，至 AIDS 期，患者 Th2 细胞占优势，分泌 IL－4 和 IL－10，抑制 Th1 功能，同时减弱 CTL 的细胞毒效应；③抗原提呈细胞功能降低，HIV 侵犯巨噬细胞和树突状细胞后，可损伤其趋化、杀菌和处理抗原能力。此外，感染 HIV 的巨噬细胞和树突状细胞不能有效杀死 HIV，反而成为其庇护所，成为晚期 AIDS 患者血中高水平病毒的主要来源；④B 细胞功能异常，表现为多克隆 B 细胞被广泛激活，并产生多种自身抗体，导致高免疫球蛋白血症。这是由于 *gp*120 属超抗原，加上 HIV 感染者易合并 EBV 感染，造成多克隆 B 细胞被激活所致。AIDS 常用的实验室诊断方法和指标见表 22－3。

表 22－3　HIV 感染的临床分期和各期特点

临床分期	HIV 抗原	淋巴细胞培养分离病毒	HIV 血清抗体	CD4/CD8 细胞比值 1.5～2.5	细胞免疫功能
急性期	+/－	+	－	近乎正常	正常
无症状期	－	+	+ + +	近乎正常	正常
前 AIDS 期	+ +	+ + +	+ +	降低 <0.5	明显降低
典型 AIDS 期	+ + +	+ + + +	+ +	极度降低 0.01～0.5	极度降低

知识拓展

国家对艾滋患者的政策关怀

国家出台了一系列艾滋病防治法规及政策指导性文件，建立了政府组织领导、部门各负其责、全社会共同参与的艾滋病防治工作机制，探索发展出了一系列适合中国国情的有效防治策略和措施。为艾滋病患者或 HIV 病毒携带者免费提供抗病毒药物，在全国范围内为自愿接受艾滋病咨询检测的人员免费提供咨询和初筛检测。政府对生活条件困难的艾滋病患者进行人道主义救助。任何单位和个人不得歧视艾滋病病毒感染者、艾滋病患者及其家属，他们的婚姻、就业、就医、入学等合法权益受法律保护。艾滋病患者或感染者的隐私权均受法律保护，任何组织或他人都不得侵犯。

三、HIV 感染的血清学检测

HIV 感染的实验室诊断主要依靠血清学检测，是艾滋病诊断的一项重要指标。血清学试验主要包括 HIV 抗体检测和 HIV 抗原检测。HIV 抗体检测分为筛查试验和补充试验（抗体确证试验）。HIV 筛查试验包括酶联免疫吸附试验（ELISA）、化学发光免疫分析或免疫荧光分析（chemiluminescence immunoassay/immunofluorescence assay，CLIA/IFA）、快速检测试验、免疫层析试验、明胶颗粒凝集试验、免疫渗滤试验。HIV 抗体确证试验包括免疫印迹试验（WB）、重组抗原免疫印迹试验（recombination immunoblot assay，RIBA）等方法。

（一）HIV 筛查试验

1. 检测方法

（1）酶联免疫吸附试验　此方法可检测 HIV 抗体，也可联合检测 HIV 抗原/抗体（同时检测血液中 HIV-1/2 抗体和 HIV-1 p24 抗原）。HIV 抗原/抗体包被于固相载体，加入待检样本和酶标记的 HIV 抗原/抗体，加底物显色，用酶标仪测定结果。

自 1985 年第一个 HIV 抗体检测试剂问世以来，随着对 HIV 感染和病毒学认识的不断深入，HIV 检测试剂也有了较大发展，目前已迭代至第 5 代检测试剂（表 22-4）。前两代试剂采用的是间接法，目前已被淘汰。第 3 代试剂采用双抗原夹心法，酶标记物由酶标抗人 IgG 抗体改为酶标特异性 HIV 抗原。第 3 代试剂加入了 HIV-IgM 抗体检测，窗口期为 3 周，相比于前两代试剂，检出 HIV 抗体时间提前了 4~9 天。而第 4 代试剂可以同时检测 HIV-1/2 抗体和 p24 抗原，称为 HIV 抗原/抗体试剂，其检测窗口期较第 3 代 HIV 检测试剂又平均提前了 4~7 天。第 4 代试剂虽然能同时检测 HIV 抗原及抗体，但无法区分抗原及抗体。第 5 代试剂在第 4 代检测试剂的基础上，双孔同时检测 HIV 抗体和 HIV p24 抗原，提高了检测灵敏度；检测结果能够区分 HIV 抗体和 p24 抗原，有利于判断 HIV 感染的阶段，助力精准临床诊疗。需要说明的是，“第 5 代试剂”的表述目前尚存争议，有学者认为所谓“第 5 代试剂”，严格来讲也属于第 4 代试剂。

表 22-4　HIV 抗体检测各代试剂的特点

代次	第 1 代	第 2 代	第 3 代	第 4 代	第 5 代
抗原来源	纯化的 HIV 病毒裂解抗原	基因重组抗原和合成肽抗原	基因重组抗原和合成肽抗原	基因重组抗原和合成肽抗原	基因重组、合成肽抗原 P24 抗原的单克隆抗体
特异性（%）	95~98	>99	>99.5	99.5	99.5
敏感性（%）	99	>99.5	>99.5	>99.5	100
窗口期	8~10 周	4~6 周	2~3 周	2 周	2 周
检测抗体和抗原	HIV-1 IgG 抗体	HIV-1 和 HIV-2 IgG 抗体	HIV-1、HIV-2 IgG 和 IgM 抗体 gp41 多肽	HIV-1、HIV-2 IgG 和 IgM 抗体 gp41 多肽 HIV-1 p24 抗原	HIV-1、HIV-2 IgG 和 IgM 抗体 gp41 多肽 HIV-1 p24 抗原
结果	单一结果	单一结果	单一结果	单一结果，不区分 Ab 和 Ag	Ab 和 Ag 结果分开展示

（2）化学发光免疫分析或免疫荧光分析　采用发光或荧光底物，使用血液（包含血清和血浆）样本，既可检测抗体，也可联合检测抗体抗原（同时检测血液中 HIV p24 抗原和 HIV-1/2 抗体）。HIV 抗原/抗体包被于固相载体，加入待检样本和酶或荧光素标记的 HIV 抗原/抗体，用发光或荧光仪测定结果。CLIA 是近年来筛查 HIV 抗体的新方法，具有灵敏度高、标本随到随查、上机自动化、检测时间短等优点，是一种理想的 HIV 抗原抗体检测方法。但是由于化学发光法灵敏度高，使其特异性相应降低，在实际应用当中难免出现假阳性标本，增加了标本的复检率和检验成本。

（3）快速检测试验　可使用血液、尿液、口腔黏膜渗出液等类型样本，包括检测抗体或同时检测抗体和抗原，简便快速，适用于应急检测、门诊急诊检测、预防母婴传播和自愿咨询检测门诊及检测点等。一般 10~30 分钟即可得出结果。

（4）免疫层析试验　以硝酸纤维素膜为载体，HIV 抗原以线状固定在膜上，待检样品沿着固相载体迁移，阳性结果在膜上抗原部位显示出有色条带，反应时间在 30 分钟以内。有效试验的质控带必须显色。

（5）明胶凝集试验　将 HIV 抗原致敏明胶颗粒作为载体，与待检样品作用，混匀后室温反应一定时间，如血清或血浆中有 HIV 抗体，HIV 抗原致敏的明胶颗粒即与抗体发生抗原抗体反应，产生肉眼可见的凝集反应。明胶凝集试验是一种快速的 HIV 血清抗体检测方法，适合少量标本的测定，灵敏度和特异性低于 ELISA 试验。

（6）免疫渗滤试验　包括斑点酶联免疫吸附试验和斑点免疫胶体金（或胶体硒）快速试验，其原理是以硝酸纤维素膜为载体，HIV 抗原点状或线状固定在膜上，加待检样本，利用微孔滤膜的可滤过性，使抗原抗体发生结合。阳性结果在膜上抗原部位显示出有色斑点或条带，反应时间在 10 分钟以内。

2. 结果报告　HIV 筛查的检测流程见图 22－4。HIV 抗体试验无反应，报告为“HIV 抗体阴性”。筛查试验有反应，必须进行复检（使用原有试剂双孔/双份检测或使用原有试剂加另一种试剂检测）：两次均无反应，报告为“HIV 抗体阴性”；两次均有反应，或一次有反应而一次无反应，需进一步进行“补充试验”（包括 HIV 抗体确证试验或 HIV 核酸检测）。复检试验根据检测方法，可报告为“HIV 感染待确定”“HIV 抗体待确定”或“HIV 抗原待确定”，不能出具阳性报告。

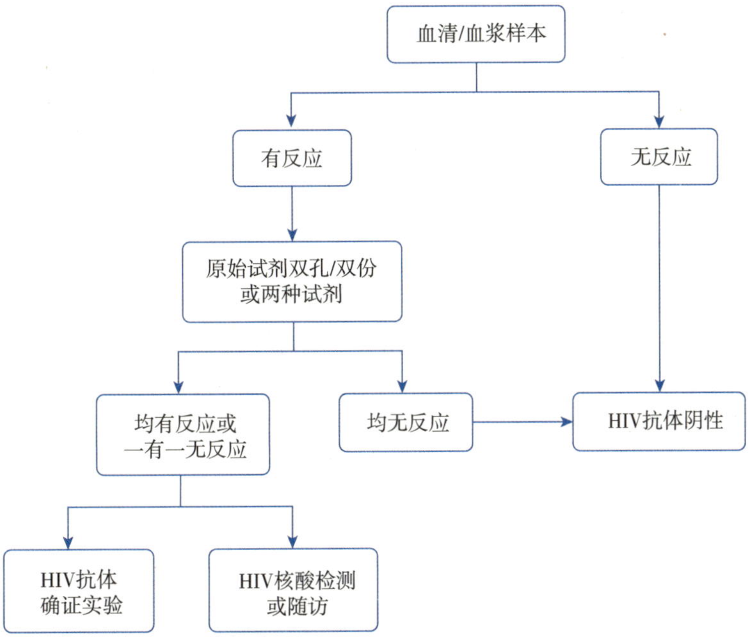

图 22－4　HIV 筛查的检测流程

抗体抗原检测试剂的筛查试验分为两类，一类是抗体和抗原分别在不同的反应体系内，结果可区分抗体和抗原检测的结果；另一类是抗体和抗原在一个反应体系内，获得抗体抗原总结果，不能区分抗体和抗原检测的结果。抗原抗体检测结果的报告和复核应参照中国疾病预防控制中心发布的《全国艾滋病检测技术规范（2020 年修订版）》中的抗体抗原检测试剂筛查检测流程。

3. 临床应用　HIV 抗体检测可用于确定个体 HIV 感染状况，包括临床检测、自愿咨询检测、体检等；防止输血传播 HIV，包括献血员筛查和原料血浆筛查；了解不同人群 HIV 感染率及其变化趋势而进行的监测，包括各类高危人群、重点人群和一般人群。

（二）HIV 抗体确证试验

1. 检测方法

（1）免疫印迹试验　是确证 HIV 感染的“金标准”，采用间接法检测样本中的抗 HIV－1/HIV－2 特异性抗体，可使用血清、血浆和干血斑样本进行检测。检测过程中，先利用聚丙烯酰胺凝胶电泳把分子量大小不等的 HIV－1 蛋白分离开来，然后再把这些分离的不同蛋白带转移到硝酸纤维素膜或 PVDF 膜上；待测样本经适当稀释后，加至硝酸纤维素膜上，恒温振荡，使其充分接触反应，血清中若含有 HIV 抗体，就会与膜上的抗原结合。加入酶标记抗人 IgG 和底物后，根据出现条带的情况，判断待测样本为 HIV 抗体阳性、阴性或不确定。

（2）重组抗原免疫印迹试验　膜条上包被有 HIV－1/HIV－2 不同的重组抗原或合成多肽抗原，加入待测样本后，其中的待检测抗体与相应抗原结合形成复合物，随后加入酶标记抗人 IgG 与抗原－抗体复合物相结合，加入显色底物后，特异性抗体的结合部位出现肉眼可见的条带，按照试剂盒说明书的判定标准，判断待测样本为 HIV 抗体阳性、阴性或不确定。

2. 结果报告　符合 HIV－1 或 HIV－2 抗体阳性判断标准，报告“HIV－1 抗体阳性”或“HIV－2 抗体阳性”，并按规定做好检测后咨询和疫情报告；符合 HIV 抗体阴性判断标准，报告“HIV 抗体阴性”。如疑似窗口期感染，建议进一步做 HIV－1 核酸检测或 2～4 周后复检；符合 HIV－1 抗体不确定判断标准，报告“HIV－1 抗体不确定”，进一步做核酸检测，或 2～4 周后复检，根据复检结果进行判断。

（三）HIV－1 p24 抗原检测

HIV－1 p24 抗原是构成 HIV 核衣壳的主要结构蛋白，p24 蛋白的氨基酸序列在不同的 HIV 类型和群中是最保守的蛋白质，缺失 p24 会导致病毒无法正常组装。在 HIV 感染人体后，机体会产生针对 p24 抗原的免疫应答。HIV－1 p24 抗原检测主要用于 HIV 感染窗口期、HIV 抗体不确定者或 HIV 阳性母亲所生婴儿的鉴别诊断；用于第四代 HIV 检测试剂（抗体抗原联合检测试剂）阳性结果的辅助诊断；用于 HIV 分离培养、病毒复制状况的监测；用于接受 HIV 疫苗临床试验受试者 HIV 感染的鉴别诊断。

HIV－1 p24 抗原检测的原理一般是抗体夹心法，包括酶联免疫吸附试验（ELISA）、酶联荧光分析法（ELFA）、电化学发光法（ECLIA）等。HIV 抗原检测分为定性检测和定量检测，其中定性检测又分为筛查试验、中和试验。中和试验使用与 HIV－1 p24 抗原筛查试验相同的方法，主要是 HIV－1 p24 抗原检测的补充试验（也可做 HIV－1 RNA 的定性或定量检测），以排除 HIV－1 p24 抗原筛查试验的假阳性。对于定性检测，HIV－1 p24 抗原筛查试验有反应的样品必须经过中和试验确证以后才能判断阳性或阴性。HIV－1 p24 抗原阳性仅作为 HIV 感染的辅助诊断依据。HIV－1 p24 抗原阴性结果不能排除 HIV 感染。

（四）HIV 核酸检测

感染 HIV 以后，病毒在体内快速复制，可定量检测血浆中病毒 RNA 的量（病毒载量），一般用每毫升血浆中 HIV RNA 的拷贝数（拷贝/ml）或国际单位（IU/ml）来表示。检测病毒载量的常用方法有反转录 PCR（RT－PCR）、核酸序列依赖性扩增（NASBA）技术和实时荧光定量 PCR 扩增技术（real－time PCR）。病毒载量测定的临床意义在于预测疾病进程、评估抗反转录病毒治疗（anti－retroviral therapy，ART）疗效和指导 ART 方案调整；也可作为 HIV 感染诊断的补充试验，用于急性期/窗口期以及晚期患者的诊断、HIV 感染者的诊断和小于 18 个月龄婴幼儿 HIV 感染的诊断。HIV 基因型耐药检测可以用于个体抗病毒治疗前和治疗中耐药检测以及群体耐药监测。耐药检测方法包括基因型和表型检测，国内外多以基因型检测为主。

四、AIDS 的细胞免疫功能检测

$CD4^+$ T 淋巴细胞是 HIV 感染最主要的靶细胞，HIV 感染后，人体出现 $CD4^+$ T 淋巴细胞进行性减少，$CD4^+/CD8^+$ T 淋巴细胞比值倒置，细胞免疫功能受损。HIV 感染导致 $CD4^+$ T 淋巴细胞下降的主要原因包括：①HIV 引起的 $CD4^+$ T 淋巴细胞凋亡；②HIV 复制所造成的直接杀伤作用，包括病毒出芽时引起细胞膜完整性的改变等；③HIV 复制所造成的间接杀伤作用，包括炎症因子的释放或免疫系统的杀伤作用；④HIV 感染导致胸腺组织的萎缩和胸腺细胞的死亡等。HIV 引起的免疫异常除了 $CD4^+$ T 淋巴细胞数量的减少，还包括 $CD4^+$ T 淋巴细胞、B 淋巴细胞、单核－巨噬细胞、NK 细胞和树突状细胞的功能障碍和异常免疫激活。

（一）检测方法

目前，$CD4^+$ 和 $CD8^+$ T淋巴细胞计数的方法分为两大类：一类是流式细胞仪测定法，另一类是非流式细胞仪测定法。常用的淋巴细胞计数检测方法为自动检测方法，包括流式细胞仪（包括双平台法和单平台法）和专门的细胞计数仪。双平台法需要用专门的细胞计数仪和流式细胞仪共同完成。单平台法是用流式细胞仪，主要以微球计数方法和体积计数方法为主。

1. 流式细胞仪检测方法

（1）双平台方法　先利用血细胞计数仪检测淋巴细胞数量，再根据流式细胞仪得到的细胞群体百分比，计算得出每微升的全血中淋巴细胞数量。双平台法需要细胞计数仪和流式细胞仪两种仪器，由于仪器有系统误差，计算结果的重复性和准确性影响因素较多，不同实验室结果差异较大。

（2）单平台方法　可应用三色、四色流式等试剂配以内参绝对计数微球，加上流式细胞仪淋巴细胞亚群获取和分析软件，一步即可获得T细胞亚群的相对数（百分比）和绝对数。单平台法也可不使用参考微球，用体积法直接获得 $CD4^+$ T细胞绝对数。单平台法最大限度地减少了多个仪器检测带来的系统误差，使细胞绝对计数结果的重复性和准确性得到了良好的保证。

2. 非流式细胞仪测定法

（1）免疫磁珠细胞分离法　利用包被CD4和CD8抗体的Dynabeads磁珠从全血中捕获分离 $CD4^+$ 和 $CD8^+$ T淋巴细胞；同时用另一种CD14微球用来阻隔单核细胞。染色分离出来的 $CD4^+$ T淋巴细胞，在光学显微镜下或自动细胞计数仪上计数。

（2）荧光免疫成像技术　利用不同荧光染料标记的CD3和CD4等抗体，抗体与血液中相应的受体结合，通过成像系统及软件分析获得计数样本中的 $CD4^+$ T淋巴细胞绝对值和百分比。

（二）结果报告

根据《艾滋病和艾滋病病毒感染诊断》WS 293—2019标准，将 $CD4^+$ T细胞检测分为 $CD4^+$ T细胞计数和百分比两类。报告中 $CD4^+$ T淋巴细胞应为 $CD3^+CD4^+$ 或 $CD3^+CD45^+CD4^+$ 阳性细胞。$CD4^+$ T淋巴细胞百分比是指 $CD4^+$ T淋巴细胞占总淋巴细胞的百分比。根据实验结果填写 $CD4^+$ T淋巴细胞的绝对数和百分比，报告中应有 $CD4^+$ T淋巴细胞百分比和绝对数正常值范围。

（三）临床应用

1. 判断HIV感染免疫状态　$CD4^+$ T淋巴细胞计数是了解基线免疫状况的重要指标，也是抗病毒治疗后免疫功能重建的重要实验室指标。$CD4^+$ T淋巴细胞绝对数值和百分比分别是成人及15岁（含15岁）以上青少年、15岁以下儿童HIV/AIDS临床分期标准的主要指标之一。成人及5岁以上儿童和青少年，$CD4^+$ T细胞计数≥500个/μl，提示无免疫缺陷；350～499个/μl，提示中度免疫缺陷；<200个/μl，提示重度免疫缺陷；5岁及以下儿童，该人群 $CD4^+$ T细胞在外周血T细胞中百分比>35%（小于12月龄），或>30%（12～36月龄），或>25%（37～60月龄），提示无免疫缺陷；30%～35%（小于12月龄），或25%～30%（12～36月龄），或20%～25%（37～60月龄），提示轻度免疫缺陷；25%～29%（小于12月龄），或20%～24%（12～36月龄），或15%～19%（37～60月龄），提示中度免疫缺陷；<25%（小于12月龄），或<20%（12～36月龄）或<15%（37～60月龄），提示重度免疫缺陷。

2. 疾病进展监测　基线和持续 $CD4^+$ T淋巴细胞检测，可以观察疾病发展状况和评价治疗效果。《中国艾滋病诊疗指南》（2021年版）中建议：在治疗前进行1次检测，启动治疗3个月后进行1次检测，治疗后两年以内每3～6个月检测1次（如果基线 $CD4^+$ T淋巴细胞计数<200～300个/μl，建议每3个月检测1次；如果基线 $CD4^+$ T淋巴细胞计数>300个/μl，建议每6个月检测1次）。治疗两年后，对于 ART 后体内病毒被充分抑制，$CD4^+$ T 淋巴细胞计数在 300～500 个/μl 的患者，建议每 12 个月检测 1 次；>500 个/μl 的患者可选择性进行 $CD4^+$ T 淋巴细胞检测。当出现 ART 启动延迟、ART 失败更换药物方案、治疗过程中重复检测病毒载量 >200 拷贝/ml 的情况时，建议每 3～6 个月检测 1 次。对于发生病毒学突破患者、出现艾滋病相关临床症状的患者、接受可能降低 $CD4^+$ T 淋巴细胞治疗的患者按照临床情况定期检测。

3. 机会性感染的风险评估 机会性感染是艾滋病患者死亡的主要原因，$CD4^+$ T 淋巴细胞可评估 HIV 感染者机会性感染的风险，辅助判断是否需要进行预防性治疗（如当 $CD4^+$ T 淋巴细胞 <200 个/μl 时，应给予抗肺孢子菌肺炎等的预防性治疗）。

4. 抗病毒治疗适应证选择及疗效评价 $CD4^+$ T 淋巴细胞计数≤350 个/μl 是抗病毒治疗症之一。所有 HIV 感染的婴幼儿和儿童，无论 WHO 临床分期或 $CD4^+$ T 淋巴细胞计数水平，均应启动抗病毒治疗。$CD4^+$ T 淋巴细胞数量是抗病毒治疗后免疫功能重建的重要实验室指标，治疗后定期检测 $CD4^+$ T 淋巴细胞数量，可判断免疫系统恢复情况。

5. 免疫重建 监测 $CD8^+$ T 淋巴细胞为抑制性/细胞毒性 T 细胞，HIV 感染者 $CD8^+$ T 细胞数量会增加，导致 CD4/CD8 比值下降。$CD4^+$/$CD8^+$ T 淋巴细胞比值倒置可在长期高效抗反转录病毒治疗（HAART）后出现不同程度的改善，与患者起始治疗的时机和基础 $CD4^+$ T 淋巴细胞计数密切相关，其变化提示患者的治疗效果和免疫功能重建状态。

思考题

答案解析

案例 患者，男，28 岁，未婚。因“发热 1 个月，伴轻微恶心、咽痛”在内科门诊就诊。患者既往体健，1 个月前无诱因出现发热，体温最高至 38.5℃，伴轻微恶心、咽痛。患者出现症状以来，食欲欠佳，睡眠正常，大小便尚可，体重略微减轻，无明显腹痛腹泻，无头晕、头痛。自述 1 个月前有 1 次同性接触史，性伴侣健康状况不详。主诊医生开具检验医嘱：梅毒螺旋体抗体、HIV 抗原抗体联合检测。

检验报告显示：梅毒螺旋体抗体（化学发光法）0.08 S/Co（参考范围 <1.0）；HIV 抗原抗体联合检测（化学发光法）：323.45 S/Co（参考范围 <1.0），结果备注：“HIV 感染待确定”。

问题

（1）实验室的检验报告结果需要通过什么复检流程得出？

（2）“HIV 感染待确定”，接下来将如何进行确定诊断？

（3）如何判断该患者的免疫状态？

（李士军）

书网融合……

重点小结 题库 知识拓展 微课/视频

第二十三章 肿瘤免疫与免疫学检测

PPT

学习目标

1. 通过本章学习，掌握肿瘤抗原的概念和分类，常见肿瘤标志物及其检测方法和临床意义；熟悉机体抗肿瘤免疫效应机制，肿瘤标志物检测的影响因素；了解肿瘤的免疫逃逸机制。

2. 具有熟练应用肿瘤标志物对肿瘤辅助诊断、疗效评估和复发监测等能力，熟悉常规检测方法和正确解释检测结果。

3. 肿瘤标志物检测具有重要临床价值，领会检验医学对临床医学的价值，培养爱岗敬业服务临床的专业思想。

肿瘤是严重危害人类健康的重大疾病，是在各种致癌因素作用下，组织细胞的某些生长调控基因发生突变或者异常表达而失去对正常生长调控的结果。免疫系统与肿瘤的发生发展密切相关。肿瘤免疫学（tumor immunology）是利用免疫学的理论和方法，研究肿瘤抗原及其免疫原性、肿瘤发生发展与机体免疫的关系以及肿瘤免疫诊断和防治的科学。

第一节 肿瘤抗原

肿瘤抗原（tumor antigen）是指肿瘤发生发展过程中新出现的或过度表达的抗原物质，是肿瘤特异性免疫应答的主要靶抗原。肿瘤抗原有多种分类形式，主要可根据肿瘤抗原特异性和肿瘤抗原产生的机制进行分类。

一、肿瘤抗原的分类

（一）根据肿瘤抗原特性分类 微课/视频1

1. 肿瘤特异性抗原（tumor specific antigen，TSA） 指只表达于肿瘤细胞而不表达于正常细胞的一类抗原，大多为突变基因的产物。这类抗原最早通过近交系小鼠间进行肿瘤移植排斥实验证实（图23-1），故又称肿瘤特异性移植抗原（tumor specific transplantation antigen，TSTA）或肿瘤排斥抗原（tumor rejection antigen，TRA），利用高准确度和精确度的检测方法，如免疫组学技术，在人类黑色素瘤、乳腺癌、结肠癌等多种恶性肿瘤细胞表面，检测出肿瘤特异性抗原。肿瘤特异性抗原可特异性地将肿瘤细胞与正常细胞区分开来，进而使抗体偶联药物特异性地靶向并杀伤肿瘤细胞而不杀伤正常体细胞，可选择其作为靶抗原进行免疫治疗，例如曲妥珠单抗（赫赛汀）以HER2为靶标，用于治疗HER2阳性的乳腺癌。

2. 肿瘤相关性抗原（tumor associated antigen，TAA） 指既表达于正常细胞也表达于肿瘤细胞的抗原，但肿瘤细胞的表达量明显高于正常细胞。肿瘤相关抗原仅表现为量的变化而无严格的肿瘤特异性。检测肿瘤相关抗原对某些肿瘤的诊断、治疗及预后判断有一定价值。例如利妥昔单抗以B细胞上的CD20抗原为靶标，用于治疗非霍奇金淋巴瘤。

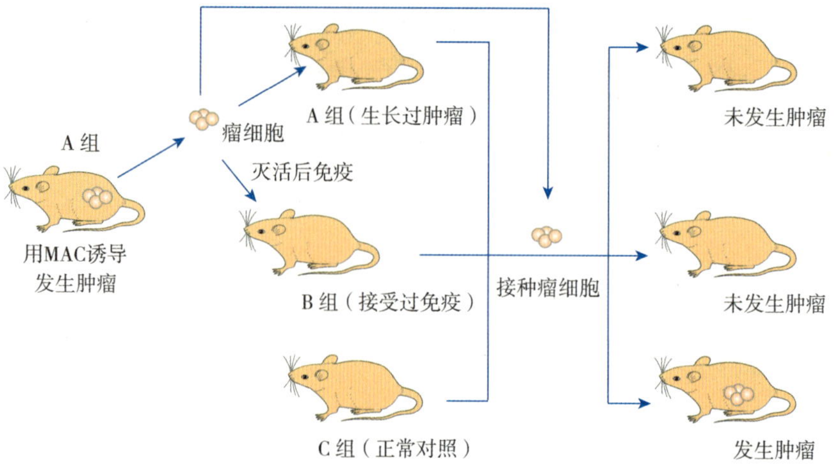

图 23－1　同系动物移植排斥实验证明肿瘤特异性抗原的存在

（1）胚胎抗原（fetal antigen）　是在胚胎发育阶段由胚胎组织产生的正常成分，在胚胎后期减少，胎儿出生后逐渐消失或仅存微量。但当有细胞恶性转化时，此类抗原可重新合成并大量表达。在人类肿瘤中已发现多种胚胎抗原（表 23－1），其中肝癌细胞产生的甲胎蛋白（alpha－fetoprotein，AFP），以及结肠癌细胞表达的癌胚抗原（carcinoembryonic antigen，CEA）已作为肿瘤血清标志物，成为肿瘤诊断、复发和预后判断的常规辅助性指标。

表 23－1　与人类肿瘤相关的胚胎抗原

抗原	相关肿瘤
甲胎蛋白（AFP）	原发性肝癌、畸胎瘤、肺癌、胃癌
癌胚抗原（CEA）	结肠癌等消化道肿瘤、肺癌、乳腺癌、胰腺癌
胚胎硫糖蛋白抗原（FSA）	胃癌
α2－H 铁蛋白	小儿畸胎瘤、肝癌、淋巴瘤、神经母细胞瘤、肾母细胞瘤
异型（或丙种）胎儿蛋白（γFP）	结肠、卵巢、肾、肌肉、骨、神经等的实体瘤
BS 胎蛋白	肝癌、胆管癌、胃癌、白血病、淋巴肉瘤
S2 肉瘤抗原	肉瘤、巨细胞瘤、乳腺癌、肺癌、卵巢癌、消化道肿瘤、黑色素瘤
胰癌胎儿抗原（胰腺癌胚抗原，POA）	胰腺癌（孕妇血清中也可出现）
时相专一性胚胎抗原（SSEA－1）	多种人体肿瘤（正常人除粒细胞和单核细胞外，皆不表达）
Tenna Gen 抗原	肿瘤患者血清含量增高（正常人 <5.0μg/ml）
上皮细胞黏附分子（EpCAM）	结肠癌、胃癌、肝细胞癌
受体酪氨酸激酶样孤儿受体（ROR1）	慢性淋巴细胞白血病、乳腺癌、胰腺癌、肺腺癌等

（2）分化抗原（differentiation antigen）　又称组织特异性抗原（tissue－specific antigen），是组织细胞分化发育过程中正常表达的分子。恶性肿瘤细胞通常停留在细胞发育的某个幼稚阶段，其形态和功能均类似于未分化的胚胎细胞，称为肿瘤细胞的去分化（dedifferentiation），故肿瘤细胞可表达正常组织细胞幼稚阶段的某些分化抗原（表 23－2）。这些抗原是机体正常细胞的成分，不能刺激机体产生免疫应答，但可作为免疫治疗的靶分子和肿瘤组织来源的诊断标志。

表 23－2　某些组织特异性肿瘤抗原

组织细胞来源	抗原	肿瘤
B 细胞	CD20	非霍奇金淋巴瘤、胸腺瘤

续表

组织细胞来源	抗原	肿瘤
T 细胞	IL-2R、TCR、CD45R、CD4/CD8、TL 抗原	T 细胞白血病和淋巴瘤
前列腺	前列腺特异性抗原（PSA）、前列腺酸性磷酸酶	前列腺癌
上皮细胞	细胞角蛋白	多种癌
神经嵴	S-100 等黑色素瘤相关抗原	黑色素瘤
上皮细胞	组织多肽特异性抗原（TPS）	乳腺癌、卵巢癌、肺癌等

（3）过表达抗原　免疫系统还可以识别癌细胞中过度表达的蛋白质，如常见的 hTERT、HER2/neu 和 WT1，以及凋亡抑制蛋白（如 survivin、livin 和 Bcl-2 家族）等抗原。各种类型肿瘤广泛呈现多种过表达抗原，这些抗原均由组织特异性或转化诱导的基因表达谱发生改变而产生，共同特点是免疫原性较弱，T 细胞反应性较低。

3. 肿瘤微环境抗原　肿瘤微环境在肿瘤恶性进展中具有关键作用。细胞外基质（extracellular matrix，ECM）是由细胞分泌、分布于细胞外的蛋白质、糖蛋白、蛋白聚糖和多糖等成分组成的复杂混合物，是肿瘤微环境的主要成分之一，ECM 不仅对组织细胞起支持、保护及营养作用，还与细胞的增殖、分化、代谢、识别、黏附及迁移等基本生命活动密切相关。肿瘤发生可重塑 ECM，改变微环境的生化和生物力学，促使恶性进展和治疗抵抗。重塑后的 ECM 成分释放至外周血，可作为肿瘤诊断或预后判断的潜在标志物，此类抗原称为肿瘤微环境抗原（tumor microenvironment antigens，TMAs），主要包括以下 4 类。①基质金属蛋白酶（matrix metalloproteinase，MMP）：临床研究应用较多的是 MMP-7 和 MMP-9，二者在乳腺癌、结直肠癌、肺癌和泌尿系统肿瘤等中具有辅助诊断和预后判断的潜在价值。②胶原（collagen，COL）：COL1、COL3 和 COL4 的降解产物是辅助诊断乳腺癌、结直肠癌和胰腺癌的潜在血清学指标，同时与患者不良预后相关；COL18A1 在肺癌、结直肠癌和胰腺癌的诊断中发挥一定作用。③糖蛋白：主要为层粘连蛋白和骨桥蛋白，层粘连蛋白可辅助诊断乳腺癌和胰腺癌，骨桥蛋白与肺癌和胰腺癌患者的不良预后相关。④透明质酸（hyaluronan，HA）：HA 降解产物可辅助诊断乳腺癌和结直肠癌，并具有监测术后疗效和复发的潜能。

（二）根据肿瘤抗原发生分类

1. 理化因素诱发的肿瘤抗原　物理因素（如紫外线、X 射线、放射性粉尘等）或化学致癌物（如甲基胆蒽、氨基偶氮染料、二乙基亚硝胺等）均可导致正常细胞 DNA 受损，使某些基因发生突变、染色体断裂或异常重排，从而使细胞表达新抗原。此类肿瘤抗原的特异性强，但免疫原性弱，常表现出明显的个体独特性，即用同一化学致癌物或同一物理因素在不同的宿主体内，甚至在同一宿主不同部位诱发的肿瘤，其免疫原性各异。由于理化因素主要为随机诱导正常基因的点突变，因此被诱导的肿瘤抗原间很少有交叉成分，故难以用免疫学技术检测出来。

2. 病毒诱发的肿瘤抗原　部分肿瘤由病毒感染引起（表 23-3）。病毒通过将其 DNA 或 RNA 整合到宿主细胞基因组中，诱发细胞发生恶性转化，并表达病毒基因编码的蛋白即病毒诱发肿瘤抗原。该抗原经处理后形成病毒肽-MHC-Ⅰ类分子复合物，并表达在肿瘤细胞表面，刺激机体产生针对肿瘤的特异性免疫应答。同一病毒诱导的肿瘤，在不同动物种属或不同组织来源，均表达相同的肿瘤抗原，即无种属和组织特异性。当小鼠接种某一病毒诱发的已灭活的肿瘤细胞后，就能排斥由该病毒诱发的肿瘤细胞的攻击。

表 23-3 与肿瘤相关的病毒

肿瘤	病毒
人类原发性肝癌	乙型肝炎病毒（HBV）、丙型肝炎病毒（HCV）
人类宫颈癌	人乳头瘤病毒（HPV）、单纯疱疹病毒（HSV）
人T细胞白血病	Ⅰ和Ⅱ型人类T细胞白血病病毒（HTLV-Ⅰ、HTLV-Ⅱ）
人鼻咽癌和 Burkitt 淋巴瘤	EB 病毒（EBV）
Merkel 细胞癌（MCC）	梅克尔细胞病毒（MCPyV）

3. 突变基因或癌基因的表达产物 来自癌基因或抑癌基因的突变，也可以来自与抑癌基因或癌基因没有直接关系的各种基因的突变，突变所表达的蛋白分子如果与正常蛋白不同且具有免疫原性，即可视为肿瘤抗原，如癌基因产物 ras 和突变的抑癌基因产物 P53 等。这类抗原可诱导机体产生特异性免疫应答。

二、肿瘤细胞的免疫原性

肿瘤细胞的免疫原性是决定肿瘤对免疫治疗是否具有临床反应的关键因素，同时肿瘤的免疫原性可分解为“肿瘤抗原性”和“抗原呈递能力”相互独立的因素。大部分肿瘤细胞的免疫原性比较弱，不能诱导机体产生针对这些肿瘤抗原的特异性免疫应答。研究最多的是肝癌的甲胎蛋白与结肠癌的癌胚抗原，这两种抗原曾出现在胚胎期，因而宿主对抗原形成免疫耐受，很难引起宿主免疫系统对其产生免疫应答。免疫佐剂（immunologic adjuvant）是指一类能非特异性地增强或改变机体对匹配抗原的特异性免疫应答，可以增强抗原的免疫原性或者改变免疫的反应类型，但其本身并无抗原性的一类物质，是一种非特异性的免疫增强剂。由于多数情况下机体的自发性肿瘤免疫原性很弱，且容易诱导产生肿瘤免疫逃逸现象，导致机体对肿瘤出现免疫耐受。而免疫佐剂可通过增强肿瘤抗原的免疫原性、促进肿瘤抗原提呈进而诱发机体产生特异性抗肿瘤免疫应答。

第二节 机体抗肿瘤的免疫效应机制

机体的免疫功能与肿瘤的发生发展密切相关，宿主免疫功能低下或受抑制时，肿瘤发生率增高。肿瘤进行性生长时，肿瘤患者免疫功能受到肿瘤的抑制。两者互为因果，各因素消长直接影响肿瘤的发生和发展。机体抗肿瘤的免疫效应主要由细胞免疫机制介导，体液免疫机制在某些情况下起协同作用。

一、抗肿瘤的细胞免疫机制

（一）T 细胞

1. $CD4^+$ Th 细胞 肿瘤细胞表面脱落的抗原，被抗原呈递细胞（antigen-presenting cells，APC）摄取、加工、处理，以肿瘤抗原肽-MHC Ⅱ类分子复合物形式表达于 APC 表面，激活 $CD4^+$ Th 细胞。活化的 $CD4^+$ Th 细胞分泌多种细胞因子如 IL-2、IFN-γ 和 TNF 等，激活 B 细胞、巨噬细胞、NK 细胞，并增强 $CD8^+$ 细胞毒 T 细胞（cytotoxic T lymphocyte，CTL）的杀伤功能，进而发挥抗肿瘤作用（视频细胞因子与肿瘤）。某些细胞因子如 IFN-γ、TNF 等本身可直接或间接杀伤肿瘤细胞。IFN-γ 通过上调 caspase-1、caspase-3、caspase-8 的表达，增强 FAS 及其配体和 TNF 相关凋亡诱导配体的分泌，促进肿瘤细胞凋亡。IFN－γ 抑制血管生成，损害内皮细胞的增殖和存活，诱导肿瘤基质缺血。IFN－γ 通过转录调控 T 细胞、NK 细胞、单核细胞、树突状细胞和肿瘤细胞上的 CXCL9、CXCL10 和 CXCL11 及其同源受体 CXCR3，促进免疫细胞向 TME 募集，限制肿瘤生长。IFN－γ 也参与激活巨噬细胞，使其具有促炎和杀瘤作用。TNF－α 对肿瘤细胞具有直接杀伤作用，可诱导肿瘤细胞的凋亡和坏死。此外，TNF－α 还能通过激活免疫系统，增强免疫细胞对肿瘤细胞的识别和攻击能力，从而抑制肿瘤的生长和转移。$CD4^+$ CTL 是新发现的一种细胞毒性 T 细胞亚群，能够通过 MHC Ⅱ类分子依赖的方式杀死肿瘤细胞。与传统的 $CD8^+$ CTL 杀伤方式不同，后者主要通过 MHC Ⅰ类分子依赖的方式进行杀伤。$CD4^+$ CTL 在某些肿瘤，如膀胱癌和黑色素瘤，能够特异性识别肿瘤抗原并具有直接杀伤作用，表现出强大的抗肿瘤能力；$CD4^+$ CTL 还具有较强的抵制抑制性免疫细胞的潜力，此作用可应用于肿瘤免疫治疗。

2. $CD8^+$ T 细胞　是抗肿瘤免疫的主要效应细胞，其通过识别肿瘤细胞表面的 MHC－Ⅰ类分子－肿瘤抗原肽复合物而被激活，并在 $CD4^+$ T 细胞分泌的细胞因子作用下分化成为具有特异杀伤活性的 CTL。CTL 杀伤肿瘤细胞主要通过穿孔素－颗粒酶途径、Fas－FasL 途径和 TNF－TNFR 途径（图 23－2）。

（1）穿孔素/颗粒酶途径　CTL 释放穿孔素，插入肿瘤细胞膜，形成孔道，使水、电解质迅速进入肿瘤细胞，导致肿瘤细胞崩解。颗粒酶随孔道进入肿瘤细胞，通过激活凋亡相关酶系统而介导肿瘤细胞凋亡。

（2）Fas/FasL 途径　活化的 CTL 表达 FasL，与肿瘤细胞表面的 Fas 结合，诱导肿瘤细胞凋亡。

（3）TNF/TNFR 途径　活化的 CTL 分泌 TNF，与肿瘤细胞表面的 TNFR 结合，诱导肿瘤细胞凋亡。

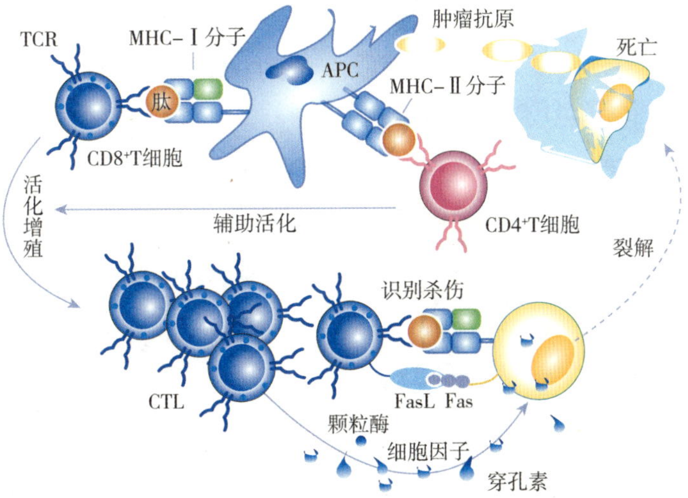

图 23－2　CTL 杀伤肿瘤细胞机制示意图

3. $\gamma\delta^+$ T 细胞　是执行固有免疫功能的 T 细胞，其受体由 γ 和 δ 链组成。$\gamma\delta^+$ T 细胞是一种既能杀伤肿瘤细胞、肿瘤干细胞，又能识别癌肿瘤抗原的免疫细胞。与 CTL 相似，可直接杀伤肿瘤细胞，但不受 MHC 限制。此类细胞还可分泌 IL－2、IL－4、IL－5、GM－CSF 和 TNF－α 等细胞因子，发挥抗肿瘤作用。此外，在 IL－2 作用下，$\gamma\delta^+$ T 细胞具有肿瘤浸润淋巴细胞（tumor infiltrating lymphocyte，TIL）和淋巴因子活化的杀伤细胞（lymphokine activating killer，LAK）的作用形式，杀伤肿瘤细胞。

（二）NK 细胞

NK 细胞杀伤肿瘤细胞无须抗原预先致敏，无肿瘤特异性，无 MHC 限制性，是早期抗肿瘤的重要细胞，是抗肿瘤的第一道防线。肿瘤细胞表面 MHC－Ⅰ类分子缺失或降低，不能与 NK 细胞表面的杀伤抑制受体（KIR）结合，不能启动杀伤抑制信号，但其表面糖类配体可与 NK 细胞表面的杀伤活化受

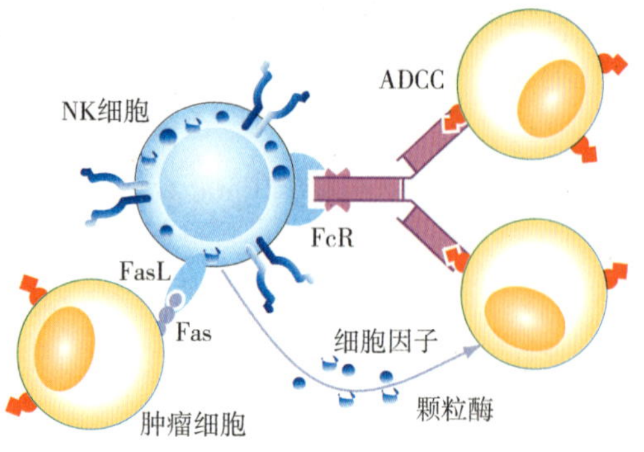

图 23－3　NK 细胞杀伤肿瘤细胞机制示意图

体（KAR）结合，激活 NK 细胞并发挥杀伤效应。NK 细胞杀伤肿瘤细胞主要通过穿孔素－颗粒酶途径、Fas－FasL 途径、TNF－TNFR 途径、ADCC 和细胞因子介导的杀伤作用：①NK 细胞直接通过胞吐作用释放穿孔素、颗粒酶等细胞毒性颗粒，活化 caspase 途径诱导靶细胞凋亡，其杀伤作用无肿瘤特异性、MHC 限制性和免疫记忆性；②活化 NK 细胞表达 Fas（CD95）配体和 TRAIL（TNF related apoptosis inducing ligand）分子，诱导 $CD95^+$ 靶细胞和 TRAIL 受体阳性的靶细胞通过内源酶的级联反应发生凋亡；③释放 NK 细胞毒因子（NK cytotoxicity factor，NKCF）及 TNF 等可溶性介质，通过与瘤细胞表面相应受体结合而杀伤肿瘤细胞；④NK 细胞表面的 FcγR 可与覆盖在肿瘤细胞表面抗体的 Fc 段结合，通过 ADCC 作用杀伤肿瘤细胞；⑤释放 IL－2、IL－12、IL－15、IFN 等细胞因子，可在体内外增强 NK 细胞的细胞毒作用（图 23－3）。

（三）巨噬细胞

巨噬细胞是机体抗肿瘤免疫的重要细胞。肿瘤组织周围有明显的巨噬细胞浸润者，肿瘤转移发生率低，预后较好。巨噬细胞激活后才具有抗肿瘤活性，且对正常组织细胞无作用。巨噬细胞介导的抗肿瘤作用：①巨噬细胞可直接吞噬和杀伤肿瘤细胞，抗体或补体可通过调理作用增强其吞噬作用；②巨噬细胞作为 APC，可摄取、处理和提呈肿瘤抗原，使 T 细胞活化并发挥特异性抗肿瘤作用；③巨噬细胞通过其细胞表面的 IgG FcR 与抗体结合，抗体的 Fab 段与肿瘤细胞结合，通过 ADCC 杀伤肿瘤细胞；④巨噬细胞分泌 TNF、NO 等，直接杀伤肿瘤细胞（图 23－4）。

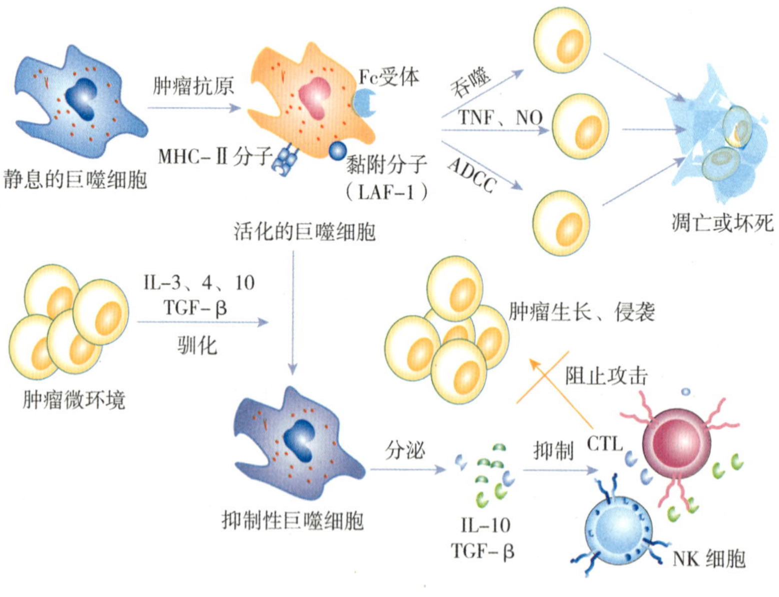

图 23－4　巨噬细胞杀伤肿瘤细胞机制示意图

在某些情况下，肿瘤组织局部浸润的巨噬细胞若不能杀伤肿瘤细胞，反而会通过产生某些促进肿瘤细胞生长的物质（如转化生长因子、表皮生长因子等），成为免疫抑制性肿瘤相关巨噬细胞（TAM），从而造成肿瘤细胞的生长和转移。

（四）树突状细胞

树突状细胞（dendritic cell，DC）高表达 MHC－Ⅰ、MHC－Ⅱ、B7 和 ICAM－1 等免疫相关分子。树突状细胞作为抗肿瘤的重要细胞，主要参与肿瘤抗原的提呈，在体内外具有激发针对肿瘤的初次和再次 T 细胞应答的功能。同时，也可以制备树突状细胞疫苗作为术后巩固治疗，清除微转移的肿瘤细胞防止肿瘤复发。

（五）中性粒细胞

中性粒细胞（neutrophils）可通过其表型和功能的可塑性浸润到肿瘤中，参与肿瘤进展。肿瘤相关中性粒细胞（tumor associated neutrophils，TANs）可在抗肿瘤表型和促肿瘤表型之间切换。抗肿瘤中性粒细胞通过不同的机制发挥抗肿瘤作用：①中性粒细胞通过 mAbs 的 Fc 区与中性粒细胞表面的 FcR 结合特异性地识别单克隆抗体活化的肿瘤细胞，从而产生抗体依赖性的中性粒细胞对肿瘤细胞的细胞毒性。②中性粒细胞通过 Fas/Fas 配体途径、MET/HGF 途径以及 ROS 和 NETs 的释放发挥直接的细胞抑制和（或）细胞毒性作用。③中性粒细胞可以释放一系列细胞因子，抑制 γδ17 T 细胞来源的 IL－17 的产生，从而激活先天免疫和适应性免疫。中性粒细胞的促瘤作用可能与 TME 中的细胞增殖、血管生成和免疫抑制有关。

二、抗肿瘤的体液免疫机制

免疫细胞产生的免疫分子及一些酶类分子也参与机体的抗肿瘤作用。抗体与肿瘤细胞结合，通过以下机制发挥抗肿瘤效应。

1. 补体依赖的细胞毒作用　肿瘤细胞表面分子的抗体可与肿瘤细胞表面抗原结合，激活补体经典途径，形成膜攻击复合物，溶解肿瘤细胞。

2. 抗体依赖的细胞介导的细胞毒作用　肿瘤细胞表面分子 IgG 抗体的 Fab 段与肿瘤细胞表面抗原结合，Fc 段激活巨噬细胞、NK 细胞后直接发挥 ADCC 效应，溶解肿瘤细胞。

3. 抗体和补体的免疫调理作用　肿瘤细胞表面分子的 IgG 抗体的 Fc 段与吞噬细胞表面 FcγR 结合，可增强吞噬细胞对肿瘤细胞的吞噬能力。此外，抗肿瘤抗体与肿瘤抗原结合能活化补体，借助所产生的 C3b 与吞噬细胞表面 CR1 结合，促进其对肿瘤细胞的吞噬作用。

4. 抗体的封闭作用　抗生长因子受体抗体与肿瘤细胞表面生长因子受体结合，封闭受体，抑制肿瘤生长。

5. 抗体干扰肿瘤细胞的黏附作用　抗黏附因子抗体与肿瘤细胞表面黏附分子结合，封闭黏附因子，抑制肿瘤转移。

第三节　肿瘤的免疫逃逸机制

尽管机体内具有一系列的免疫监视机制，但仍有一些原发性肿瘤在宿主体内生长、发展、转移和复发。肿瘤的免疫逃逸机制非常复杂，主要涉及肿瘤细胞本身和宿主的免疫状态两个方面。

一、肿瘤细胞自身因素

（一）肿瘤抗原免疫原性弱和抗原调变

TSA 大多为基因表达产物，其与正常蛋白（抗原）差异很小，甚至仅有几个氨基酸不同，故免疫原性较弱，难以诱发机体的抗肿瘤免疫应答。某些肿瘤细胞虽能表达大量TAA，但多为胚胎期正常成分，同样难以激发机体产生有效的抗肿瘤免疫应答。宿主对肿瘤抗原的免疫反应可能会导致肿瘤细胞表面抗原表位减少或丢失，从而逃逸免疫系统的识别和杀伤，此现象称为抗原调变（antigen modulation）。

（二）肿瘤细胞MHC-Ⅰ类分子表达异常

某些肿瘤细胞表面MHC-Ⅰ类分子表达降低或缺失，会进一步阻碍细胞毒性T淋巴细胞（CTL）对肿瘤细胞表面抗原的识别，从而阻碍CTL诱导的肿瘤细胞杀伤作用。这种MHC-Ⅰ类分子的异常表达，是肿瘤细胞逃避免疫系统监视的另一重要机制。

（三）肿瘤细胞表面“抗原覆盖”或被“封闭”

肿瘤细胞表面抗原可被某些非特异性物质（如黏多糖）覆盖，其可以干扰宿主淋巴细胞对肿瘤细胞的识别和杀伤，这种现象称为抗原覆盖。此外，血清中的封闭因子（blocking factor），例如封闭抗体（blocking antibody）或肿瘤抗原-抗体复合物，能够封闭肿瘤细胞表面的抗原表位或效应细胞的抗原识别受体，从而使肿瘤细胞免受效应细胞的识别和攻击。

（四）肿瘤细胞协同刺激分子表达异常

某些肿瘤细胞不表达或很少表达B7等协同刺激分子，导致T细胞活化缺乏第二信号，无法诱导机体产生免疫应答，从而使肿瘤细胞逃避T细胞的免疫攻击。

（五）肿瘤细胞分泌免疫抑制因子

肿瘤细胞可分泌TGF-β、IL-10等免疫抑制性因子，进一步帮助肿瘤细胞逃避免疫系统的攻击。

（六）肿瘤细胞高表达FasL分子

肿瘤细胞高表达FasL，与浸润到肿瘤周围的特异性T细胞表面的Fas分子结合，诱导肿瘤特异性T细胞凋亡，从而削弱宿主对肿瘤的免疫反应。

二、宿主免疫功能状态

宿主免疫功能的高低也是肿瘤细胞免疫逃逸的关键。先天性免疫缺陷和后天获得性免疫缺陷（如HIV感染、长期服用免疫抑制剂）都有助于肿瘤逃避宿主免疫系统的攻击。肿瘤细胞本身产生的免疫抑制因子及其诱导产生的免疫抑制细胞也能导致宿主免疫功能低下或免疫抑制，从而抑制宿主免疫系统的抗肿瘤免疫应答。

第四节　肿瘤标志物的检测与临床应用

肿瘤标志物（tumor marker，TM）是指在肿瘤发生发展过程中，由肿瘤细胞本身或宿主对肿瘤细胞反应所产生的物质。值得注意的是，肿瘤抗原可以作为肿瘤标志物，但并非所有的肿瘤标志物都是肿瘤抗原。肿瘤标志物存在于细胞膜、细胞质、血液等中，包括肿瘤抗原、激素、酶（同工酶）及代谢产物等多种形式。目前，肿瘤标志物的分类和命名尚无统一标准，一般可分为胚胎性抗原类、糖链抗原类、激素类、酶和同工酶类、癌基因产物类等。肿瘤标志物的检测在肿瘤的免疫学诊断中扮演着重要角色，它们不仅可以帮助诊断肿瘤，还可以用于评估肿瘤患者的免疫功能状态，是肿瘤免疫诊断中最常用的方法之一。

微课/视频2

一、常见的肿瘤标志物

（一）胚胎抗原

胚胎抗原由胚胎组织合成，存在于胎儿血清和羊水中，出生以后会降低，但在某些肿瘤发生时会大幅度升高。它们可以表达于肿瘤细胞表面，也可分泌或脱落到血液等体液中，成为诊断肿瘤的重要标志物。目前在人类肿瘤中已发现多种胚胎抗原，其中研究最为广泛的是甲胎蛋白（alpha－fetoprotein，AFP）和癌胚抗原（cacinoembryonic antigen，CEA）。

1. 甲胎蛋白　AFP 是一种分子量为 70kDa 的糖蛋白，在胚胎期由肝细胞和卵黄囊合成。胎儿在 4～5 月龄时的血清 AFP 含量达到峰值，以后随胎龄增长而逐渐下降，出生后迅速下降至几乎消失。正常成人血清中 AFP 的含量极低，参考值＜20ng/ml。

AFP 水平升高常见于以下情况。①原发性肝癌：当原发性肝癌发生时，约 70% 的患者血清中 AFP 含量＞400ng/ml，但有部分患者 AFP 含量正常；②肝硬化及病毒性肝炎：患者血清中 AFP 含量会有不同程度的升高，但一般＜400ng/ml；③妊娠：妊娠 3 个月后，血清 AFP 含量升高，7～8 个月时达到高峰，一般＜400ng/ml，分娩后 3 周内恢复正常；④生殖系统肿瘤和胚胎肿瘤：如畸胎瘤、睾丸癌患者 AFP 水平常升高。

2. 癌胚抗原　CEA 是一种分子量为 180kDa 的糖蛋白，存在于 2～6 个月胎儿的胃肠道、胰腺和肝脏，出生后组织内含量很低（通常小于 2.5ng/ml）。CEA 升高常见于胃肠道（结肠、直肠、胰腺）恶性肿瘤、乳腺癌、肺癌等恶性肿瘤患者。

3. 新型胚胎类肿瘤标志物　如上皮细胞黏附分子（epithelial cell adhesion molecule，EpCAM）和酪氨酸激酶样孤儿素受体 1（receptor tyrosine kinase－like orphan receptor 1，ROR1）。EpCAM 在未分化的胚胎干细胞（embryonic stem cell，ESC）中高度选择性表达，ESC 一旦分化，EpCAM 蛋白水平就会迅速降低。正常生理情况下，EpCAM 在除鳞状上皮细胞之外的所有正常上皮中均有不同程度的表达。病理情况下，EpCAM 几乎表达于所有的腺癌中，常见肿瘤 EpCAM 的表达情况如下：食管癌、胃癌、结肠癌、前列腺癌、肺癌、卵巢癌均达到或接近 100%，乳腺癌 73%，肾癌 51.8%，肝细胞癌 14.9%，皮肤鳞癌 4.7%，肉瘤 4.8%。恶性上皮肿瘤细胞的平均 EpCAM 阳性率＞90%。ROR1 由 937 个氨基酸组成，分子量约 105kDa。在早期胚胎发育中高表达，参与细胞分裂、增殖和迁移等过程，对神经、骨骼和血管等器官的生成至关重要。随着胎儿发育，ROR1 的表达量逐渐下降，在儿童和成人阶段，几乎所有正常组织中 ROR1 的表达都很低或不表达。与此相反，ROR1 在多种肿瘤中表达，包括血液肿瘤（如慢性淋巴细胞白血病、套细胞淋巴瘤等）和实体瘤（如卵巢癌、乳腺癌、前列腺癌、肺癌、黑色素瘤和结肠直肠癌等）。

（二）糖链抗原

糖链抗原（carbohydrate antigen，CA）是一类通过单克隆抗体识别的肿瘤相关抗原，大多数属糖蛋白，多存在于肿瘤细胞表面。包括 CA50、CA125、CA15－3、CA19－9 及 CA72－4 等。

1. CA50　一种以唾液酸脂和唾液酸糖蛋白为主的糖脂抗原，对正常细胞的信息传递、生长和分化具有重要作用。主要用于胰腺癌、结肠直肠癌、胃癌的辅助诊断和进展监测。

2. CA125　一种糖蛋白，存在于上皮性卵巢癌组织和患者的血清中，主要用于辅助诊断卵巢癌，但在卵巢囊肿、子宫内膜异位症、肺癌、良性和恶性胸腹水中也可能表现为阳性。

3. CA15－3　一种乳腺癌相关抗原，对乳腺癌的诊断和术后随访监测有一定的价值，但早期敏感性较低。

4. CA19-9 又称胃肠癌相关抗原（gastrointestinal cancer-associated antigen，GICA），存在于胎儿的胰腺、胆囊、肝、肠等组织，正常人体组织中含量极微。CA19-9在消化道恶性肿瘤患者血清中的含量明显升高，可作为胃癌、胰腺癌、胆囊癌等恶性肿瘤的辅助诊断指标。

5. CA72-4 一种由CC49和B72.3两株单抗识别的黏蛋白样的高分子量糖蛋白，正常人血清中含量<6U/ml，异常升高见于各种消化道肿瘤、卵巢癌等。

6. HE4 附睾上皮组织的一种分泌性糖蛋白，属于蛋白酶抑制剂WFDC基因家族。HE4在卵巢癌和子宫内膜癌等组织中高表达。HE4对卵巢癌的早期诊断具有重要价值，在鉴别卵巢良恶性肿瘤中的诊断价值优于CA125。

7. 新型糖链抗原 血清涎液化糖链抗原-6（kreb von den lungen-6，KL-6）是一类相对分子质量接近200kDa的糖蛋白，生理状态下主要表达于Ⅱ型肺泡上皮细胞、细支气管上皮细胞，具有促进肺纤维细胞存活、迁移和增殖的作用。临床检测KL-6用于间质性肺病的诊断。近年来研究发现，KL-6有预测非小细胞肺癌转移复发的作用，并对肺癌的化疗、放疗和靶向治疗的疗效有评估作用。

（三）激素

不产生激素的组织发生恶变时，能产生释放一些肽类激素（异位内分泌激素）并导致相应的综合征，如绒毛膜细胞癌患者血清中人绒毛膜促性腺激素（human chorionic gonadotropin，hCG）明显升高、甲状腺髓样癌患者血清降钙素（calcitonin，CT）明显升高、小细胞肺癌患者血清促肾上腺皮质激素（adrenocorticotropic hormone，ACTH）明显升高。

1. 人绒毛膜促性腺激素 hCG是胎盘滋养层细胞分泌的糖蛋白激素，完整的hCG全部由胎盘绒毛膜的合体滋养层产生。其主要功能是刺激黄体，有利于雌激素和黄体酮持续分泌并促进子宫蜕膜的形成，使胎盘生长成熟。hCG在受孕后10~14天开始分泌，60~70天达高峰。hCG检测是监测早孕的重要指标。在滋养层肿瘤和生殖细胞肿瘤如葡萄胎、恶性葡萄胎、绒毛膜上皮癌及睾丸畸胎瘤中，hCG可显著增高。

2. 降钙素 CT主要是由甲状腺滤泡C细胞分泌的多肽激素，主要生理功能是降低血钙含量，通过抑制骨钙的释放和肠道对钙磷的吸收和促进肾脏对钙的排泄调节血钙。CT升高常见于甲状腺髓样癌、小细胞肺癌、胰腺癌、子宫癌、乳腺癌、前列腺癌、甲状腺细胞良性腺瘤和急性或慢性肾功能衰竭等。CT减低常见于重度甲状腺功能亢进和甲状腺发育不全等。

（四）酶和同工酶

包括前列腺特异性抗原（prostate specific antigen，PSA）、前列腺酸性磷酸酶（prostatic acid phosphatase，PAP）、神经特异性元烯醇化酶（neuron specific enolase，NSE）和α-L岩藻糖苷酶（α-L-fucosidase，AFU）等。当机体某一组织发生肿瘤时，肿瘤细胞出现代谢异常，某些酶及其同工酶的合成增加，除此之外，由于肿瘤组织引起浸润和压迫，某些酶的外排受阻，这都会引起肿瘤患者血清中某些酶或同工酶的异常升高。

1. 前列腺特异性抗原 PSA是前列腺上皮细胞分泌的单链糖蛋白酶，正常人血清中PSA含量极微。当前列腺癌发生时，正常腺管结构遭到破坏，患者血清中PSA含量升高。PSA在血清中有两种存在形式：5%~40%以低分子量（33kDa）的游离PSA（f-PSA）形式存在，60%~90%是以PSA与β_1-抗胰蛋白酶、β_2-巨球蛋白等结合形式存在，称为复合PSA（c-PSA）。总PSA（t-PSA）包括f-PSA和c-PSA。直肠指诊异常者或者血清PSA水平>4.0ng/ml者应该进行前列腺穿刺活检。当

t－PSA为4～10ng/ml时，f－PSA/t－PSA比值为0.16可作为前列腺癌和良性前列腺增生的鉴别诊断点，若t－PSA、f－PSA同时升高，且f－PSA/t－PSA比值降低<10%时，则要考虑前列腺癌的可能，须进行前列腺穿刺活检来明确诊断。

血清PSA升高见于前列腺癌和前列腺肥大，但如果对患者进行直肠指诊、前列腺按摩、导尿也会导致血清PSA升高。

2. 前列腺酸性磷酸酶　PAP是前列腺分泌的一种酶，属糖蛋白，主要分布于前列腺、肝、脾、乳汁、红细胞、血小板及骨骼等，以前列腺含量最为丰富，检测血清酸性磷酸酶主要用于前列腺癌的诊断。PAP和PSA是诊断前列腺癌、监测疗效和术后复发转移的辅助诊断指标。

3. 神经元特异性烯醇化酶　NSE是烯醇化酶的一种同工酶，是一种酸性蛋白酶，参与糖酵解，主要作用是催化2－磷酸甘油变成烯醇式磷酸丙酮酸，是小细胞肺癌和神经母细胞瘤的肿瘤标志物。血清中NSE水平升高常见于小细胞肺癌、神经母细胞瘤、神经内分泌细胞肿瘤和缺氧缺血性脑损伤等患者。需要注意的是，NSE也存在于正常红细胞中，因此溶血标本常导致NSE假性升高。

4. α－L－岩藻糖苷酶　AFU是一种溶酶体酸性水解酶，广泛存在于人体各种组织细胞的溶酶体和体液中，其主要生理功能是参与含岩藻基的各种糖脂、糖蛋白、粘多糖等大分子物质的分解代谢。原发性肝癌、慢性肝炎、肝硬化、胆管癌、结肠癌、子宫癌、乳腺癌、肺癌患者的血清AFU显著升高。妇女妊娠期间血清AFU也会升高，但分娩后可迅速下降。

5. 其他　β半乳糖苷α－2,6－唾液酸转移酶1（ST6GAL1），是一种Ⅱ型膜蛋白，全长406个氨基酸，分子量46kDa，可催化唾液酸从CMP－唾液酸转移到含半乳糖的底物，表达于肝脏、前列腺、肾远端小管和淋巴组织。ST6GAL1在乳腺癌、卵巢癌、前列腺癌、肝细胞癌、结直肠癌等多种恶性肿瘤中上调，与侵袭性疾病和患者预后不良有关。

（五）特殊蛋白质

1. β_2－微球蛋白（β_2－microglobulin，β_2－MG）　是由淋巴细胞合成的一种单链小分子多肽，位于所有有核细胞的细胞膜上，是有核细胞表面完整相容性抗原的一部分。是人白细胞抗原（human leukocyte antigen，HLA）的轻链蛋白，β_2－MG以相对稳定的速率合成并由细胞膜释放。通过肾脏代谢，β_2－MG易被肾小球过滤，在近端肾小管被重吸收并完全分解，因而健康人尿液、血清中其浓度甚微且相对稳定。

血清及尿液中β_2－MG升高常见于恶性肿瘤（如恶性淋巴瘤、慢性淋巴细胞白血病、非霍奇金淋巴瘤、多发性骨髓瘤、肝癌、肺癌、胃癌、结肠癌、直肠癌等）、肾脏疾病（如急慢性肾盂肾炎、先天性肾小管酸中毒、肾小管药物损害）、糖尿病、肾移植和免疫性疾病（如类风湿关节炎、系统性红斑狼疮、干燥综合症、艾滋病）等。

2. 铁蛋白（ferritin，Ferr）　是机体内一种贮存铁的可溶组织蛋白，在哺乳类动物的肝和脾中含量最多，血浆铁蛋白的浓度与体内储存的铁成正比。正常人血清中含有少量铁蛋白。癌细胞具有较强的铁蛋白合成能力，因此铁蛋白也是一种肿瘤标志物。血清铁蛋白水平升高常见于恶性肿瘤（如肝癌、肺癌、胰腺癌、乳腺癌、白血病、淋巴瘤等）及各种炎症、急性心肌梗死、反复输血等患者。肝癌患者治疗有效者血清铁蛋白下降，而恶化和复发者升高。

（六）癌基因产物

癌基因的激活或抑癌基因的变异均可导致正常细胞发生恶变，癌基因表达的蛋白可作为肿瘤标志物，如p21蛋白、myc蛋白等。

（七）其他类别 微课/视频3

随着基因组学、蛋白质组学、代谢组学以及高通量测序等前沿生物技术的飞速发展，我们对肿瘤的发生和发展机制有了更深入的理解。这些技术的进步不仅推动了肿瘤标志物的研究，也为肿瘤的早期发现、精准诊断、精确分类、有效阻断和个性化治疗提供了可能，标志着肿瘤精准医疗时代的来临。例如，表皮生长因子受体（epidermal growth factor receptor，EGFR）突变基因和 ALK 融合基因的检测已成为肺癌患者接受靶向治疗的重要筛选标准。其他标志物如表 23－4 所示。

表 23－4　其他肿瘤标志物

肿瘤标志物	性质	相关肿瘤
鳞状细胞癌抗原（SCC）	糖蛋白	子宫颈癌、肺及头颈部的鳞癌
黏液癌抗原（MCA）	糖蛋白	乳腺癌、卵巢癌、胃肠肿瘤
唾液路易 X 抗原（SLEX）	唾液 Lewisx－I 物质	肺癌、乳腺癌、胃肠肿瘤
终末脱氧转化酶（TdT）	脱氧转化酶	急性白血病
胸腺嘧啶核苷激酶（TK）	胸腺嘧啶 5′磷酸转移酶	急性白血病、恶性淋巴瘤、小细胞肺癌
细胞角蛋白 19 片段（CYFRA21－1）	酸性蛋白	非小细胞肺癌
异常凝血酶原（PIVKA－Ⅱ）	脱羧基凝血酶	肝细胞癌
肝癌相关胰蛋白酶抑制因子（TⅠ）	多肽	胃肠肿瘤、卵巢癌、黏液型肺癌
组织多肽抗原（TPA）	多细胞角蛋白 8、18、19	膀胱癌、胆管瘤、乳腺癌
上皮源性肿瘤细胞	循环肿瘤细胞（CTC）	转移性乳腺癌、肺癌、结直肠癌等
人类 EGFR 突变基因	循环肿瘤 DNA（ctDNA）	肺癌靶向药物治疗
BRCA1 和 BRCA2 基因	乳腺癌相关基因	乳腺癌

二、肿瘤标志物的免疫学检测

（一）检测方法 微课/视频4 微课/视频5 微课/视频6

肿瘤标志物多为大分子抗原，选择双抗体夹心模式，有多种技术平台，常用的包括酶联免疫吸附试验（enzyme－linked immunosorbnent assay，ELISA）、化学发光免疫分析（chemiluminescence immunoassay，CLIA）、电化学发光技术（electrochemiluminescence technology，ECL），光激化学发光分析等（light initiated chemiluminescence assay，LICA）等。其中，发光免疫分析具有很好的分析敏感度和分析精密度，广泛用于疗效评估和复发检测。考虑成本因素，当肿瘤标志物用于高危人群筛查时，也可考虑采用酶联免疫吸附试验。此外，蛋白芯片、流式细胞术、免疫微流控芯片等新技术同样用于肿瘤标志物的检测，分析性能不断提高。

知识拓展

基于纳米技术的肿瘤标志物检测

随着生物技术与材料技术的协同发展，基于纳米材料构建的电化学发光传感器可实现肿瘤标志物的检测，碳量子点、金属纳米簇等常见纳米材料，可作为高效发光体，或能放大发光信号，或能增强发光反应的特异性。在电化学发光体系中碳量子点作为发光剂，亦可作为高效的共反应试剂、探针或者载体等；金属纳米簇作为有前景的新型发光纳米材料，具有良好的生物相容性、独特的光学和电化学性质、巧妙的分子结构和直接电子跃迁等特性。基于纳米材料的电化学发光传感器表现出更高的灵敏度，更宽的线性范围，以及更快的响应时间，例如基于复合纳米材料的传感器检测血清 AFP，灵敏度可达 0.0004ng/ml，线性范围达 0.001～1000ng/ml，20 分钟可完成检测，此技术在临床诊断中具有巨大的应用潜力。

（二）标本采集

标本的正确采集和保存是肿瘤标志物检测结果准确的重要保证。血清或血浆标本适用于大多数肿瘤标志物的检测。血液标本采集应在临床诊疗操作前进行，应避免溶血、污染、反复冻融。

（三）干扰因素

与其他免疫学检测相似，肿瘤标志物检测需关注携带污染、异嗜性抗体等因素干扰。同时，由于某些患者肿瘤标志物浓度较高，甄别和解决钩状效应同样是一个重要的问题。

（四）联合检测

一种肿瘤可有多种肿瘤标志物，而不同的肿瘤或同种肿瘤的不同组织类型可有相同的肿瘤标志物。因此，联合检测多种肿瘤标志物有助于提高肿瘤检出率（表 23－5）。

表 23－5　肿瘤标志物联合检测的临床应用

肿瘤	首选标志物	补充标志物
肺癌	CEA、NSE、CYFRA21－1	TPA、SCC、ACTH、降钙素、TSA
肝癌	AFP	AFU、γ－GT、CEA、ALP
乳腺癌	CA15－3、CEA	CA549、hCG、降钙素、铁蛋白
卵巢癌	CA125	CEA、hCG、CA19－9
睾丸肿瘤	AFP、hCG	LDH
宫颈癌	SCC	CA125、CEA、TPA
胃癌	CA72－4、CA19－9	CEA、PG、CA242
前列腺癌	PSA、f－PSA	PAP
结肠直肠癌	CEA	CA19－9、CA50
胰腺癌	CA19－9	CA50、CEA、CA125
膀胱癌	无推荐 TM	TPA、CEA
骨髓瘤	本－周蛋白、β2－M	IgG、IgM、κ 链、λ 链

三、肿瘤标志物检测的临床应用

根据不同恶性肿瘤所产生的生物标志物，从正在临床应用的标志物中，选择适当的“肿瘤标志物组合”进行联合检测，可有效提高筛查效率，早期发现肿瘤发生的信号，同时结合多中心的资料信息进行大数据、前瞻性分析，基于模糊数学原理开发相应的发病风险评分模型，切实提高肿瘤预警效果。联合检测的原则：为提高肿瘤标志物的辅助诊断和疗效监测价值，可经科学分析、严格筛选后合理选择 2～3 项能互补应用的肿瘤标志物进行联合检测。

（一）肿瘤的辅助诊断

肿瘤标志物可用于肿瘤的辅助诊断，其灵敏度和特异性大多不高，不能仅凭阳性或升高进行确诊；

如 PSA 对前列腺癌、AFP 对原发性肝细胞癌、hCG 对绒毛膜癌、CA125 对卵巢癌的诊断均具有重要参考价值。

（二）肿瘤治疗效果的评价

肿瘤标志物的监测是评估手术、放疗或化疗有效性的重要手段。治疗后，若肿瘤标志物下降到正常水平，提示肿瘤去除完全或病情缓解；若持续保持正常水平，提示预后良好；若降低至正常水平，经过一段时间后又重新升高，提示肿瘤可能复发或转移；若其水平下降但仍保持在参考值以上，提示肿瘤有残留灶或肿瘤转移。

（三）肿瘤复发的监测和预后判断

肿瘤标志物的动态监测对于监测复发和预后评估至关重要。建议患者术后定期进行肿瘤标志物随访，如恶性肿瘤术后第 6 周进行第 1 次检测，前 3 年内每 3 个月检测 1 次，3～5 年每半年 1 次，5～7 年每年 1 次。血液肿瘤标志物水平的变化常比肿瘤复发早数月，定期复查，可了解肿瘤发展动态，若发现患者血液中肿瘤标志物水平升高，则提示病情恶化。

（四）高危人群的筛查

肿瘤标志物检测是发现无症状肿瘤患者的重要手段之一。在某些肿瘤高发地区，针对有家族史的高危人群或针对某些肿瘤进行筛查，可及早发现无症状的肿瘤患者，从而实现早期诊断。如对慢性乙型肝炎、丙型肝炎患者进行 AFP 检测，可及早发现原发性肝细胞癌。不提倡对无症状人群进行普查。

多种肿瘤标志物应用于某一肿瘤诊疗，科学合理的标志物组合和建立相应的评分预测模型，兼顾组合的特异性和敏感度，以达到最佳效果。需要大量的临床研究或借助现有的人工智能技术，特别是机器学习算法等，建立相应的评分预测模型，从而提高恶性肿瘤的早期检出率、有效监测疗效和评估预后。

思考题

答案解析

案例 患者，女，17 岁，月经未初潮，因体育锻炼诱发剧烈腹痛而就诊，身高 146cm，体重 60kg，体温 37℃，脉搏 118 次/分。患者外生殖器为女性，阴蒂中度肥大，无胡须、喉结。左下腹及脐周压痛、反跳痛明显，盆腔扪及一直径约 10cm 包块，边界较清，不活动，压痛明显。腹部超声示为幼稚子宫，右附件区见大小约 3.7×2.8×2.6cm 囊性暗区。

实验室检测患者外周血白细胞计数为 $19.22\times10^9/L$↑［$(3.5\sim9.5)\times10^9/L$］，其中，中性粒细胞绝对值为 $16.47\times10^9/L$↑［$(1.8\sim6.3)\times10^9/L$］；雌二醇（E_2）为 16.45pg/ml↓（卵泡期：40.10～220.40），抗缪勒式管激素（AMH）：<0.06↓（女性 20～40 岁 0.24～11.78ng/ml），甲功 5 项、尿常规、凝血、肝肾功正常。

肿瘤标志物检查显示 AFP 12056ng/ml↑（0～10ng/ml）、β-hCG 20.91mIU/ml↑（0.00～3.00），均显著增高，其余 CEA、CA125、CA153、CA199、CA724 均正常。

问题

（1）本案例患者考虑诊断为何种疾病？诊断依据是什么？

（2）于是在静吸复合全麻下行腹腔镜探查术＋中转经腹左侧卵巢、输卵管切除术。术后肿物病理检查结果显示：左侧卵巢恶性肿瘤，肿瘤大小 10cm × 7.5cm × 6cm，免疫组化支持左侧卵巢无性细胞瘤 Ⅰ C2 期。术后予以 BEP 方案化疗 3 个周期。为评估疗效及转归，患者应定期检测何种指标？

（3）综合患者病情，为进一步探索病因，明确诊断，考虑患者应做何种检查？

（刘新波）

书网融合……

重点小结　题库　微课/视频 1　微课/视频 2

微课/视频 3　微课/视频 4　微课/视频 5　微课/视频 6

第二十四章　移植免疫与免疫学检测

PPT

学习目标

1. 通过本章学习，掌握移植抗原的概念及移植排斥反应的类型，HLA 分型和群体反应性抗体（PRA）的免疫学检测方法；熟悉移植排斥反应免疫学损伤机制及交叉配型的方法；了解移植后免疫排斥反应和免疫抑制剂浓度的监测。

2. 具备完成器官移植相关的实验检测项目的能力，含移植前的组织配型和移植后的排斥监测等。

3. 正确理解造血干细胞移植和中华骨髓库建设价值，弘扬“人道、博爱、奉献”的红十字精神，争当志愿者和科普宣传者，促进中国造血干细胞捐献事业发展。

移植（transplantation）是将自体或异体的正常细胞、组织或器官置换病变的或功能缺损的细胞、组织或器官，以重建和维持机体所丧失的结构和（或）生理功能的治疗方法。提供移植物的个体称为供者（donor），接受移植物的个体称为受者（recipient）或宿主（host），被移植的细胞、组织或器官称为移植物（graft）。在同种异基因移植后，会发生不同程度的移植排斥反应（graft reaction），此反应本质为受者免疫系统识别移植物抗原，或移植物中免疫细胞识别受者组织抗原产生的免疫应答。移植的成败关键取决于移植后排斥反应及其强弱。移植免疫学检测主要研究移植前供受者之间的组织相容性程度、移植后受者免疫抑制剂使用浓度及相关免疫学监测。

第一节　基本知识

20 世纪 40 ~ 50 年代，免疫生物学和免疫遗传学的发展极大地促进了器官和组织移植的开展。移植排斥反应的免疫学本质及发生机制逐渐被阐明，为临床开展器官移植奠定了基础。由于免疫抑制药物的使用，器官移植成功率明显提高，从肾脏移植、骨髓移植发展到肝、心及肺等多种器官移植，已成为临床治疗多种器官衰竭和恶性肿瘤等终末期疾病的有效手段。

一、移植类型

根据移植物的来源和遗传背景差异，可将移植分为四类：①自体移植（autologous transplantation），指移植物来自受者自身，没有发生排斥反应的风险；②同系移植（syngeneic transplantation），指遗传基因型完全相同或基本近似的个体间移植，如同卵双生子之间的移植，移植后一般不发生排斥反应；③同种异体移植（allogeneic transplantation），指相同种属内遗传基因不同的个体间的移植，临床移植多属于此类，常出现排斥反应，其反应强度取决于供、受者之间遗传背景的差异程度，差异越大，排斥反应越强；④异种移植（xenogeneic transplantation），指不同种属个体间的移植（如将猪的肾脏移植给人），移植后可能发生严重的排斥反应。

临床上移植的组织或器官常见有以下几种。

（一）肾脏移植

肾脏移植是临床开展最早、应用最多和效果最佳的一种器官移植。随着移植技术的不断提高及免疫抑制剂的使用，肾移植患者的5年生存期显著提高。肾脏移植中供肾的选择应遵循以下原则：①以ABO血型完全相同者为好，至少能够相容；②预存的细胞毒抗体须阴性；③选择最佳人类白细胞抗原（HLA）配型的供者器官。如难以选择到完全匹配的肾脏，可根据“可允许的不相容匹配法则”扩大选择范围。该法则规定的必须匹配位点包括10个Ⅰ类和5个Ⅱ类HLA位点，其余的位点均为“可允许的不相容配型位点”。供、受者HLA－A和HLA－B相配的位点数越多，移植肾存活机率越高。

（二）肝脏移植

自1963年Starzl在美国成功实施第一例人体肝移植以来，肝脏移植已在世界范围内广泛开展，手术效果满意，最长生存期已超过20年。肝移植中，受者选择时主要要求ABO血型相符，供肝与受区大小相配。肝移植术后排斥反应发生率较肾移植低，排斥反应一般较弱，可出现天然或自发性免疫耐受现象，也称“肝移植免疫特惠现象”。HLA配型可以改善肝移植的效果，减少与免疫应答无关的其他术后并发症。

（三）心脏和心肺联合移植

心肺联合移植的开展晚于心脏移植，手术和术后护理较心脏单器官移植难度大。心脏移植和心肺联合移植时，应进行ABO血型、HLA配型、淋巴细胞毒交叉配型和群体反应性抗体检测。ABO血型检测是避免急性排斥反应的首要条件，供、受体间HLA－Ⅰ、Ⅱ类分子匹配则是移植器官长期存活的重要因素。由于供体来源的局限性，HLA配型并未在多数心脏移植中心作为必做项目。对受者机体进行免疫监测有助于评估和预测排斥反应发生的情况。

（四）骨髓和造血干细胞移植

骨髓和造血干细胞移植为非实质性器官移植。

1. 骨髓移植　骨髓移植应用于造血系统疾病和原发性免疫缺陷病的治疗，移植前应进行HLA和红细胞血型配型。根据移植骨髓的来源，分为自体骨髓移植、同基因骨髓移植及同种异基因骨髓移植三种类型。同基因骨髓移植病例少，但成功率高。同种异基因骨髓移植较多见，但同时会发生宿主抗移植物反应（host versus graft reaction，HVGR）和移植物抗宿主反应（graft versus host reaction，GVHR）。移植物抗宿主反应也可视作移植成功的间接证据，患者造血功能的恢复可视为移植成功。

2. 造血干细胞移植　造血干细胞（hematopoietic stem cell，HSC）具有自我更新能力和分化为不同谱系细胞的潜能，其特征性表面标记是CD34分子。HSC移植指将正常或经过基因修饰的造血干细胞输入患者体内，以达到治疗疾病的目的。目前，自体HSC主要用于治疗大剂量化疗所致造血系统破坏或作为基因治疗载体的宿主细胞；同种异体HSC可用于治疗造血系统肿瘤（如白血病、淋巴瘤）、遗传性血液病和免疫缺陷病等。

根据来源不同，HSC移植分为三类：①骨髓移植；②外周血干细胞移植，通过使用动员剂，使骨髓HSC进入外周血，进而从外周血采集、分离HSC；③脐血干细胞移植，来源丰富、取材简单、易于储存、HSC增殖和自我更新能力强，对供和受者HLA相符的要求相对较低、脐血T、B细胞免疫原性弱，移植排斥反应发生率低）。干细胞移植正日益受到临床的重视。在进行外周血和脐血干细胞移植时，应进行相同于骨髓移植的一系列实验室检查，包括HLA和ABO血型配型、血常规与骨髓检验、性染色体测定、造血干细胞鉴定和GVHR征象追踪等。

由于大部分需要骨髓移植的患者缺少HLA相合的亲属，无亲缘关系骨髓库和脐血库的建立以及全国性的联合配型，对于提高移植成功率具有非常重要的意义。目前，国际上多个国家和地区已建立造血干细胞捐献者资料库，我国也建立了中国造血干细胞捐献者资料库（简称中华骨髓库/骨髓供者库），在采样并分析大样本人群HLA型别的基础上，为筛选合适供者提供线索（图24－1）。我国还陆续在多地建立了脐血库（中国脐带血造血干细胞库），国际上也称为“脐血银行”或“生命银行”，可为需要移植的患者提供组织配型数据查询和脐血 HSC 来源。

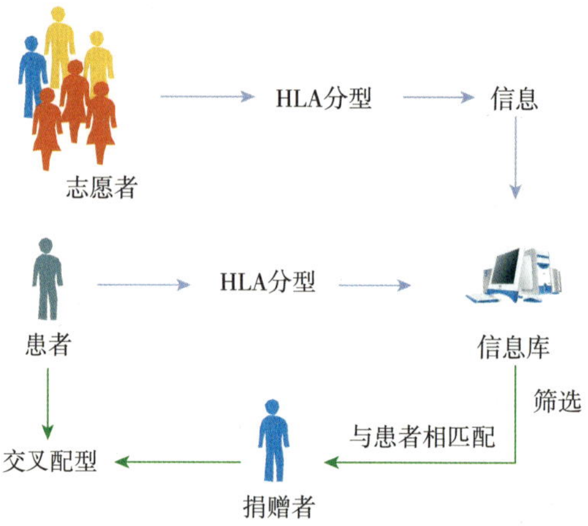

图 24－1 “骨髓库”构建原理示意图

二、移植抗原

引起移植排斥反应的抗原称为移植抗原（transplantation antigen）或组织相容性抗原（histocompatibility antigen），分为主要组织相容性抗原（major histocompatibility antigen，MHA）和次要组织相容性抗原（minor histocompatibility antigen，mH 抗原）两大类。同一种属不同个体间，凡是由等位基因差异而形成的多态性产物，即为同种异型抗原（allogenic；allotypic antigen），针对该抗原的免疫应答称为同种异体反应，即同种移植排斥反应。

（一）主要组织相容性抗原

能引起快速强烈移植排斥反应的组织抗原称为主要组织相容性抗原，其编码基因是主要组织相容性复合体（major histocompatibility complex，MHC），通常主要组织相容性抗原也被称为 MHC 抗原/分子。MHC－Ⅰ类分子在大多数有核细胞表面表达，淋巴细胞表达 MHC－Ⅰ类分子水平最高。MHC－Ⅱ类分子主要表达在抗原递呈细胞上，如巨噬细胞、B 细胞和树突状细胞。MHC 在人类又被称为人类白细胞抗原（HLA）。编码 HLA 分子的基因复合体具有高度的多态性且表达产物具有广泛的组织分布。除同卵双生子外，无关个体间 HLA 型别完全相同的可能性极小。HLA 的差异是供、受者间发生急性移植排斥反应的主要原因。

临床移植的最大障碍是供、受者间组织不相容性引起的排斥反应，HLA 在其中起着关键的作用。因此，进行器官移植时，应选择 HLA 基因型别相同或相近的个体作为供者。理论上由 HLA 多态性的随机组合造成个体之间 HLA 型别完全匹配的机率极低，但由于等位基因频率的偏态分布（如中国人 A2 频率可达 48%）以及连锁不平衡现象的存在，具有高频率等位基因的受者，仍存在获得 HLA 主要位点匹配供体的机会。HLA 基因复合体位于人类 6 号染色体短臂上，经典的 HLA－Ⅰ类基因包括 A、B、C 三个基因座位，编码 HLA－Ⅰ类分子。经典的 HLA－Ⅱ类基因座位由 DP、DQ 和 DR 三个亚区组成，编码 HLA－Ⅱ类分子。目前认为 HLA－DR 位点抗原是最重要的，HLA－DQ、DP 在移植中亦有重要意义，其次是 HLA－A、B 抗原，HLA－C 对移植过程意义较小。

（二）次要组织相容性抗原

在供者和受者主要组织相容性抗原完全相同的情况下，仍可发生较弱、较缓慢的移植排斥反应，提示还存在其他可诱导排斥反应的抗原，即次要组织相容性抗原（minor histocompatibility antigen，mH 抗原）。mH 抗原主要包括以下两类：①性别相关的 mH 抗原，即雄性动物所具有的 Y 染色体基因编码产物，其主要表达于精子、表皮细胞及脑细胞表面；②由常染色体编码的 mH 抗原，被 MHC－Ⅰ类和 MHC－Ⅱ类分子递呈，具有多肽性的一些自身蛋白，如人类 HA－1～HA－5 等，可表达于机体多种组织细胞，有些仅表达于造血细胞。在 HLA 完全匹配的供、受者间进行移植所发生的排斥反应，主要由 mH 抗原所致。因此，临床移植（尤其是造血干细胞移植）中应在 HLA 型别相配的基础上兼顾 mH 抗原。

（三）其他参与排斥反应发生的抗原

1. 人类 ABO 血型抗原　主要分布于红细胞表面，也表达于肝、肾等组织细胞和血管内皮细胞表面。因此，供、受者间 ABO 血型不合也可引起移植排斥反应，特别是受者血清中的血型抗体可与供者移植物血管内皮细胞表面 ABO 抗原结合，通过激活补体而引起血管内皮细胞损伤和血管内凝血，导致超急性排斥反应的发生。

2. 组织特异性抗原　指特异性表达于某一器官、组织或细胞表面的抗原。同种异体不同组织器官移植后发生排斥反应的强度各异，从强到弱依次为皮肤、肾、心、胰、肝，其机制之一可能是不同组织特异性抗原的免疫原性不同。目前对两类组织特异性抗原进行了较深入的研究：①血管内皮细胞（vascular endothelial cell，VEC）抗原，其编码基因与 MHC 紧密相连，属于主要组织相容性抗原，可诱导受者产生强的细胞免疫应答，从而在急性和慢性排斥反应中起重要作用；②皮肤 SK 抗原，为皮肤蛋白多肽抗原，无同种差异性，以与 MHC 分子结合为复合物的形式存在，皮肤移植后供者 SK－MHC 复合物可通过直接提呈方式被受者 T 细胞识别，并导致排斥反应发生。

三、移植排斥反应

移植排斥反应是针对移植抗原产生的免疫应答，包括宿主抗移植物反应（host versus graft reaction，HVGR）和移植物抗宿主反应（graft versus host reaction，GVHR）两大类。一般实质性脏器移植以 HVGR 多见，骨髓移植或免疫细胞移植排斥反应以 GVHR 多见。

（一）宿主抗移植物反应

宿主抗移植物反应是宿主免疫系统对移植物发动攻击，导致移植物被排斥的反应。根据排斥反应发生的时间、机制、病理和临床表现，可分为超急性、急性和慢性排斥反应三种类型。

1. 超急性排斥反应（hyperacute rejection，HAR）　指移植器官与受者血管接通后数分钟至 24 小时内发生的排斥反应。该反应是由于受者体内预先存在抗供者组织抗原抗体，包括抗供者 HLA 抗原、ABO 血型抗原、血小板抗原及血管内皮细胞抗原等天然抗体（大多为 IgM 类）。也可因受者反复输血、多次妊娠、长期血液透析或再次移植而导致体内预存抗供者组织抗原抗体（大多为 IgG 类），若此类抗体滴度较低，超急性排斥反应发生则较慢、较轻，往往在移植后几天发生。超急性排斥反应发生迅速、反应强烈、不可逆转，目前尚无有效的治疗手段。免疫抑制药物对此类排斥反应效果不佳，一旦发生应立即切除移植物。预防应在移植前做好 ABO、Rh、HLA 配型和交叉配型以及群体反应性抗体的检测等。

2. 急性排斥反应（acute rejection，AR）　是同种异基因器官移植中最常见的一类排斥反应，一般在移植术后数天至 2 周左右出现，80%～90% 发生于术后一个月内。急性排斥反应的发生率极高，其临床表现取决于供、受者间组织相容性程度、移植后的免疫抑制方案以及诱发因素如感染等。病理学检查可见移植物组织、器官实质性细胞坏死并伴有淋巴细胞和巨噬细胞浸润。急性排斥反应及早给予适当的免疫抑制剂治疗，排斥反应大多可获缓解。

3. 慢性排斥反应（chronic rejection，CR） 发生于移植后数周、数月，甚至数年，其病变与慢性炎症相类似且对免疫抑制疗法不敏感。如肾移植后发生的慢性肾移植排斥反应，其病理改变与慢性肾炎相似，移植肾血管内膜、管壁平滑肌和成纤维细胞明显增生，管壁呈同心圆状明显增厚，典型时出现“洋葱皮样”外观，最终导致管腔部分或完全阻塞，肾实质缺血性坏死。CR 主要病变特征是组织结构损伤、纤维增生和血管平滑肌细胞增生，导致移植器官功能进行性丧失。因此，慢性排斥反应是导致慢性移植物功能丧失（chronic allograft dysfunction，CAD）的常见原因。

（二）移植物抗宿主反应

移植物抗宿主反应是指存在于供者移植物中的免疫细胞识别受者组织抗原而发生的排斥反应。GVHR 发生后一般均难以逆转，不仅导致移植失败，还可能威胁受者生命。GVHR 所致疾病，称为移植物抗宿主病（graft versus host disease，GVHD），常见于骨髓移植后，某些富含免疫细胞的器官（如胸腺、小肠、脾等）移植及新生儿接受大量输血时也可能发生。GVHD 可分为急性 GVHD（acute GVHD，aGVHD）和慢性 GVHD（chronic GVHD，cGVHD）两类。

1. 急性 GVHD 主要累及皮肤、消化道和肝脏，表现为皮肤红斑和斑丘疹、持续性厌食和腹泻、肝功能异常等。经典的 aGVHD 一般发生于移植后 100 天内，组织活检有助于确诊。aGVHD 治疗效果不理想，免疫抑制剂使用和 T 细胞去除可作为有效预防 GVHD 的方法。

2. 慢性 GVHD 可累及全身所有器官和组织，临床表型类似自身免疫病。cGVHD 一般发生于移植后 100 天，好发于年龄大、HLA 不全相合、无血缘移植等患者，治疗以免疫抑制为主。

GVHR 发生与下列因素有关：①受者与供者间 HLA 型别不符；②移植物中含有足够数量的免疫细胞，尤其是成熟的 T 细胞；③移植受者免疫功能极度低下（被抑制或免疫缺陷）。GVHR 的严重程度和发生率主要取决于供、受者间 HLA 型别配合程度，也与次要组织相容性抗原显著相关。

知识拓展

移植物抗白血病反应

移植物抗白血病反应（graft versus leukemia reaction，GVLR）即骨髓移植物中的供者淋巴细胞向受者残留的白血病细胞发动免疫攻击的现象。GVLR 也可被视为一种特殊类型的 GVHR，但二者并不必然平行发生。临床研究发现同卵孪生同胞间进行骨髓移植，由于遗传背景几乎完全一致而不发生 GVHR，但白血病复发率高达 46%；自体造血干细胞移植患者白血病发病率也很高；而 HLA 配型相同的异基因骨髓移植后，白血病复发率明显较低。

刺激 GVLR 产生的白血病抗原主要是：①广泛分布的次要组织相容性抗原，如 HA-3、HA-4、HA-6、H-Y 等；②相对特异性的血细胞抗原，如 HA-1、HA-2（淋巴细胞或髓细胞系表达）、CD19（B 淋巴细胞表达）等；③白血病特异性抗原，如突变的 Ras 蛋白（髓性白血病）等；④某些在白血病时表达增高的正常蛋白。

第二节 移植排斥反应的损伤机制

同种异体移植发生的排斥反应，本质上是受者免疫系统针对供者移植物的同种异型抗原或移植的供者免疫细胞对受者组织细胞的同种异型抗原产生的免疫应答，具有特异性和记忆性。

一、细胞免疫

T 细胞介导的细胞免疫应答在移植排斥反应中起关键作用（图 24－2）。

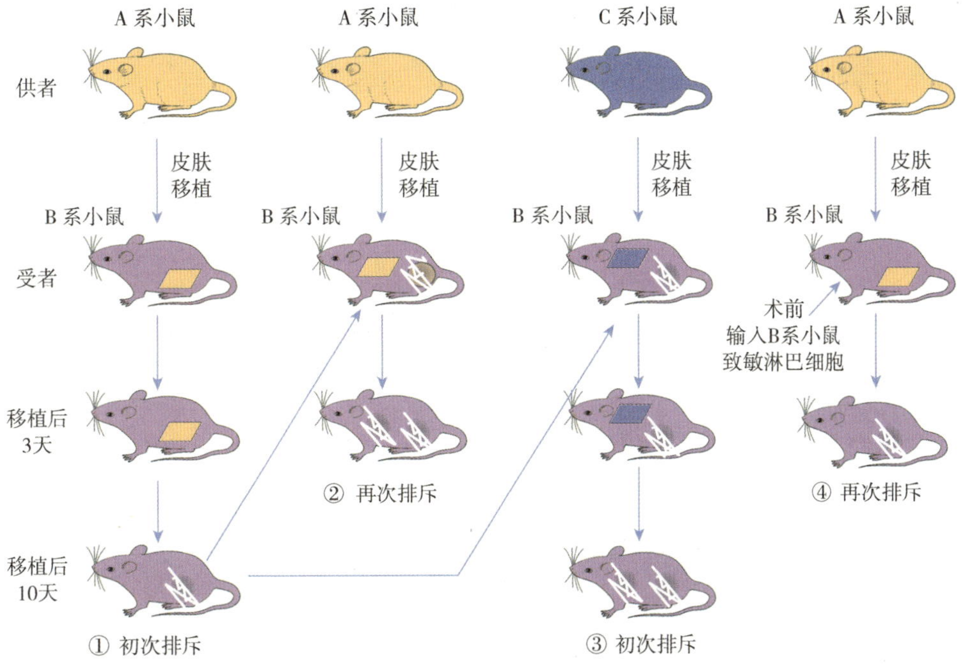

图 24－2　近交系小鼠皮肤移植实验

注：①A 系小鼠皮肤移植给 B 系小鼠，7～10 天后皮肤移植物被排斥（初次排斥）；②A 系小鼠皮肤再次移植给同一已发生排斥的 B 系小鼠，3～4 天即被排斥（再次排斥）；③对 A 系小鼠皮肤移植排斥的 B 系小鼠，接受 C 系小鼠皮肤移植仅发生初次排斥；④取已移植过 A 系小鼠皮肤的 B 系小鼠淋巴细胞（致敏淋巴细胞）注入未接受过 A 系小鼠皮肤移植的 B 系小鼠，后者初次接受 A 系小鼠皮肤移植即发生再次排斥

（一）T 细胞识别同种抗原的机制

同种反应性 T 细胞（alloreactive T cell）是参与同种异体移植排斥反应的关键效应细胞，可通过直接、间接和半直接识别三种模式识别同种抗原（图 24－3）。

1. 直接识别（direct recognition）　指受者同种反应性 T 细胞直接识别供者抗原递呈细胞（APC）表面的抗原肽－同种异型（供者）MHC 分子复合物（pMHC），并产生免疫应答。当移植物血管与受者血管接通后，受者 T 细胞可进入移植物中，移植物中残留的过路细胞/过客白细胞（passenger leukocyte，主要为树突状细胞和巨噬细胞等 APC）也可进入受者血循环或局部引流淋巴组织。由此，供者 APC 可与受者 T 细胞接触，直接将抗原肽（外来抗原肽或供者自身肽）－供者 MHC 分子递呈给受者 T 细胞，引发移植排斥反应。直接识别机制在移植早期急性排斥反应中起重要作用。

直接识别的机制：T 细胞抗原受体（TCR）识别的是抗原肽－MHC 分子（pMHC）在结合界面的复合结构（图 24－4）。已发现，单一 T 细胞克隆的 TCR 具有交叉识别不同 pMHC 的潜能，其可能机制为：①TCR 识别具有简并性，可识别与受者 pMHC（抗原肽－受者 MHC 分子复合物）结构相似或相同的供者 pMHC（抗原肽－供者 MHC 分子复合物）；②TCR 的互补决定区（CDR）具有包容性，可通过构象改变而识别不同的 pMHC。此外，T 细胞在胸腺发育阶段通过阳性选择机制只保留以中等（适度）亲和力结合（识别）自身 MHC 分子的 T 细胞克隆，具有过高亲和力的 T 细胞可能错误地攻击宿主自身细胞。因此被剔除以保证免疫系统自身耐受。供、受者 T 细胞在胸腺发育阶段其 TCR 未曾与对

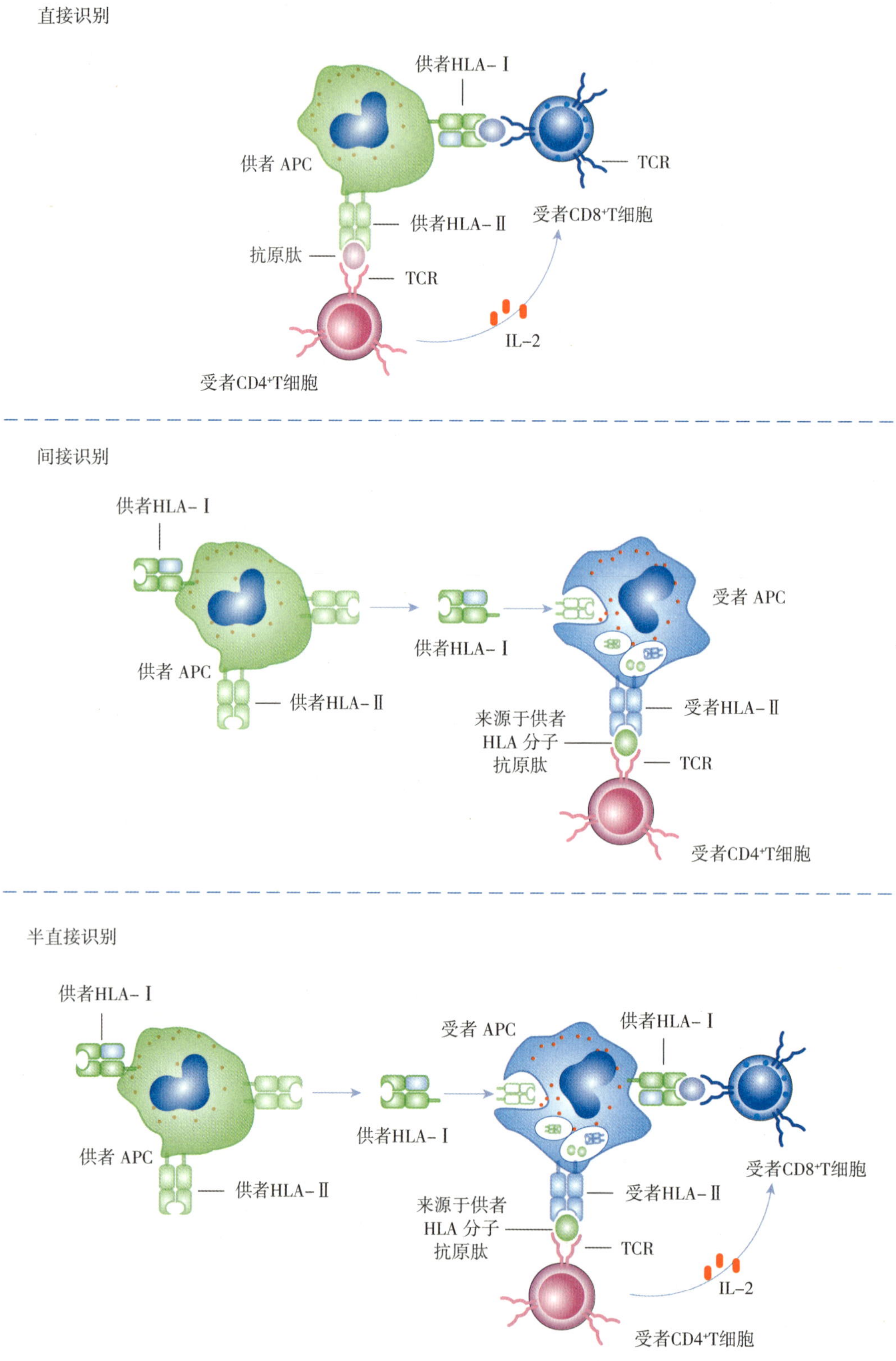

图 24-3　受者 T 细胞对同种抗原识别示意图

方 MHC 分子相遇，不能剔除能与同种异型 MHC 分子高亲和力结合的 T 细胞克隆，当移植后某些同种反应性 T 细胞接触到同种异型 MHC 分子，并以高亲和力结合而被激活。这在混合淋巴细胞反应中可观察到 T 细胞直接识别同种异体淋巴细胞表面的 MHC 分子并被活化这一生物学现象。

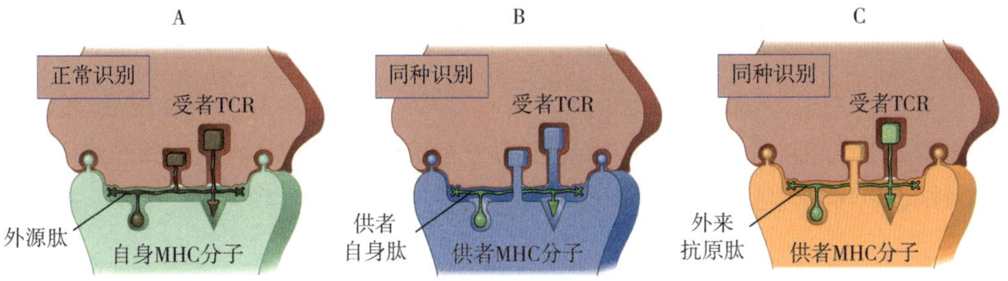

图 24-4　受者同种反应性 T 细胞交叉识别 pMHC 示意图

具有相同或相似复合结构的不同 pMHC 可被同一受者 TCR 识别。A. 正常免疫应答过程中，受者 TCR 特异性识别外来抗原肽-自身 MHC 分子所形成的复合结构；B/C. 同种异体移植中，受者同一 TCR 可识别供者外来肽/自身肽-供者 MHC 分子构成的复合结构

2. 间接识别（indirect recognition） 供者移植物的脱落细胞或 MHC 抗原经受者 APC 摄取、加工和处理，以供者抗原肽-受者 MHC 分子复合物的形式提呈给受者 T 细胞，使其识别并活化。间接识别在急性排斥反应早期与直接识别机制协同发挥作用；在急性排斥反应中晚期和慢性排斥反应中，间接识别机制起更为重要的作用。

3. 半直接识别（semi-direct reconition） 指受者 T 细胞既可间接识别受者 APC 表面 MHC 分子提呈的来自供者 MHC 分子-抗原肽复合物，又可直接识别被转移到受者 APC 表面的供者抗原肽-供者 MHC 分子复合物。目前认为，半直接识别可能在移植排斥早期和中晚期均发挥作用。

（二）T 细胞介导排斥反应机制

在急性排斥反应中，发挥主要作用的是由 T 细胞介导的免疫应答。其损伤机制主要包括：①活化的 $CD4^+$ Th1 细胞通过分泌 IL-2、IFN-γ 和 TNF-α 等多种炎性细胞因子募集单个核细胞为主的炎性细胞，导致迟发型超敏反应性炎症损伤；②同种反应性 $CD8^+$ CTL 可直接识别并杀伤移植物血管内皮细胞和实质细胞；③Th17 细胞可释放 IL-17A，继而招募中性粒细胞、单核细胞至炎症部位，促进局部组织产生趋化因子（如 IL-8、MCP-1 等）和其他细胞因子（如 IL-6、TNF 等），并表达基质金属蛋白酶，介导炎性细胞浸润和组织破坏。在慢性排斥反应中，受者 $CD4^+$ T 细胞通过间接识别血管内皮细胞表面的 MHC 抗原而被持续性间断活化，继而 Th1 细胞和巨噬细胞介导慢性迟发型超敏反应性炎症。

二、体液免疫

移植抗原特异性 $CD4^+$ Th 细胞被激活后，可辅助 B 细胞分化为浆细胞产生特异性抗体。抗体可发挥调理作用、免疫黏附、抗体依赖细胞介导的细胞毒作用（antibody-dependent cell-mediated cytotoxicity，ADCC）和补体依赖的细胞毒作用（complement dependent cytotoxicity，CDC）作用，损伤血管内皮细胞、介导凝血、引起血小板聚集、溶解移植物细胞和释放促炎性介质等，参与排斥反应的发生。体液免疫应答是介导超急性排斥反应损伤的主要机制：受者体内预先存在抗供者组织抗原，抗体可与供者移植物组织的同种异型抗原结合，通过激活补体而直接破坏靶细胞，或通过补体激活所产生的活性物质，引起血管通透性增高和中性粒细胞浸润，导致小血管和毛细血管内皮细胞损伤、纤维蛋白沉积和大量血小板聚集，并形成血栓，从而使移植器官发生不可逆性缺血、变性和坏死。体液免疫也在急性和慢性排斥反应发生和发展中发挥作用，受者可产生针对血管内皮细胞同种抗原的 IgG 类抗体并通过补体和 ADCC 作用，损伤移植器官内血管内皮细胞。

移植排斥反应除了上述两种免疫学机制外，还存在其他免疫损伤机制和非免疫学因素。如固有免疫也是移植排斥反应的重要效应机制，在特异性免疫排斥反应发生之前发生，可导致移植物炎症反应和相应的组织损伤。参与的固有免疫效应细胞包括巨噬细胞、NK 细胞和中性粒细胞等。此外，补体系统、炎性细胞因子、趋化因子和脂类炎症介质等在一定程度上也参与移植排斥反应的组织损伤过程。一些非免疫学因素如组织器官退行性变还与慢性排斥反应有关，其诱发因素包括高龄、高脂血症、糖尿病晚期、移植缺血 - 再灌注、免疫抑制剂的毒副作用等。

第三节　器官移植相关免疫学检验

临床移植成败取决于移植排斥反应的防治。为达到严格选择供者、抑制免疫应答、诱导移植耐受，有效防治移植排斥反应的目的，需要在移植前对供、受者组织相容性检测评估和移植后对排斥反应进行监测。

一、组织配型

供受者之间组织相容性程度越高，移植物存活的机率就越大，因此，做好移植前的组织配型至关重要。供者移植物能否在受者体内正常存活，很大程度取决于供受者间组织配型的正确性。

（一）红细胞血型检测

移植前首先要对供、受者进行 ABO 及 Rh 血型鉴定。人红细胞血型抗原是重要的同种异型抗原，广泛分布在多种组织和细胞表面，故移植应遵循供、受者 ABO、Rh 血型相同的原则。

（二）HLA 分型 微课/视频

HLA 型别匹配程度是决定供、受者间组织相容性的关键因素。因此，必须通过组织配型选择合适的供者，以减少排斥反应的发生。HLA 复合体包括多个与移植有关的基因位点，经典的包括 HLA - Ⅰ类基因 HLA - A、HLA - B、HLA - C，HLA - Ⅱ类基因 HLA - DR、HLA - DP、HLA - DQ 等。不同 HLA 基因座位产物对移植排斥的影响各异。一般而言，HLA - DR 是移植中最重要的位点，其次为 HLA - B、HLA - A，以及 HLA - C。

1. 血清学分型　应用一系列已知抗 HLA 特异性标准分型血清或抗体来确定 HLA 抗原型别的方法，均属于血清学分型法。其中补体依赖的微量细胞毒试验简称微量细胞毒试验（microcytotoxicity assay），因分型血清和淋巴细胞用量少，是应用最为广泛的传统血清学方法。

微量细胞毒试验将血清学分型板（含有各种已知抗 HLA 标准血清的微孔板）或 HLA 单克隆抗体分型板（HLA 单抗代替标准抗血清）、兔血清或冻干补体、台盼蓝或曙红（伊红）染料作为基本材料。其原理为待检淋巴细胞加入分型板，与相应的 HLA 抗体结合后加入兔补体，在补体作用下，细胞膜损伤，细胞膜受损的细胞即带有与此抗体相应的抗原，可被加入的曙红（台盼蓝或伊红）着染；膜完整的细胞则不着色。

目前常用的染料有曙红和荧光染料（CFDA - SE 和 EB）。在倒置相差显微镜下，膜完整的细胞不被曙红着色，细胞有很强的折光性，细胞体积不增大。膜受损的细胞能够被曙红着色，无折光能力，细胞体积略增大扁平。如果使用荧光染料染色，在荧光显微镜下活细胞呈绿色（CFDA 与细胞膜结合呈现绿色），死细胞呈现红色（EB 可通过破损细胞膜进入细胞内与 DNA 结合，呈现红色）。结果的判断是通过染料着色（死亡）细胞占全部检测细胞的百分比，给出相应的计分，目前常采用读数计分标准（表24－1）。

在T和B淋巴细胞膜上都存在HLA－A、B、C抗原，所以HLA－A、B、C分型可以使用T淋巴细胞或总淋巴细胞（包括T、B淋巴细胞）。B淋巴细胞膜上含有丰富的HLA－DR、DQ抗原，所以HLA－DR、DQ分型需要从总淋巴细胞中分离出B淋巴细胞进行鉴定。

表24－1 微量细胞毒试验读数计分标准

死亡细胞％＊	计分	意义
0～10	1	阴性
11～20	2	阴性可疑
21～40	4	阳性可疑
41～80	6	阳性反应
＞80	8	强阳性反应

注 ＊ 指高于对照的死亡细胞百分数

血清学方法分型简便易行，无须特殊仪器设备，试剂用量少，成本低，便于推广。近年来，基于荧光抗体染色的流式细胞仪分析技术用于检测HLA分型，扩展了血清学分型的应用。

2. 细胞学分型 以混合淋巴细胞培养（mixed lymphocyte culture，MLC）或称混合淋巴细胞反应（mixed lymphocyte reaction，MLR）为基本技术的HLA分型法。主要用于HLA－Dw和HLA－DP位点的分型鉴定。常用^{3}H－TdR掺入法测定细胞增殖强度。

（1）双向混合淋巴细胞培养 供、受者双方淋巴细胞都有刺激作用和应答能力，其中一方的HLA型别是已知的，若HLA型别不匹配，则双方淋巴细胞均受到刺激并活化增殖。

（2）单向混合淋巴细胞培养 用丝裂菌素C或X线照射等方法处理一方淋巴细胞（已知HLA型别），使其失去应答能力，保持刺激能力，作为刺激细胞，与未知的淋巴细胞培养5～7天，根据反应细胞是否对刺激细胞发生应答而增殖，判断受检细胞的HLA型别。根据选用的刺激细胞（标准分型细胞）类型，可将单向MLC分型法分为阴性分型法和阳性分型法两种。

1）阴性分型法 是将带有LD抗原的纯合子分型细胞（homozygous typing cell，HTC）作为刺激细胞，若待分型细胞的LD抗原与HTC相同，则不发生或仅出现轻微的增殖反应。受检细胞与HTC反应为阴性时，才能被指定有与HTC相同的抗原。

2）阳性分型法 分两步进行，先将反应细胞和丝裂霉素C或X线照射处理过的已知HLA型别的刺激细胞进行初次MLC，使反应细胞获得记忆，成为预致敏淋巴细胞；再用预致敏的淋巴细胞作为反应细胞与经X线照射或丝裂霉素C处理的待测细胞作刺激细胞，进行二次MLC；若待测细胞的HLA型别与预致敏的淋巴细胞预先所识别的型别相同，则呈现对此型HLA明显的再次应答，即阳性反应。

细胞分型法的分型细胞来源困难、制备繁琐，且试验耗时较长，不适于临床常规检验。

3. 基因分型 在常规HLA分型、血清学分型不理想、骨髓移植要求HLA精确分型等情况下，可采用分子生物学技术对HLA进行基因分型。常用的有PCR－限制性片段长度多态性（PCR－restriction fragment length polymorphism，PCR－RFLP）分型法、PCR－序列特异性寡核苷酸探针（PCR－sequence specific oligonucleotide probes，PCR－SSOP）分型法、PCR－序列特异性引物（PCR－sequence specific primers，PCR－SSP）分型法、PCR－基因测序（PCR－sequence－based typing，PCR－SBT）分型法、PCR－基因芯片分型法等。

（1）PCR－RFLP分型法 将目的基因片段PCR扩增后，利用多种特异的限制性核酸内切酶对扩增产物进行酶切，不同的基因序列会产生不同的酶切产物，从而根据其凝胶电泳图谱鉴定分型。此方法简单，适合小样本量检测；缺点是较难选择能够消化和区分所有等位基因的内切酶，检测时间较长，不适于尸体器官移植快速配型。

（2）PCR－SSOP分型法　是利用已知的用放射性核素或酶、地高辛等标记好的序列特异性寡核苷酸探针与PCR扩增的HLA等位基因片段杂交，从而分析鉴定目的基因序列。此方法具有灵敏度高、特异性强（可分辨1个核苷酸差异的序列）、需样本量少等优点，但探针是根据已知基因序列设计的，不能检测未知的HLA等位基因。

（3）PCR－SSP分型法　是设计一套HLA等位基因序列特异性引物，对待测DNA进行PCR扩增，直接通过凝胶电泳对HLA型别特异性的扩增产物进行分析鉴定。此技术的关键是特异性引物的设计。此法优点是简单易行，2～4小时可做出分型鉴定，适于尸体器官移植快速配型，分辨率可从低到高，成本低，但不能检测未知的HLA等位基因。

（4）PCR－SBT分型法　为世界卫生组织推荐的标准分型技术，常用于新等位基因的确定，结果准确、可靠、直观。随着DNA测序设备的自动化和普及，基于PCR－SBT的HLA分型技术可有望取代其他分型技术。

（三）受者群体反应性抗体检测

群体反应性抗体（panel reactive antibody，PRA）代表受者血液循环中的抗HLA抗体水平，反映受者对HLA抗原致敏程度，是各种组织器官移植术前筛查致敏受者的重要指标，与移植排斥反应和存活率密切相关。如果受者曾经接受器官移植或者输血、多次妊娠而接触过不同型别HLA抗原，则易产生高水平的PRA。检测受者术前的PRA水平，亦可帮助临床医生选择移植供者和决定移植的手术时机，有助于降低超急性排斥反应和急性排斥反应的发生率，提高移植物的存活率。检测PRA的方法主要有ELISA法、流式细胞术和补体依赖的细胞毒试验。

1. ELISA法　为常用的检测PRA的方法。酶标板预先用纯化的包括当地人种绝大部分的HLA特异性抗原（HLA－Ⅰ类混合抗原和HLA－Ⅱ类混合抗原）包被，检测时将待检血清加入并孵育一定时间后，加入酶标记的抗人IgG或IgM的单克隆抗体，再加入酶作用的底物显色，根据颜色的深浅，可测定出HLA抗体的特异性（抗HLA－Ⅰ类抗原和/或HLA－Ⅱ类抗原）和滴度。此方法的特点：简单易行，无须供者细胞，敏感性高，能检测抗HLA－Ⅰ类或抗HLA－Ⅱ类抗原IgG抗体，定性和定量同时完成。

2. 流式细胞术　用于血清中预存抗供者淋巴细胞抗体（含抗HLA抗体及非抗HLA抗体）的检测。根据检测过程中是否需要补体参与分为两种方法：①将受者血清与供者淋巴细胞反应，直接加入荧光素标记的抗人IgG或IgM抗体共育，经流式细胞仪测定，阳性细胞表明受者血清中含抗供者淋巴细胞抗体（包括细胞毒性抗体和非细胞毒性抗体）并与供者的淋巴细胞结合；②将受者血清针对供者淋巴细胞做补体依赖的细胞毒试验，加入荧光素标记的抗补体抗体共育，经流式细胞仪测定，阳性细胞即为被受者血清中抗供者淋巴细胞抗体激活补体破坏的供者淋巴细胞，可用于交叉配型。此方法的特点：敏感性高，能检测抗供者淋巴细胞IgG细胞毒抗体。

3. 补体依赖的细胞毒试验　将受者血清、供者淋巴细胞和补体共孵育，通过计数死亡淋巴细胞的百分比，以检测受者血清中预存的抗供者淋巴细胞抗体水平。如果分别用供者T细胞和B细胞做补体依赖的细胞毒试验，则可确定供者体内是否预存抗HLA－Ⅰ类和（或）抗HLA－Ⅱ类抗原的抗体。此方法仅检测补体结合的抗体（细胞毒性抗体），不能确定阳性抗体的类别，可用于交叉配型。

（四）交叉配型

交叉配型是检测供受者间组织相容性的常规方法。鉴于：①HLA分型技术尤其是分型抗体的限制，难以对HLA分子表型的亚型进行准确分型；②基因分型法的限制，虽可对HLA基因型精确分型，但基因转录、翻译、肽链折叠过程中多个环节参与编辑修饰和调节，任何环节发生错误都会导致与表位型别的差异，且一些常规基因分型法不能检测未知的 HLA 等位基因；③供、受者 HLA 型别不完全匹配的移植；④不同个体同种反应性 T 细胞克隆 TCR 对同一型别 HLA 分子表型识别并激活 T 细胞应答的能力不同。因此，即使在检测供受者间 HLA 抗原型别完全一致的情况下，仍需做交叉配型。

交叉配型主要检测：①供、受者间同种反应性 T 细胞的反应性；②受者或供者血清预存抗对方淋巴细胞细胞毒抗体，以评估供、受者间实际的组织相容性程度，这对预防 HVGR 和 GVHR 非常重要。

交叉配型的方法：①供、受者间同种反应性 T 细胞的反应性检测，采用混合淋巴细胞培养（MLC）法。将供者和受者淋巴细胞互为反应细胞，进行两组单向混合淋巴细胞培养，两组中任一组反应过强，均提示供者选择不当，对骨髓移植尤为重要。②受者或供者血清预存细胞毒抗体检测，方法为微量淋巴细胞毒试验（包括总淋巴细胞交叉配型、T 细胞交叉配型和 B 细胞交叉配型）和流式细胞术交叉配型。取受者血清和供者淋巴细胞进行反应，通常检测受者体内是否预存抗供者淋巴细胞抗体（主要为抗供者 HLA 预存细胞毒抗体）；将供者血清与受者淋巴细胞进行反应，检测供者有无抗受者 HLA 抗体，反映供者同种反应性 B 细胞（包括同种反应性 T 细胞）对受者 HLA 抗原的应答程度，在骨髓移植时进行此项检测具有一定临床意义，通常只进行受者血清针对供者 HLA 预存抗体的检测。阳性反应预示供者移植物不适用于受者，可能发生超急性排斥反应。

交叉配型可直接判定供受者间实际的组织相容性程度。供、受者 HLA 配合差，但交叉配型为阴性，仍可实施移植。如果交叉配型阳性，即使供、受者 HLA 配合好，也不宜进行移植，否则将发生急性或超急性排斥反应。

二、移植排斥的监测

排斥反应发生时受者体内的免疫应答发生一系列变化，加强移植后的免疫监测能及时发现机体排斥反应的发生，便于进行早期诊断和鉴别诊断，对及时采取防治措施具有重要意义。目前已建立多种免疫监测的实验方法，但单项指标仍缺乏特异性，一般需结合多项指标及临床表现进行综合分析。

（一）体液免疫指标的检测

1. PRA 检测　PRA 是监测移植排斥反应最常用和最可靠的检测指标，血清 PRA 水平可以判断器官移植时受体对移植物的敏感程度，当 PRA 水平明显升高时，提示发生移植排斥反应。基于细胞毒性试验的 PRA 检测也被作为心脏移植前的常规检测项目。由于抗体滴度具有波动性，应定期检测，一般为每月一次。对于首次移植失败、术前有输血史和妊娠史的受者，更应密切监测。

2. 补体水平检测　补体在急性排斥反应中发挥重要作用。移植排斥反应发生后，补体成分消耗增加，血清中总补体或单个补体成分减低，可采用溶血法或比浊法进行检测。对补体的裂解产物 C3a、C3b 等的测定，对了解补体的活性也有一定的帮助，常用检测方法由免疫电泳、标记免疫学技术等。

（二）细胞免疫指标的检测

1. 外周血 T 淋巴细胞及亚群检测　常用免疫荧光法或流式细胞术监测受者外周血 T 细胞及其亚群 $CD4^+$、$CD8^+$T 细胞数量及比值，反映受者移植术后的免疫状态。通常 $CD4^+$T 细胞数量总数和 CD4/CD8 比值升高（大于 1.2），预示可能发生移植排斥反应，巨细胞病毒感染时此比值降低。对 $CD4^+$T 细胞的亚型如 Th0、Th1、Th2、Th17、Treg 等亚群，$CD8^+$T 细胞的亚型如 CTL（$CD8^+CD28^+$）、Ts（$CD8^+CD28^-$）的分析更能贴切反映受者移植后的免疫状态。此外，T 细胞表面某些 CD 分子也可作为免疫状态监测的指标，如选择 T 细胞早期活化标志 CD69 作为移植受者新的免疫状态监测指标，对早期预测排斥反应的发生具有一定临床意义。

2. 炎症相关细胞因子检测　主要采用化学发光免疫分析、多色荧光微球流式悬浮芯片分析等检测外周血细胞因子 IL－2、IL－6、IFN－γ、免疫细胞和血管内皮细胞等膜表面的黏附分子（LFA－1、ICAM－1、VCIM－1 等）、趋化因子（CCR1、CXCL10）、细胞毒效应分子（穿孔素、颗粒酶等）、C 反应蛋白（CRP）等，这些物质含量的变化为预测排斥反应发生及推测预后提供参考依据，但需排除感染（如巨细胞病毒感染）等因素的影响。IL－2 及其受体对造血干细胞移植（hemopoietic stem cell transplantation，HSCT）后感染的发生和 GVHD 的发病中起重要的正向调节作用，定期检测患者血清 IL－2及其受体水平有助于预测感染和 GVHD 的发生。在移植排斥反应中，细胞因子水平均可升高，但目前尚无公认的诊断标准。通过监测细胞因子来反映移植受者术后免疫状态，存在的问题主要是缺乏量化指标确定细胞因子浓度升高到何种水平时与排斥反应发生相关。

（三）尿微量蛋白检测

在临床移植尿微量蛋白的检测，有助于判断大器官移植，尤其是肾脏移植时排斥反应的发生；也可作为免疫抑制药物肝肾毒副作用的观察指标。

三、免疫抑制剂浓度测定

移植术后的患者，人工使用免疫抑制性药物或抑制剂调节受者机体的免疫应答是控制排斥反应发生的主要途径。常用的免疫抑制药物有糖皮质激素（氢化可的松、泼尼松、强地松等）、抗代谢药物（霉酚酸酯、环磷酰胺、硫唑嘌呤）、钙－神经蛋白抑制剂（环孢素 A、他克莫司、西罗莫司等）、麦考酚吗乙酯（MMF）等。一些生物性免疫抑制剂（抗淋巴细胞球蛋白多克隆抗体、人源化多克隆抗体和一些融合蛋白等）和中草药（雷公藤、冬虫夏草等）近年在预防和治疗移植免疫排斥反应中也有应用。

免疫抑制药物的治疗窗窄、效用强度大，加上患者本身的个体差异、用药时间和次数、合并用药等因素的影响，致使不同受者甚至是同一受者不同时期的血药浓度有很大差异。以环孢素 A（CsA）和他克莫司（FK－506）为代表的第二代免疫抑制剂，为细胞因子合成抑制剂，在临床应用中需要进行治疗药物监测已是公认的共识。免疫移植药物的浓度必须保持在一个有效、安全剂量范围内，才能起到对治疗的促进作用，过高可导致机体严重的不良反应。因此，对移植受者需常规监测血药浓度，根据指标变化并结合患者的临床表现，随时进行适当的药物剂量调整，使药物充分发挥防治移植排斥反应的作用，并减少其毒副作用。联合监测血药浓度和钙调磷酸酶（Calcineurin）活性，可以更好地了解移植受者的免疫抑制状态。

1. 免疫抑制剂血药浓度的监测方法 生物样本免疫抑制剂定量分析的方法主要有免疫分析法和高效液相色谱分析法（HPLC）。免疫分析法包括酶联免疫吸附法（ELISA）、荧光偏振免疫法（FPIA）、酶增强免疫测定技术（EMIT）、微粒子化学发光免疫分析法等多种方法进行检测。免疫分析法可在全自动分析仪上进行，具有自动化程度高、可大批连续测定等优点，应用较为广泛。但免疫分析法试剂盒成本较高，专属性相对较差，内源性物质或代谢产物常对测定结果的准确度产生不利的影响。

近年来，液相色谱质谱连用（LC－MS）技术以及液相色谱串联质谱（LC－MS/MS）技术的发展，为免疫抑制剂的监测提供了有力的分析工具。LC－MS 或 LC－MS/MS 结合了色谱的高度分析能力和质谱的准确灵敏的定性定量能力，具有专属性极高、准确、灵敏、快速、所需样本少等特点。特别是串联质谱技术与单级质谱相比，能明显的改善检测信号的信噪比，减少样品测定的需求量。在免疫抑制剂的后期监测过程中成本低，测定过程不受内源性物质或代谢产物的干扰，结果更加准确，同时分析几种药物浓度的分析可大大减少分析时间。LC－MS 或 LC－MS/MS 技术未来在体内微量免疫抑制剂快速、准确的定量测定中定会发挥更大的作用。

2. 免疫抑制剂药代动力学监测点 临床上用稳态谷值浓度（C_0）、稳态峰值浓度（C_{max}）来进行

CsA、FK506 等药物监测。监测血药浓度 - 时间曲线下面积（area under the concentration versus time curve，AUC）的变化更为可靠。然而，完整的 AUC 测定要求至少采集患者 9 个时间点的血样，操作繁琐，缺少可行性，限制了其临床应用。实际工作中，因为多数免疫抑制剂的 C_0 与 AUC 相关性较好，在采样时选择 C_0 时间点采样，容易掌控且测定结果波动较小。口服 CsA 监测时间点常选择给药后 2 小时采样，因为服药后 2 小时 CsA 血药浓度与 AUC 的相关性比 C_0 与 AUC 相关性好。

答案解析

思考题

案例 患者，女，40 岁。因“乏力、食欲减退伴恶心呕吐 8 月余”就诊。查体：全身乏力和水肿，呈双下肢对称性凹陷性水肿，严重时伴颜面部浮肿，伴尿泡沫增多；血压 170mmHg/120mmHg。实验室检查：红细胞 3.07×10^{12}/L；血红蛋白 66 g/L；中性粒细胞百分比 66%；淋巴细胞百分比 31%；血小板 65×10^{9}/L；肌酐测定 1080mmol/L，尿蛋白 + + +。诊断尿毒症，肾性高血压，肾性贫血。治疗：HLA 配型后行同种异体肾移植术，术后出现排斥反应，遂给予口服他克莫司胶囊、麦考酚钠肠溶片、甲泼尼龙片三联免疫抑制剂抗排斥治疗。

问题

（1）本案例患者进行同种异体肾脏移植对供肾的选择应遵循哪些原则？

（2）该患者在移植后出现了排斥反应，临床实验室对移植排斥反应的监测常用的体液免疫指标有哪些？

（武其文）

书网融合……

重点小结　　题库　　知识拓展　　微课/视频

第二十五章 感染免疫血清学检测

PPT

学习目标

1. 通过本章学习，掌握肝炎病毒检测和结果解释、梅毒螺旋体检测的常用方法和结果解释、TORCH 感染免疫血清学检测；熟悉细胞免疫和体液免疫应答的概念和特征；了解不同病原体血清学检测的方法学评价、梅毒螺旋体的实验室诊断和报告流程。

2. 强化不同病原体血清学检测的理解能力，且具有判断不同病原体现症感染及既往感染的鉴别能力。

3. 感染性疾病严重威胁人类健康，通过本章学习树立生物安全意识，培养良好个人习惯，熟悉感染控制防范措施。

感染（infection）是指病原体（细菌、病毒、真菌、寄生虫等）通过一定方式侵入人体，并在宿主体内生长、繁殖，导致机体的正常功能、代谢、组织结构被破坏的病理生理过程。人体在与病原体的长期斗争中，免疫系统形成了复杂的防御机制。随着对感染免疫学机制研究的日趋深入，有效的抗感染防御手段和治疗措施不断发展和完善。但是由于病原体的变异及人与人或人与其他物种间的交叉传播，导致感染性疾病的形势依然严峻，每年因感染死亡的人数占到全球死亡总人数的1/4，故对感染性疾病的预防、诊断和治疗是预防医学和临床医学面临的主要任务之一。免疫学检测技术自建立之初就用于感染性疾病的诊断，至今仍在感染性疾病的防治中起着极其重要的作用。本章节主要介绍感染的免疫特征，肝炎病毒、梅毒螺旋体、呼吸道相关病原体和 TORCH 感染及其他感染性疾病的血清学检测。

第一节 感染免疫特征

机体对病原体入侵所产生的免疫应答模式包括固有免疫和适应性免疫两类。固有免疫系统提供了抵抗外来病原体入侵的早期防御机制，主要由皮肤、黏膜及其分泌的抗菌物质，巨噬细胞、NK 细胞、中性粒细胞等多种非特异性固有免疫细胞和效应分子（如溶菌酶、防御素、补体、细胞因子等）发挥生物学作用。适应性免疫系统为固有免疫应答提供了后续更强大、更持久的防御效应。许多病原体有逃避和抵抗固有免疫的作用，如抗吞噬作用、抗吞噬细胞胞内杀灭作用、胞内寄生作用等，机体针对这种微生物的防御保护作用，主要依赖于适应性免疫应答。因为适应性免疫能增强免疫的防御功能，诱导效应细胞清除病原体，并形成记忆细胞，以保护个体防止再感染。适应性免疫是由 T、B 淋巴细胞介导，通过其表面的抗原受体特异性识别抗原后，T、B 淋巴细胞活化、增殖并发挥免疫效应、清除抗原的免疫应答。根据参与成分和机制的不同，适应性免疫应答可分为 B 细胞介导的体液免疫应答和 T 细胞介导的细胞免疫应答（图 25－1）。不同病原体侵袭和在宿主中定植的方式不同，机体通过采用不同的防御机制对不同病原体进行应答，例如体液免疫应答在抗胞外微生物感染中起重要作用，细胞免疫在抗胞内微生物感染中更有效。

一、细胞免疫应答特征

由 T 细胞介导的细胞免疫应答是适应性免疫应答重要的组成部分，主要参与胞内寄生病原体的清除，在抗感染中发挥重要作用，主要分为三个阶段：①T 细胞特异性识别抗原；②T 细胞活化；③效应

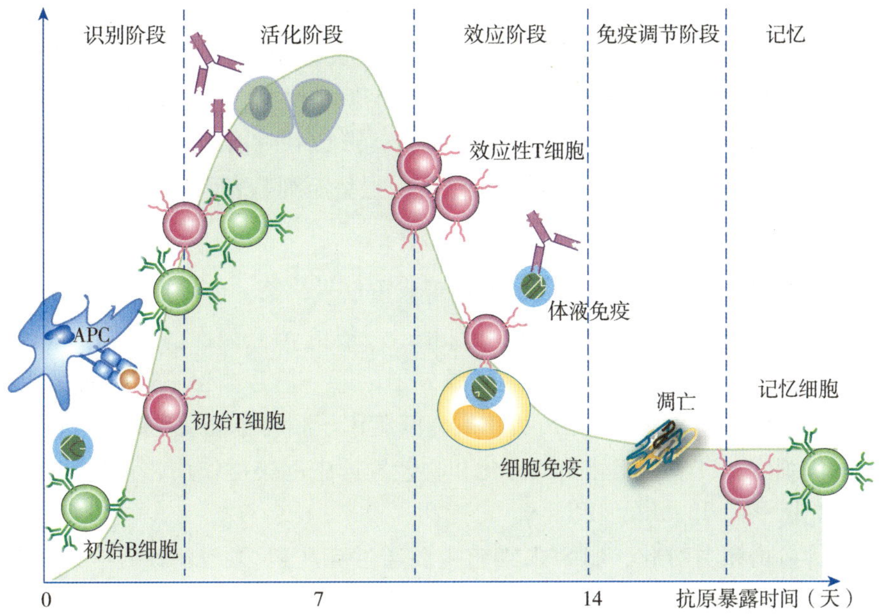

图 25-1　适应性免疫应答过程示意图

T 细胞发挥效应。

（一）抗原识别

T 细胞不能识别完整的天然抗原分子，需要抗原提呈细胞（antigen presenting cell，APC）先摄取抗原，在细胞内加工和处理，将抗原降解为肽段，并由主要组织相容性复合体（major histocompatibility complex，MHC）将抗原信息传递到细胞表面，被初始或记忆 T 细胞表面的 T 细胞受体（T cell receptor，TCR）识别。

根据抗原进入 APC 加工处理前所处的位置不同，可分为内源性抗原和外源性抗原，两者的胞内加工、所结合的 MHC 分子种类、呈递和 TCR 识别过程并不相同（图 25-2）。

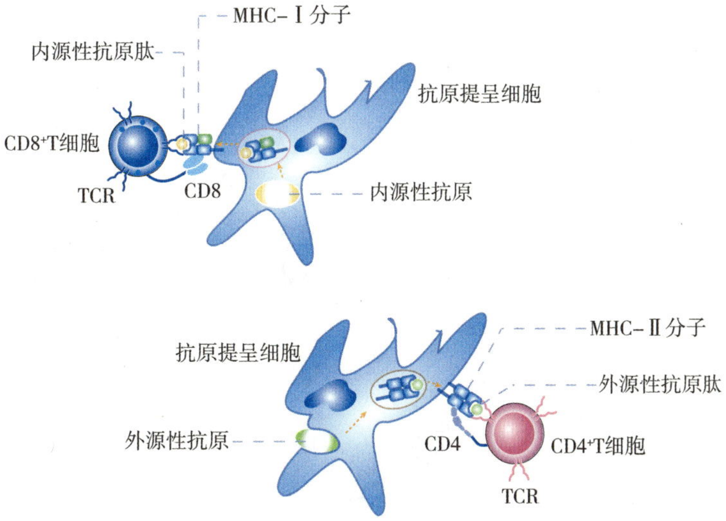

图 25-2　内源性抗原和外源性抗原的抗原提呈过程示意图

1. $CD8^+$ T 细胞识别 MHC-Ⅰ类分子提呈的内源性抗原肽　内源性抗原主要在 APC 的胞质内加工合成，如病毒感染后产生并表达的病毒抗原、胞内感染的细菌等。内源性抗原经蛋白酶体降解后产生的内源性抗原肽进入内质网与 MHC-Ⅰ类分子结合，通过分泌型囊泡的转运完成抗原的呈递，并被

CD8^{+}T 细胞识别。

2. CD4^{+}T 细胞识别 MHC－Ⅱ类分子提呈的外源性抗原肽 外源性抗原包括细菌、真菌、寄生虫等病原体和病原体产生的毒素等。外源性抗原由专职的 APC（树突状细胞、巨噬细胞和 B 细胞）内化摄取，在胞质中形成内体和吞噬体，进而与溶酶体融合，形成吞噬溶酶体或次级溶酶体，外源性抗原在吞噬溶酶体中降解成肽段，与 MHC－Ⅱ类分子结合，提呈至细胞表面，被 CD4^{+}T 细胞识别。

（二）T 细胞的活化和介导的生物学效应 微课/视频1

病原体感染后，初始 T 细胞的活化和增值依赖于双重信号，第一信号是 APC 表面的 MHC－抗原肽复合物与 T 细胞表面的 TCR 结合并相互作用；第二信号一般由 APC 表面多对共刺激分子与 T 细胞表面的相应受体相互作用。如缺乏第二信号中的共刺激分子，第一信号非但不能有效激活特异性 T 细胞，反而导致 T 细胞失能。此外，T 细胞被完全活化后，细胞因子信号通过促进 T 细胞克隆扩增并分化为效应细胞和记忆性 T 细胞，在 T 细胞增殖、分化和功能发挥中起关键作用，参与其中的细胞因子主要包括 IL－1、IL－2、IL－4、IL－12、IFN－γ。

活化的 T 细胞大量增殖并分化，CD8^{+}T 细胞主要通过穿孔素/颗粒酶途径、Fas/FasL 途径，释放多种细胞因子，促进巨噬细胞活化等方式杀伤感染病原体的宿主细胞。活化的 CD4^{+}T 细胞（Th1 型）主要借助其表面表达的效应分子和分泌的细胞因子促进巨噬细胞的杀伤活性，进而发挥抗感染的生物学效应。CD4^{+}T 细胞和 CD8^{+}T 细胞在防御病原体的过程中发挥协同作用（图 25－3）。

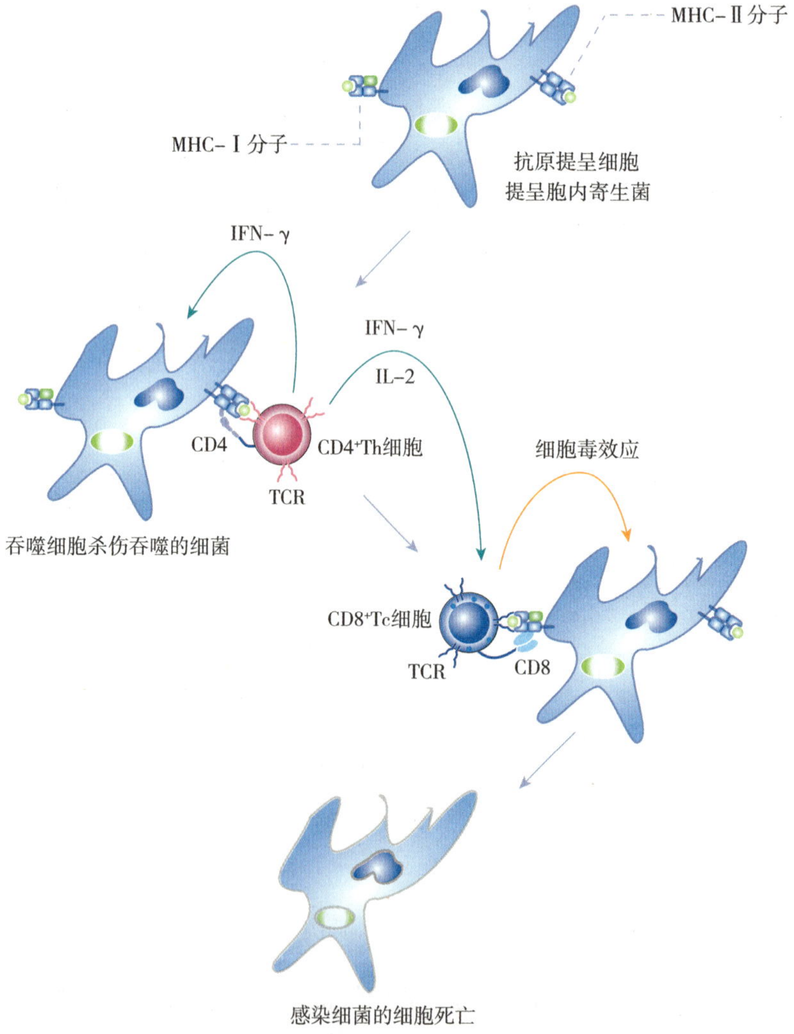

图 25－3 CD4^{+}T 细胞和 CD8^{+}T 细胞在防御胞内菌中的协同作用示意图

二、体液免疫应答特征

B 细胞在接触抗原后，通过 B 细胞受体（B cell receptor，BCR）识别抗原并与之结合，在协同刺激信号的共同作用下，B 细胞活化、增殖、分化成浆细胞，并产生抗体发挥体液免疫应答效应。抗体的生物学功能有中和作用、调理作用及补体激活作用，是抗感染免疫的主要力量。

（一）不同抗原诱导的体液免疫应答机制不同

B 细胞对胸腺依赖性抗原（thymus dependent antigen，TD－Ag）（如白喉毒素、病毒性血凝素等）的免疫应答，需要 Th 细胞的辅助。在 TD－Ag 的刺激下，B 细胞进一步分化发育，经过体细胞高频突变、B 细胞抗原受体编辑、抗体类别转换等过程，大部分 B 细胞在生发中心最终分化成可高效合成抗体的浆细胞和记忆性 B 细胞。其中，抗体类别转换是指在抗体可变区不变的情况下，恒定区因基因重组而发生改变，此过程为不同类别抗体发挥不同的功能奠定了基础。每个 B 细胞开始时均表达 IgM，因此在抗感染免疫应答早期，机体首先产生 IgM，随后出现 IgG、IgA 或 IgE。

而针对胸腺非依赖性抗原（thymus independent antigen，TI－Ag）（如细菌多糖、脂多糖、多聚蛋白质等）的免疫应答，不需要 Th 细胞辅助，即可激活初始 B 细胞诱导抗体的产生，但是 TI－Ag 不能诱导抗体亲和力成熟、抗体类型转换和记忆性 B 细胞产生。

（二）初次免疫应答和再次免疫应答

初次免疫应答（primary immune response）是指病原体初次入侵机体所引发的免疫应答反应。初次免疫应答抗体产生的潜伏期较长，此期间应用常用免疫学检测手段无法检测到抗体，也称窗口期。初次免疫应答产生的抗体主要为 IgM，后期可产生 IgG，但抗体量少，且与抗原结合的亲和力较低，维持时间较短。

在初次免疫应答的终末期，抗原被清除，大量浆细胞和效应性 T 细胞死亡，体内抗体水平逐渐下降，机体免疫系统又恢复到自身稳定的生理状态。在免疫应答过程中所形成的记忆性 B 细胞和 T 细胞因寿命长而得以保存，当再次接受相同抗原刺激时，记忆性淋巴细胞可快速、特异、高效的产生免疫应答，称为再次免疫应答（secondary immune response）。再次免疫应答产生抗体的潜伏期短，主要为 IgG，抗体浓度高、亲和力高，且持续时间长（图 25－4）。

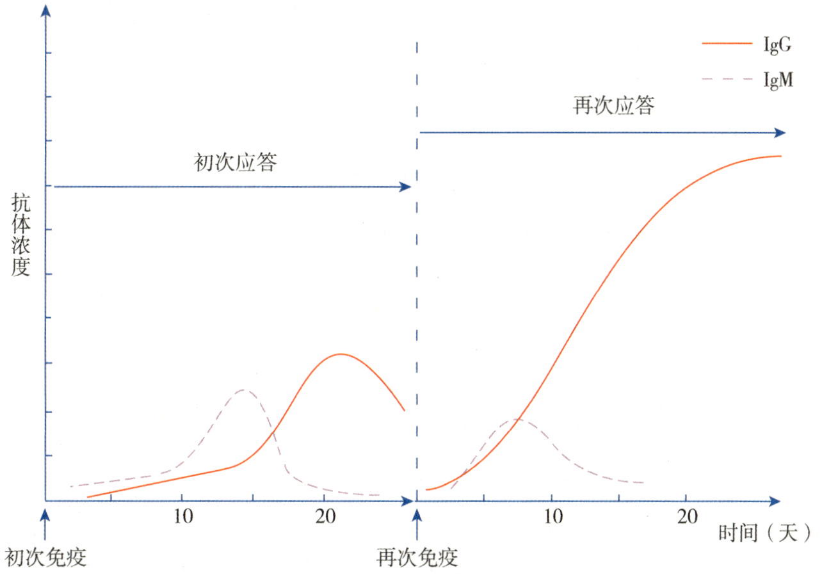

图 25－4　初次免疫应答和再次免疫应答中抗体的变化情况

大多数细菌、病毒所致的急性感染或早期感染，检测抗原和特异性 IgM 有较大的诊断价值。特异性 IgM 应答是短暂的，由脾和引流淋巴结生发中心的浆细胞产生，在感染后 2 周达到高峰，随后维持 2 ~4 周后降低。另外，临床上对感染性疾病进行血清学诊断时，也可结合抗体含量的动态变化，采用双份血清样本检测特异性抗体水平，第一份样本应尽早在发病初采集（急性期），第二份样本应在此后 2 ~3 周采集（恢复期），若第二份样本中特异性抗体的效价高于第一份样本 4 倍或以上，则对急性感染性疾病的诊断有较大价值。

慢性感染的特点是感染的微生物在宿主体内长期或终身存在，通常发生于宿主免疫防御未能在急性感染期完全将病原体清除的情况下。常见于衣原体、真菌、寄生虫、胞内寄生菌、HIV、HBV、HCV 等。抗原检测在急性期检出率高，在慢性期检出率低，甚至阴性。检测特异性抗体类型及其水平对慢性感染性疾病的诊断和病情判断具有较大价值。

在感染免疫过程中，由于存在抗体亲和力成熟，感染不同阶段的 IgG 亲和力是不同的。因此，在评估病毒抗体检测试剂临床敏感度时，需要使用感染患者的阳转血清盘。此外，检测低亲和力 IgG 抗体也可作为判断早期感染的指标之一。

第二节　肝炎病毒血清学检测

人类肝炎病毒主要有甲型肝炎病毒（HAV）、乙型肝炎病毒（HBV）、丙型肝炎病毒（HCV）、丁型肝炎病毒（HDV）和戊型肝炎病毒（HEV）五种，可导致肝脏的急性或慢性炎症。病毒性肝炎血清标志物主要包括病毒抗原成分和抗病毒抗体等。通过对各种肝炎病毒血清标志物的检测，并结合病毒核酸载量、基因型，能准确地进行病毒性肝炎的诊断、治疗监测和预后判断。

目前临床上肝炎病毒抗原和抗体的检测方法主要有酶联免疫吸附试验（ELISA）、化学发光免疫分析技术（CLIA）、胶体金免疫层析技术和时间分辨荧光免疫分析等。

一、乙型肝炎病毒检测

乙型肝炎病毒（hepatitis B virus，HBV）感染在我国发生率较高，是肝硬化和肝细胞癌的主要高危因素。HBV 是一种 DNA 病毒，属于嗜肝 DNA 病毒科。完整的具有感染性的 HBV 颗粒直径为 42nm，亦称 Dane 颗粒，结构分为两部分，即外膜（含 HBsAg、preS1、preS2）和核心（HBcAg、HBeAg、双链 DNA 和 DNA 聚合酶）。临床上 HBV 感染的免疫学诊断以血清标志物的免疫学测定为主，包括 HBsAg、HBs 抗体、HBeAg、Hbe 抗体、HBc 抗体、preS1、preS1 抗体、preS2 和 preS2 抗体等。随着感染进程中病毒载量和宿主免疫状态的改变，HBV 感染的血清标志物也发生转换，因此动态评估有助于判断患者 HBV 感染阶段、疾病进展和抗病毒治疗效果监测。

（一）乙型肝炎病毒表面抗原检测

HBV 感染后首先出现乙型肝炎病毒表面抗原（HBsAg），HBsAg 是检测 HBV 现症感染的主要标志物，位于 HBV 颗粒的外膜，是一种糖蛋白。HBsAg 有不同亚型，各亚型均含有共同的抗原决定簇 a，其与两组相互排斥的亚型抗原决定簇 d/y 和 w/r，构成 HBsAg 的四个基本亚型 adr、adw、ayw 和 ayr。各亚型有明显的地理分布差异，与种族遗传有关。我国主要的亚型为 adr，新疆维吾尔自治区、内蒙古自治区、西藏自治区等少数民族地区则以 ayw 多见。近年来，HBV 基因组序列研究发现，其血清型并不能反映基因组的异质性，因为不同的血清型可归属同一基因型，而不同基因型又可呈现同一血清型，提示人类感染 HBV 病毒基因型的类别可能与疾病的感染谱、疾病的进展和耐药突变情况有一定相关性。

感染 HBV 1～2 个月后，HbsAg 可出现在血清中，可维持数周、数月至数年，也可能长期存在。血清 HBsAg 阳性提示 HBV 感染，可见于：①乙型肝炎潜伏期和急性期；②慢性迁延性肝炎、慢性活动性肝炎、肝硬化、肝癌；③非活动性 HBsAg 携带者。因此血清 HBsAg 定量检测主要用于 HBV 感染的早期诊断，献血员和血液制品的筛选，还可动态评价患者感染状态和治疗效果。HBsAg 转阴是判断能否停药的重要依据，HBsAg 再次升高提示病情复发或进入活动期。另外，HBsAg 也可从许多乙肝患者体液和分泌物中测出，如唾液、精液、乳汁、阴道分泌物等。

而 HBsAg 阴性并不能排除 HBV 感染，HBsAg 阴性的 HBV 感染已有报道（≤3%），可能与 S 基因变异导致其抗原性和免疫原性的改变有关。同时有报道在 HBsAg 阴性、HBV DNA 阳性的患者中发现其 124 位的半胱氨基缺失，导致 HBsAg 的分泌障碍。目前，临床检测发现 HBsAg 和 HBs 抗体同时阳性的检出率有增高趋势，可能是由于试剂（特别是 HBs 抗体）敏感度提高所致，其临床意义在于提示有免疫复合物形成、HBV 多种亚型的交叉感染以及机体免疫功能紊乱等。

（二）乙型肝炎病毒表面抗体检测

乙型肝炎病毒表面抗体（hepatitis B surface antibody，HBsAb）是机体针对 HBsAg 产生的中和抗体，是一种保护性抗体，能清除病毒，防止 HBV 感染，在急性乙肝中最晚出现（发病后 3 个月），常提示疾病恢复开始，抗体可持续多年，其滴度与特异性保护作用相平行。

HBs 抗体阳性可见于：①既往曾感染过 HBV，现已恢复，且对 HBV 有一定的免疫力；②乙肝疫苗接种后，是疫苗接种效果的评价指标；③如以 HBs 抗体 - HBsAg 免疫复合物的形式出现，提示可能参与肝细胞的免疫病理损伤。

（三）乙型肝炎病毒 e 抗原检测

乙型肝炎病毒 e 抗原（HBeAg）位于 Dane 颗粒的核心部分，为一种可溶性抗原，实际上只是 HBcAg 肽链的一部分，其合成受 HBV 遗传基因调控，HBeAg 的出现为 HBV 复制的指标之一。HBeAg 较 HBsAg 稍后出现。

HBeAg 阳性可见于：①乙型肝炎急性期，提示病毒复制活跃，且有较强传染性；②持续阳性超过 3 个月提示慢性乙肝。另外，HBeAg 与 HBV DNA 水平具有相关性，可作为抗病毒药物疗效评价的指标之一。孕妇 HBeAg 阳性，造成母婴垂直传播率可高达 90%。

（四）乙型肝炎病毒 e 抗体检测

乙型肝炎病毒 e 抗体（HBe 抗体）是 HBeAg 的特异性抗体，但它不是中和抗体，无保护作用，一般在 HBeAg 消失后出现。

HBe 抗体阳性可见于：①急性乙肝患者病情恢复期，病毒复制减少或终止；②慢性乙肝患者，病毒复制减少，传染性降低，但并不意味着疾病的恢复，且易发生 HBV DNA 整合现象。HBe 抗体与 HBeAg 同时阳性提示患者处于血清转换期。HBe 抗体阴性，而 HBV DNA 检出阳性（50% 左右）的慢性乙肝，提示病毒前 C 区变异的可能。

（五）乙型肝炎病毒核心抗体检测

乙型肝炎病毒核心抗原（HBcAg）主要存在于 HBV 颗粒中，少数游离的也与高滴度的乙型肝炎病毒核心抗体（HBc 抗体）作用形成免疫复合物，所以应用常规方法在血清中检测不到 HBcAg，须经去垢剂处理使 HBcAg 暴露后再检测。HBcAg 阳性是 HBV 复制的标志，提示患者具有传染性。HBc 抗体是 HBcAg 的对应抗体，它不是中和抗体，包括 IgM、IgA 和 IgG 三型，目前临床检测的主要是总 HBc

抗体和 HBc IgM 抗体。

总 HBc 抗体的主要组成是 IgG，一般在感染后 1 个月开始升高，高滴度的总 HBc 抗体阳性表明肝内 HBV 复制，提示现症感染，低滴度则提示既往感染，也可用于 HBV 感染的流行病学调查。HBc IgM 抗体是 HBV 感染后最早出现的特异性抗体，提示急性感染早期，意味着存在特异性肝损伤，是急性乙肝诊断的主要指标之一；慢性乙肝活动期可呈阳性，缓解期可消失。

（六）乙型肝炎病毒前 S1 抗原和 PreS1 抗体检测

乙型肝炎病毒前 S1 抗原（PreS1）是 HBV 外膜蛋白的成分，由 108 ~ 110 个氨基酸组成，通常连接在 PreS2 的氨基末端。PreS1 蛋白的 21 ~ 47 位的肽段是 HBV 与肝细胞的结合位点，与 HBV 侵入肝细胞有关。因而，PreS1 的检测在临床上对判断 HBV 复制情况、预测疾病预后具有重要参考价值，PreS1 抗体则是 PreS1 的对应抗体。

PreS1 阳性提示 HBV 复制活跃，具有较强的传染性。PreS1 抗体是 HBV 的中和抗体，能阻止 HBV 入侵肝细胞，PreS1 抗体在急性期和恢复早期出现，提示病毒正在或已被清除，预示疾病预后良好。

（七）乙型肝炎病毒前 S2 抗原和 PreS2 抗体检测

乙型肝炎病毒前 S2 抗原（PreS2）也是 HBV 外膜蛋白成分，含 55 个氨基酸，其 C 末端直接与 HBsAg 的 N 末端相连。PreS2 N 端 109 ~ 133 位的肽段为聚合人血清白蛋白受体（PHSAR），可与 PHSA 结合，而人肝细胞膜上也有 PHSAR，也可与 PHSA 结合。推测，HBV 可能通过 PHSA 介导，以病毒 PHSAR - PHSA - 肝细胞 PHSAR 途径入侵肝细胞。PreS2 具有强免疫原性，可诱发机体产生 PreS2 抗体，其阳性结果的临床意义基本同 PreS1 和 PreS1 抗体。

临床上联合观察 HBV 多种血清标志物的变化模式，对乙肝的诊断、疗效评价、预后判断均具有重要的参考价值（表 25 - 1）。

微课/视频 2

表 25 - 1　HBV 血清标志物联合检测常见模式的临床意义

模式	HBsAg	HBs 抗体	HBeAg	HBe 抗体	HBc 抗体	临床意义或结果解读
1	+	-	+	-	+	急性或慢性 HBV 感染，病毒复制活跃，传染性强（大三阳）
2	+	-	-	+	+	急性 HBV 感染血清转换期，慢性乙肝非活动期或 HBsAg 携带，传染性低（小三阳）
3	+	-	-	-	+	急性感染趋向恢复或慢性乙肝，传染性低
4	-	+	-	-	+	急性感染恢复或既往感染，有免疫力
5	-	-	-	+	+	既往感染或感染恢复期，传染性低
6	-	-	-	-	+	感染早期或既往感染
7	-	+	-	-	-	疫苗接种后或 HBV 感染后恢复，有免疫力
8	-	+	-	+	+	急性乙肝恢复期，开始产生免疫力
9	-	-	-	-	-	非 HBV 感染，未接种疫苗

二、丙型肝炎病毒检测

丙型肝炎病毒（hepatitis C virus，HCV）属黄病毒科，球形颗粒，直径 30 ~ 60nm，由核心和包膜两部分组成。包膜部分由结构蛋白和非结构蛋白区域组成，非结构蛋白区域易发生变异。核心部分的基因组约 10kb，为单股正链 RNA，由 5′端非编码区(5′UTR)、开放读码框（open reading frame，ORF）和 3′端非编码区(3′UTR)组成。5′UTR 和 3′UTR 为 HCV 基因保守区，在病毒复制方面发挥重要作用。

ORF 为 HCV 蛋白基因编码区，所编码的蛋白由 N（氨基）端到 C（羧基）端依次为：核心蛋白（C）、包膜蛋白 E1 和 E2、离子通道蛋白 P7 及非结构蛋白 NS2、NS3、NS4A、NS4B、NS5A 和 NS5B（图 25－5）。

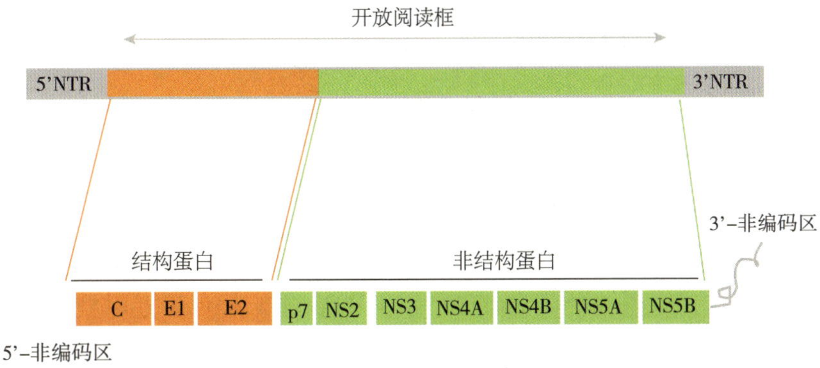

图 25－5　HCV 基因组结构及其编码蛋白示意图

HCV 是丙型病毒性肝炎的病原体，主要通过血液传播，是引起输血后肝炎的病原体之一。HCV 感染的发生率较高，全球感染人数超过 7000 万，慢性化概率很高，慢性 HCV 感染易进展为肝硬化、肝衰竭和肝癌。HCV 主要分为 6 个基因型和数十个亚型，基因型的分布存在显著地区差异。我国主要基因型为 1b 和 2a。近年来，直接抗病毒药物（direct－acting antivirals，DAA）的出现和使用，对不同基因型的 HCV 均产生高效的持续病毒学应答，丙型病毒性肝炎已经可以治愈。因此 HCV 感染的筛查和诊断非常重要。临床上诊断 HCV 感染的主要依据为 HCV IgM 抗体、HCV IgG 抗体、HCV 抗原、HCV RNA 和 HCV 基因分型的测定。

（一）丙型肝炎病毒抗体检测

丙型肝炎病毒抗体（hepatitis C virus antibody，HCV antibody）不是保护性抗体，血清 HCV 抗体测定是 HCV 感染筛查的一线实验室指标，测定结果阳性（有反应性）是诊断 HCV 感染的重要依据，可用于 HCV 感染者的初筛、高危人群筛查和流行病学调查。常用的方法有 ELISA 法、化学发光免疫分析技术等。随着 HCV 抗体检测试剂的发展，包被的抗原不断增加，目前新一代试剂基本覆盖 HCV 的核心区、NS3、NS4 和 NS5 等多个功能区，诊断的特异性和敏感性随之增加，窗口期缩短。但 HCV 抗体无法判断是现症感染还是既往感染，对疾病转归的判断并无价值。HCV 抗体可能出现假阳性，与自身免疫性疾病、高丙种球蛋白血症患者血清存在抗原抗体的交叉反应有关。对 ELISA 或化学发光方法的 HCV 抗体假阳性结果，或低值样本（弱反应性）可应用重组免疫印迹技术（recombinant immunoblot assay，RIBA）进行验证，但由于 RIBA 技术操作复杂、费时，对 ELISA 或化学发光法 HCV 抗体弱阳性的样本仍无法确定，因此目前已不推荐使用 RIBA 验证 HCV 抗体，已被 HCV RNA 测定所取代。

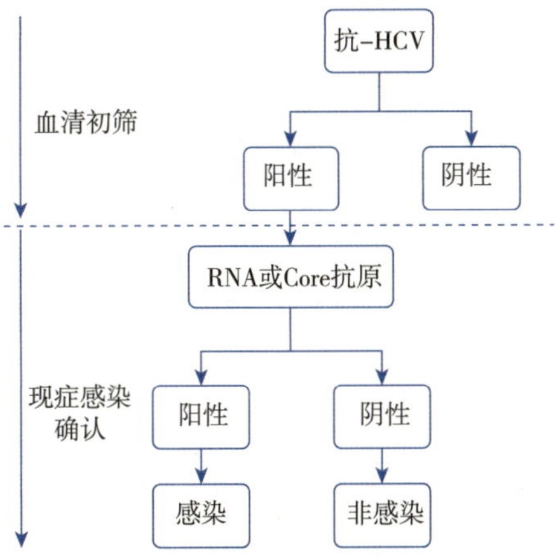

图 25－6　HCV 感染的实验室检测流程

（二）丙型肝炎病毒核心抗原检测

HCV 核心抗原的出现早于 HCV 抗体，与 HCV RNA 有较好的相关性，可用于血清转换窗口期 HCV 感染者的筛查。在缺乏 RNA 检测的情况下，可通过 HCV 核心抗原检测辅助慢性 HCV 感染的诊断。

此外，HCV 抗体阳性的患者需要进一步检测 HCV RNA，

HCV RNA 是诊断 HCV 感染最直接的证据，可反映体内病毒复制是否活跃。临床上，对于 HCV 感染的诊断需结合 HCV 抗体、HCV RNA 或 HCV 核心抗原的检测结果综合分析，HCV 感染的实验室检测流程见图 25－6。

三、甲、戊型肝炎病毒检测

甲型肝炎病毒（hepatitis A virus，HAV）和戊型肝炎病毒（hepatitis E vires，HEV）主要经粪－口途径传播，两种病毒的临床症状和流行病学相似。

（一）甲型肝炎病毒检测

HAV 属于小 RNA 病毒科嗜肝病毒属，球形颗粒，直径为 27nm，是一种无包膜的具有单股正链 RNA 的小 RNA 病毒。目前只发现一种血清型，但有若干基因型。HAV 是甲型病毒性肝炎的病原体，主要经粪－口途径感染，多为隐匿感染，少数患者表现为急性肝炎，一般可恢复，不会发展为慢性肝炎。HAV 感染的标志物主要有 HAV 抗体、HAV 抗原和 HAV 核酸检测。

1. 甲型肝炎病毒抗体检测 HAV 感染人体后可以产生 HAV IgM、IgG、IgA、IgE 等各种类型抗体，临床上常用 ELISA、化学发光免疫分析技术和免疫层析试验检测血清中的 HAV IgM 抗体和 HAV IgG 抗体。

（1）HAV IgM 抗体　血清中 HAV IgM 抗体出现于 HAV 感染的早期，发病数日后滴度很快升至峰值，持续时间较短（2～4 周），发病后 1～2 个月滴度和阳性率下降，于 3～6 个月消失。因此，HAV IgM 抗体阳性，常表明急性 HAV 感染或复发。

（2）HAV IgG 抗体　血清中 HAV IgG 抗体的出现较 HAV IgM 抗体晚，于 2～3 个月达高峰，然后缓慢下降持续多年或终身，是保护性抗体。单次测定 HAV IgG 抗体阳性表示受过 HAV 感染，但不能区分是否新近感染，主要适用于流行病学调查和疫苗效果评价等。如果经先后双份血清（初发期与恢复期）检测，HAV IgG 抗体滴度有 4 倍或以上增长，可作为诊断甲型病毒性肝炎的依据。

2. 甲型肝炎病毒抗原检测 HAV 抗原一般在起病前 2 周粪便中即可测到，发病后 1 周阳性率为 45%，2 周则降至 12%。粪便中检测到 HAV 抗原不仅是诊断甲型病毒性肝炎急性期或无症状 HAV 感染者的特异性指标，还可用于监测其在粪便中的排毒规律。HAV 抗原颗粒可采用免疫电镜、免疫荧光、病毒分离等技术检测，由于 HAV 抗原持续时间短、操作复杂，临床上不常规开展。

（二）戊型肝炎病毒检测

HEV 属嵌杯病毒科，是一种单股 RNA 病毒，近球形二十面体颗粒，无包膜，直径 27～34nm，基因组全长为 7.6kb。HEV 是戊型病毒性肝炎的病原体，传播方式及临床表现与甲型病毒性肝炎相似。HEV 感染的检测项目有 HEV IgG 抗体、HEV IgM 抗体和 HEV 抗原。

1. 戊型肝炎病毒抗体（HEV 抗体）检测 主要采用 ELISA 方法检测。HEV IgM 抗体出现较早，一般在发病后 3 个月内消失，是 HEV 急性感染的指标，但易漏诊，需同时检测 HEV IgG 抗体。HEV IgG 抗体持续时间较长，一次阳性不能作为近期感染诊断的指标，当其滴度呈动态增高趋势时则具有诊断意义。

2. 戊型肝炎病毒抗原检测 HEV 感染早期，粪便或血中可检测到 HEV 抗原，但持续时间短，一般感染后 2 周即消失。可采用免疫电镜法检测粪便中的 HEV 颗粒，临床较少应用。

四、其他肝炎病毒检测

丁型肝炎病毒（hepatitis D virus，HDV）是 δ 病毒属中唯一的病毒，核心含单股负链环状的 RNA 和 HDV 抗原（HDAg）。HDV 的 RNA 是由 HDAg 所包被，在此基础上再由 HBsAg 包被，没有 HBsAg

的存在，HDV 的抗原无法装配至病毒颗粒中。当 HBV 不存在时，HDV 便失去复制能力。因此，HDV 更接近于亚病毒颗粒而非真正的病毒。

（一）丁型肝炎病毒抗体检测

HDV IgM 抗体在临床发病的早期即可检测到，恢复期消失。HDV IgM 抗体的检测不仅可用于共感染及重叠感染的诊断，而且有助于判断疾病的活动并预测疗效。HDV IgG 抗体出现在 HDV IgM 抗体下降时。HDV IgM 抗体和 IgG 抗体检测常用 ELISA 方法。

（二）丁型肝炎病毒抗原检测

HDV 抗体阳性可提示急性或慢性 HDV 感染，随后可进行丁型肝炎病毒抗原检测，目前最常见的检测方法是 ELISA 方法。

第三节 梅毒螺旋体血清学检测

苍白螺旋体苍白亚种（*treponema pallidumsubp. pallidum*）又名梅毒螺旋体，是对人有致病性的密螺旋体中最主要的一种，为梅毒（syphilis）的病原体。梅毒作为一种系统性、慢性性传播疾病，具有较强的传染性，病程迁延复杂，晚期梅毒可累及全身所有系统的组织和脏器，导致功能失常，组织破坏，甚至危及生命。人类是梅毒螺旋体唯一的传染源，性接触传染是梅毒感染的主要途径。此外，梅毒螺旋体可通过胎盘进入胎儿血液，扩散至肝、脾及肾上腺等脏器中并大量繁殖，引起胎儿全身性感染，导致流产、早产、死胎或先天性梅毒。

引起梅毒的梅毒螺旋体不易体外人工培养，目前临床梅毒的实验室诊断方法仍以免疫学检测为主，当梅毒螺旋体感染人体后 4～10 周，血清中可产生抗类脂质抗原的非特异性抗体和抗梅毒螺旋体抗原的特异性抗体，根据检测所用抗原的不同，梅毒血清学试验可分为非特异性抗体检测和特异性抗体检测两大类。

一、非特异性抗体检测

梅毒螺旋体感染后，人体对梅毒螺旋体表面所释放的类脂物质及其宿主细胞迅速做出免疫应答，一般于 3～4 周产生抗类脂抗原的抗体（反应素）。非特异性抗体检测试验的原理是以心磷脂作为抗原，与血清中抗类脂抗原的抗体发生肉眼可见的凝集反应，是梅毒诊断的筛选试验。非特异性抗体检测试验主要包括性病研究实验室试验、快速血浆反应素试验、甲苯胺红不加热血清试验等。

（一）性病研究实验室试验

性病研究实验室试验（venereal disease research laboratory test，VDRL）的原理是用从牛心肌中提取的心类脂作为抗原，加入一定量的卵磷脂加强其抗原性，同时加入胆固醇增强抗原的敏感性，简称 VDRL 抗原。试验时，将 56℃ 灭活的待检血清加一滴于玻片或反应孔中，再加等量抗原悬液并振摇混合，观察凝集颗粒，出现凝集反应报告阳性，分为定性和定量试验。VDRL 是唯一推荐用于检测脑脊液样本的方法，对诊断神经梅毒具有重要价值，其特异性高，但敏感性低。

（二）快速血浆反应素试验

快速血浆反应素试验（rapid plasma reagin，RPR）是 VDRL 的一种改良方法，在抗原基础上添加活性炭颗粒作为指示物，成为 RPR 法抗原，由于同时加入了绿化胆碱，血清无须灭活处理。反应在特定的白色卡片上进行，阳性结果呈现为白色底板上有黑色的凝集颗粒。可用生理盐水将血清进行系列稀释做定量试验。RPR 结果明显且容易判断，被广泛接受与推广。

（三）甲苯胺红不加热血清试验

甲苯胺红不加热血清试验（toluidine red unheated serum test，TRUST）的原理、操作方法及结果判读，均与 RPR 试验相同。TRUST 试验使用的抗原中加入甲苯胺红颗粒替代了活性炭颗粒，出现肉眼可见的红色颗粒凝集块时判断为阳性。

上述非特异性抗体检测试验对一期梅毒的阳性反应出现较早，且操作简便、快速，适用于各期梅毒的辅助诊断、疗效观察和复发判断，也可用于大规模人群筛查、产前检查，但不可作为唯一的筛选实验。由于这类方法的特异性不高，常有假阳性反应，如麻风病、结核、系统性红斑狼疮、类风湿关节炎、回归热、一些发热性疾病和免疫接种等都可能出现假阳性。此外，妊娠、老年人以及吸毒者亦会出现假阳性。同时还需要警惕由于前带现象而导致的假阴性结果。因此，非特异性抗体试验阴性不能排除梅毒感染，而阳性也不能诊断梅毒感染，需要结合临床综合鉴别，进一步做特异性抗体试验确认。

二、特异性抗体检测

梅毒螺旋体特异性抗体检测的原理是采用梅毒螺旋体提取物或重组蛋白作为特异性抗原，与血清中梅毒螺旋体特异性抗体（IgG 或 IgM）发生免疫反应，IgG 和 IgM 分别在感染后 2 周和 4 周出现。特异性抗体检测试验主要包括密螺旋体颗粒凝集试验、梅毒螺旋体抗体检测（ELISA、化学发光免疫分析技术等）、荧光螺旋体抗体吸附试验和重组免疫印迹试验等。

（一）密螺旋体颗粒凝集试验

密螺旋体颗粒凝集试验（Treponemal pallidum particle assay，TPPA）检测的是梅毒螺旋体的特异性抗体，用梅毒螺旋体提取物致敏明胶颗粒，与血清中的抗梅毒螺旋体抗体结合，产生凝集反应，血清系列稀释后可进行定量检测，特异性高。

（二）梅毒螺旋体酶联免疫吸附试验和化学发光免疫分析技术

ELISA 法用超声裂解处理的梅毒螺旋体或重组蛋白作为特异性抗原包被于固相反应板，利用双抗原夹心法检测患者血清中的梅毒螺旋体特异性抗体。该方法可以将患者血清中特异性抗体进行分型（IgG 或 IgM 型）。抗梅毒螺旋体 IgM 可用于一期梅毒的早期诊断。由于 IgM 不能通过胎盘，因此可作为先天性梅毒或活动性神经梅毒的诊断指标。

化学发光免疫分析技术（CLIA）可用于梅毒螺旋体特异性抗体的初筛，具有自动化程度高的特点，当发现阳性或可疑阳性的样本，可选择另一种梅毒螺旋体特异性抗体检测方法进行验证（如 TPPA 法）。

（三）荧光螺旋体抗体吸附试验

荧光螺旋体抗体吸附试验（fluorescent treponemal antibody - absorption，FTA - ABS）是一种间接荧光抗体法，以完整的梅毒螺旋体 Nichol 株作为抗原，对待检血清标本进行吸附试验，目的是除去可能存在的具有交叉反应的抗体，以增加结果的特异性。吸附过的血清与固相已知梅毒抗原结合后，加入经荧光素标记的抗人免疫球蛋白，与血清中的梅毒螺旋体抗体结合，在荧光显微镜下呈现特异性荧光，可判为阳性。

（四）重组免疫印迹法试验

重组免疫印迹法试验（recombinant immunoblot assay，RIBA）是将人工重组的梅毒螺旋体抗原转移到硝酸纤维素膜上，检测患者血清中针对梅毒螺旋体的特异性抗体，适用于二至三期梅毒和神经性梅毒的确诊，特异性和敏感性均较高，但不适于先天性梅毒的诊断。

上述梅毒螺旋体特异性抗体检测试验无论对早期梅毒还是晚期梅毒都有很高的敏感性和特异性，已成为梅毒诊断的确证试验，也可用于人群筛查、产前检查和健康体检。需要注意的是，即使患者经药物治疗后临床症状改善，特异性梅毒螺旋体血清学试验可能仍不会转阴，故该方法不能用于疗效评价和复发判定。

梅毒根据其传播方式不同可分为先天性梅毒和获得性梅毒；而梅毒患者由于机体反应性的差异，其临床病程又可分为三个不同期，血清学免疫学检测在梅毒的诊断上至关重要。非特异性抗体检测对一期梅毒的阳性反应出现较早，具有简便、快速等优点，可用于低危人群的大规模筛查。但由于非特异性抗体检测存在假阳性或假阴性干扰，需要结合梅毒螺旋体特异性抗体检测试验进行确认，以提高其诊断的特异性。

现临床上对于梅毒的实验室诊断和报告流程主要有三种模式，即传统流程、反向流程和欧洲疾控中心（ECDC）推荐的流程（图 25－7），各种模式各有优势和不足。传统流程从非特异性抗体定性试验开始，用特异性抗体检测进行确认，两者均阳性时具有较高的阳性预测值，但是对于早期梅毒、曾治疗过的感染患者和晚期隐匿性梅毒患者易漏诊。反向流程则首先用 ELISA 或化学发光免疫分析技术检测梅毒特异性抗体，出现阳性反应后再用非特异抗体试验进行检测，检出率高，假阴性率低，但是对于高危人群用特异性抗体进行筛查，曾经感染且经过治疗的患者均表现为阳性，增加了检测成本。而 ECDC 推荐的检测流程是在反向流程的基础上进行了修改和简化，认为非特异性抗体检测（如 RPR）由于窗口期长且对潜伏期感染和晚期梅毒患者的敏感性低，因此不推荐用于梅毒的诊断，但可用于血清学活性的判断和治疗效果的评价。不同的实验室可根据本地区梅毒的流行病学情况、实验室条件和临床需求等选择适合的实验室报告流程或结合三种模式综合分析。

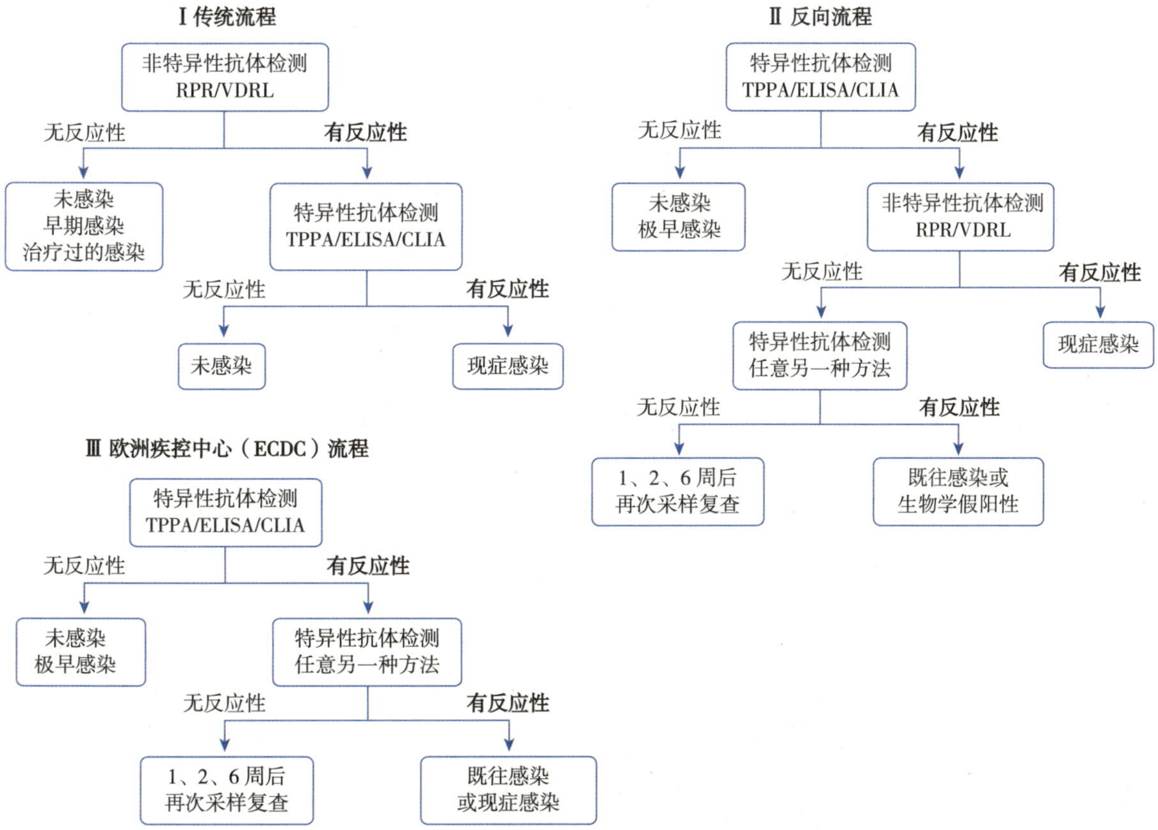

图 25－7　梅毒的实验室诊断和报告流程

第四节 TORCH感染免疫血清学检测

宫内感染是导致胎儿和新生儿死亡的重要原因，也是新生儿生长发育异常的重要因素，尤其是当母体感染了弓形虫（TOX）、单纯疱疹病毒（HSV）、巨细胞病毒（CMV）、风疹病毒（RV）等病原体时，这些病原体可通过宫内感染直接影响胎儿发育，并引起相似的临床症状和体征，包括围产期感染、流产、死胎、早产、先天性畸形和智力障碍等，临床上将上述4种能引起胎儿先天性感染的病原体称为TORCH，它们是优生优育产前筛查中的重要检测项目。常用的检测标本包括孕妇和婴儿的血清、脐带血和羊水穿刺液等。

一、弓形虫抗体

弓形虫（*Toxoplasma gondii*，TOX）是一种主要寄生于猫科动物的肠道球虫，亦称刚地弓形体，因其滋养体呈弓形而得名。弓形虫可引起人畜共患的弓形虫病，人类感染通常通过接触被感染猫的粪便或食用未煮熟且含有弓形虫的食物。当宿主免疫功能低下时，可造成严重甚至致死性疾病。孕妇初次感染弓形虫后，病原体可通过胎盘传播给胎儿，从而引起先天性弓形虫病。血清学检测是诊断急性弓形虫感染的主要方法，能够帮助评估感染状态并指导临床治疗。

（一）弓形虫抗体检测

TOX抗体检测的常用方法是ELISA和化学发光免疫分析技术。当发生急性弓形虫感染时，TOX IgM抗体通常在感染后1周内出现，并逐渐升高，随后下降并消失，多数患者的IgM抗体可持续存在4～6个月，但下降速度存在个体差异。TOX IgM抗体主要用于急性弓形虫感染的诊断。由于IgM分子不能通过胎盘，脐血中特异性TOX IgM抗体阳性提示存在新生儿先天性感染或胎儿宫内感染。TOX IgG抗体在TOX IgM抗体后出现，通常在感染后2周内可检测到，8周左右达峰值，随后终身持续存在。TOX IgG抗体主要用于既往感染的诊断，若双份血清IgG抗体滴度增高4倍以上或滴度显著升高，则提示近期弓形虫感染的可能性。新生儿体内来自母亲的IgG抗体一般于出生后逐渐消失。如果抗体效价持续高水平或呈上升趋势，则可能表明新生儿自身产生了抗体。

（二）弓形虫抗体亲和力检测

TOX IgM抗体可在感染后持续存在数月，为了更精确地确定孕妇是否处于急性感染期，可通过检测抗体亲和力判断感染发生的时间。抗体亲和力的测定有助于区分近期感染获得性的IgG和既往感染形成的IgG。机体感染病原体后首先产生低亲和力抗体，随着感染的进展，体内抗体逐渐成熟，亲和力升高，通常在感染后4个月可以检测到高亲和力抗体。值得注意的是，低亲和力抗体也可能持续存在数月，因此，单一的低亲和力抗体并不能诊断急性感染。相对的，高亲和力抗体的存在通常可以排除急性感染。抗体亲和力的检测通常采用抗原-抗体复合物解离法和抗原中和法。

二、单纯疱疹病毒抗体

单纯性疱疹病毒（herpes simplex virus，HSV）属于疱疹病毒科，是一种有包膜的双链线性DNA病毒，病毒颗粒直径为150～200nm。病毒的包膜蛋白在病毒的吸附、入侵以及激发宿主免疫反应中发挥重要作用。已知的病毒包膜蛋白至少有11种，其中包括与补体成分C3b结合的gC蛋白，以及与IgG的Fc部分相互作用的gE和gI蛋白。gG和gC是型特异性蛋白，其诱导产生的抗体可将单纯疱疹病毒分为单纯疱疹病毒1型（gC）和2型（gG）两类。此外，gH和gL形成复合物，与病毒入侵细胞有关，gD则可以诱导产生中和抗体。HSV可以引起多种疾病，包括疱疹性口腔炎、疱疹性角膜炎、疱疹性脑膜炎、疱疹性外阴阴道炎、湿疹性疱疹和新生儿疱疹等。非生殖器官感染的HSV主要由HSV-1型引起（占95%），而生殖器官HSV感染主要由HSV-2型所致（占78%）。怀孕早期感染HSV可导致流产，妊娠中、晚期感染者则可引起胎儿和新生儿发病，大部分新生儿HSV感染发生在围产期。

使用针对表面糖蛋白的特异性血清学检查可明确感染的HSV类型，即HSV-1型和HSV-2型。HSV IgM抗体一般于感染后1~2周出现，可持续6个月。新生儿IgM阳性提示可能发生了宫内HSV感染，而急性期和恢复期双份血清中的HSV IgG抗体滴度增高4倍以上，提示近期HSV感染。对于检测结果提示近期感染的孕妇，建议行阴道分泌物HSV抗原的检测，或采用PCR方法检测HSV DNA，以判断是否存在活动性感染，必要时需进行羊水穿刺检查以判断是否存在宫内感染。

三、巨细胞病毒抗体

人类巨细胞病毒（human cytomegalovirus，HCMV）也称为人类疱疹病毒5型，与人类疱疹病毒6型、7型同属于β疱疹病毒亚科，是一种双链DNA病毒。HCMV具有复杂的病毒结构，对宿主或组织细胞表现出高度的种属特异性。该病毒通常引起隐匿感染，但在免疫功能低下的高危人群如孕妇、器官移植患者中可造成严重危害，并可出现全身性感染综合征。HCMV是先天性和围产期感染最常见的病原体之一，可造成非遗传性感音神经性耳聋和脑瘫、智力障碍、视力障碍等其他神经发育障碍。

HCMV抗体的检测方法包括ELISA、化学发光免疫分析技术等。HCMV IgM抗体在症状发生后2周内被检测到，阳性结果可提示活动性感染。然而，由于IgM抗体可持续存在4~8个月，其在判断孕妇是否为现症感染时具有一定的局限性。此外。新生儿HCMV IgM抗体阳性提示先天性HCMV感染。

HCMV IgG抗体通常在症状出现2~3周才可检测到，并终身存在，可用于HCMV感染的流行病学调查，若双份血清HCMV IgG抗体滴度变化增长4倍以上或IgG亲和力检测为低亲和力抗体，可辅助近期活动性感染的诊断。

四、风疹病毒抗体

风疹病毒（rubella virus，RV）属披膜病毒科。是一种含有单股正链RNA的病毒，病毒颗粒直径为60nm，仅有一种抗原型。风疹病毒感染引起风疹，即急性出疹性呼吸道感染，主要通过吸入传染性大颗粒气溶胶传播。大多数风疹病毒感染是隐性的，少数显性感染者症状较轻，特征性表现为皮疹和枕后淋巴结肿大。风疹病毒还可通过母婴垂直传播，导致先天性风疹综合征，其临床表现包括先天性白内障、先天性心脏病、神经性耳聋、小头畸形和智力障碍等。诊断RV感染常用的免疫学项目是RV抗体的检测。在风疹病毒的原发感染中，RV IgG或IgM抗体由阴性转为阳性。当发生于早孕期间时（孕周≤15周），可能增加胎儿先天性风疹综合征的风险，导致畸形、死胎、流产或出生后死亡。

RV IgM抗体主要通过ELISA、化学发光免疫分析技术进行检测。RV IgM抗体可在出疹后4天检测到，原发感染者可持续6~8周，甚至更长时间，阳性结果提示患者近期感染。RV再感染者也能测到IgM抗体，但滴度低，持续时间短。新生儿若检测到特异性、高滴度的RV IgM抗体，可诊断为先天性风疹。

RV IgG与IgM抗体免疫应答反应几乎同时出现，IgG抗体在体内的持续时间可达数十年。对育龄妇女进行IgG抗体检测有助于判断是否为原发感染，并了解其对风疹的免疫状况。若新生儿检测出的RV IgG抗体滴度明显高于从母体被动获得的水平，或持续时间更长，需要结合风疹病毒RNA检测进行先天性风疹的诊断。

第五节　呼吸道相关病原体的免疫学检测

呼吸道相关病原体包括流感病毒、呼吸道合胞病毒、肺炎支原体、肺炎衣原体、新型冠状病毒等，免疫学检测方法在呼吸道相关病原体感染的诊断中具有重要价值。

一、流感病毒的免疫学检测

流感病毒（influenza virus，IFV）属正黏病毒科流感病毒属，是单股负链 RNA 病毒。根据其基质蛋白（matrix protein，M）和核蛋白（nucleo protein，NP）抗原差异可分为甲型、乙型和丙型流感病毒。甲型流感病毒呈多形性，致病力最强，根据 2 个主要表面糖蛋白血凝素（hemagglutinin，HA）和神经氨酸酶（neuraminidase，NA），甲型流感病毒有 18 种 HA 亚型和 11 种 NA 亚型。人流感病毒的分离及鉴定虽是确诊的金标准，但实验室条件要求高且有高致病性的危险。因此，流感病毒特异性抗原、特异性抗体的检测是临床上重要的免疫学检测手段。

（一）流感病毒的抗原检测

流感病毒的抗原检测可快速检测出临床标本中的流感病毒，基本原理仍是基于抗原抗体反应，主要包括直接和间接荧光抗体染色法、酶联免疫法、免疫层析法和荧光免疫分析。直接荧光抗体染色法（direct fluorescent antibody，DFA）使用能与病毒特异性抗体结合的荧光染料进行检测，间接荧光抗体染色法（indirect fluorescent antibody，IFA）需要使用与病毒特异性抗体结合的带荧光标记的第二抗体。DFA 检测速度快，但不如 IFA 敏感。

（二）流感病毒的抗体检测

IgM 抗体检测用于近期感染的辅助诊断。流感病毒的 IgG 抗体检测常需双份血清，急性期和恢复期血清采集间隔时间至少大于 10 天，且恢复期 IgG 抗体水平为急性期 4 倍或以上升高有回顾性诊断意义。

二、呼吸道合胞病毒的免疫学检测

呼吸道合胞病毒（respiratory syncytial virus，RSV）为有包膜、单股负链、非节段的 RNA 病毒。在 1 岁以下婴儿的细支气管炎和肺炎中，RSV 位居所有病原体之首，但在较大的儿童和成人，RSV 主要引起鼻炎、感冒等上呼吸道感染。RSV 抗原和 RSV 抗体检测方法有 ELISA、RSV 快速抗原检测试验、直接荧光抗体染色法等。

（一）呼吸道合胞病毒的抗原检测

RSV 抗原可用于呼吸道合胞病毒的早期诊断，检测方法包括 RSV 快速抗原检测试验（rapid antigen detection tests，RADTs）和 DFA 法。两种方法比较，RADTs 法敏感性相对较低，可能会出现假阴性结果。DFA 法通过病毒特异性抗体结合的荧光染料进行检测，可极大地提高 RSV 检出的敏感性和特异性。

（二）呼吸道合胞病毒的抗体检测

大多数 2 岁内的儿童 RSV 抗体呈阳性反应，因此 RSV 抗体检测一般不用于临床诊断，可用于流行病学调查。

三、支原体和衣原体的免疫学检测

肺炎支原体和肺炎衣原体能引起人类呼吸道感染，都是能通过细菌滤器的原核细胞型微生物，免疫学检测主要是特异性抗体的血清学检测。

（一）肺炎支原体的免疫学检测

肺炎支原体（mycoplasma pneumonia，MP）主要引起支原体肺炎。MP 呈短杆状，无细胞壁，无法通过革兰染色检测，且对 β－内酰胺类药物和其他抑制细胞壁合成的抗生素不敏感。临床上 MP 抗体的血清学检测是诊断肺炎支原体感染的主要依据。

MP 感染后 1 周即可出现特异性 IgM 类抗体，3～4 周达高峰，之后逐渐下降，由于 MP 感染的潜伏期是 2～3 周，因此 MP IgM 抗体阳性是 MP 急性感染的判定指标。但 MP IgM 抗体阴性并不能排除 MP 感染，需要进一步检测 MP 抗体特异性的 IgG。MP IgG 抗体比 IgM 抗体出现晚，若间隔 2 周以上的双份血清测定结果增高 4 倍或以上，提示 MP 的近期感染。MP 抗体的检测方法主要有凝集反应、ELISA、胶体金免疫层析技术等。检测 MP 抗体效价可辅助 MP 感染的诊断，但并不是直接测定支原体，因此在 MP 抗体阳性的情况下，需要结合其他检查结果及临床症状进行综合判断。

（二）肺炎衣原体的免疫学检测

肺炎衣原体（chlamydia penumoniae，CPN）是一种无运动性、革兰阴性胞内菌，能在宿主细胞的胞浆内形成特征性的包涵体，可引起咽炎、支气管炎和肺炎，一般症状较轻。诊断衣原体感染的主要实验室方法是核酸、抗原和抗体的检测。

通过 ELISA 方法检测肺炎衣原体特异性的 IgG 和 IgM，有助于区分急性感染和既往感染，辅助肺炎衣原体感染的诊断，疾病的预后和治疗效果监测。IgG 检测通常需要采集急性期和恢复期的两份血清，间隔 4～6 周，敏感性较差，不适合人群筛查，可用于对肺炎衣原体感染的回顾性分析。微量免疫荧光试验是目前国际上标准的检测肺炎衣原体的血清学检测方法，特异性和敏感性高。诊断标准是：①双份血清抗体滴度增高 4 倍以上或 IgM≥1∶32 或 IgG≥1∶512 可诊断急性感染；②1∶16≤IgG＜1∶512 为既往感染；③IgG＜1∶8 为未感染过肺炎衣原体。但此方法操作复杂，且对实验室条件要求高。

第六节　其他感染免疫血清学检测

感染性疾病的范畴广泛，除上述病原体外，临床上还开展了伤寒沙门菌、结核分枝杆菌及立克次体的免疫血清学检测。主要包括病原体的抗原和抗体检测，其中抗原检测为感染性疾病的诊断提供了直接证据，检测到针对病原体特异性的 IgM 类抗体或出现 IgG 类抗体水平的动态变化（增长 4 倍或以上）有助于感染性疾病早期或急性感染的辅助诊断。常用检测方法有凝集反应、沉淀反应、免疫荧光技术、ELISA、胶体金免疫层析技术、免疫印迹技术等多种免疫学分析方法。

一、伤寒沙门菌检测

沙门菌属是革兰阴性肠道杆菌，可引起多种感染，患者常表现为胃肠炎、菌血症、伤寒和副伤寒，以伤寒和副伤寒沙门菌感染引起的疾病最为常见。沙门菌属的抗原结构主要有菌体（O）抗原、鞭毛（H）抗原和表面（Vi）抗原。其中 O 抗原是细菌分群的依据，其刺激机体产生的抗体以 IgM 为主，产生早，消退快。H 抗原是细菌定型的主要依据，刺激机体产生的抗体主要是 IgG，出现晚，持续时间长。Vi 抗原位于菌体的最表层，有抗吞噬的作用。

伤寒、副伤寒沙门菌感染的诊断可采用细菌培养和生化鉴定的方法，临床上常用肥达试验（Widal）协助诊断。由于沙门菌属的 O 抗原和 H 抗原的抗原性最强，机体感染伤寒杆菌、副伤寒杆菌 1 周后，能逐渐产生针对菌体 O 抗原和鞭毛 H 抗原的抗体。肥达试验是以伤寒杆菌的 O 抗原和 H 抗原及副伤寒杆菌的 H 抗原作为诊断抗原，检测机体中的相应抗体水平，特异性抗体水平随病程的延长滴度不断增高，第 4 周达峰值，之后逐渐下降。将定量伤寒、副伤寒杆菌的诊断菌液分别与用生理盐水倍比稀释的患者血清进行凝集反应，根据抗体凝集效价判定结果。正常时伤寒 O 抗体凝集效价 <1∶80，伤寒 H 抗体凝集效价 <1∶160；副伤寒 H 抗体凝集效价 <1∶80。肥达试验单次效价增高，判断的可靠性差，必要时进行动态观察，若双份血清抗体效价增高 >4 倍，则诊断价值较大。通常发病第 1 周者 50% 阳性，第 2 周者 80% 阳性，第 4 周者 90% 以上阳性，故应多次检查。

肥达试验作为伤寒、副伤寒的辅助诊断，其结果应结合临床表现、病史、病程及流行病学综合判断。① O 抗体效价升高，H 抗体效价正常：可能是伤寒发病早期或沙门菌属中其他菌种引起的交叉反应；或 H－O 变异的沙门菌属引起的感染等。建议 1 周后复查，如 1 周后 H 抗体效价也升高，可证实感染伤寒或副伤寒沙门菌。②O 抗体效价正常，H 抗体效价升高：可能为疾病晚期或以往患过伤寒、副伤寒或接受过疫苗接种的回忆反应等。③O 抗体和 H 抗体效价均升高：伤寒可能性大。④肥达试验阴性也不能排除患伤寒的可能，有些伤寒患者（10% 左右）肥达试验始终阴性，可能与机体免疫功能有关，如早期使用抗生素和肾上腺皮质激素，以及免疫功能低下的伤寒患者，肥达试验可出现阴性；⑤肥达试验的凝集效价高低，不能作为伤寒、副伤寒疗效的判断标准。结核杆菌感染、败血症、部分病毒性肝炎及其他沙门菌感染也可出现高凝集效价，呈假阳性反应。

二、结核分枝杆菌检测

结核病是由结核分枝杆菌（*Mycobacterium tuberculosis*，TB）感染引起的慢性传染性疾病，以肺部结核最为常见。结核分枝杆菌感染多为潜伏感染，潜伏感染的带菌者是主要的传染源。因此，及时发现和诊断结核病，特别是无症状的潜伏感染患者非常重要。随着对结核病研究的不断深入以及现代免疫学技术的应用，结核病的免疫学诊断方法不断推出，诊断价值越来越受到重视。相关免疫学试验包括结核菌素试验、TB 抗原、抗体检测和 γ－干扰素释放试验等。但由于实验方法的局限性以及其他因素的影响，其诊断仍然要结合临床，综合判断。

（一）结核菌素试验

结核菌素试验又称 PPD 试验，结果阳性提示已感染结核或成功接种过卡介苗，是辅助判断活动性结核的重要指标。

（二）结核分枝杆菌抗原检测

结核分枝杆菌抗原是结核感染的早期指标，主要检测方法包括 ELISA、免疫荧光技术、胶体金免疫层析技术等。但 TB 抗原成分复杂，包括结核菌素纯蛋白衍生物、脂阿拉伯甘露聚糖、MPT64、14/31/38kDa 抗原、热休克蛋白 65 等，且存在交叉反应，因此具有明确诊断价值的 TB 抗原较少。

（三）结核分枝杆菌抗体检测

分枝杆菌 IgG 水平可协助诊断活动性结核病。结核分枝杆菌感染机体后，可刺激机体产生 IgM、IgG、IgA 类抗体。一般认为，抗体的产生并不能保护宿主抵御感染，因为结核分枝杆菌常寄生于单核或吞噬细胞内。常用的分枝杆菌抗体检测试验主要检测 IgG 和 IgA 类抗体，IgM 在高浓度状态下也可检测到。活动性肺结核患者结核分枝杆菌 IgG 抗体水平明显增高并与病变活动程度存在平行关系。但是非典型分枝杆菌和麻风杆菌感染时抗体检测也可呈现阳性反应。结核分枝杆菌抗原和抗体检测的标本除了血清外，还可采用痰液、脑脊液以及胸腹水等标本。

（四）γ－干扰素释放试验

γ－干扰素释放试验是利用结核分枝杆菌特异性抗原刺激外周血中的效应T细胞迅速活化、增殖，释放γ－干扰素。临床常用的检测方法包括T－SPOT和QFT法，两者的区别是T－SPOT法是通过酶联免疫斑点试验检测效应T细胞活化后的γ－干扰素应答情况，而QFT法是通过酶联免疫吸附试验检测效应T细胞活化后分泌的γ－干扰素浓度。两种方法都可用于结核分枝杆菌感染的辅助诊断，但不能区分活动性结核和潜伏结核感染。因此，对于活动性结核的诊断需要结合临床表现、影像学检查和其他病原体检查综合分析。

三、立克次体检测

立克次体是介于细菌和病毒之间的一种微生物，可引起立克次体病，是一组自然疫源性传染病，人类立克次体病可分为五组：①斑疹伤寒组（包括流行性斑疹伤寒和地方性斑疹伤寒）；②斑点热组（包括斑点热、马赛热、立克次体痘症等）；③恙虫热组（含恙虫病）；④Q热组（含Q热）；⑤阵发性立克次体病组（含战壕热）。除Q热、战壕热和立克次体痘症外，其他立克次体均与某些变形杆菌（OX_{19}、OX_2、OX_k株）有共同抗原，因此可以用外斐试验（变形杆菌凝集反应试验）协助诊断立克次体的感染。我国常见的立克次体病主要为斑疹伤寒和恙虫病，流行性斑疹伤寒主要为OX_{19}效价升高，恙虫病主要表现为OX_k升高明显。

立克次体病患者OX凝集素一般上升较晚，可早在病程5～6天产生，但经常为2周左右方可出现阳性，在退热前后达最高效价，以后很快下降。病程中双份血清试验，若效价有4倍以上增长，方有诊断意义。往往有些病例在整个疾病过程中效价不见上升，如复发型斑疹伤寒（Brill病）及约15%的经疫苗接种后感染斑疹伤寒的病例。有些轻症斑疹伤寒或某些发病严重者，其他血清学试验阳性，但其外斐试验可为阴性。斑点热患者外斐反应效价通常为OX_{19}高于OX_2，但也有OX_2较高者。若仅出现OX_2阳性，则对诊断斑点热有特殊意义。

变形杆菌抗原很不稳定，特别是经保存以后往往会使血清效价增高，尤以OX_k抗原为甚，因而一般不宜长久保存。外斐试验假阳性反应可发生在变形杆菌尿路感染、伤寒、钩端螺旋体病、回归热、布鲁杆菌病、疟疾等，孕妇也往往呈假阳性反应。因此，对外斐试验结果应结合临床资料慎重做出解释（表25－2）。

表25－2 外斐试验结果解释

立克次体病	变形杆菌抗原		
	OX_{19}	OX_2	OX_k
流行性斑疹伤寒	＋＋＋＋	＋	－
地方性斑疹伤寒	＋＋＋＋	＋	－
斑点热	＋＋＋＋/＋	＋/＋＋＋＋	－
恙虫病	－	－	＋＋＋＋
Q热	－	－	－
战壕热	－	－	－

四、细胞因子检测 微课/视频3 微课/视频4

细胞因子（cytokine）是由免疫细胞或某些非免疫细胞（内皮细胞、表皮细胞、成纤维细胞等）

经刺激合成并分泌，在细胞间发挥调控作用的一类具有广泛生物学活性小分子可溶性蛋白质。细胞因子通过激活固有免疫和适应性免疫，参与抗感染免疫应答全过程，通过有效清除病原体，保持机体的稳态和平衡。细胞因子种类繁多，目前已发现200余种，按结构和功能可将其分为六大类，包括白细胞介素（interleukin，IL），集落刺激因子（colony - stimulating factor，CSF），干扰素（interferon，IFN），肿瘤坏死因子（tumor necrosis factor，TNF），生长因子（growth factor，GF）和趋化因子（chemokine）。目前细胞因子检测包括生物活性测定和蛋白含量测定。常用的测定方法有酶联免疫吸附试验（ELISA）、化学发光酶免疫试验（CLEIA）、流式细胞术（FCM）和酶联免疫斑点试验（ELISPOT）等。

ELISA作为较早建立的细胞因子检测方法，具有特异性高、操作简便、成本低等优点，但相比其他方法，灵敏度偏低，且仅能检测细胞因子含量而不能测定其活性。

CLEIA是临床常用的自动化检测方法，以发光剂作为酶免疫测定底物，具有特异性好、灵敏度高、线性范围宽等优点，但该方法也仅能检测细胞因子含量而不能测定其活性。

FCM是基于荧光抗体染色技术并利用流式细胞仪高分辨率所建立的方法，可同时检测细胞内多种细胞因子含量，并能检测出低表达的细胞因子。具有特异、高效、灵敏等优点。

ELISPOT可用于细胞分泌特定细胞因子的检测，是研究细胞功能的重要技术。该方法能从20多万个细胞中检测出1个分泌相应细胞因子的细胞，可实现单细胞水平观察细胞因子的分泌和表达，具有较高的灵敏度和特异性。

知识拓展

军团菌检测

军团菌是需氧革兰阴性杆菌，胞内寄生，以嗜肺军团菌感染最为多见，可引起军团菌肺炎。军团菌血清型1型与人类疾病的关系最为密切。采用活性炭酵母浸膏琼脂平板培养是军团菌感染诊断的金标准，但是军团菌培养时间长，易受标本采集和操作技术的影响，敏感性较低。

对于嗜肺军团菌血清型1型感染的患者，其尿液中可检测到脂多糖抗原成分，且浓度明显高于血清，故可检测尿液中抗原成分，可为嗜肺军团菌血清型1型感染的早期诊断提供依据，且可反映患者感染的严重程度，但对其他血清型感染的检测敏感性差，且尿液冷冻或尿液中存在类风湿因子等情况可导致结果呈假阳性。嗜肺军团菌抗原可采用ELISA、免疫层析技术等进行检测。

思考题

答案解析

案例 患者，男，35岁。因“乏力、食欲减退、恶心2周”入院就诊。患者2周前无明显诱因出现乏力，伴食欲减退、恶心、厌油腻饮食，食量约为平时的一半。时有呕吐，为非喷射型，呕吐物为胃内容，无发热、头痛、腹痛、腹泻。入院后实验室检测结果报：血常规正常。ALT 730U/L，AST 380U/L，TBil 152mmol/L，DBil 84mmol/L，TB 80g/L，ALB 45g/L。血清乙肝五项：HbsAg（+），其他阴性。AFP 98ng/ml。发病以来，精神欠佳，睡眠稍差，小便呈浓茶色，大便正常，体重较前略有下降。否认手术、外伤、输血史。药物过敏史，预防接种史不详。

基本检查：T 36.2℃，P 78次/分，R 18次/分，BP 126/76mmHg。神志清，精神欠佳。全身皮肤黏膜轻度黄染，未见出血点及皮疹，浅表淋巴结未触及肿大，巩膜轻度黄染。双肺未闻及干湿啰音。心界不大，心率78次/分，律齐。腹平软，无压痛及反跳痛，肝脾肋下未触及，肝区叩击痛（+），移动性浊音（-），双下肢无水肿。

问题

（1）该患者有哪些实验室检测指标异常？

（2）该患者初步诊断是什么？诊断依据是什么？

（3）为明确诊断，需进一步做哪些实验室检查？

（崔丽艳）

书网融合……

重点小结　题库　微课/视频1　微课/视频2　微课/视频3　微课/视频4

第二十六章　临床治疗药物监测技术

PPT

学习目标

1. 通过本章学习，掌握治疗药物监测和个体化用药的概念，熟悉血药浓度临床免疫监测的方法学和技术优势，了解临床治疗药物监测的实施方法和给药方案个体化设计思路。

2. 具有使用临床免疫技术平台进行血药浓度监测的能力。

3. 树立探索高效的临床免疫学分析技术应用于临床医学的思想。

药物是防治疾病的重要手段，临床治疗药物不仅要求质量合格，还必须能合理应用。不恰当的用药不仅浪费资源，达不到治疗目的，药物的不良反应和药源性疾病反而会给患者带来严重危害。治疗药物监测（therapeutic drug monitoring，TDM）正是为提高临床用药有效性与安全性而发展起来的一门新兴学科，其主要内容是通过测定患者血液和其他体液中的药物浓度，利用药代动力学原理，结合患者的病理生理情况，监测和调整临床用药，为具体的患者制定个体化药物治疗方案。

开展治疗药物监测对于提高临床用药质量和保护患者的生命安全是非常重要的。原卫生部临床检验中心于 1983 年开始将治疗药物监测列为常规工作，一些技术条件较好的医院也相继开展了治疗药物监测。目前国内三级医院和大部分二级医院都已开展了治疗药物监测工作，血药浓度检测已成为检验科的常规检测项目，为临床医生的适时剂量调整和合理用药提供了强力支持。

在原有的色谱法基础上，不断出现新的更加快速便捷的检测方法，包括均相免疫分析、液质联用等。目前，临床治疗药物监测主要采用免疫学检测方法，如均相免疫分析技术，能快速自动化并高精度获得血药浓度数据，使得临床治疗药物监测工作得以顺利开展。本章主要介绍 TDM 的发展背景和临床意义、TDM 分析技术，并简单介绍 TDM 的临床应用，为未来参与临床 TDM 实践奠定基础。

第一节　概　述

一、关于治疗药物监测的认识

过去的若干年，临床不合理用药导致组织器官损伤甚至危及生命的案例屡见不鲜。比如 1999 年美国医学研究所的一份报告《犯错的是人 - 建立一个更为安全的保健系统》震惊了美国上下，报告指出，美国每年估计有 98000 人死于可以预防的医疗差错，其中不少是用药不当导致的，这个数字远远超过了美国每年死于工伤、交通事故和艾滋病的人数。在欧美等西方发达国家，药物使用不当问题都引起了高度重视。20 世纪末，我国也紧跟世界潮流，逐渐开展 TDM 的工作。国家卫生健康委员会医院分级管理中明确规定，三级医院必须开展 TDM，这已成为三级医院评选的重要指标。

美国学者 Brodie 于 1967 年提出，由于个体差异的原因，药物的血浓度比药物剂量更有意义，每个患者需要自己剂量方案的时代即将来临，从而最早提出了个体化用药的概念。发达国家医院早在 20 世纪末就相继开展了 TDM 工作，建立了 TDM 临床实验室，其工作人员同临床药师共同参加查房，及时解释和处理用药方面出现的种种问题，帮助医生制订个体化的治疗方案。于 1995 年成立的国际治疗药物监测和临床毒理学会（international association of therapeutic drug monitoring and clinical toxilogy）也在督导临床安全用药方面发挥着积极的作用。

目前，国内已有很多医院相继建立了一批初具规模、形式各异的TDM实验室。这些TDM实验室有的属于独立的临床检验中心，有的属于医院中心实验室、药剂科或检验科，有些属于新成立的临床药理科。就国内情况而言，TDM的发展还很不平衡，许多三级甲等医院已具备较好实验室并开展TDM工作，但其他级别的医院尚有很大发展空间。

二、治疗药物监测的临床意义

1. 实现给药方案个体化　通过检测血药浓度，实施个体化给药和治疗，保证临床用药的有效性和安全性，是临床治疗药物监测的根本目的。治疗药物监测是近代临床药物治疗学划时代的重大进展之一，是提高医疗服务质量、进行科研与临床相结合的有效途径。随着临床药理和检测技术的快速发展，治疗药物监测工作已渗入各个临床学科。相关工作人员通过直接参与临床，协助临床医生制订个体化给药方案，能有效避免不合理用药、错误用药乃至滥用药物，从而保证医院药物治疗的高水平，并带来可观的经济效益和社会效益。

2. 诊断和处理药物过量中毒　对于某些治疗指数窄、毒性反应强的一类药物，尤其在肝肾功能受损、合并用药以及中毒症状与剂量不足类似而临床难以辨明时，血药浓度检测对诊断药物中毒提供了有力的依据。

3. 提升药物治疗效率　根据药动学原理制定和选择最适宜的给药方案，可以缩短达到稳态浓度的时间，使药物尽快地发挥疗效，缩短治疗时间，同时提高疗效，也相应地降低治疗所需的药物费用。

4. 提高患者的用药依从性　血药浓度检测是提高患者依从性的强有力工具。有数据显示，临床上遵照医嘱服药的患者只有67%左右，而实施TDM后，患者的用药依从性可提高到80%以上。

三、常用药物浓度监测技术

美国学者Brodie于1967年提出以血药浓度作为个体化用药依据时，受当时分析测试技术的限制，许多人认为他的观点不符合实际，因为当时能使用的分析技术是紫外分光光度法，其灵敏度仅能达到100ng/ml，对于血液中痕量的药物含量是检测不出来的。随着气相色谱法（GC）、高效液相色谱法（HPLC）等高端分析技术相继被投入使用，检测的灵敏度提高到了0.01～1ng/ml，从而使得TDM得以普遍性开展。后来更高端分析技术如色谱－质谱联用（LC－MS）和高效毛细管电泳法（HPCE）使得血药浓度分析精度达到了1pg水平。

随着20世纪70年代免疫分析法的诞生，同位素标记、酶标记以及发光剂标记等检测技术也应用到了血药浓度含量测定。放射免疫法、均相酶免疫分析以及荧光偏振免疫分析等技术不仅可以达到1pg水平的灵敏度，而且可以快速获得结果，从而开创了治疗药物监测分析技术的新纪元。常用TDM的检测技术及特征见表26－1。

表26－1　常用TDM的检测技术及特征

分析方法		灵敏度	精密度	特异性
光谱法	紫外分光光度法	100ng	＋＋	－
	荧光分光光度法	1～10ng	＋＋	＋
	原子吸收光谱法	1ng	＋＋	＋

续表

分析方法		灵敏度	精密度	特异性
色谱法	气相色谱法	0.01～1ng	+ +	+ + +
	高效液相色谱法	0.01～1ng	+ + +	+ + +
	色谱－质谱联用法	1pg	+ + +	+ + + +
	高效毛细管电泳法	1pg	+ + +	+ + + +
免疫法	放射免疫分析	1pg	+	+ +
	酶联免疫吸附试验	1pg	+ +	+ +
	均相酶免疫分析	1pg	+ +	+ +
	荧光偏振免疫分析	1pg	+ +	+ +
	光激化学发光免疫分析	1pg	+ +	+ + +

第二节　血药浓度检测免疫学方法

早期治疗药物监测技术主要依赖于色谱法，但色谱法在上样分析前需要对样本进行前处理。由于去蛋白、富集浓缩或化学衍生化等前处理需要时间，往往第二天才能获得结果，不利于对患者进行实时剂量调整。当无须前处理的免疫学分析法在药物浓度监测中应用后，这一局面得到了大大改观，特别是能高度自动化的均相免疫分析技术如酶标放大免疫分析技术（enzyme multiplied immunoassay technique，EMIT）、荧光偏振免疫分析（fluorescence polarization immunoassay，FPIA）以及光激化学发光分析（light initiated chemiluminescent assay，LICA），相关技术的应用使得 TDM 的检测分析能快速高效地完成，真正做到了“床边检测”。

一、药物抗原性

如前文所述，本章所述血药浓度检测范围主要涉及洋地黄类药物、精神类药物、免疫抑制剂等，按化学性质分类属于化学类药物。化学类药物属于小分子，归属为半抗原（hapten），不具备免疫原性，但因具有特殊分子结构，具备抗原特异性，即抗原性。半抗原无免疫原性，在制备抗体时需要将药物分子与合适的载体蛋白（牛血清白蛋白、卵清蛋白或血蓝蛋白）进行偶联成为完全抗原，才能作为免疫原用于制备针对药物分子的特异性抗体。此外，药物小分子往往只具有单一抗原表位（epitope），只结合抗体分子的一个可变区，无法形成双抗体夹心复合物。因此，药物分子的免疫学检测只能采用双抗原竞争性免疫分析模式。

二、竞争性免疫分析

竞争性免疫分析是小分子药物免疫学检测的首选分析模式，也是唯一的免疫分析模式。双抗原竞争性免疫分析系统包括偶联信号分子的标记抗原、被竞争结合且限量的特异性抗体和待检抗原或校准品抗原。例如，某公司出品的电化学发光免疫分析法环孢霉素（cyclosporine）检测试剂，包括：链霉亲合素包被磁性微粒溶液（M），生物素标记环孢霉素抗体（R1）；三联吡啶钌（Ru）标记竞争抗原溶液（R2）；已知浓度的环孢霉素校准品溶液。采用平衡竞争模式，让待检抗原和标记抗原同时竞争限量生物素标记抗体，分别形成免疫复合物；加入链霉亲合素包被的磁性微粒溶液，通过生物素－亲合素系统分别捕获生物素－特异性抗体－待检抗原、生物素－特异性抗体－标记抗原。同时，游离标记抗原不能被固相磁球捕获而分布液相中，随后被洗涤分离。此时，加入三丙胺溶液并启动电化学发光反应，生物素－特异性抗体－标记抗原复合物发光，且发光信号与标本中待检环孢霉素呈反比例函数关系，待检样本环孢霉素浓度通过校准品函数换算获得。此外，治疗药物监测要求检测系统不仅具有较好分析敏感度，同时对分析精密度（重复性和中间精密度）同样具有很高的要求。

三、方法学建立关键环节

建立符合临床需求的药物浓度检测方法，或者研制开发满足临床需求的药物浓度检测试剂，主要包括核心生物原材料筛选、校准曲线建立和分析体系优化、分析性能确认等关键环节。其中，前两个环节具有小分子检测的特殊性，逐一简单阐述如下。

在核心生物材料筛选环节，首先建立标记抗原－特异性抗体的结合反应曲线，选取亲和力较高的单克隆抗体；同时，特异性抗体的亲和力是保证分析敏感度的基本条件。其次，建立竞争抑制曲线，让标记抗原和待检抗原竞争限量的抗体，依据检测敏感度和线性区间初步设定抗体分子用量，通过抑制曲线选定标记抗原的结构和偶联标记方式。再次，为让待检抗原优先结合特异性抗体（提升分析敏感度），也可考虑弱化标记抗原与特异性抗体的亲和力，考虑采用与待检抗原结构类似分子作为竞争抗原，也称结构类似物。当然，也可以考虑将竞争抗原与固相载体偶联（包被），固相抗原（竞争抗原）和特异性抗体的结合速率低于待检抗原（液相）与特异性抗体的结合速率，同样可以达到提升分析敏感度的目的。此外，由于竞争抗原为小分子，无论是标记信号分子，还是与固相载体偶联，均不能破坏或降低其免疫活性，需充分考虑偶联位置和偶联方式。

在竞争性免疫分析中，可以选择让竞争抗原偶联信号分子，让标记抗原和待检抗原竞争固相抗体（如上文环孢霉素试剂）；同时，也可以选择让竞争抗原偶联固相载体（直接或间接），让固相抗原和待检抗原竞争标记抗体。上述两种方式有各自优势和不足，需要根据具体项目和半抗原的分子结构特点确定。接下来，需简单建立校准曲线模型，在此模型下选择最佳抗体用量（包被或标记比例及其工作浓度）、最佳竞争抗原用量（包被或标记比例及其工作浓度），合适缓冲体系、温育时间，样本和试剂体积等，最终确定检测程序、校准函数和定标方式等。

四、常用药物浓度免疫学监测技术平台

（一）均相酶免疫分析

均相酶免疫分析（homogeneous enzyme immunoassay）是指酶标记物与相应的抗原或抗体结合后，标记酶的活性会发生改变，无须分离结合和游离酶标记物，通过测定标记酶活性的改变而确定抗原或抗体的含量。均相酶免疫分析在1972年首先由Schneider等人建立，其代表是酶增强（放大）免疫测定技术（enzyme multiplied immunoassay technique，EMIT），或称结合酶免疫分析法。该法最大的特点是不必将结合部分与游离部分分开，不需温育，便可直接用分光光度计测定其吸收度。由于该法简便、快速，已广泛使用于血药浓度和尿药浓度的测定。

EMIT法通常使用葡萄糖－6－磷酸脱氢酶（G－6－PD）作标记酶，其原理是标记在待测药物上的G－6－PD在辅酶Ⅰ参与下能将底物6－磷酸葡萄糖（G－6－P）氧化成6－磷酸葡萄糖酸，而辅酶Ⅰ本身则被还原成还原型辅酶Ⅰ（NADH）（图26－1）。

在该反应过程中，辅酶Ⅰ接收了6－磷酸葡萄糖脱下的H而成为还原型辅酶Ⅰ（NADH），NADH在340nm处有最大吸收峰，可以被检测出来。

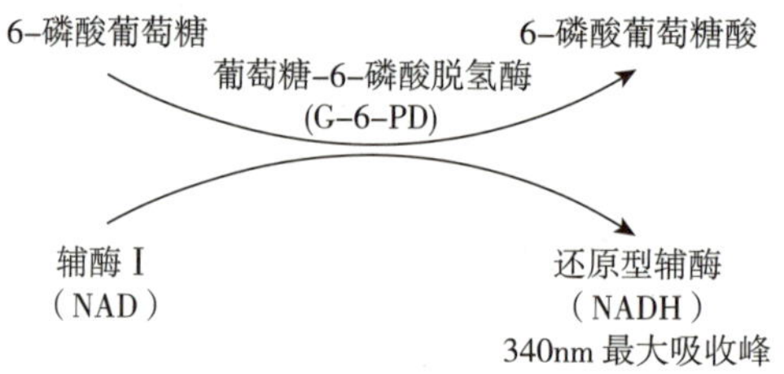

图 26－1　G－6－PD 显色原理

在测定时，首先将待测药物或药物标准品 Ag 与抗体、辅酶 I （NAD）及底物（G－6－P）混合，生成抗原－抗体结合物（Ag－Ab）。然后加入酶标药物（Ag^E），此时，酶标药物与未标记药物互相竞争有限量的抗体（Ab），当这种竞争结合反应达到平衡之后，则有部分酶标药物与抗体相结合，从而使结合酶标药物（Ag^E－Ab）上的酶活性受到抑制，不能再同底物发生作用，而只有游离酶标药物（Ag^E）上的酶才有活性，能作用于底物产生测定信号。如果样品中待测药物的浓度越高，则竞争抑制的结果使游离酶标药物的量增多，亦即酶的活性随着待测药物浓度的增加而增强，故有“酶增强免疫技术”之称。由于游离酶标药物量的增多，能使更多的 NAD 参与氧化反应，生成更多的酶反应产物 NADH。根据 NADH 在 340nm 处有紫外吸收的原理，便可用分光光度计测定吸收度，求出待测药物的含量（图 26－2）。

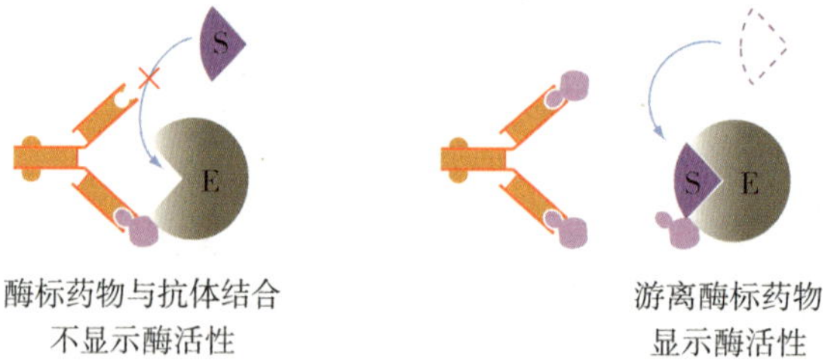

图 26－2　EMIT 检测原理示意图

临床上第一代血药浓度分析仪即采用了均相酶放大免疫检测技术，得到第一个检测结果的时间只需 10 分钟，每小时可检测 133 个样本，检测项目包括环孢霉素、他克莫司、霉酚酸、西罗莫司、丙戊酸、苯巴比妥、苯妥英、卡马西平、地高辛、甲氨蝶呤、万古霉素、茶碱、美沙酮等。

（二）荧光偏振免疫分析

荧光偏振免疫分析（FPIA）亦为均相免疫分析，其测定原理在第九章中已讲述，临床上第二代血药浓度分析仪采用了该分析技术。全自动荧光偏振免疫分析仪的操作只需要加样本、试剂和反应杯，触摸式设置以及按“RUN”键三步法，仪器即可自动完成所有检测工作，因此，8～30 分钟即可出结果，每小时可完成 80～120 个测试。广泛应用于目前大部分的治疗药物监测，如地高辛、茶碱、普鲁卡因、乙酰普鲁卡因胺、奎尼丁、卡马西平、苯巴比妥、丙戊酸、洋地黄、妥布霉素、庆大霉素、万古霉素、环孢霉素等；滥用药物的检测，如苯妥英、乙醇、三环类抗抑郁药、醚沙酮、安非他明、天使尘、巴比妥类药物、地西泮、水杨酸盐药物、可卡因、鸦片类、AMP/METH、大麻类药物等。

（三）均相化学发光分析

临床上第三代血药浓度分析仪采用均相化学发光分析技术，检测的灵敏度更高，检测速度更快。检测的治疗药物有环孢霉素、西罗莫司、普乐可复、卡马西平、地高辛、庆大霉素、巴比妥、苯妥英、茶碱、丙戊酸和万古霉素等。

五、药物浓度免疫监测的技术优势

目前临床上治疗药物监测的检测主要在医院检验科完成，基本采用了如上三代均相免疫分析技术。均相免疫分析的共同特征是不用洗板、自动加样、快速得出结果，由于无须洗板，减少了样本损失，检测灵敏度得到了大大提高。

与第一代均相酶作用的颜色反应相比，第二代荧光偏振免疫分析使用了偏振荧光技术，不仅无须洗涤分离，偏振荧光有较高的检测灵敏度和标准曲线线性范围，并且不受样本颜色和浑浊的影响。第三代光激化学发光分析技术因为发光信号的产生是级联反应过程，有更高的检测灵敏度。快速、准确、高灵敏度和高自动化药物浓度检测技术使得临床治疗药物监测工作变得非常便捷。

尽管如此，免疫学分析同样存在不足，许多实验室使用液质联用技术。

六、药物浓度免疫监测的注意事项

由于血浆中含有的血纤维蛋白几乎不与药物结合，而血浆比血清分离快，制取量多，因此血药浓度检测多采用血浆进行分析测定。制备血浆常用肝素作抗凝剂，肝素是体内正常生理成分，不会干扰药物的测定。其他抗凝剂如 EDTA、枸橼酸盐等能引起被测组分发生变化或干扰某些药物的测定，所以不常使用。

第三节　临床合理用药的方案设计

由于个体差异的原因，药物在体内的药代动力学有很大的差异，有人吸收快、代谢快、排泄快，有人吸收慢、代谢慢、排泄慢，因此，同一剂量的药物，有人可能无效，而有人则可能会出现药物毒性反应。因此，我们必须针对不同的个体制订适合该个体的给药方案，才能保证每个个体用药的有效与安全，从而保证临床合理用药和治疗高水平。其中，血药浓度检测是治疗药物监测的重要环节，是适时剂量调整的依据，是个体化用药的关键。

一、血药浓度

血药浓度（blood ncentration）是指用各种方式给药后未经分解或代谢的原药及其代谢物在血浆或血清等体液中的浓度。药物进入人体后，由血液运送至其作用部位，并与受体形成可逆性的结合，从而产生药理作用。对大多数药物而言，药理作用的强弱和持续时间，与药物在受体部位的浓度成正比。因此，测定血液中的药物浓度可间接地反映药物在受体部位的浓度。

（一）影响血药浓度的因素

药物的药理作用与血药浓度之间的相关性较其药理作用与每日总剂量的相关性更强，而剂量与血药浓度之间的相关性却较差。剂量与血药浓度之间相关性较差是因为存在着较多的影响血药浓度的因素。①药剂因素：容易受到口服给药时制剂的生物利用度的影响。②生理因素：不同年龄，尤其是新生儿和老年人对药物的处置和效应与成年人有很大差别，而女性在妊娠、分娩和哺乳期对某些药物的反应有一定的特殊性。③病理因素：可以改变药物的吸收、分布、代谢和排泄。胃肠道疾病可影响口服药物的吸收速率和吸收程度，肝病可不同程度地影响肝药酶活性，肾功能不全可使主要经肾脏排泄药物的消除减慢。④不同种族或同种族不同个体之间药物代谢酶活性存在先天差异，从而影响代谢药物的能力，使代谢呈现多态性。⑤联合用药：会发生相互作用，一种药可诱导另一种药物代谢加快或减慢等。

（二）有效血药浓度范围

有效血药浓度范围（effective blood ncentration range）通常是指最低有效浓度与最低中毒浓度之间的范围，又称治疗窗。有效血药浓度范围是一个统计学结论，它建立在大量的临床观察基础之上，是对大部分人有效且能很好耐受的范围，但并不一定适用于每一个人和每一个具体情况。事实上，不存在一个对所有人均有效而无毒副反应的浓度范围。在此范围内，少数患者可能无效，另有一些人则出现较严重的不良反应。例如，茶碱的有效浓度范围是 10 ~ 20μg/ml，但有的老年患者的有效浓度仅为 4μg/ml，当其血药浓度达到 10. 7μg/ml 时，却出现了茶碱中毒反应。另外，有些药物可用于治疗数种疾病，而治疗范围则会随病种不同而改变。

（三）目标浓度

为了避免死搬硬套有效浓度所造成的治疗失误，近年来有人提出目标浓度的概念。与有效浓度范围不同，目标浓度无绝对的上下限，也不是大量数据的统计结果，而是根据具体病情和药物治疗的目标效应为具体患者设定的血药浓度目标值。显然，目标浓度的设立必须考虑治疗指征、患者的各种生理病理学参数、以往治疗该患者的经验以及患者的反应等，注重血药浓度与药理效应之间相关关系的个体化。

二、实施治疗药物监测的指征

不是任何情况下所有药物都需要 TDM。即使是那些需要 TDM 的，也没有必要进行常规化监测。因此，TDM 有其临床指征，具体的临床指征因药而异。在下述情况下或使用下列药物时，通常需要进行 TDM。

1. 药物的有效血药浓度范围狭窄。此类药物多为治疗指数小的药物，如强心苷类。它们的有效剂量与中毒剂量接近，需要根据药物动力学原理和患者的具体情况仔细设计和调整给药方案，密切观察临床反应。

2. 同一剂量可能出现较大的血药浓度差异的药物，如三环类抗抑郁药。

3. 具有非线性药物动力学特性的药物，如苯妥英、氨茶碱、水杨酸等。

4. 肝、肾功能不全或衰竭的患者使用主要经肝代谢消除（利多卡因、茶碱等）或肾排泄（氨基糖苷类抗生素等）的药物时，以及胃肠道功能不良的患者口服某些药物时。

5. 长期用药的患者依从性差，不按医嘱用药；或者某些药物长期使用后产生耐药性；或诱导（或抑制）肝药酶的活性而引起药效降低（或升高），以及原因不明的药效变化。

6. 怀疑患者药物中毒，尤其药物的中毒症状与剂量不足的症状类似，而临床又不能明确辨别。如普鲁卡因胺治疗心律失常时，过量也会引起心律失常，苯妥英中毒引起的抽搐与癫痫发作不易区别。

7. 合并用药产生相互作用而影响疗效时。

8. 药物动力学的个体差异很大，特别是由于遗传造成药物代谢速率的明显差异，如普鲁卡因胺的乙酰化代谢。

9. 常规剂量下出现毒性反应，诊断和处理过量中毒，以及为医疗事故提供法律依据。

10. 当患者的血浆蛋白质含量低时，需要测定血中游离药物的浓度，如苯妥英。

三、治疗药物监测实施方法

治疗药物监测的核心是个体化给药，个体化给药方案包括初期的适用给药方案和以后的调整给药方案。前者是以经验用药为依据，后者是在检测血药浓度的基础上，求得患者的个体药动学参数，再结合患者全面状况而进行的给药方案调整，如给药剂量和给药间隔时间等。

完整的 TDM 通常由以下过程组成：①根据 TDM 的临床指征确定需要进行 TDM；②设立目标效应，即明确使用某药治疗具体患者所希望达到的治疗效应；③设定目标浓度，根据目标效应及患者的病理生理状况、肝肾功能、以往的用药反应等决定；④选择合适的群体药物动力学参数，计算负荷剂量、维持量或试验剂量；⑤一般多采取血浆样品，测定药物的总浓度，特殊情况下亦可测定唾液、脑脊液等其他体液样品以及游离药物的浓度；⑥给药后在事先设计的时间点采集标本；⑦测定血药浓度，调整剂量，或在求算个体药物动力学参数后调整剂量；⑧在此过程中应注意观察药效、毒副作用及其他临床指标。个体化给药方案流程见图 26－3。

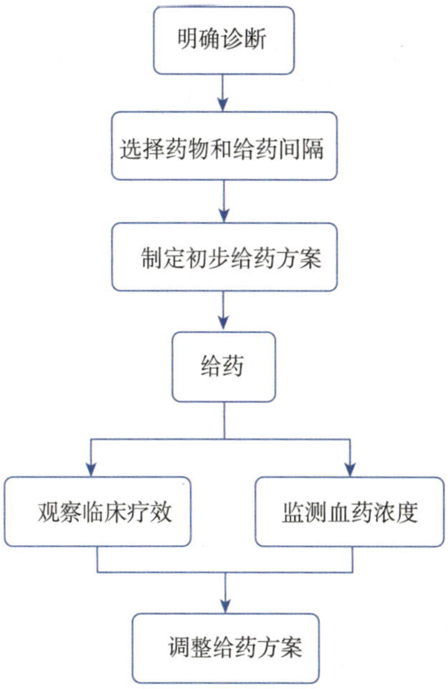

图 26－3　个体化给药方案流程图

四、给药方案设计

（一）个体药代动力学法

临床药物的给药方案制定主要依据药物Ⅰ期临床试验的药代动力学结果，同样，个体化给药方案的设计与调整同样需要该个体的药动学资料。因此，在首次给药后，即可通过设置多个采血点（在吸收相及平衡相应各有 2 个取样点，在消除相内应有 3～5 个取样点）获取个体药动学参数，包括半衰期（$t_{1/2}$）、清除率（CL）、表观分布容积（V_d）、吸收速率常数（K_a）和消除速率常数（K_e）等。根据药代动力学参数计算给药剂量和给药间期，计算公式如下：

$$最大达峰浓度：C_{max} = \frac{FX}{V}e^{-k_e t_{max}}$$

$$最大维持量：X_{max} = V \cdot C_{max}^{ss} \cdot (1 - e^{-k_e \tau})$$

$$最大给药间期：\tau_{max} = \frac{\ln(C_{max}/C_{min})}{\kappa}$$

$$给药速率 = X_{max}/\tau_{max}$$

$$负荷量\ X_0 = X \cdot (1 - e^{-k_e \tau})$$

然后按拟定方案给药，给药后观察临床疗效，同时监测血药浓度，若实测血药浓度在治疗范围内，且临床有效，表明用药方案合适；若实测血药浓度小于最低有效浓度，且临床效果不佳，则需修改用药方案，如临床有效，则不必修改用药方案；若实测血药浓度大于治疗浓度，应特别注意观察药物的不良反应；如临床仍无效，则必须修改用药方案，并再次监测血药浓度，直至调整出安全、有效的用药方案。

（二）峰-谷浓度法

若以一定时间间隔，以相同的剂量多次给药，则在给药过程中血药浓度可逐次叠加，直至血药浓度维持一定水平或在一定水平内上下波动，该范围即称为稳态浓度。此范围的最大值称为稳态时最大血药浓度，称为峰浓度（C_{max}）；最小值称为稳态时最小血药浓度，称为谷浓度（C_{min}）。

可以通过检测峰浓度和谷浓度两个浓度点进行治疗药物监测。总的原则是：①如果峰浓度过高，而谷浓度在治疗范围内，则通过减少剂量，而给药时间不必进行调整；②如果峰浓度在治疗范围内，而谷浓度过高，则剂量不变，通过拉长给药时间进行调整。在调整方案给药后，经5个$t_{1/2}$，再取血测定血药峰浓度、谷浓度，如在期望值内，则按此方案给药，如仍不在期望值内，可按峰-谷浓度法再略加调整，直至血药峰浓度、谷浓度均在治疗范围之内。峰-谷浓度法调整给药方案详见表26-2。

表26-2　峰-谷浓度法调整给药方案

测定血药浓度与期望值比较		建议调整方案	
峰浓度	谷浓度	剂量	给药间期
预期	预期	不变	不变
高	高	减少或不变	增加
低	高	增加	增加
低	低	增加或不变	减少
高	低	减少	减少
高	预期	减少	不变
低	预期	增加	不变
预期	高	不变	增加
预期	低	不变	减少

知识拓展

以基因为导向的治疗药物监测

伴随遗传药理学的快速发展和应用，使得治疗药物监测有了新模式，即以基因为导向的治疗药物监测。通过前期的表型分型和基因分型研究，一些常用治疗药物的慢代谢、中代谢和快代谢基因多态性类型得以明确。之后，根据这些已明确的基因型类型，通过分子生物学技术对患者进行基因分型检测，即可判定患者药物代谢的快慢特征。

以基因为导向的治疗药物监测优势在于，在用药前就可以了解到患者的代谢能力，从而为首次给药的剂量设置提供依据，可以避免首次给药中毒风险。当我们制作出能涵盖各种药物基因分型的DNA芯片时，一次检测即可获得该患者多种药物的代谢特征。从而使得医生在对患者进行药物选择和剂量方案设计时能有据可依，从而做到临床用药的精准与经济高效，达到更好的个体化用药目的。

思考题

答案解析

案例　患者，男，78岁。诊断为慢性阻塞性肺气肿（PD），肺间质纤维化，肺源性心脏病。口服地高辛0.125mg等药物。心累、气紧，双下肢水肿无明显缓解，近两周出现上腹部不适、食欲差，胃镜示慢性浅表性胃炎。测地高辛血药浓度为 2. 9ng/ml。心率 70 次/分，血肌酐 252. 9μmol/L（入院时 173. 3μmol/L），心电图 T 波低平。停地高辛，一周后复测地高辛血药浓度为 0. 8ng/ml，消化道症状缓解。开始口服地高辛。一周后复测地高辛 1. 67ng/ml。(地高辛的正常血药浓度范围为 0. 5 ~ 2. 0ng/ml)

问题

（1）患者服用地高辛治疗心衰的效果并不好，是否考虑增加剂量？

（2）出现消化道症状说明了什么？

（3）药物检测显示地高辛中毒，导致其中毒的原因是什么？

（4）经过停药、继续给药，一周后复测地高辛为 1. 67ng/ml，这个血药浓度值说明了什么？如何制订以后的给药方案？

（沈富兵）

书网融合……

重点小结　　题库　　知识拓展

参考文献

[1] 欧启水，关秀茹．临床免疫学检验技术（案例版）[M]．北京：科学出版社，2023.

[2] 王兰兰，石运莹．医学检验项目选择与临床应用 [M]．北京：人民卫生出版社，2023.

[3] 李会强，曾常茜，王辉．标记免疫诊断试剂制备技术 [M]．北京：科学出版社，2020.

[4] 王前，邓新立．临床实验室管理 [M]．4 版．北京：中国医药科技出版社，2019.

[5] 曹雪涛．医学免疫学 [M]．7 版．北京：人民卫生出版社，2018.

[6] 夏宁邵，郑铁生．体外诊断产业技术 [M]．北京：人民卫生出版社，2018.

[7] 李金明，刘辉．临床免疫学检验技术 [M]．北京：人民卫生出版社，2015.

[8] 印晓星．治疗药物监测 [M]．北京：人民军医出版社，2015.

[9] 尚红，王毓三，申子瑜．全国临床检验操作规程 [M]．4 版．北京：人民卫生出版社，2014.

[10] 王治国．临床检验质量控制技术 [M]．3 版．北京：人民卫生出版社，2014.

[11] Robert R. Rich. Clinical Immunology: Principles and Practice [M]. 6th ed. Elsevier, 2022.

[12] Mary Louise Turgeon. Immunology & Serology in Laboratory Medicine [M]. 7th ed. Mosby, 2021.

[13] Abul K. Abbas, Andrew H. Lichtman, Shiv Pillai. Cellar and Molecular Immunology [M], 10th ed. Saunders, 2021.

[14] Santos A F, Alpan O, Hans-Jürgen Hoffmann. Basophil activation test: mechanisms and considerations for use in clinical trials and clinical practice [J]. Allergy, 2021.

[15] David Wild. The Immunoassay Handbook [M]. 4th ed. Elsevier, 2013.